全国卫生高等职业教育规划教材

供护理类专业用

病原生物与免疫

主　编　王月丹　秦旭军　杨朝丽

副主编　陈晓宁　吴　平　初　明

陈香梅　魏秋芬　祝美娇

编　委　（按姓名汉语拼音排序）

包丽丽（内蒙古医科大学）
陈香梅（北京大学医学部）
陈晓宁（承德医学院）
陈晓芹（首都医科大学）
初　明（北京大学医学部）
郭丽娜（遵义医药高等专科学校）
李　帆（安庆医药高等专科学校）
李　华（乌兰察布医学高等专科学校）
李　琴（首都医科大学）
梁秀军（承德医学院）
陆国芳（天津医学高等专科学校）
吕跃山（哈尔滨医科大学大庆校区）
欧阳惠君（惠州卫生职业技术学院）
秦旭军（江西医学高等专科学校）
任来峰（山西医科大学汾阳学院）
王月丹（北京大学医学部）
魏秋芬（首都医科大学）
吴　平（遵义医药高等专科学校）
新　燕（内蒙古医科大学）
徐晓军（北京大学医学部）
薛殷彤（北京大学医学部）
燕　杰（天津医学高等专科学校）
杨朝丽（保山中医药高等专科学校）
叶　薇（惠州卫生职业技术学院）
于　洋（哈尔滨医科大学大庆校区）
张　帆（山西医科大学）
张　君（北京大学医学部）
张　伟（安庆医药高等专科学校）
张海艳（漳州卫生职业学院）
张俊华（北京卫生职业学院）
祝美娇（衢州职业技术学院）
邹清华（北京大学医学部）

北京大学医学出版社

BINGYUAN SHENGWU YU MIANYI

图书在版编目（CIP）数据

病原生物与免疫 / 王月丹，秦旭军，杨朝丽主编.
—北京：北京大学医学出版社，2016. 7（2018.12 重印）

ISBN 978-7-5659-1370-9

Ⅰ. ①病… Ⅱ. ①王… ②秦… ③杨… Ⅲ. ①病原微生物 - 高等职业教育 - 教材 ②医学 - 免疫学 - 高等职业教育 - 教材 Ⅳ. ① R37 ② R392

中国版本图书馆 CIP 数据核字（2016）第 069474 号

病原生物与免疫

主　　编：王月丹　秦旭军　杨朝丽
出版发行：北京大学医学出版社
地　　址：(100191) 北京市海淀区学院路 38 号　北京大学医学部院内
电　　话：发行部 010-82802230；图书邮购 010-82802495
网　　址：http://www.pumpress.com.cn
E-mail：booksale@bjmu.edu.cn
印　　刷：北京信彩瑞禾印刷厂
经　　销：新华书店
责任编辑：韩忠刚　郭　颖　　**责任校对**：金彤文　　**责任印制**：李　啸
开　　本：787mm × 1092mm　1/16　　**印张**：21.75　　**字数**：570 千字
版　　次：2016 年 7 月第 1 版　2018 年 12 月第 2 次印刷
书　　号：ISBN 978-7-5659-1370-9
定　　价：39.00 元

全国卫生高等职业教育规划教材修订说明

北京大学医学出版社于1993年和2002年两次组织北京大学医学部和8所开办医学专科教育院校的老师编写了临床医学专业专科教材（第1版和第2版），并于2000年组织编写了护理专业专科教材（第1版）。2007年同时对这些教材进行了修订再版。因这两套教材内容精炼、实用性强，符合基层卫生工作人员的培养需求，受到了广大师生的好评，并被教育部中央广播电视大学选为指定教材。“十一五”期间，这两套教材中有24种被教育部评为**普通高等教育“十一五”国家级规划教材**，其中3种入选**普通高等教育精品教材**。

进入“十二五”以来，专科教育已归入职业教育范畴。为适应新时期我国卫生高等职业教育发展与改革的需要，在广泛调研、总结上版教材质量和使用情况的基础上，北京大学医学出版社启动了临床医学、护理专业高等职业教育规划教材的修订再版工作，并调整、新增了部分教材。本套教材有22种入选**“十二五”职业教育国家规划教材**，修订和编写特点如下：

1. 优化编写队伍 在全国范围内遴选作者，加大教学经验丰富的从事卫生高等职业教育工作的作者比例，力求使教材内容的选择具有全国代表性、贴近基层卫生工作人员培养需求，提高适用性；遴选知名专家担纲主编，对教材的科学性、先进性把关。

2. 完善教材体系 针对不同院校在专业基础课设置方面的差异，对部分专业基础课教材实行双轨制，如既有《人体解剖学》《组织学与胚胎学》，又有《人体解剖学与组织胚胎学》《正常人体结构》教材，便于广大院校灵活选用。

3. 锤炼教材特色 教材内容力求符合高等职业学校专业教学标准，基本理论、基本知识和基本技能并重，紧密结合国家临床执业助理医师、全国护士执业资格考试大纲，以“必需、够用”为度；以职业技能和岗位胜任力培养为根本，以学生为中心，使教材更适合于基层卫生工作人员的培养。

4. 创新编写体例 完善、优化“学习目标”；教材中加入“案例”“知识链接”，使内容与实践紧密结合；章后附思考题，引导学生自主学习。力求体现专业特色和职业教育特色。

5. 强化立体建设 为满足教学资源的多样化需求，实现教材立体化、数字化建设，大部分教材配套实用的学习指导和数字教学资源，实现教材的网络增值服务。

本套教材主要供三年制高等职业教育临床医学、护理类及相关专业用，于2014年陆续出版。希望广大师生多提宝贵意见，反馈使用信息，以逐步修改和完善教材内容，提高教材质量。

护理专业教材目录

说明：1．“十二五”：**“十二五”职业教育国家规划教材**（“十二五”含其辅导教材）。

2．“十一五”：普通高等教育“十一五”国家级规划教材。

3．“ * ”：普通高等教育精品教材。

4．辅导教材名称：《主教材名称＋学习指导》，如《内科护理学学习指导》。

序号	教材名称	版次	十二五	十一五	辅导教材	适用专业
1	医用基础化学	4		✓	✓	临床医学、护理类及相关专业
2	正常人体结构	1				护理类
3	人体解剖学	4	✓	✓	✓	临床医学、护理类及相关专业
4	组织学与胚胎学 *	4	✓	✓	✓	临床医学、护理类及相关专业
5	生理学	1				护理类
6	生物化学	1				护理类
7	疾病学基础	1				护理类
8	病理学	4	✓		✓	临床医学、护理类及相关专业
9	病理生理学	4	✓	✓	✓	临床医学、护理类及相关专业
10	病原生物与免疫	1				护理类
11	医学免疫学与微生物学	5	✓	✓	✓	临床医学、护理类及相关专业
12	医学寄生虫学 *	4	✓	✓	✓	临床医学、护理类及相关专业
13	护理药理学	4	✓	✓	✓	护理类
14	护理学基础	4	✓	✓	✓	护理类
15	健康评估	2			✓	护理类
16	内科护理学	3	✓	✓	✓	护理类
17	外科护理学	3			✓	护理类
18	妇产科护理学	3		✓	✓	护理类
19	儿科护理学	3		✓	✓	护理类
20	传染病护理学	3		✓	✓	护理类
21	急诊护理学	3		✓	✓	护理类

续表

序号	教材名称	版次	十二五	十一五	辅导教材	适用专业
22	康复护理学	2	√			护理类
23	精神科护理学	1				护理类
24	眼耳鼻喉口腔科护理学	1				护理类
25	中医护理学	1				护理类
26	护理管理学	5	√	√		护理类
27	社区护理学	2				护理类
28	老年护理学	1				护理类
29	医护心理学 *	3		√		临床医学、护理类
30	护理礼仪与人际沟通	1				护理类
31	护理伦理学	1				护理类

全国卫生高等职业教育规划教材编审委员会

序

近十余年来，随着国家教育改革步伐的加快，我国职业教育如雨后春笋般蓬勃发展，在总量上已与普通教育并驾齐驱，是我国教育体系构成的重要板块。卫生高等职业教育同样取得了可喜的成绩。开办卫生高等职业教育的院校与日俱增，但存在办学、培养不尽规范等问题。相应的教材建设也存在内容与职业标准对接不紧密、职教特色不鲜明、呈现形式单一、配套资源开发不足、不少是本科教材的压缩版或中职教材的加强版、不能很好地适应社会发展对技能型人才培养的要求等问题。

进入“十二五”以来，独立设置的高等职业学校（含高等专科学校）、成人教育学校、本科院校和有关高等教育机构举办的高等职业教育（专科）统称为高等职业教育，由教育部职业教育与成人教育司统筹管理。教育部发布了**《教育部关于“十二五”职业教育教材建设的若干意见》**等重要文件，陆续制定了各专业教学标准，对学制与学历、培养目标与规格、课程体系与核心课程等10个方面做出了具体要求。职业教育以培养具有良好职业道德、专业知识素养和职业能力的高素质技能型人才为根本，以学生为中心、以就业为导向。教学内容以“必需、够用”为度，教材须图文并茂，理论密切联系实际，强调实践实训。卫生高等职业教育有很强的特殊性，编好既涵盖卫生实践所要求具备的较完整知识体系又能体现职业教育特点的教材殊为不易。

北京大学医学出版社组织的临床医学、护理专业专科教材，是改革开放以来该专业我国第二套有较完整体系的教材，历经多年的教学应用、修订再版，得到了教育部和广大院校师生的认可与好评。斗转星移，转眼间距离2008年上一轮教材修订已5年，随着时代的发展，这两套教材中部分科目需要调整、教学内容需要修订。在大量细致调研工作的基础上，北京大学医学出版社审时度势，及时启动了这两套教材的修订再版工作，成立了教材编审委员会，组织活跃在卫生高等职业教育教学和实践一线的专家学者召开教材编写会议，认真学习教育部关于高等职业教育教材建设的精神，结合当前高等职业教育学生的特点，经过充分研讨，确定了教材的编写原则和编写思路，统一了教材的编写体例，强化了与教材配套的数字化教学资源建设，为使这两套教材成为优秀的立体化教材打下了坚实的基础。

相信经过本轮修订，在北京大学医学出版社的精心组织和全体专家学者对教材的精雕细琢下，这两套教材一定能满足新时期我国卫生高等职业教育人才培养的需求，在教材建设“百花齐放、百家争鸣”的局面中脱颖而出，真正成为好学、好教、好用的精品教材。

本轮教材修订工作得到了各参编院校的高度重视和大力支持，众多专家学者投入了极大的热情和精力，在主编带领下克服困难，以严肃、认真、负责的态度出色地完成了编写任务，谨在此一并致以衷心的感谢！诚恳地希望使用本套教材的广大师生能不吝提出建议与指正，使本套教材能与时俱进、日臻完善，为我国的卫生高等职业教育事业做出贡献。

感慨系之，欣为之序！

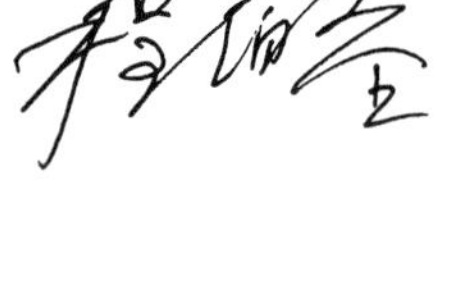

前言

随着现代生物医学研究与教育的进展，医学微生物学与寄生虫学融合组成了病原生物学，该学科涵盖了与人类疾病相关的细菌、病毒、真菌以及寄生虫等内容，是基础医学、临床医学、口腔医学、护理学、预防医学、检验医学、药学和生物学等各个医学相关专业的核心课程。而医学免疫学是一门以免疫系统为核心的医学课程，主要包括基础免疫学、临床免疫学和免疫学技术等内容，也是医学各相关专业学生的必修课程。这些学科同时也是包括美国和我国在内的世界许多国家执业医师资格考试的核心科目之一，是重要的基础医学核心课程和必修课程。

病原生物学与医学免疫学均是以实验为基础的前沿科学，每年都有大量新的研究成果涌现，与之相关的教材在世界各国种类繁多。随着现代医学教育模式的不断发展与进步，基础医学教育也越来越多地呈现出各学科交叉与融合的特点。近年来，在国内外病原学与免疫学的教育教学过程中，不断有学者探索将二者的教育教学内容进行整合，形成“感染与免疫”模块化的教学单元，并相继推出病原生物学与免疫学的整合教材。

为了满足护理学专业病原学与免疫学的融合教育与教学探索的需要，受北京大学医学出版社的邀请与委托，我们组织了来自全国多所医学院校的多名病原生物学与免疫学专家，通过各位专家的共同努力，编写出了这本病原生物学与免疫学的融合教材。在编写过程中，全体编者秉持风格严谨、结构紧凑、与时俱进的原则，力求编写出适合我国医学职业教育的病原学与免疫学融合教材。考虑到我国的具体国情、基础医学教育的特点和融合教材的容量，本书对病原生物学与免疫学的部分内容进行了精简，但仍保留了基础病原学与免疫学的主体内容，着重体现基础医学教学的基础性和创新性。在体现基础知识前沿性的同时，立足于护理专业的实际，将医学微生物学、人体寄生虫学和医学免疫学内容进行有机整合，不仅实现基础医学不同学科之间的知识融会贯通，而且体现基础与临床、知识与应用的有机结合。为适应医学及护理学改革的需求，及其与国际医学和护理学教育新模式的接轨，本书还在结构上进行了创新性的编排，以满足医学相关专业学生利用本书进行病原学与免疫学相关知识自主学习的需要。因此，本书亦可用于护理及药学等医学相关各专业不同层次学生进行自主学习，以构建适合学科要求的、具有合理知识结构的学习资源。

在编写过程中，陈雪、何嘉勰、丁羚昱、阴凯麟、焦运燊、刘彦辰、李欢欢、张苗、时锐和徐昊等同学也参与了本书的编写与校对的部分工作，为本书的早日完成付出了努力，在此一并表示感谢。

由于时间仓促和初次编写融合教材等主、客观原因，书中难免存在种种不足和缺陷，请各位读者对本书的内容提出宝贵意见，这也将是我们今后努力和提高的动力与源泉。

王月丹
于北京学院路38号

目录

绪论……1
第一节　病原生物学概述……1
第二节　免疫学概述……9

第一篇　微生物学

第一章　细菌学总论……13
第一节　细菌的形态与结构……13
第二节　细菌的生理学……19
第三节　消毒灭菌与生物安全……21
第四节　细菌的变异……23
第五节　细菌感染……26
第六节　细菌的分布与医院感染……30

第二章　化脓性球菌……33
第一节　葡萄球菌属……33
第二节　链球菌属……36
第三节　奈瑟菌属……39
第四节　感染后微生物学检查……41
第五节　防治原则……42

第三章　消化道感染细菌……45
第一节　埃希菌属……46
第二节　志贺菌属……47
第三节　沙门菌属……49
第四节　霍乱弧菌……50
第五节　其他消化道感染细菌……51
第六节　感染后微生物学检查……52
第七节　防治原则……53

第四章　呼吸道感染细菌……54
第一节　结核分枝杆菌……54
第二节　其他呼吸道感染细菌……58

第五章　厌氧性细菌……63
第一节　厌氧芽胞梭菌……63
第二节　无芽胞厌氧菌……68
第三节　感染后微生物学检查……69
第四节　防治原则……71

第六章　动物源性细菌……73
第一节　布鲁菌……73
第二节　炭疽芽胞杆菌……75
第三节　鼠疫耶尔森菌……77
第四节　微生物学检查法……79
第五节　防治原则……82

第七章　支原体、衣原体、立克次体和螺旋体……84
第一节　支原体……84
第二节　衣原体……86
第三节　立克次体……88
第四节　螺旋体……90

第八章 真菌 …… 94
第一节 真菌学概述 …… 94
第二节 主要致病性真菌 …… 98

第九章 病毒学总论 …… 102
第一节 病毒学概述 …… 103
第二节 病毒感染与免疫 …… 108
第三节 病毒感染的诊断与防治 …… 110

第十章 呼吸道病毒 …… 114
第一节 流行性感冒病毒 …… 115
第二节 其他呼吸道病毒 …… 119

第十一章 消化道病毒 …… 122
第一节 脊髓灰质炎病毒 …… 122
第二节 其他消化道病毒 …… 127

第十二章 肝炎病毒 …… 130
第一节 甲型肝炎病毒 …… 130
第二节 乙型肝炎病毒 …… 131
第三节 其他肝炎病毒 …… 136
第四节 微生物学检查 …… 137
第五节 防治原则 …… 139

第十三章 反转录病毒 …… 141
第一节 人类免疫缺陷病毒 …… 141
第二节 人类嗜 T 细胞病毒 …… 147

第十四章 其他人体感染病毒 …… 151
第一节 狂犬病病毒 …… 151
第二节 人乳头瘤病毒 …… 152
第三节 虫媒病毒 …… 154
第四节 出血热病毒 …… 155
第五节 人类疱疹病毒 …… 156

第十五章 朊粒 …… 159

第二篇 寄生虫学

第一章 人体寄生虫概论 …… 162
第一节 寄生现象、寄生虫与宿主 …… 162
第二节 寄生虫病的流行与防治 …… 165

第二章 医学蠕虫 …… 168
第一节 概述 …… 168
第二节 线虫 …… 169
第三节 吸虫 …… 187
第四节 绦虫 …… 201

第三章 医学原虫 …… 212
第一节 疟原虫 …… 212
第二节 溶组织内阿米巴 …… 217
第三节 蓝氏贾第鞭毛虫 …… 221
第四节 阴道毛滴虫 …… 223

第四章 医学节肢动物学 …… 224

第三篇 免疫学

第一章 免疫器官和免疫细胞 …… 231
第一节 免疫器官 …… 231
第二节 免疫细胞 …… 235

第二章 抗原 …… 242
第一节 抗原的异物性和特异性 …… 242
第二节 影响抗原免疫原性的因素 …… 245
第三节 抗原的种类 …… 247
第四节 超抗原、丝裂原和佐剂 …… 249

第三章 抗体 …… 252
第一节 抗体的结构 …… 252
第二节 抗体的主要功能 …… 256
第三节 各类抗体的主要特性和功能 257
第四节 多克隆抗体和单克隆抗体 …… 258

第四章 补体系统 …… 260
第一节 补体系统的概述 …… 261
第二节 补体系统的激活 …… 262
第三节 补体系统的生物学功能 …… 266
第四节 补体系统的调控 …… 268
第五节 补体系统与临床疾病 …… 269

第五章 主要组织相容性复合体及其编码分子 …… 271
第一节 主要组织相容性复合体 …… 271
第二节 MHC 编码的分子 …… 273
第三节 HLA 与临床医学 …… 277

第六章 固有免疫 …… 280
第一节 固有免疫系统和作用 …… 280
第二节 固有免疫应答的作用时相 …… 285
第三节 固有免疫与适应性免疫应答的关系 …… 286

第七章 适应性免疫应答 …… 289
第一节 抗原提呈细胞 …… 289
第二节 T 细胞介导的细胞免疫应答 …… 291
第三节 B 细胞介导的体液免疫应答 …… 293

第八章 超敏反应 …… 297
第一节 基本概念 …… 297
第二节 Ⅰ型超敏反应 …… 297
第三节 Ⅱ型超敏反应 …… 300
第四节 Ⅲ型超敏反应 …… 302
第五节 Ⅳ型超敏反应 …… 303

第九章 抗感染免疫及免疫相关疾病概述 …… 306
第一节 抗感染免疫 …… 306
第二节 自身免疫病概述 …… 309
第三节 免疫缺陷病 …… 312

第十章 免疫学应用 …… 317
第一节 免疫学诊断 …… 317
第二节 免疫学防治 …… 322

中英文专业词汇索引 …… 328

主要参考文献 …… 331

绪　论

学习目标

1. 掌握微生物的分类、寄生虫学的概念、免疫系统的组成和三大生理功能。
2. 熟悉微生物的分布与作用、寄生虫学的主要研究范围、固有免疫与适应性免疫的作用及其关系。
3. 了解微生物学发展简史、寄生虫学发展趋势、免疫学的发展简史、克隆选择学说。

第一节　病原生物学概述

一、医学微生物学概述

医学微生物学是一门研究医学微生物的形态、生物学特性、致病性与免疫性及其所致相关疾病的实验室诊断和防治原则的医学基础学科。

（一）微生物的概念及分类

1. 微生物的概念　微生物是指存在于自然界中的一大群体积微小、结构简单、繁殖速度快、分布广泛、肉眼不能直接看到、必须借助显微镜放大后才能看到的微小生物。

2. 微生物的分类　微生物的种类繁多，根据其分化程度、化学组成及结构的差异可将微生物分为三大类。①非细胞型微生物：体积最小的微生物，能通过滤菌器，没有细胞结构，无完整的酶系统，所以只能在活细胞中生长繁殖，由所寄生的活细胞提供其生长繁殖所需的各种物质条件，此类微生物主要包括病毒。②原核细胞型微生物：分化程度很低，有原始的细胞“核”（DNA），无核膜及核仁，细胞器不完善，各种代谢主要在细胞膜上完成，有核糖体，含有 DNA 和 RNA 两种核酸。此类微生物种类繁多，包括细菌、衣原体、支原体、立克次体、螺旋体及放线菌。③真核细胞型微生物：细胞分化程度很高，细胞核有核膜、核仁及染色体，细胞质中具有分化完整的各种细胞器，如真菌。

（二）微生物的分布与作用

1. 自然界　自然界中分布着大量类型各异的微生物，其中绝大多数对于人类是有益和必需的。例如动物的排泄物、尸体及死亡后的植物等有机物质进入土壤后，经微生物分解成无机物供植物所利用，而植物又为人类和其他动物所利用，所以微生物对人类和动物的生存及自然界物质循环是必不可少的。具体表现在以下几个方面。①农业方面：可以利用微生物生产各种相关产品，如肥料、农药及食品等。②工业方面：微生物在冶金、石油、食品、医药工业方面具有重要作用。③医学方面：微生物在生命科学中也具有至关重要的作用，如基因、遗传密码、转录、翻译及基因调控等方面的理论，都是通过微生物的研究发现并得到证实。除此之外，疫苗、诊断菌液、抗体、各种细胞因子等生物制品的生产也都和微生物有关。

2. 正常人体　正常情况下在人体的体表及与外界相通的腔道内存在着一定数量的微生物，但这些微生物只有少数对人有致病作用，除此以外的绝大多数是对人体有益的，又称正常菌群。具体包括以下几种。

（1）致病微生物：在微生物这个大家族里确有一部分对人类具有严重的致病危害，其中一些危害对于人类来说甚至是灾难性的，如天花病毒、鼠疫耶尔森菌、霍乱弧菌、HIV、埃博拉病毒等对人体造成的危害。

（2）正常菌群：正常菌群在维持生态平衡方面具有极其重要的作用，其生理意义具体表现为以下几个方面。①拮抗致病微生物：正常菌群在抵抗病原体入侵机体方面起着极其重要的作用，可通过产生多种生物因子（如细菌素等）来抑制病原体，从而维持正常机体的生理稳定。②刺激免疫作用：正常菌群作为抗原物质可以刺激机体的免疫系统（如T淋巴细胞、B淋巴细胞等），使免疫细胞活化，产生多种细胞因子，增强机体的免疫功能。③营养作用：正常菌群中的许多菌种（如大肠埃希菌、双歧杆菌、脆弱类杆菌、乳酸菌等）可以合成多种对机体有益的营养物质（如维生素B、维生素K、烟酸、叶酸等）。正常菌群还能分解食物，有助于人体对营养物质的消化和吸收。

（3）条件致病菌及菌群失调：一般情况下正常菌群中的绝大多数微生物对人体是有益的，但在某些特殊情况下正常菌群中的某些微生物对人体也有一定的致病作用。具体表现在以下两个方面。①条件致病菌即正常菌群在某些特定的条件下具有致病作用，这些特定条件主要包括三种：一是机体的免疫力下降，当机体免疫力较强时，正常菌群对人体不具有致病力，但当机体的免疫力下降时（如机体的皮肤黏膜屏障受损、感染HIV等），正常菌群中的微生物就具有很强的致病力；二是定位转移，如果正常菌群中的微生物发生寄生部位的改变，也会出现致病作用，如大肠埃希菌正常情况下寄生在人的肠道内，如果离开肠道进入泌尿系统，就会引起严重的泌尿系统感染；三是菌群失调。②菌群失调及菌群失调症，在正常情况下，人体内的正常菌群中微生物间保持着正常的微生态平衡，在某些特殊情况下（如临床上滥用抗生素等），正常菌群中微生物的种类、数量及比例出现了较大幅度的变化，导致正常菌群间微生态失去平衡，称菌群失调，如果不能及时地纠正这种微生态平衡的失调，可导致机体某些器官出现相应的病理变化而致病，称菌群失调症。

在致病性方面，正常菌群中存在着两类细菌：一类是优势菌，此类细菌数量多，对人体有益，一般没有致病作用，可抑制致病菌的生长，但对抗生素敏感；另一类是劣势菌，劣势菌数量少，对人有致病作用，但受到优势菌的抑制，对抗生素大多耐药。在临床上滥用抗生素的情况下，对抗生素敏感的优势菌被抑制，而对抗生素耐药的劣势菌因失去了优势菌的抑制而大量繁殖引起疾病，这是菌群失调症常见的诱因，所以合理使用抗生素在临床上非常重要。

（三）微生物学发展简史

微生物学是研究微生物在一定条件下的形态结构、生理、生化、遗传变异及微生物的进化、分化、分类、生态规律的一门生物科学。医学微生物学是微生物学的一个分支，是研究病原微生物的生物学特性、致病性与免疫性及其所致传染病的实验室诊断和防治原则的一门医学基础学科。学习医学微生物学的目的在于了解病原微生物的生物学特性与致病性，认识机体对病原微生物所引起的各种感染性疾病的免疫作用、疾病的实验室诊断方法以及防治原则。通过对病原微生物的基础理论、基本知识和基本技能的学习，为下一步临床医学相关课程打下基础。历史上，人类对微生物的认识从感性到理性，其中主要经历了三个阶段，即经验时期、实验时期和现代微生物学时期。

1. 经验时期　远古时期人类虽然没有认识到微生物的存在，但是由微生物所引起的一些现象却早已在生活中被发现，如食物的腐败现象，人们发现用盐来腌制食物可以抑制微生物的生长，防止食物的腐败，这就是早期的防腐方法。除此之外人们通过发酵来酿酒、制醋等都与微生物有关。

2. 实验时期　微生物的实验时期经历了以下几个步骤。

（1）显微镜的发现：1676 年荷兰人列文虎克（Leeuwenhoek，1632—1723）用手工制造了一台放大倍数为 266 的最早期的显微镜，他用这台最原始的显微镜在自然界中发现了人们用肉眼所看不到的微小生物，并对这些微小生物进行了描述，从而证实了自然界中微生物的存在。

（2）病原微生物的确立：19 世纪 60 年代，法国科学家巴斯德（Pasteur，1822—1895）首先证实了发酵和腐败是由微生物所引起的，并于 1865 年发明了通过加温杀死微生物防止腐败的巴氏消毒法，该法一直应用至今。巴斯德在微生物的研究方面做出了巨大贡献，他开创了微生物的生理学时代，使微生物学成为一门独立的学科。

受巴斯德研究成果的启发，英国外科医生李斯特（Lister，1827—1912）用苯酚喷洒手术室，通过煮沸方法来消毒手术器械，创立了无菌外科手术，并首先把微生物应用于医学实践。

德国科学家郭霍（Koch，1843—1910）在研究传染病病原体方面做了大量的工作，他创建了固体培养基和细菌染色技术，使病原菌的分离培养和鉴定成为可能，并先后确定了多种传染病的病原菌。郭霍提出了著名的微生物四原则：①在同样特殊的疾病中能发现同一种病原菌。②这种病原菌能在个体获得并能纯培养。③将此纯培养病原菌接种至易感动物可引起相同的疾病。④能从被感染的动物体内重新分离出这种病原菌。郭霍在微生物领域所取得的成就使他和巴斯德共同被誉为微生物学的奠基人。

1892 年，俄国科学家伊凡诺夫斯基（Ivanovsky，1864—1920）使用滤菌器首次发现了更小的微生物并将其命名为病毒，即烟草花叶病毒。1898 年，荷兰科学家拜耶林克（Beijerinck，1851—1931）再次证实了伊凡诺夫斯基的发现。但是直到电子显微镜发明以后人们才真正清楚地看到了病毒，这时距伊凡诺夫斯基首次发现烟草花叶病毒已有近半个世纪的时间。随后人们相继发现了许多可对人及动物致病的病毒，如流行性感冒病毒、麻疹病毒、乙脑病毒、肝炎病毒、脊髓灰质炎病毒、人类免疫缺陷病毒等。据现有资料证实，人类的传染病绝大多数是由病毒所致。病毒是对人类危害最大、个头最小的“杀手”。

1928 年，英国科学家弗莱明（Fleming，1881—1955）发现了青霉素，为感染性疾病的治疗带来了一次大革命。青霉素的发现，激发了微生物研究者们寻找抗生素的热潮，之后各种抗生素陆续被发现，如链霉素、氯霉素、金霉素、红霉素及卡那霉素等。1935 年一系列磺胺类药物也相继问世并在传染性疾病的治疗中得到广泛应用。

3. 现代微生物学时期 近几十年来，随着医学科学技术的发展，大量新技术、新设备，如聚合酶链反应（PCR）技术、组织化学技术、细胞培养技术、免疫荧光技术、免疫酶技术、同位素标记技术、电子显微镜、电子计算机、全自动细菌生化检测仪、质谱仪、核酸测序仪等的应用，使微生物学得以迅速发展，微生物早期形态结构的研究迅速提高到超微结构分子水平的阶段。具体表现在以下几个方面。

（1）对微生物致病性研究：随着分子生物学新技术的应用，对病原微生物致病性的研究取得了长足的进展，如细菌内毒素、外毒素以及各种致病性酶类的性质及其作用机制得到进一步的阐明。某些病原体与宿主细胞相互作用过程中的基本步骤，如吸附、穿入、复制及释放也已明确。细胞因子与病原微生物致病性之间的相互关系也日益清晰。病原微生物的分离培养技术及鉴定有了显著的改进。这些研究成果都大大提高了对病原微生物所致感染性疾病的诊断和防治水平。

（2）传染病的防治：在传染性疾病的防治方面取得了巨大的成就，全世界首次人工消灭了天花，我国一些严重的传染病，如鼠疫、霍乱、白喉、麻疹、脊髓灰质炎、结核病、新生儿破伤风、乙型脑炎、流行性脑脊髓膜炎等基本被控制。近几年通过医学科学家的努力，我国乙型肝炎病毒的携带率也已大幅度下降。

（3）生物制品：医学生物制品的研制取得了快速发展。①预防方面：用于防治传染病的生物制品，如疫苗，按其发展和制备技术分为传统疫苗和现代疫苗。传统疫苗包括灭活及减毒活疫苗，现代疫苗是指应用分子生物学技术和基因工程技术所生产的疫苗，如基因工程多肽疫苗、基因重组疫苗及合成肽疫苗、DNA 疫苗等，其中 DNA 疫苗的兴起被誉为“第三次疫苗革命”。除疫苗外还有针对预防外毒素性疾病的生物制品，如类毒素。这些生物制品无论在品种、数量还是质量上都有了显著的提升，为传染病的防治奠定了坚实的基础，大大提高了人们对多种传染病的综合防治水平。②临床治疗方面：临床上用于疾病治疗的免疫球蛋白的制造工艺不断创新，各种新型抗体产品不断出现，从早期的丙种球蛋白、多克隆抗体、单克隆抗体直到现在的基因工程抗体（如人 - 鼠嵌合抗体、人源性抗体、双特异性抗体、Fab 抗体、Fc 抗体、单链抗体及单域抗体等）等。此外，通过基因工程技术生产出的各种细胞因子，在临床各种疾病的治疗中发挥了重大作用。③诊断方面：用于诊断的生物制品，如诊断性抗原物质、单克隆抗体等的生产工艺得到了大幅提高，建立了对传染病早期、迅速、高效、敏感的诊断方法。

（4）新型病原微生物不断被发现：近几十年来一些新的病原微生物相继被发现，如 HIV、霍乱弧菌 O139 型、轮状病毒、军团菌、幽门螺杆菌、伯氏螺旋体、汉坦病毒、西尼罗河病毒、变异冠状病毒及各种肝炎病毒等。此外，还有近些年在非洲发现的致死率极高的病毒，如拉沙热病毒、马尔堡病毒、埃博拉病毒及禽流感病毒等。一些新的病原体也许还会不断地被发现，由此给人类带来的危害可能是巨大的。新发现的各种病原微生物可能与微生物的遗传物质出现变异及重组有关。

（5）微生物与肿瘤的关系：现代医学研究发现有多种人类肿瘤与微生物有关，如乙型肝炎病毒与原发性肝癌、单纯性疱疹病毒与宫颈癌、EB 病毒与鼻咽癌、人类嗜 T 细胞病毒与成人白血病、幽门螺杆菌与胃癌及人乳头瘤病毒与生殖器相关癌等。

（6）微生物与优生：现研究发现病原微生物与生殖优生密切相关，如某些病原微生物可导致胎儿畸形，如风疹病毒、巨细胞病毒、单纯性疱疹病毒等。

知识链接

优生四项检查（TORCH）

TORCH是一组极易导致胎儿畸形的病原体的英文缩写，TO指弓形虫（toxoplasma，TOX），R指风疹病毒（rubella virus，RV），C指巨细胞病毒（cytomegalo virus，CMV），H指单纯性疱疹病毒（herpes simplex virus，HSV）。在妊娠初期（主要是指妊娠前3个月），胚胎处于早期发育阶段，胎盘尚未完善，孕妇如感染TORCH中的任何一种病原体，母体可能无明显的临床症状，但是TORCH（包括其他病原体）极易通过垂直传播导致宫内感染，结果可能会导致胎儿先天畸形、死胎、早产、流产等严重后果。有些在胎儿出生后还有可能导致先天性耳聋、先天性心脏病、先天性智力低下等。因此对于孕妇TORCH感染进行相应的干预措施，对于优生优育具有极其重要的意义。具体包括加强对TORCH知识的宣传力度，在孕前、孕期及时做TORCH相关检查，及时发现问题并采取相应的治疗措施，必要时可终止妊娠。

二、人体寄生虫学概述

（一）医学寄生虫学的概念

医学寄生虫学（medical parasitology）是研究感染人的寄生虫和寄生虫病的科学，主要研究寄生虫的形态结构、生理、生物化学、分子生物学和免疫学特点、生活史、与宿主的相互关系以及寄生虫病的实验诊断、流行因素与防治原则。

（二）医学寄生虫学的研究范围

医学寄生虫学主要研究范围包括三部分：

1. 医学原虫　原虫是低等的单细胞真核生物，属于原生动物界（subkingdom protozoa）。整个机体由一个细胞构成，却能够完成一切生理活动，如摄食、代谢、呼吸、排泄、运动及生殖等。

在自然界，原虫的种类繁多，有65000余种，多数营自生或腐生生活，广泛分布于地球表面的各类生态环境中，如海洋、土壤、水体或腐败物内。寄生性原虫近万种，生活于动物体内或体表。其中医学原虫40余种，主要是寄生于人体腔道、体液、组织或细胞内的致病性或非致病性原虫，如疟原虫、溶组织内阿米巴、阴道毛滴虫、蓝氏贾第鞭毛虫等。

2. 医学蠕虫　蠕虫是低等的多细胞无脊椎动物，在分类史上曾被认为是独立的一类动物，随着分类学的发展，研究发现蠕虫实际上包括扁形动物门、线形动物门和棘头动物门所属各种动物，与医学关系密切的蠕虫种类几乎都属于前两门。由蠕虫引起的疾病称蠕虫病。寄生于人体的蠕虫有160余种，最重要的有20～30种。

3. 医学节肢动物　节肢动物是无脊椎动物的重要门类，其种类繁多。全世界已记录的节肢动物在100万种以上，占动物种类总数的87%。分布广泛，几乎有生物存在的环境都有它们的存在。医学节肢动物与人类关系密切，最主要的是昆虫纲和蛛形纲，对人类危害性最大，如蚊、蝇、蚤、虱、蜱、螨等。

（三）寄生虫对人类的危害

寄生虫对人类的危害主要表现在作为病原体引起寄生虫病及作为传播媒介传播疾病两方面。寄生虫病对人体健康和经济的危害均十分严重，特别是热带和亚热带地区的发展中国家，寄生虫病依然广泛流行，严重威胁着人类的健康甚至生命，其危害仍是普遍存在的公共卫生问题。由联合国儿童基金会、联合国开发计划署、世界银行、世界卫生组织联合资助的热带病防治特别规划（TDR），重点关注与贫困相关疾病，除主要涉及疟疾、艾滋病和结核外，所关注的“被忽视的疾病”还包括病原微生物感染在内的多种感染性疾病，如登革热、蠕虫感染（土源性线虫病）、人体非洲锥虫病（昏睡病）、利什曼病、麻风、淋巴丝虫病、盘尾丝虫病（河盲症）、血吸虫病和性传播疾病，涉及的寄生虫病还有美洲锥虫病（恰加斯病）、囊尾蚴病、龙线虫病、棘球蚴病、食源性吸虫感染等。在世界范围内，寄生虫病无论在病种、感染人数还是所致的社会经济负担方面，均占相当大的比例。

据世界卫生组织数据（2012），全球有33亿人受疟疾威胁，约占世界人口的半数，每年约2500万人罹患疟疾，其中有近百万死亡病例。血吸虫病流行于76个国家和地区，7亿人受感染威胁，血吸虫感染者逾2亿，其中约1.2亿人有症状，约2000万人病情严重。全球淋巴丝虫感染人数约为1.2亿，居住在受威胁地区的居民有9亿余，在东南亚、非洲、美洲和太平洋岛国的大部分热带国家尤为严重，该病是全球第二大致残因素。蚋传播的盘尾丝虫可引起皮肤丝虫病和河盲症，该病广泛分布在非洲、拉丁美洲，感染人数约为3700万，引起严重皮炎、视力障碍或失明，患者的预期寿命可能会缩短多达15年，在严重地区患者因该病致失明者达15%。白蛉传播的利什曼病主要分布在热带和亚热带地区，见于88个国家，共有1200多万人被感染，据世界卫生组织估计，3.5亿人面临感染威胁，每年新增感染人数达150万～200万，可迅速致命的内脏利什曼病是该病最严重的形式，正形成令人担忧的全球蔓延趋势。受非洲锥虫病威胁的人口约4500万，在进行大力控制之后，2009年报告的新发病例数在50年中首次减少到1万例以下，虽然这一趋势在2010年得以延续，新发报告病例为7139例，但该病仍然是值得重视的公共卫生问题。美洲锥虫感染人数约为1300万，该病曾经完全局限于美洲区域，主要是拉丁美洲，但由于移民、输血、先天性感染和器官捐献等因素，现在已传播到其他各大洲，已在曾经被认为并无此病的地区以及非流行国家出现，因此急需开展控制和监督工作。该病在慢性感染患者中有多达30%出现心脏病变，多达10%出现消化道、神经或混合病变。此外，肠道原虫和蠕虫感染也在威胁人类健康，世界卫生组织估计（2012），全世界约有15亿人（即占全球人口24%）受到土源性蠕虫感染，广泛分布在热带和亚热带地区，撒哈拉以南非洲、美洲及东亚受感染人数最多。一些重要的寄生虫病种，如全球性的阿米巴病、蓝氏贾第鞭毛虫病、蛔虫病、鞭虫病、钩虫病、蛲虫病等，以及一些地方性蠕虫病，如猪带绦虫病、牛带绦虫病等，在亚洲、非洲、拉丁美洲地区，特别是农业区，由于采用污水灌溉，施用新鲜粪便，导致寄生虫病的广泛传播，加之一些国家和地区居民中营养不良状况的广泛存在，肠道寄生虫病更加严重威胁着居民健康。肠道寄生虫病尤其是肠道土源性线虫病发病率或感染率已被认为是衡量一个地区经济文化发展的基本指标，在我国卫生城市创建的要求中也明确提出特定人群土源性线虫感染率应低至一定标准。寄生虫病被称之为“乡村病”“贫穷病”，因其与社会经济和文化的落后互为因果。由此可见，寄生虫病是阻碍发展中国家经济社会发展的原因之一。

即便在经济发达国家，寄生虫病也是重要的公共卫生问题。一些因饮食习惯等因素而致流行的寄生虫病在一些发达国家感染率颇高，如弓形虫在欧洲曾造成较严重的危害，有的国家部分地区正常人群中血清阳性率达到50%甚至更高。阴道毛滴虫、蓝氏贾第鞭毛虫、隐孢子虫感染等，以及一些新发现的寄生虫病，由于生活习惯、国际旅游和探险活动等原因，在一些经济发达国家也并不罕见。

我国幅员辽阔，地跨寒、温、热三带，自然条件千差万别，人民的生活与生产习惯各异，加之新中国成立前政治、经济、文化等社会因素的影响，导致我国各种寄生虫病流行严重，特别在广大农村地区，寄生虫病一直是危害人民健康的重要疾病。调查表明，我国已报告的人体寄生虫逾200种，有的流行猖獗，如我国解放初期提出重点防治的“五大寄生虫病”，即疟疾、血吸虫病、丝虫病、黑热病和钩虫病，曾经夺去成千上万人的生命，严重危害人民健康，阻碍经济发展。在寄生虫感染者中，混合感染普遍，尤其在农村，同时感染2～3种寄生虫者很常见，最多者一人感染9种寄生虫，有的5岁以下儿童同时感染寄生虫多达6种。此外，流行相当广泛的寄生虫病还有贾第虫病、阴道滴虫病、阿米巴病、旋毛虫病、肝吸虫病、肺并殖吸虫病、包虫病、带绦虫病和猪囊尾蚴病等。由于引起人体免疫系统受累的各种因素（如获得性免疫缺陷综合征、肿瘤的放化疗、器官移植等）不断增多，近年机会致病性寄生虫病如隐孢子虫病、弓形虫病、粪类圆线虫病的病例亦有逐渐增加的趋势。由于食品卫生监督制度不健全以及某些猎奇尝鲜的不当饮食行为，致使生食、半生食肉制品甚至野生动物肉类的人数增加。此外，对外交往和旅游业的发展使得国外一些寄生虫和媒介节肢动物输入，这些都对我国人民健康带来新的威胁。综上所述，我国寄生虫种类多，分布范围广，危害严重，特定虫种如棘球蚴等在一些地区成为因病致贫或因病返贫的重要原因，寄生虫病不仅是我国的公共卫生问题，也是实现建设小康社会和“健康中国2020”战略目标应予重视和亟待解决的重要任务。

（四）寄生虫病防治面临的挑战

随着全球范围内社会经济发展和各种与寄生虫病流行相关因素的变化，寄生虫病防治面临新的挑战。表现在以下诸多方面：①人类活动范围扩大，不可避免地将许多本来和人类并无直接关系或极少接触的寄生虫从自然界带入人类活动范围而进入人群，造成新的公共卫生问题；②国际化，尤其是交通工具的发展使人类交往越来越便捷和频繁，本来在别国危害性很大的寄生虫或媒介节肢动物可输入本国，并在一定条件下传播流行；③都市化、经济建设造成的大规模人口流动和迁移，以及生态环境平衡的破坏，也可能引起某些寄生虫病的流行；④寄生虫病的化学防治及媒介昆虫的化学防制已面临药物抗性产生的种种问题，防治实践中会出现更多的新问题亦在意料之中；⑤一些医疗措施，如长期使用免疫抑制剂等，可造成人体医源性免疫受损，因而大大增加了机会致病性寄生虫感染的概率。世界卫生组织的分析强调环境、气候变化、社会因素等对贫困相关感染性疾病的控制有多方面的影响，如药物和杀虫剂抗性的产生、森林采伐、都市化、农业问题、饥荒与营养不良、移民和全球化，以及各种种族和地区冲突的间接影响等，这些因素都增加了寄生虫病流行的变数和防治的复杂性。综上所述，多种寄生虫病正以新的形式威胁着人类健康。

原卫生部在《2006—2015年全国重点寄生虫病防治规划》（以下简称《规划》）中指出，2004年完成的全国人体重要寄生虫病现状调查表明，土源性线虫感染率比1990年下降了63.65%，感染人数减少了近4亿。但是由于受社会、经济和自然环境等因素的制约，全国蠕虫感染率为21.38%，仍有11个省（区、市）土源性线虫感染率高达20.07%～56.22%，部分省（区）食源性寄生虫病感染率呈明显上升趋势。根据2004年全国调查结果推算，全国土源性线虫感染人数约为1.29亿，华支睾吸虫（肝吸虫）感染人数约为1249万，带绦虫感染人数约为55万人，包虫病患者约为38万人。另外，黑热病在新疆、甘肃和四川的部分地区流行仍较为严重，一些地区猪囊尾蚴病（囊虫病）、并殖吸虫病（肺吸虫病）、旋毛虫病和弓形虫病的血清学阳性率也比较高。受重点寄生虫病威胁的人群主要是妇女和儿童，病例大多分布在西部地区、少数民族地区和经济欠发达地区，在我国14岁以下儿童中，约有4825万儿童感染土源性线虫。我国寄生虫病防治形势依然十分严峻。

新中国成立以来，尤其是近30年来，我国寄生虫病的防治工作取得了巨大成就，尤其在疟疾、血吸虫病、黑热病、丝虫病和钩虫病这些危害较严重的寄生虫病的防治中取得了举世瞩目的成绩。2013年修订的《中华人民共和国传染病防治法》将阿米巴性痢疾、血吸虫病、疟疾列为乙类传染病，黑热病、包虫病、丝虫病列为丙类传染病。鉴于我国寄生虫病的流行现状，其控制还需要持久的努力。《规划》指出，要“坚持预防为主、科学防治的方针，实行因地制宜、分类指导的原则，重视和加强全民健康教育，切实提高群众自我防护的意识和能力，形成群防群控的工作局面；建立和完善政府领导、部门合作、全社会参与的工作机制，落实各项综合防治措施；加强科学研究和国际交流，不断提高防治工作水平，确保我国寄生虫病预防控制工作可持续发展”。《规划》提出到2010年和2015年全国重点寄生虫病防治要达到的目标，分别涉及土源性线虫病、包虫病、肝吸虫病、带绦虫病和囊虫病、黑热病等，从总目标和具体目标、策略和措施、保障措施及考核评价等方面做出全面部署。

由于寄生虫病临床表现的复杂性，其主诉几乎可见于临床各科。而我国在寄生虫感染人数相对较庞大的情况下，宏观防治较受重视，并取得了巨大成就，但临床诊疗工作的基础薄弱，绝大多数医院没有专门的寄生虫病科室建制，寄生虫病由于不被认识而发生漏诊和误诊的现象屡见不鲜，由此给患者及其家庭造成心理、身体和经济方面的多重负面影响，也增加了致使传染源扩散的潜在可能性。

（五）寄生虫学的研究方向

从寄生虫进入人体到建立寄生关系、发展为寄生虫病，以及从寄生虫病流行、控制到终止流行和长期巩固，都是寄生虫学必须用理论和从理论到实际加以阐明的领域。例如：①寄生虫学是从寄生虫病的病原学和病原种群动力学的角度，论证上述过程的基本原理，并用以直接揭示寄生虫病流行的规律。从病原种群的遗传变异和生态变化，预测和确证流行区性质的改变；从病原增殖与致病能力及其与外界条件的关系，探索病理生理变化和临床表现。②从寄生虫学角度，对于新近出现在某一地区的寄生虫病（人源的或人畜共患的）或者已经得到控制或消灭的寄生虫病进行监测、预报和防止回升。③从对寄生虫物质代谢的研究，提示合成新的抗寄生虫药物的途径。

各门科学的理论（如控制论、信息论、系统论、综合分析的数学理论、基因论、运筹学、群体遗传学与生物种群动力学理论等）和技术（如生物工程技术、计算机技术、核技术、杂交瘤技术、电镜技术、群体遗传学与群体实验生态技术等）的引进促使寄生虫学研究向多个方向发展。例如：①综合影响与综合致病，从某一种寄生虫与宿主的相互关系及其致病能力与致病机制，研究多种病原对宿主的综合影响与综合致病。②综合防治，从单一寄生虫病的防治到多种寄生虫病综合防治与生态系统（ecosystem）“管理”。③实验生态学、种群数量动力学与流行病学动力学，从以表达量与动态为特征的实验生态与种群数量动态研究寄生虫病流行动态，是寄生虫学正在研究的一个新领域。用数学公式模拟量的动态关系是对上述各种动态较理想的概括，因此能较好地反映主动量和各个向量的量变关系。④种群遗传，以揭示种群遗传变异及其规律为基础，阐明病原种群遗传性改变和寄生虫病流行区性质变化之间的关系。⑤分子寄生虫学，从亚细胞水平到分子水平研究寄生虫演化的亲缘关系，寄生虫形态与功能、生理、行为与习性、寄生关系、免疫现象等。

上述几个方面探索的结果将有可能解释寄生虫生长、发育和繁殖过程，阐明寄生虫病临床医学与预防医学中的许多现象和问题，从本质上认识寄生虫病的致病机制和防治原则，可望在寄生虫病诊断和治疗上有所突破，并有可能从生态系统水平找到更符合人类利益的、更有效地控制寄生虫病流行的途径。此外，由于寄生原虫、蠕虫与节肢动物是最低等动物到高等动物间的桥梁，寄生关系中生命现象的阐明将是生物科学的一个里程碑。可以预期，这些研究结果都将修正和大大丰富寄生虫学的理论，也必然会在不同程度上更新许多概念，并在寄生虫病的临床医学和预防医学的实践中发挥作用。

（六）医学寄生虫学发展趋势

医学寄生虫学研究与发展有四大趋势：

1．针对寄生虫本身的分子寄生虫学研究。

2．针对寄生虫传播媒介的研究。

3．针对寄生虫与宿主间关系及免疫的研究。

4．针对寄生虫基因组的研究（生命现象模型）。随着免疫学、细胞 / 分子生物学、生物信息学、基因组学与寄生虫学相互渗透，已形成新的学科分支，包括寄生虫细胞学、寄生虫免疫学、寄生虫基因组学和分子寄生虫学等。

第二节　免疫学概述

在我们生活的世界上存在着成千上万种病原体，面对这些病原体的威胁，包括人类在内的各种动物能够健康地生活，都有赖于机体的免疫系统正常地执行免疫功能。

一、免疫与免疫系统的概念

（一）免疫的概念及其类型

免疫（immunity）一词在字面上的解释，是指机体具有抵抗传染病（疫病）的能力。从现代医学的角度来定义，免疫则是指机体免疫系统具有识别自身和外来物质的能力，对自身物质耐受，对外来物质进行排斥的现象。

机体免疫系统发挥免疫作用的主要方式为免疫应答。根据免疫应答的作用方式和是否需要抗原信号的刺激，可以把免疫过程分为固有免疫（innate immunity）和适应性免疫（adaptive immunity）两种类型。固有免疫是指机体出生后就具有的、不需要抗原信号刺激就可以产生的免疫过程，在机体非特异性的抗感染过程中具有重要意义，在适应性免疫应答的启动、调节和效应中发挥着非常重要的作用。由于固有免疫的特点，以前也被称为非特异性免疫或先天免疫。适应性免疫是指高等动物的免疫系统在识别抗原信号后，产生的针对这种抗原信号的特异性免疫过程，从而特异性地识别和从体内清除这些抗原性物质。免疫应答的过程一般包括识别、活化和效应三个阶段。根据效应产物的不同，适应性免疫可以分为以特异性T细胞应答为主的细胞免疫和以抗体等可溶性免疫分子介导为主的体液免疫。与固有免疫不同，适应性免疫具有抗原特异性、反应性和记忆性等特点，因此以前也被称为特异性免疫或获得性免疫。机体初次接触抗原产生免疫应答，当再次接触相同的抗原时，可以产生潜伏期更短、作用更特异、效应更强和维持时间更久的再次免疫应答。免疫记忆和再次免疫应答也是通过免疫接种预防各种传染病的内在免疫物质的基础。

（二）免疫系统的组成及其功能

免疫系统（immune system）是机体的重要组成部分，是保护机体健康的“军队”和“警察”。一般认为，免疫系统是由免疫组织和器官、免疫细胞及免疫分子三个层次所组成的。免疫组织和器官、免疫细胞和免疫分子的结构和功能的完整性是机体保持正常免疫功能的物质基础。

免疫系统具有识别自身与外来抗原的能力，不仅可以保护机体免受病原体的感染，同时还参与机体整体生理功能的调节。其中，免疫系统与神经系统及内分泌系统的联系尤其密切，构成了神经 - 内分泌 - 免疫网络调节轴，不仅调节免疫系统本身的功能，而且可以调控机体的整体生理功能。

在机体的生理活动中，免疫系统具有免疫防御、免疫自稳和免疫监视三大生理功能。免疫防御功能是指免疫系统具有防止外界病原体的入侵及清除已入侵机体的病原体及有害生物性分子的能力，免疫防御功能是免疫系统最基本的功能。免疫自稳功能是指机体通过免疫系统的吞噬及诱导凋亡等作用，识别并从体内清除衰老、异常及死亡的细胞，对于保持机体细胞的正常生理功能、促进细胞的新陈代谢具有非常重要的生理意义。免疫监视是指免疫系统能识别和清除发生突变的恶性肿瘤细胞，对于保持机体组织细胞稳定、监督及清除机体内环境出现的突变细胞和早期肿瘤，具有重要的生物学作用。

（三）免疫与疾病

免疫系统对于维持机体内环境稳定发挥着至关重要的作用，免疫功能紊乱可能导致免疫相关性疾病的发生。例如，免疫识别与调节障碍导致的青霉素过敏、支气管哮喘及荨麻疹等过敏性疾病，免疫成分缺陷或功能障碍及低下导致的感染及恶性肿瘤，自身免疫耐受被破坏导致的自身免疫病等。此外，在很多疾病的发病过程中，免疫应答因素也有参与，可能导致病情的加重和发展，例如单核巨噬细胞系统参与冠状动脉粥样硬化过程中的胆固醇沉积及纤维化形成等。

在临床实践和日常生活中，免疫学及其技术也已被广泛应用。在预防传染病方面，接种各种疫苗是最有效和最经济的预防手段。在包括肿瘤、慢性传染病及超敏性疾病等各种疾病的治疗中，可采用抗体、细胞因子、体外扩增的免疫细胞及治疗性抗原疫苗等进行治疗，而免疫学理论及移植免疫技术的发展，也使通过器官或组织细胞移植治疗疾病成为了现实。人们利用抗原与抗体特异结合等免疫学原理，研发出了多种特异而敏感的免疫学诊断技术，并广泛用于血型检测、传染病诊断和妊娠确诊等临床诊断过程中。

二、免疫学发展简史

免疫学是研究机体免疫系统组成及功能的科学，也是研究免疫系统功能与疾病发病机制及其防治措施的科学，是在人类与传染病斗争过程中逐渐发展起来的，主要分为经验免疫学时期、免疫学科建立时期、现代免疫学时期三个阶段。

经验免疫学时期是免疫学发展的最初阶段，是免疫学的萌芽阶段。中国人发明“人痘”

接种法预防天花和葡萄牙水手发现甲醛处理后的蛇毒可制备类毒素，都是早期人类对免疫学技术及其应用的探索。1796 年，英国医生 E. 琴纳受到挤牛奶女工患牛痘后可对天花免疫的现象启示，发明了牛痘疫苗，标志着免疫学的正式建立。由于牛痘疫苗的广泛接种，1980 年世界卫生组织宣布“天花已在全世界被消灭”，这被认为是有史以来人类在与疾病的斗争中取得的最为辉煌的成绩。

在后两个时期中，随着科学的发展，免疫学经历了四个迅速发展阶段，其主要标志性成果分别是：① 1876 年以后，多种致病菌被发现，灭活及减毒的病原体被制成疫苗，用于预防多种传染病，从而使疫苗技术得以发展和广泛应用；② 1900 年前后，抗原与抗体的发现及其效价的定量研究，促进了免疫化学的发展及抗体的临床应用；③ 1957 年以后，细胞免疫学的兴起与克隆选择学说的产生，人类认识到特异免疫是 T、B 淋巴细胞对抗原刺激所进行的主动免疫应答过程的结果，发现细胞免疫和体液免疫的不同效应与相互协同的作用；④ 1977 年以后，分子免疫学的发展，从基因活化的分子水平，研究抗原刺激与淋巴细胞应答类型的内在联系与机制。

目前，免疫学发展已经进入了第五个快速发展阶段。本世纪伊始，以人类基因组计划完成为标志，生物医学研究进入了后基因组时代，免疫学也在从功能基因组研究入手，研究免疫应答与耐受的分子机制，以及新型疫苗的设计与研发。基因组研究的结果已经成为免疫学发展的新动力，反向免疫学（reverse immunology）应运而生，即以基因序列推测功能基因，再以生物试验验证阐明，这也大大加快了有效重组疫苗的研发。

现代免疫学已经超越狭义“免疫”的传染病防治范围，是以分子、细胞、器官及整体调节研究为基础而发展起来的现代免疫学，研究生命中的生、老、病、死等基本问题，是生命科学中的前沿学科之一，将会持续推动现代医学和生命科学的全面发展。

小结	1. 微生物分为非细胞型微生物、原核细胞型微生物、真核细胞型微生物三大类。正常情况下在人体的体表及与外界相通的腔道内存在一定数量的微生物，包括正常菌群、致病微生物、条件致病菌及菌群。 2. 医学寄生虫学是研究感染人的寄生虫和寄生虫病的科学，其研究范围主要包括医学原虫、医学蠕虫和医学节肢动物。寄生虫对人类的危害主要表现在作为病原体引起寄生虫病以及作为传播媒介传播疾病。随着全球范围内社会经济快速发展及各种与寄生虫病流行相关因素的变化，寄生虫病的防治面临着许多新的挑战，防治任务仍然十分艰巨。 3. 免疫是指机体免疫系统具有识别自身和外来物质的能力，对自身物质耐受，对外来物质进行排斥的现象。机体免疫系统发挥免疫作用的主要方式为免疫应答。免疫系统是机体的重要组成部分。免疫系统是由免疫组织和器官、免疫细胞及免疫分子三个层次所组成。免疫系统具有识别自身与外来抗原的能力，以及免疫防御、免疫自稳和免疫监视三大生理功能。

思考题

1. 简述正常菌群、菌群失调、菌群失调症。
2. 简述寄生虫病的流行特点。
3. 简述简述免疫系统的组成与功能。

（秦旭军 陈晓宁 王月丹 张 君）

第一篇 微生物学

第一章

细菌学总论

学习目标

1. 掌握细菌的基本结构与特殊结构、细菌群体生长繁殖规律、细菌变异的类型及机制、细菌的致病性及毒力物质、感染的类型和特点、消毒和灭菌的方法及原理。
2. 熟悉细菌的形态与大小、细菌的新陈代谢及其在医学中的意义、细菌变异的实际应用和感染的途径。
3. 了解细菌的形态学检查法、细菌人工培养的方法、化学消毒灭菌法及常用消毒剂分类、生物安全、噬菌体的结构及与宿主的关系、细菌的分布及医院感染。

第一节 细菌的形态与结构

细菌的形态与结构是细菌生理活动、遗传变异、致病性和免疫性的基础，了解其特点，对于鉴别细菌、诊断和防治疾病具有重要意义。

一、细菌的大小与形态

细菌个体微小，通常以微米（μm）为测量单位，需用显微镜放大后才能观察到。细菌有 3 种典型形态，即球菌、杆菌及螺形菌（图 1-1-1）。外形呈球形或近似球形的细菌称为球菌（coccus），分为葡萄球菌、双球菌和链球菌；外形呈杆形或球杆形的细菌称为杆菌（bacillus），分为球杆菌、链杆菌和分枝杆菌；菌体有弯曲的细菌称为螺形菌（spiral bacterium），分为弧菌和螺菌两大类。

细菌的形态易受多种因素影响，包括：①培养时间，一般在适宜生长条件下培养 8 ~ 18 小时，形态较典型，菌龄老时常出现梨形、气球状或丝状等不规则的多形性；②生长条件，如 pH、温度和气体条件等可影响细菌形态；③从机体感染部位新分离的细菌形态可能不典型；④制作细菌涂片和染色技术可影响细菌形态。

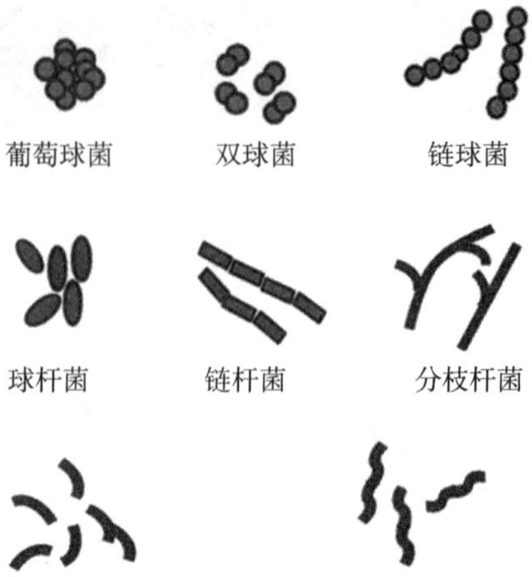

图 1-1-1 细菌的基本形态示意图

二、细菌的结构

细菌的结构分为基本结构和特殊结构两大类。细菌的基本结构包括细胞壁、细胞膜、细胞质和核质。细菌的特殊结构有荚膜、鞭毛、菌毛和芽胞等（图 1-1-2）。

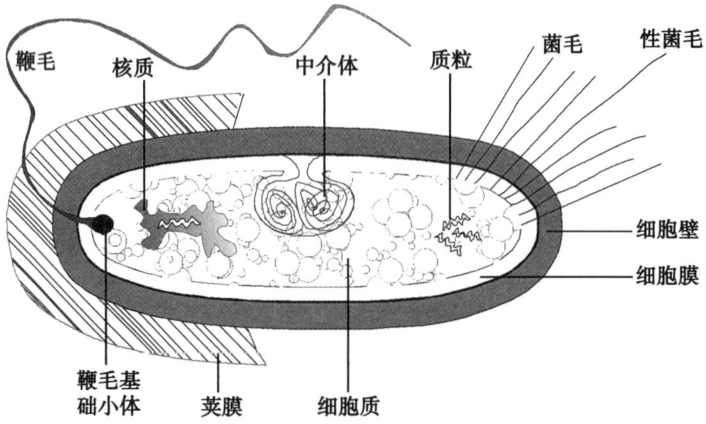

图 1-1-2 细菌的结构示意图

（一）细菌的基本结构

1. 细胞壁 细胞壁（cell wall）是位于细菌细胞的最外层、紧贴在细胞膜外的一层具有韧性和弹性的复杂膜状结构。细胞壁的主要功能有：①维持细菌的固有形态；②支持细胞膜承受细菌胞质内的高渗透压；③与细胞膜共同完成细菌细胞内、外物质的交换；④细胞壁带有多种抗原决定簇，具有免疫原的作用，也可用于细菌的鉴定；⑤某些细胞壁成分是细菌的主要致病物质。

细菌细胞壁的化学组成和空间结构比较复杂，经革兰氏染色法（Gram staining，G）可将细菌分为革兰氏阳性（G^+）菌（如金黄色葡萄球菌）和革兰氏阴性（G^-）菌（如大肠埃希菌）。与 G^- 菌相比，G^+ 菌细胞壁更厚、质地更坚韧、机械强度更高（表 1-1-1）。

表 1-1-1 革兰氏阳性菌与阴性菌细胞壁比较

细胞壁特点	革兰氏阳性菌	革兰氏阴性菌
厚度	20 ~ 80nm	10 ~ 15nm
质地和机械强度	较坚韧，强度高	较疏松，强度低
肽聚糖		
结构	聚糖骨架、四肽侧链、五肽交联桥	聚糖骨架、四肽侧链
层数	20 ~ 50 层	1 ~ 3 层
含量	占细胞壁干重 50% ~ 90%	占细胞壁干重 10% ~ 20%
结构类型	三维立体结构	二维平面结构
磷壁酸	有	无
外膜	无	有
对青霉素敏感性	敏感	不敏感
对溶菌酶敏感性	敏感	不敏感

（1）革兰氏阳性菌细胞壁：由肽聚糖和穿插于其内的磷壁酸组成（图 1-1-3A）。

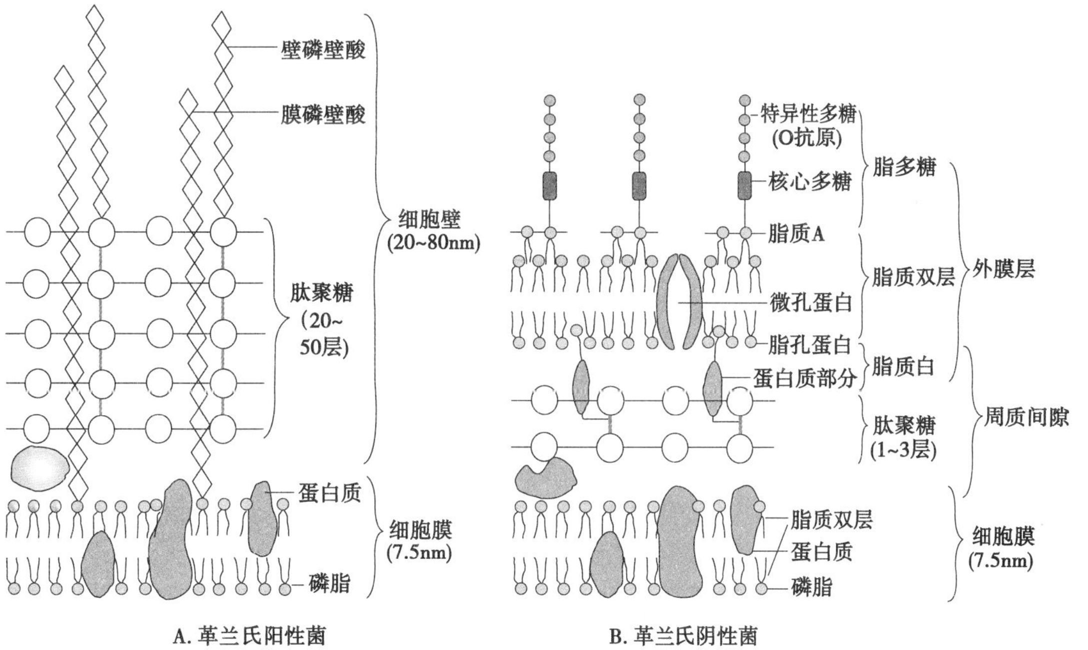

图 1-1-3 G^+ 和 G^- 细菌细胞壁结构模式图

肽聚糖（peptidoglycan）是细菌细胞壁的主要成分，是原核生物细胞所特有的成分。肽聚糖是一类复杂的多聚体，由三部分组成（图 1-1-4A）：①聚糖骨架，是由 *N*- 乙酰葡糖胺和 *N*- 乙酰胞壁酸交替间隔排列，以 β-1, 4- 糖苷键连接而成，各种细菌细胞壁的聚糖骨架完全相同；②短肽侧链，是由 4 或 5 个氨基酸组成，侧链上氨基酸的种类、数量和连接方式随菌种不同而有差异，四肽侧链之间由交联桥连接；③五肽交联桥，是由 5 个甘氨酸组成，两端分别与四肽侧链相连，使两个相邻四肽侧链连接在一起，从而交织成十分坚韧的三维网状结构。

革兰氏阳性菌细胞壁含多层（20 ~ 50 层）肽聚糖，其含量占细胞壁干重的 50% ~ 90%。

肽聚糖是细胞壁抗胞内高渗透压、保护细胞结构和功能完整的主要成分。凡能破坏肽聚糖结构或抑制其合成的物质都有抑菌或溶菌作用，如青霉素、头孢菌素、万古霉素和溶菌酶等。

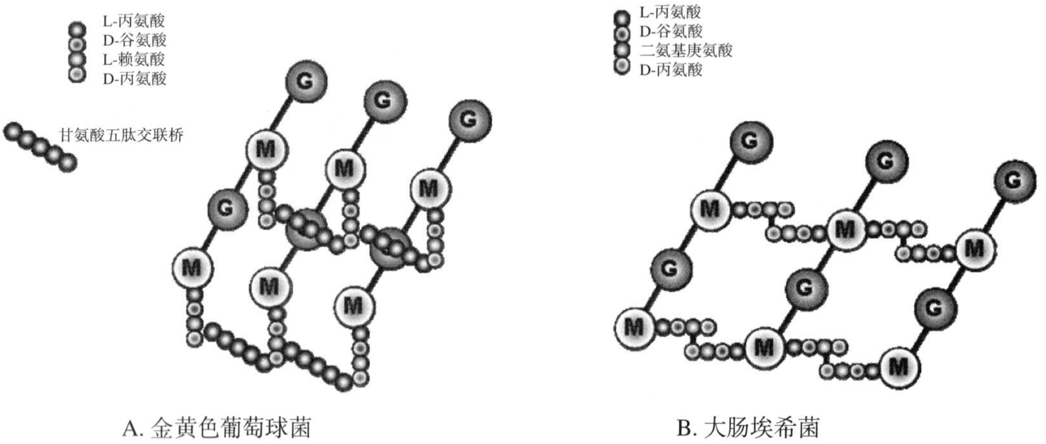

图 1-1-4　细菌细胞壁肽聚糖结构示意图

G. *N*- 乙酰葡糖胺；M. *N*- 乙酰胞壁酸

磷壁酸（teichoic acid）是革兰氏阳性菌细胞壁的特有成分，可分为壁磷壁酸（结合在聚糖骨架的胞壁酸分子上）和膜磷壁酸（结合在细胞膜的磷脂上）。磷壁酸是革兰氏阳性菌重要的表面抗原，可用于细菌血清学分型，也可介导细菌与宿主细胞的黏附。

此外，某些革兰氏阳性菌细胞壁表面还有一些特殊的复合多糖分子及表面蛋白质，如链球菌细胞壁的 C 多糖、金黄色葡萄球菌 A 蛋白、A 群链球菌的 M 蛋白等。

（2）革兰氏阴性菌细胞壁：由少量的肽聚糖和复杂的外膜组成（图 1-1-3B）。

革兰氏阴性菌细胞壁所含肽聚糖较少，仅 1 ~ 3 层，占细胞壁干重的 10% ~ 20%。其组成与革兰氏阳性菌不同，仅由聚糖骨架和四肽侧链两部分组成，无五肽交联桥结构，仅能构成单层的二维疏松薄弱结构（图 1-1-4B）。革兰氏阴性菌细胞壁由于含肽聚糖较少，且有外膜保护，故溶菌酶、青霉素对革兰氏阴性菌作用甚微。

外膜（outer membrane）是革兰氏阴性菌细胞壁的特有成分，约占细胞壁干重的 80%。外膜由脂蛋白、脂质双层和脂多糖三部分组成（图 1-1-3B）。脂蛋白由脂质和蛋白质组成，位于肽聚糖和脂质双层之间。蛋白质部分结合于肽聚糖四肽侧链上，脂质部分与脂质双层非共价结合，使外膜和肽聚糖层构成一个整体。脂质双层与细胞膜相似，其内镶嵌多种蛋白质。脂多糖（lipopolysaccharide，LPS）由脂质 A、核心多糖和特异性多糖三部分组成，是革兰氏阴性菌的内毒素，牢固结合于脂质双层上，菌体溶解时方可释放。脂质 A 是一种糖磷脂，耐热，是内毒素的毒性成分，无种属特异性。核心多糖位于脂质 A 的外侧，具有属特异性，同一属细菌的核心多糖相同。特异性多糖是 LPS 分子暴露于菌体表面的最外层部分，是由多个低糖重复单位构成的多糖链，为革兰氏阴性菌的菌体抗原，即 O 抗原，具有种特异性，借此可鉴定细菌。

周质间隙（periplasm）是革兰氏阴性菌细胞膜与细胞壁外膜之间充满凝胶样物质的空间。该间隙内含多种蛋白酶、核酸酶、解毒酶及特殊结合蛋白，可参与细菌获得营养和清除有害物质等过程。

2. 细胞膜　细胞膜（cell membrane）是位于细菌细胞壁内侧的一层致密而富有弹性的生物膜。细胞膜紧包着细胞质，由脂质双层构成，其内镶嵌着许多具有特殊功能的载体蛋白和酶蛋白。细菌细胞膜的主要功能有物质交换、生物合成、呼吸作用、分泌胞外酶等。

3. 细胞质　细胞质（cytoplasm）是由细胞膜包绕着的无色透明胶状物，是细菌新陈代谢的场所。主要成分有水、蛋白质、脂类、核酸、少量糖类和无机盐。细菌细胞质中的有形成分主要有核糖体、质粒和胞质颗粒。与真核生物不同，细菌细胞质中无线粒体、内质网和溶酶体。

核糖体（ribosome）是细菌蛋白质的合成场所。细菌核糖体的沉降系数为 70S，由 30S 与 50S 两个亚基组成，化学成分为 RNA（70%）和蛋白质（30%）。链霉素能与其 30S 小亚基结合，红霉素与 50S 大亚基结合，从而干扰细菌蛋白质的合成，导致细菌死亡。由于人体细胞核糖体的沉降系数为 80S（40S 与 60S 两个亚基组成），故这些抗生素仅作用于细菌而对人体细胞无影响。

质粒（plasmid）是细菌染色体以外的遗传物质，为双股闭合环状 DNA。质粒基因不是细菌生命活动的必需基因，但可控制细菌的某些特定性状。与医学密切相关的质粒有 F 质粒、R 质粒和 Col 质粒，分别决定细菌的性菌毛、耐药性和产大肠菌素等。

胞质颗粒（cytoplasmic granules）多数为悬浮于胞质内细菌储存的营养物质，包括多糖、脂类、多磷酸盐等。异染颗粒（metachromatic granule）是较为常见的一种胞质颗粒，主要成分为 RNA 和多偏磷酸盐，嗜碱性强，用特殊染色法可染成与细菌其他部分不同的颜色。白喉棒状杆菌的异染颗粒多在菌体两端，有助于细菌的鉴别。

4. 核质　核质（nuclear material）是由细菌 DNA 分子反复卷曲盘绕而成的松散网状结构，是细菌生命活动所必需的遗传物质。因其无核膜和核仁，也无组蛋白包绕，故名核质或拟核。核质的功能与真核细胞的染色体相似，故习惯上亦称之为细菌的染色体。

（二）细菌的特殊结构

1. 荚膜　某些细菌在生长繁殖时，可分泌一些黏液性物质包绕在细胞壁外围。当黏液性物质厚度大于 0.2μm，边界明显，光镜下可见，称之为荚膜（capsule）。荚膜不易着色，用特殊染色法可将荚膜染成与菌体不同的颜色。如用普通染色法，镜下仅可见到菌体周围有一层透明圈（图 1-1-5）。

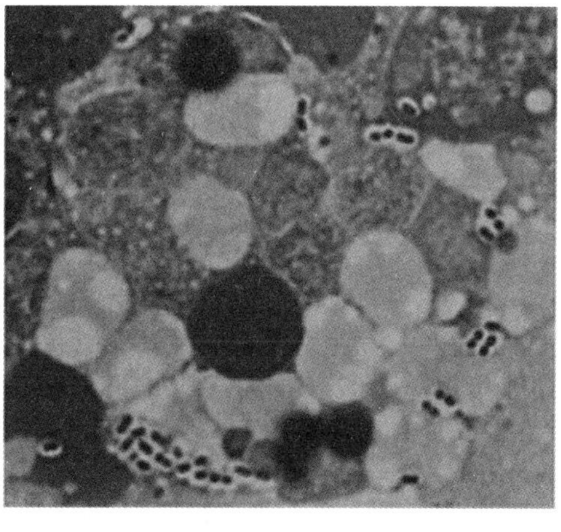

图 1-1-5　细菌荚膜的光学显微镜照片

荚膜的成分随菌种不同而有所差异，大多数为多糖，少数为多肽。荚膜是细菌的重要致病因素，具有保护细菌免受吞噬细胞的吞噬与消化，抵抗体液中的溶菌酶、补体及其他杀菌物质，以及增加细菌侵袭力的作用。致病菌失去荚膜后，其致病力也随之减弱或消失。此外，荚膜具有免疫原性，可用以鉴别细菌。

2. 鞭毛　鞭毛（flagellum）是细菌细胞表面由蛋白质构成的波状弯曲、细长的丝状物，是细菌的运动器官。所有弧菌、螺菌，以及约半数的杆菌和个别球菌都有鞭毛。依据鞭毛的数目与位置可将有鞭毛的细菌分为单毛菌、双毛菌、丛毛菌、周毛菌等（图 1-1-6）。鞭毛的化学成分是蛋白质，也称鞭毛素，具有较强的免疫原性，鞭毛抗原（H 抗原）可以用于鉴别细菌。霍乱弧菌、空肠弯曲菌的鞭毛与其致病性有关。

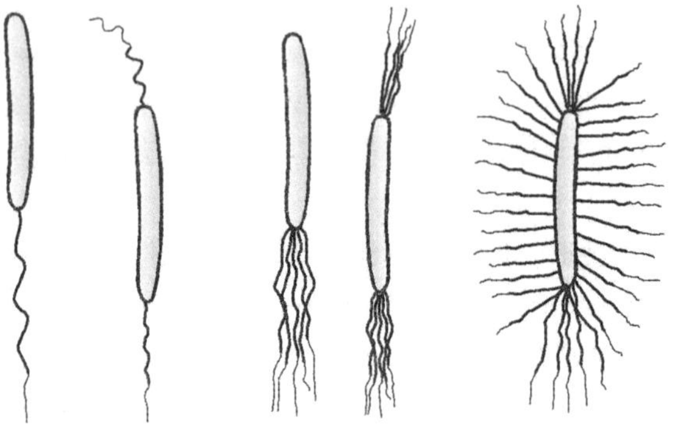

图 1-1-6　细菌鞭毛的排列示意图

3. 菌毛　菌毛（pilus）是菌体上存在的比鞭毛细、短而直、数量多的丝状物，主要分布于革兰氏阴性菌与少数革兰氏阳性菌。依据功能可将菌毛分为普通菌毛和性菌毛两种。普通菌毛数量多，遍布于菌体表面，具有黏附能力，是细菌的重要侵袭因素。性菌毛仅见于少数革兰氏阴性菌，比普通菌毛长而粗，但比鞭毛短，每个菌体仅有 1 ~ 4 根。性菌毛由致育因子即 F 质粒编码，故带有性菌毛的细菌称为 F^+ 菌或雄性菌，无性菌毛的细菌称为 F^- 菌或雌性菌。性菌毛为中空管状物，可经接合方式传递遗传物质，如 F 质粒、R 质粒等，使受体菌获得某些相应的性状。

4. 芽胞　某些细菌在特殊环境条件下，细胞质发生脱水浓缩，在菌体内形成一个折光性强、通透性低、具有多层膜包裹的圆形或椭圆形小体，称为芽胞（spore）。芽胞含有细菌生存和繁殖所需的全部物质和能量基础，当条件适合时，可以萌发成为新的繁殖体。芽胞是细菌对营养缺乏的一种反应，是细菌的休眠状态。芽胞的大小、形态和位置随菌种不同而有差异，有助于鉴别细菌（图 1-1-7）。炭疽芽胞杆菌和破伤风梭菌是医学上重要的芽胞形成细菌。

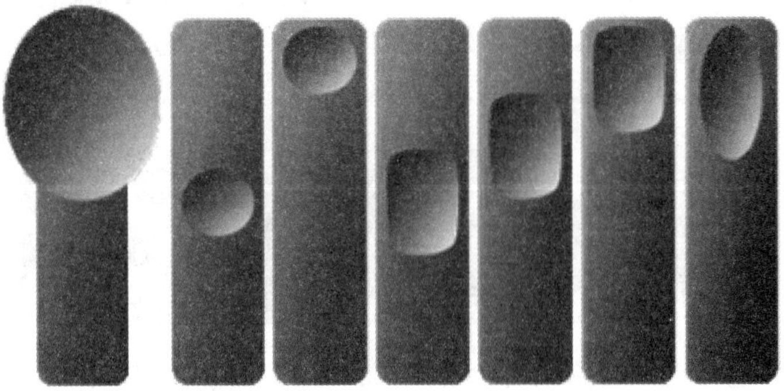

图 1-1-7　芽胞的形态、位置和大小示意图

芽胞对热、干燥、化学消毒剂和辐射等都有很强的抵抗力，可耐煮沸数小时，在 5% 苯酚（石炭酸液）中可存活数日，在自然界中可存活几年甚至几十年。一旦医疗器械、敷料等污染芽胞，用一般的理化方法很难将其杀死，临床上以杀灭细菌芽胞作为灭菌的标准。

三、细菌形态检查法

细菌极其微小，无法直接用肉眼观察，必须借助显微镜放大后才能看见。在微生物学实验室常用的是普通光学显微镜，可以将细菌放大 800 ～ 1000 倍。此外，还有暗视野、电子、荧光、共聚焦显微镜等，适用于观察不同情况下的细菌形态与结构。细菌几乎无色，与其所悬浮的液体之间几乎没有反差，需染色后才易于观察。染色法有多种，如单染色法、革兰氏染色法、抗酸染色法，以及荚膜、芽胞和鞭毛等特殊结构的染色法等。其中革兰氏染色法是最重要的分类鉴别染色法，在细菌鉴别、抗菌药物选择和研究细菌致病性等方面具有重要意义。

第二节 细菌的生理学

一、细菌的生长繁殖

（一）细菌繁殖的条件和方式

细菌在生长繁殖时需要从外界环境中获取营养物质，主要有蛋白质和糖类。大多数致病菌生长繁殖所需的最适 pH 为 7.2 ～ 7.6，最适温度为 37℃。根据细菌对氧气的需要情况可将细菌分为专性需氧菌、微需氧菌、专性厌氧菌和兼性厌氧菌四类。

细菌以二分裂的方式进行无性繁殖。一个细菌生长到一定时间，在细胞中间逐渐形成横隔，将一个细胞分裂成两个相等的子细胞。细菌繁殖一代所需要的时间随细菌种类不同而异，同时又受环境条件影响。一般细菌如大肠埃希菌繁殖一代用时 20 ～ 30 分钟，个别细菌如结核分枝杆菌分裂较慢，繁殖一代用时 18 ～ 20 小时。

（二）细菌群体生长繁殖的规律

细菌生长时因受到环境中各种因素的影响，不可能无限制地分裂增殖。在人工培养细菌时，将一定数量的细菌接种于适宜的液体培养基中，连续定时取样检测活菌数。以培养时间（小时）为横坐标，培养液中活菌数的对数为纵坐标，可绘制出一条描述细菌生长过程规律性的曲线，即生长曲线（growth curve）。根据生长曲线，细菌的群体生长繁殖过程可分为 4 个时期（图 1-1-8）。

1. 迟缓期　最初培养的 1 ～ 4 小时。此期曲线平缓，提示无明显的细菌增殖。此期是细菌适应新环境的过程，菌体增大，代谢活跃，主要是为细菌的分裂增殖合成和储备充足的酶和能量。

2. 对数生长期　此期细菌生长迅速，活菌数以几何级数增长。细菌的形态、染色性、生理活性等都较为典型，对外界环境因素（如抗生素等）的作用敏感。一般细菌对数生长期始于培养后的 4 ～ 14 小时。

3. 稳定期　由于培养基中营养物质消耗、毒性产物积聚及 pH 下降等，细菌繁殖速度渐趋下降，繁殖数与死亡数大致平衡，活菌数保持相对稳定。此期细菌的性状可发生改变，如革兰氏阳性菌可被染成革兰氏阴性菌。细菌的芽胞和外毒素、抗生素等代谢产物多在此期形成。

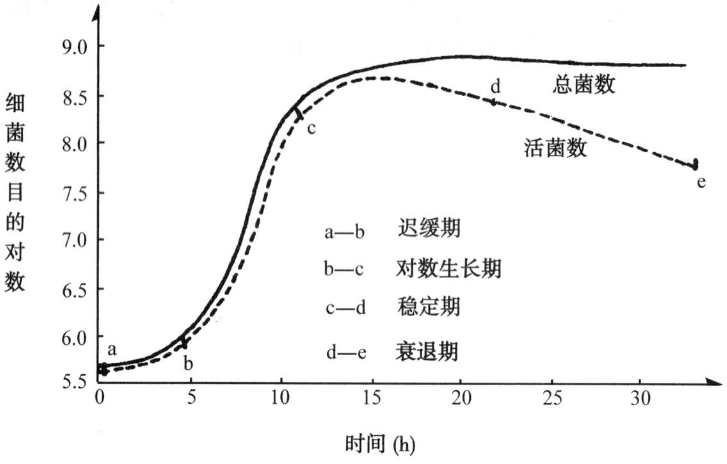

图 1-1-8　细菌群体生长曲线

4. 衰退期　细菌繁殖越来越慢，死菌数迅速超过活菌数。此期细菌形态显著改变，菌体变长、肿胀或扭曲，甚至菌体自溶，不易辨认。

二、细菌的新陈代谢

细菌将复杂的有机物分解成简单的物质并释放能量的反应过程，称为分解代谢；细菌将简单的有机物合成复杂的有机分子并获得能量的反应过程，称为合成代谢。由于化学反应过程伴随着能量的释放和获得，因此新陈代谢可以看做是一种能量平衡的过程。

（一）细菌的分解代谢产物及生化检测

细菌能分解发酵多种单糖，产生能量和酸、醛、醇、酮、气体（CO_2、H_2）等代谢产物。常用的检测糖分解产物的生化试验有糖发酵试验、VP 试验和甲基红试验等。细菌对蛋白质的分解过程是先经胞外酶将蛋白质分解为短肽（或氨基酸），然后再经胞内酶将肽类分解为氨基酸。不同细菌对氨基酸的分解能力不同，常用检测蛋白质（或氨基酸）分解产物的生化试验有吲哚试验、硫化氢试验和尿素分解试验等。

（二）细菌的合成代谢产物及其意义

细菌在增殖过程中，利用各种营养物质不断合成菌体自身成分，并合成一些医学上具有重要意义的代谢产物。

1. 毒素和侵袭性酶　致病菌能合成对人和动物有毒性的物质，称之为毒素（toxin），分内毒素（endotoxin）和外毒素（exotoxin）。内毒素是革兰氏阴性菌细胞壁中的脂多糖，菌体死亡或裂解后才能释放出来。外毒素是由多数革兰氏阳性菌及少数革兰氏阴性菌合成并分泌到菌体外的毒性蛋白质。某些细菌尚能产生具有损伤机体组织、促使细菌扩散的侵袭性酶，如链球菌产生的透明质酸酶与链激酶、产气荚膜梭菌产生的卵磷脂酶等。细菌产生的毒素和侵袭性酶是细菌重要的致病因素。

2. 致热原　细菌在代谢过程中合成的引起机体发热反应的物质称为致热原（pyrogen），主要为革兰氏阴性菌产生的内毒素。致热原耐热，制备注射用药剂时应严格无菌操作，防止发生细菌致热原污染。

3. 色素　某些细菌在适宜条件下能产生色素，分为水溶性和脂溶性两种。水溶性色素能弥散至整个培养基或周围组织，如铜绿假单胞菌产生的绿色色素可使培养基、伤口、脓汁及敷料染成绿色。脂溶性色素不溶于水，色素仅局限在菌落内，而培养基颜色不变，如金黄色葡萄球菌产生的金黄色色素。细菌色素有助于鉴别细菌。

4. 其他代谢产物 某些细菌能产生抗生素和细菌素，可以抑制或杀灭某些微生物。某些细菌能自行合成维生素，除供自身需要外，也能分泌至菌体外，如人类肠道内的大肠埃希菌能合成 B 族维生素和维生素 K 等，供人体吸收利用。

三、细菌的人工培养

（一）培养基

培养基（culture medium）是用人工方法配制的适合细菌生长繁殖的营养物质混合制品。根据培养基的营养组成和用途不同，可分为基础培养基、营养培养基、选择培养基、鉴别培养基、厌氧培养基五类。根据培养基的物理性状不同，可分为液体、固体和半固体培养基三类。基础培养基是由肉浸液加入适量蛋白胨、氯化钠、磷酸盐等配成，可供大多数细菌生长。

（二）培养方法

最常用的细菌培养方法有分离培养和纯培养两种。分离培养是从混杂微生物中获得单一菌株的方法，多用平板划线分离法，能在固体培养基上形成分散的单个菌落。挑取单个菌落培养可获得细菌的纯培养。

（三）细菌在培养基中的生长情况

大多数细菌在液体培养基中生长繁殖后呈现均匀混浊状态，少数链状细菌呈沉淀样生长。将细菌以划线接种于固体培养基表面，经一定时间（18 ～ 24 小时）培养后，可形成肉眼可见的细菌集团，称为菌落（colony）。不同细菌的菌落在形状、大小、颜色、边缘整齐度、表面光滑度、凹凸情况以及在血平板上的溶血情况等均有很大差异，有助于识别和鉴定细菌。细菌的菌落一般分为 3 种，即光滑型（S 型）、粗糙型（R 型）和黏液型（M 型）菌落。半固体培养基硬度低，进行细菌穿刺接种培养时，有鞭毛的细菌仍可在培养基中自由游走（穿刺线模糊），无鞭毛的细菌不能游走（穿刺线清晰），因此可根据穿刺线来鉴定细菌是否有鞭毛。

第三节 消毒灭菌与生物安全

在医学实践中，可采用多种方法杀灭、去除和抑制外环境中的致病微生物，以达到阻断传染病的传播、防止医院感染、减少微生物污染等目的。

一、消毒灭菌

消毒（disinfection）是指杀灭或清除物体上和环境中的致病微生物，使之达到无害化的程度。消毒不能杀死细菌的芽胞。灭菌（sterilization）是指将物体上的所有微生物（包括致病微生物和其他微生物、细菌的繁殖体和芽胞）全部杀灭或清除，达到无菌程度。用于消毒的化学药物称为消毒剂，用于灭菌的化学药物称为灭菌剂。

（一）物理消毒灭菌法

利用物理因素杀灭或清除传播媒介上微生物的方法，称为物理消毒灭菌法，包括热力、辐射以及滤过除菌等。

1. 热力消毒灭菌法　热力能破坏微生物的蛋白质与核酸，从而导致其死亡。热力消毒灭菌法包括湿热与干热两种，常用的有干烤法、巴氏消毒法、煮沸法和高压蒸汽灭菌法。干烤法一般需加热 160 ～ 170℃，持续 2 小时，可杀灭包括芽胞在内的一切微生物，适用于玻璃器皿、瓷器等耐高温的物品。巴氏消毒法由巴斯德创用而得名，常用于牛奶和啤酒的消毒，方法是加热 61.1 ～ 62.8℃，持续 30 分钟，或加热 71.7℃，持续 15 ～ 30 秒，既可杀死牛奶和啤酒中的病原菌或特定微生物，又不破坏牛奶和啤酒的成分。煮沸法主要用于一般外科器械、注射器、胶管和食具等的消毒，在 1 个大气压下，煮沸 100℃，5 分钟可杀死细菌的繁殖体，杀死芽胞则需 1 ～ 2 小时。高压蒸汽灭菌法是灭菌效果最好、目前应用最广泛的灭菌方法，通常在 103.4kPa（1.05kg/cm^2）的压力下，温度可达 121.3℃，维持 15 ～ 30 分钟，可杀死包括芽胞在内的所有微生物。此法适用于耐高温和耐潮湿物品的灭菌，如普通培养基、生理盐水、手术器械、注射器、手术衣、敷料和橡皮手套等。

2. 辐射杀菌法　波长为 200 ～ 300nm 的紫外线具有杀菌作用，其杀菌机制是破坏细菌 DNA 的构型，使同一股 DNA 链上相邻的嘧啶之间通过共价键结合成二聚体。紫外线穿透力较弱，普通玻璃、纸张等均能阻挡紫外线穿过，故紫外线只适用于手术室、传染病房、细菌实验室的空气和物体表面的消毒。电离辐射包括 γ 射线、高速电子和 X 射线等，可产生游离基，破坏微生物的 DNA，常用于一次性医用不耐热的塑料注射器、吸管、导管等的灭菌。

3. 滤过除菌法　滤过除菌是利用具有微细小孔的滤菌器除去液体或空气中细菌的方法，常用于血清、抗毒素、抗生素及药液等不耐高温液体的除菌。

（二）化学消毒灭菌法

利用化学药物杀灭或抑制致病微生物生长繁殖的方法称为化学消毒法。化学消毒剂能影响细菌的化学组成、物理结构和生理活动，从而发挥防腐、消毒，甚至灭菌的作用。化学消毒剂对人体组织细胞有害，所以只能外用或用于环境的消毒。

1. 患者排泄物与分泌物　包括粪、尿、脓、痰等，一般用等量的 10% 漂白粉、5% 石炭酸或 2% 来苏儿，搅拌均匀，作用 2 小时后倾去。

2. 皮肤　2% 碘酊（消毒后用 70% ～ 75% 乙醇脱碘）、0.5% ～ 1% 聚维酮碘、70% ～ 75% 乙醇、0.1% ～ 0.5% 苯扎溴铵、2% 汞溴红等均可用于皮肤消毒。

3. 手　一般用 2% 来苏儿、0.1% 苯扎溴铵等洗手。

4. 黏膜　口腔黏膜消毒可用 3% 过氧化氢，冲洗尿道、阴道、膀胱等可用 0.01% ～ 0.1% 氯己定或 0.1% 高锰酸钾。

5. 医疗器械　玻璃、搪瓷、橡胶及金属器械等常用 1 ∶ 200 稀释的“84”消毒液浸泡 30 分钟。各种内镜与不耐热的器械可用 2% 戊二醛浸泡 10 ～ 30 分钟。锐利器械与金属器械可用 2% 戊二醛浸泡 2 ～ 4 小时。

6. 空气　常用 12.5% 甲醛 25ml/m^3 熏蒸 12 ～ 24 小时，或用甲醛 40ml 加高锰酸钾 30g/m^3 熏蒸 12 ～ 24 小时。肝炎病房可用过氧乙酸 3g/m^3 熏蒸 90 分钟。

（三）影响消毒灭菌效果的因素

在消毒灭菌过程中，不论物理方法或化学方法，其效果都受多种因素的影响，如消毒灭菌处理的剂量、温度、湿度、酸碱度等，消毒剂的种类与性质，微生物的种类与污染程度等。处理得当可提高消毒灭菌的效果，否则会削弱消毒灭菌的效果，在使用过程中应加以注意。

二、生物安全

生物安全（biosafety）是指生物因素对社会、经济、人类健康及生物多样性和生态环境所产生的危害或潜在威胁。实验室的生物危害因素包括：①病原微生物（细菌、病毒、真菌、寄生虫）及相关毒素；②人或动物的血液、体液和组织等；③培养细胞、微生物的核酸及重组 DNA 等。

根据病原微生物的传染性、感染后对个体或群体的危害程度，我国《病原微生物实验室安全管理条例》将病原微生物分 1 ～ 4 共四类，其中第 1 类和第 2 类病原微生物统称为高致病性病原微生物，其标本的取样、送检、保存和销毁均需严格按照生物安全的限制进行。值得注意的是，WHO 的分类方法与上述分类有所不同，其将危险最高的病原微生物分为Ⅳ级。

根据实验室对病原微生物的生物安全防护水平（biosafety level，BSL）及实验室生物安全国家标准的规定，我国将实验室分为 BSL-1 至 BSL-4 级。BSL-1 级防护水平最低，BSL-4 级防护水平最高。我国法律法规明确规定 BSL-1 级、BSL-2 级生物安全实验室不得从事高致病性病原微生物实验活动，BSL-3 级、BSL-4 级实验室必须获得上级有关主管部门批准后方可建设和从事相应的高致病性病原微生物实验活动。

第四节　细菌的变异

细菌与其他生物一样，具有遗传和变异的生命特征。遗传保证了细菌子代的基本特征与亲代相似，使细菌的种属性状保持相对稳定。当外界环境条件改变或细菌的遗传物质结构发生变化时，细菌原有的性状就会相应改变，这种现象称为变异。变异使细菌在自然界不断进化并得以生存。

一、细菌变异的类型

（一）形态与结构变异

细菌在生长繁殖过程中，其形态与结构受外界环境的影响常发生变异。细菌形态与结构变异主要有细胞壁缺陷型变异和细菌特殊结构的变异。

1. 细胞壁缺陷型（L 型）变异　在某些因素如溶菌酶、青霉素等影响下，细菌细胞壁肽聚糖合成被抑制或破坏，可形成细胞壁缺陷型细菌，称为 L 型细菌（因在 Lister 研究所首先发现，故取其第一个字母“L”命名）。由于 L 型细菌缺乏完整的细胞壁，不能维持其固有的形态，一般多呈球形或表现为多形性。L 型细菌在普通培养基中因不能承受菌体内部的高渗压而很容易胀裂死亡，因此必须用高渗培养基培养。某些 L 型细菌仍有致病力，可引起肾盂肾炎、骨髓炎、心内膜炎等疾病。

2. 荚膜变异　从患者组织标本中新分离的肺炎链球菌有较厚的荚膜，致病性强，但在普通培养基中经多次传代后，荚膜逐渐消失，致病性亦随之减弱。

3. 鞭毛变异　将有鞭毛的变形杆菌接种在普通固体培养基表面，由于鞭毛的动力作用，细菌呈弥散生长，称为 H 菌落。若将此变形杆菌接种于含 1% 苯酚的培养基中培养，则鞭毛生长受抑制，形成单个菌落，称为 O 菌落。故将这种细菌鞭毛从有到无的变异称为 HO 变异。

（二）菌落变异

通常情况下，从患者的标本中新分离的致病菌株，其菌落多为光滑（S）型，致病力强。菌落从 S 型变为粗糙（R）型，称为 SR 变异。SR 变异是由于革兰氏阴性菌失去脂多糖的 O

特异性多糖所致，常见于肠杆菌科的细菌。发生 SR 变异时，细菌的毒力、生化反应能力与免疫原性等也常随之发生改变。

（三）毒力变异

细菌的毒力变异可表现为毒力减弱或增强。卡介苗（bacilli calmette-guerin，BCG）是将有毒力的牛型结核分枝杆菌接种于含甘油、胆汁、马铃薯的培养基中，经过 230 次传代，历时 13 年而获得的一种毒力减弱变异株，但其免疫原性仍然保持，因此可用于结核病的免疫预防。无毒力的白喉棒状杆菌被 β 棒状杆菌噬菌体感染时，噬菌体基因可编码产生白喉毒素，使其变成强毒株。

（四）耐药性变异

细菌可发生对某些抗菌药物的耐药性变异，如金黄色葡萄球菌对青霉素 G 的耐药菌株。常见的耐药菌还有结核分枝杆菌、痢疾志贺菌、铜绿假单胞菌等，这给临床治疗带来了一定困难。

二、细菌变异的物质

（一）细菌染色体

细菌染色体即细菌的核质 DNA，携带细菌生命活动所必需的遗传物质。核质 DNA 发生突变、缺失或损伤时，可导致细菌的性状发生变异，甚至引起细菌死亡。

（二）质粒

质粒是细菌染色体外的遗传物质，为双股环状 DNA，可含数十至数百个基因。质粒具有可自我复制、传给子代菌、自然丢失、细菌间转移等特点。与医学密切相关的质粒有 F 质粒、R 质粒和 Col 质粒，分别决定细菌的性菌毛、耐药性和产大肠菌素等性状。

（三）噬菌体

噬菌体（phage）是一类可感染细菌、真菌、放线菌等微生物的病毒。大多数噬菌体呈蝌蚪形，由头部和尾部组成。噬菌体的核酸为双股 DNA，存在于头部的外壳内（图 1-1-9）。当噬菌体感染细菌时，其尾部吸附在敏感菌相应受体上，通过尾鞘收缩将头部核酸注入细菌细胞内。

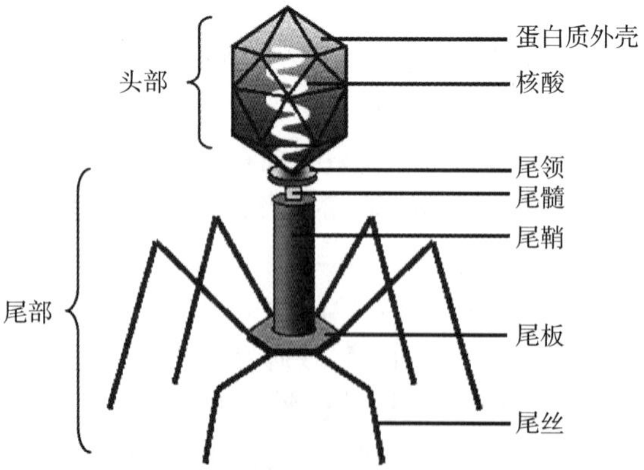

图 1-1-9　噬菌体结构示意图

根据噬菌体与宿主菌的相互关系，可将噬菌体分为两种类型：毒性噬菌体和温和噬菌体。毒性噬菌体感染细菌后，能在宿主菌内复制增殖，产生众多子代噬菌体，并最终裂解细菌。

温和噬菌体感染细菌后，其基因组与宿主菌染色体整合，随细菌 DNA 的复制而复制，并随细菌的分裂而传代。

整合在细菌染色体上的噬菌体基因组称为前噬菌体（prophage）。带有前噬菌体的细菌称为溶原性细菌（lysogenic bacterium）。某些前噬菌体从宿主菌染色体上脱离下来时，可携带宿主菌的 DNA 片段；或者噬菌体在装配时，将宿主菌的 DNA 片段错误装入，从而产生带有宿主菌 DNA 的噬菌体。这些噬菌体可作为载体将宿主菌的遗传物质转移到受体菌中去。

三、细菌变异的机制

（一）突变

细菌遗传物质的突变可自然发生，也可经人工诱导产生。自然突变是细菌在生长繁殖过程中自然出现的突变，发生率很低，一般在细菌每分裂 10^6 ～ 10^9 次发生一次突变。诱发突变是用某些物理化学因素（如紫外线、X 射线、亚硝酸盐等）处理，人工诱导使细菌发生突变，可提高细菌突变的发生率。

（二）基因的转移与重组

细菌获得外源 DNA（包括染色体 DNA、质粒 DNA、噬菌体基因等）并与自身染色体 DNA 进行重组，引起细菌原有基因组及细菌遗传性状的改变，称基因的转移与重组。在基因转移中，提供 DNA 的细菌称为供体菌，接受 DNA 的细菌称为受体菌。基因的转移与重组包括以下几种方式：

1. 转化（transformation） 受体菌直接摄取供体菌游离的 DNA 片段，从而获得新的遗传性状，称为转化。游离的 DNA 片段来自于细菌溶解后释放或人工提取。例如Ⅱ型无荚膜、无毒力的肺炎链球菌摄取Ⅲ型有荚膜、毒力强的肺炎链球菌 DNA 后，即转化为有荚膜、毒力强的Ⅲ型肺炎链球菌。

2. 转导（transduction） 以噬菌体为媒介，将供体菌 DNA 片段转移到受体菌内，使受体菌获得新的遗传性状，称为转导。根据转导 DNA 片段的范围，可分为普遍性转导和局限性转导。

3. 接合（conjugation） 细菌通过性菌毛将遗传物质（主要为质粒）从供体菌转移给受体菌，使受体菌获得新的遗传性状，称为接合。接合性质粒主要有 F 质粒和 R 质粒等。

4. 溶原性转换（lysogenic conversion） 溶原性细菌因染色体上整合的前噬菌体使其获得新的遗传性状，称为溶原性转换。溶原性转换可使某些细菌发生毒力变异或免疫原性变异。例如，携带白喉毒素基因的 β 棒状杆菌噬菌体感染不产毒素的白喉棒状杆菌后，形成的溶原性白喉棒状杆菌即可产生白喉毒素。

四、细菌变异在医学上的应用

由于细菌在形态、结构、染色、生化反应、毒力、免疫原性等方面都可发生变异，所以在临床细菌学检查中常会遇到一些生物学性状或生化反应不典型的菌株，这给实验室诊断带来了一定的困难。如临床细菌感染患者可在大量使用青霉素、先锋霉素等抗生素治疗时，使细菌失去细胞壁变为 L 型细菌。L 型细菌在普通培养基上不易生长，应选用高渗培养基才能分离出来。故细菌感染症状明显而常规培养阴性者，应考虑 L 型变异的可能性。由于临床上耐药性变异菌株的不断出现与增加，在选用抗菌药物进行治疗时，有必要做药物敏感试验，以选择有效抗菌药物。在预防疾病、制备疫苗方面，可用人工诱导方法使细菌发生变异，然后选择出毒力减弱或失去毒力而保留免疫原性的变异株，制成活疫苗。此外，凡能诱导细菌发生突变的物质都有可能是致癌物质，因此可利用是否能致细菌突变来检测致癌物质。

知识链接

基因工程

基因工程（genetic engineering）是20世纪70年代发展起来的一种DNA重组技术，其基本过程包括：①分离目的基因；②体外重组，将基因连接到能自我复制的质粒、噬菌体等载体分子上；③将重组DNA分子转移到受体菌或其他宿主细胞；④扩增并筛选重组体克隆；⑤表达和制备特定功能的蛋白质。大肠埃希菌是基因工程中广泛被使用的克隆和表达菌。目前许多不易从天然生物体内获得的生物活性分子，如胰岛素、干扰素、生长激素以及基因工程疫苗等都可采用基因工程大量生产。

CRISPR/Cas9 技术

CRISPR/Cas9技　术：Clustered regularly interspaced short palindromic repeats and CRISPR associated 9（CRISPR/Cas9）技术是近年来发展起来的基因组定向编辑新技术。CRISPR/Cas系统广泛分布于细菌和古生菌基因组中，是在进化过程中形成的一种适应性免疫系统。CRISPR/Cas9技术是基于Ⅱ型CRISPR/Cas系统的作用原理设计而成，通过将表达Cas9蛋白和向导RNA（guide RNA，gRNA）的质粒转入受体细胞，由gRNA指导Cas9蛋白到达靶基因序列而实现对DNA双链的切割，再连接时经常会引入碱基的插入或缺失突变，从而敲除目的基因。目前，该技术已经成功应用于大肠埃希菌、肺炎双球菌、酿酒酵母、斑马鱼、小鼠及人类多种细胞系的基因编辑。

第五节　细菌感染

一、细菌的致病性

（一）致病菌与条件致病菌

致病菌（pathogen）是指能侵入机体、生长繁殖并引起疾病的细菌，亦称病原菌。有的致病菌仅引起人类疾病，如淋病奈瑟菌；有的致病菌既可引起人类疾病，也可引起某些动物疾病，如炭疽芽胞杆菌、鼠疫耶尔森菌、布鲁菌等。

条件致病菌（conditioned pathogen）是指存在于人体的正常菌群，在正常条件下并不致病，但当某些特定条件改变时可以引起人体致病的细菌。正常菌群成为条件致病菌所需的特定条件主要有寄居部位的改变、机体免疫功能低下、菌群失调等。

（二）细菌的致病性

细菌的致病性是指细菌能引起宿主致病的能力。细菌致病性的强弱程度称为细菌的毒力（virulence）。致病菌的毒力主要表现为两方面：一是侵袭力（invasiveness），即细菌突破机体的免疫防御机制，并在宿主生理环境中定居、生长繁殖和扩散的能力；二是细菌的致病物质，即损伤宿主组织细胞或器官引起病理变化的物质，包括细菌的结构成分和毒素等。

细菌的毒力常用半数致死量（median lethal dose，LD50）或半数感染量（median infective dose，ID50）表示，即在一定时间内，通过一定的接种途径，能使一定体重或年龄的某种实验动物半数死亡或感染所需要的最少细菌数或细菌毒素量。

（三）细菌的毒力物质

细菌的毒力物质包括细菌的侵袭物质、毒素及其他致病物质。

1. 侵袭物质

（1）菌体表面结构成分

1）黏附素：黏附是细菌与宿主接触和感染的第一步，与致病性密切相关。具有黏附作用的细菌表面物质称为黏附素，可分为菌毛和非菌毛黏附素两大类。多数革兰氏阴性致病菌如产毒性大肠埃希菌、志贺菌等均有菌毛，这些细菌可借助菌毛与宿主易感细胞表面的相应受体结合，使细菌黏附于各种黏膜上皮细胞表面。有些细菌菌体表面有非菌毛黏附素，如A群链球菌的膜磷壁酸，葡萄球菌菌体表层的血纤维蛋白原结合蛋白等，致病菌可经这些黏附物质定植于宿主的某些部位。

2）荚膜和微荚膜：细菌的荚膜与微荚膜有抗吞噬细胞吞噬和抵抗杀菌物质的作用，使致病菌在体内大量繁殖和扩散。金黄色葡萄球菌的A蛋白、链球菌的M蛋白、伤寒沙门菌的Vi抗原、大肠埃希菌的K抗原等均属于微荚膜。

（2）侵袭性酶：侵袭性酶是某些致病菌在代谢过程中产生的一种或多种胞外酶，可协助细菌抗吞噬或利于细菌在组织中扩散，但这些酶本身并不损伤组织细胞。主要有金黄色葡萄球菌产生的血浆凝固酶，A群链球菌产生的透明质酸酶、链激酶和链道酶，以及产气荚膜梭菌产生的胶原酶等。

2. 毒素　有些细菌在生长繁殖与代谢过程中可合成和释放多种有毒性作用的物质，即细菌的毒素。按其来源、性质和作用等不同，可分为外毒素和内毒素两类。

（1）外毒素（exotoxin）：是细菌在生长繁殖过程中合成并分泌到菌体外的毒性物质。产生外毒素的致病菌主要是革兰氏阳性菌，某些革兰氏阴性菌如霍乱弧菌、产毒性大肠埃希菌、鼠疫耶尔森菌等也能产生外毒素。根据对宿主细胞的亲和性及作用机制不同，外毒素分为神经毒素、细胞毒素和肠毒素三大类。

外毒素的化学成分是蛋白质，性质不稳定，易被热、酸、碱及蛋白酶破坏。外毒素的毒性强或极强，如肉毒梭菌产生的肉毒毒素的毒性比氰化钾强1万倍，是已知毒性最剧烈的毒物。外毒素的免疫原性强，用0.3% ~ 0.4%甲醛处理外毒素，可使其脱去毒性，保留其免疫原性，制成无毒性的生物制品，称为类毒素（toxoid）。类毒素可用于人工自动免疫，刺激机体产生具有中和外毒素作用的抗毒素。

（2）内毒素（endotoxin）：是革兰氏阴性菌细胞壁中的脂多糖（LPS），不能由活菌释放，只有当细菌死亡裂解后，才可释放出来。内毒素对理化因素稳定，耐热，100℃ 1小时不被破坏，必须用160℃ 处理2 ~ 4小时或用强碱、强酸、强氧化剂煮沸30分钟才能被灭活。内毒素对组织器官无选择性，主要引起下述病理变化和临床症状。

1）发热反应：极微量的内毒素入血即可引起发热反应。内毒素可激活单核巨噬细胞及淋巴细胞分泌IL-1、TNF、IFN等细胞因子，作用于下丘脑使其释放中枢发热介质，进而使体温调节中枢的体温调定点上移而导致发热。

2）白细胞反应：内毒素能激活毛细血管内皮细胞表达黏附分子，使大量白细胞黏附于微血管壁，并游出血管进入组织，从而使循环血液中白细胞急剧减少。数小时后，由于内毒素 S 诱生中性粒细胞释放因子刺激骨髓，使骨髓中的中性粒细胞大量释放入血，导致血循环中的白细胞数增高，12 ~ 24 小时达高峰。

3）内毒素血症与休克：当血液中有革兰氏阴性菌大量繁殖、病灶内细菌释放大量内毒素入血或输入被大量内毒素污染的液体时，即可导致内毒素血症，表现为全身小血管舒缩功能紊乱、有效循环血量减少、血压下降、组织器官毛细血管灌注不足、缺氧、酸中毒等。严重者可导致以微循环衰竭和低血压为特征的内毒素休克。高浓度的内毒素也可激活补体替代途径，导致弥散性血管内凝血（disseminated intravascular coagulation，DIC）。因此，内毒素所致的重症感染，如流行性脑脊髓膜炎、急性中毒性痢疾、重症伤寒、革兰氏阴性菌败血症等死亡率高。

（3）细菌外毒素与内毒素的主要区别（表 1-1-2）

表 1-1-2 细菌外毒素与内毒素的主要区别

区别要点	外毒素	内毒素
来源	革兰氏阳性菌和某些革兰氏阴性菌	革兰氏阴性菌
产生方式	由活菌分泌至菌体外、少数菌裂解后释出	细胞壁成分，菌体裂解后释出
化学成分	蛋白质	脂多糖
稳定性	不稳定，不耐热（60 ~ 80℃，30min 被破坏）不耐酸，易被蛋白酶分解	稳定耐热（160℃，2 ~ 4h 才被破坏）
毒性作用	强 / 极强，对组织器官有选择性的毒害作用，引起特殊临床表现	各菌的毒性作用大致相同，可致发热反应、白细胞变化、微循环障碍、休克、DIC 等
免疫原性	强，刺激机体产生抗毒素，甲醛处理可脱毒成类毒素	弱，刺激机体产生的抗体无明显中和作用，甲醛处理不形成类毒素

二、感染的发生和发展

致病菌侵入机体并引起不同程度的病理过程，称为感染（infection）。感染的发生取决于致病菌的致病性与宿主防御功能之间的相互作用。

（一）感染的来源

引起机体感染的致病菌若来源于宿主体外，称为外源性感染；若来源于患者自身的体内或体表，称为内源性感染。患者是感染的主要传染源，从疾病的潜伏期到病后恢复期，都可能具有传染性。带菌者因无临床症状，不易被人们察觉，在疾病的传播上危害甚于患者。病畜或带菌动物也可成为某些感染的传染源。

（二）感染的途径

1. 经黏膜感染

1）呼吸道黏膜感染：患者或带菌者可通过咳嗽、喷嚏、大声说话等将含有致病菌的痰液、唾液、飞沫等分泌物散布到空气中，通过气溶胶或污染的尘埃被他人吸入，经呼吸道黏膜引起感染。常见经呼吸道黏膜感染的致病菌有结核分枝鲍特菌、百日咳鲍特菌、军团菌、脑膜炎奈瑟菌和肺炎链球菌等。

2）消化道黏膜感染：患者或带菌者的排泄物含有致病菌，可污染食物或饮用水，被他人食入后可经消化道黏膜感染，构成粪 - 口途径传播。常见经消化道黏膜感染的致病菌有霍乱弧菌、幽门螺杆菌、志贺菌属、沙门菌属和埃希菌属等。

3）泌尿生殖道黏膜感染：各种性传播疾病均可经此途径传播，主要是通过与患者及带菌者的直接或间接接触而引起的感染。常见经泌尿生殖道黏膜感染的致病菌有淋病奈瑟菌、阴道加特纳菌等。

4）其他黏膜感染：有些致病菌可经眼结膜、外耳道等处黏膜感染。

2. 经皮肤感染　有些致病菌可经破损或有创伤的皮肤引起感染。致病性葡萄球菌、链球菌、铜绿假单胞菌等常引起化脓性感染。破伤风梭菌、产气荚膜梭菌的芽胞进入人体深部伤口后，可在无氧的微环境中发芽、繁殖、产生毒素而致病。此外，节肢动物叮咬感染也是一种经皮肤感染，如人类鼠疫是经鼠蚤叮咬而引起的鼠疫耶尔森菌感染。

（三）感染的类型

感染的发生、发展和结局是机体与致病菌在一定条件下相互作用的复杂结果。根据双方力量的对比和结局，可将感染分为隐性感染、显性感染和带菌状态三种类型。

1. 隐性感染　当机体的抗感染免疫力较强或侵入的致病菌数量较少、毒力较弱时，感染对机体的损害较轻，不出现或仅出现不明显的临床症状，称为隐性感染（inapparent infection）。隐性感染后机体可获得较强的特异性免疫力，如白喉、结核病和伤寒等常有隐性感染。

2. 显性感染　当机体抗感染免疫力较弱或侵入的致病菌数量较多、毒力较强时，机体的组织细胞受到较严重的损害，生理功能发生改变，并出现一系列临床症状，称为显性感染（apparent infection）。根据不同的分类依据，显性感染又可分为以下几种：

（1）根据病情缓急、病程长短不同分类

1）急性感染（acute infection）：表现为发作突然，症状明显，病程较短，一般持续数日至数周，病愈后致病菌从体内清除。引起急性感染的致病菌常见的有脑膜炎奈瑟菌、霍乱弧菌、肠产毒型大肠埃希菌和 A 群链球菌等。

2）慢性感染（chronic infection）：表现为起病缓慢，病程长，可持续数周至数月。引起慢性感染的致病菌多为胞内寄生菌，如结核分枝杆菌、麻风分枝杆菌等。

（2）根据感染的部位和性质不同分类

1）局部感染（local infection）：致病菌侵入机体后，只局限在一定部位生长繁殖，引起局部病变，如化脓性球菌引起的疖、痈、甲沟炎等。

2）全身感染（generalized infection）：多见于胞外菌急性感染，感染后致病菌及其毒性代谢产物通过血液向全身扩散，引起全身性的急性感染症状。临床上全身感染常见下列几种情况。① 菌血症（bacteremia）：致病菌由局部侵入血流，但未在血流中繁殖或极少量繁殖，只是一时性或间断性地经过血流到达体内适宜的组织器官，如伤寒沙门菌、脑膜炎奈瑟菌感染早期的第一次入血。② 毒血症（toxemia）：致病菌本身不进入血液，但可在局部组织中生长繁殖后释放外毒素进入血液，外毒素到达特定靶器官后引起特殊的毒性症状，如白喉棒状杆菌可释放白喉毒素入血，破伤风梭菌可释放痉挛毒素入血。③ 内毒素血症（endotoxemia）：革兰氏阴性菌侵入血液并在其中大量生长繁殖，细菌崩解后释放出大量内毒素引起的中毒症状；或病灶内大量革兰氏阴性菌死亡裂解，释放的内毒素进入血液引起的中毒症状。如脑膜炎奈瑟菌、志贺菌所致的暴发型脑脊髓膜炎和小儿急性中毒性菌痢等。④ 败血症（septicemia）：致病菌侵入血液，并在其中大量生长繁殖，产生毒性代谢产物，引起严重的全身性中毒症状，主要表现为高热、皮肤与黏膜淤血、肝脾大，甚至肾衰竭等。鼠疫耶尔森菌和炭疽芽胞杆菌入血后可引起败血症。⑤ 脓毒症（pyemia）：化脓性细菌侵入血液后大量繁殖，并通过血液扩散到肝、肾、肺等其他组织器官，产生新的化脓性病灶。如金黄色葡萄球菌引起的脓毒症，可导致多发性肝脓肿、皮下脓肿和肾脓肿等。

3. 带菌状态　在隐性感染或显性感染后，致病菌未被及时消灭而是在机体内继续存在，并不断排出体外，称带菌状态（carrier state）。处于带菌状态的个体，称为带菌者（carrier）。带菌者在疾病的传播和流行中是重要的传染源之一。

第六节　细菌的分布与医院感染

一、细菌的分布

（一）自然环境中的细菌

细菌种类多，繁殖快，适应环境的能力强，是自然界中分布最广泛的一群微小生物。自然界中，土壤的含菌量（种类）最多，多为非致病菌。土壤中仅有少数致病菌，主要为球菌和芽胞杆菌，如炭疽芽胞杆菌、破伤风梭菌、产气荚膜梭菌等。当人体创伤处污染泥土时，要严防破伤风和气性坏疽。水是细菌栖息的第二位天然场所，不同水体中细菌的种类、数量和分布不同，一般以水体中细菌总数和大肠菌群数量来代表水体的生物学质量。我国规定生活饮用水中细菌总数应少于 100 个 / 毫升，大肠菌群数应少于 3 个 / 升。空气不是细菌生长繁殖的场所，但细菌可附着于尘埃或液体飞沫上，随着空气的流动被机体吸入，经呼吸道黏膜引起感染。

（二）人体的正常菌群分布

人体体表及与外界相通的腔道（口腔、鼻咽腔、肠道、生殖泌尿道）中，均存在大量微生物，称为正常微生物群。这些微生物在一般情况下不致病，当微生物之间出现生态失调时，才可能致病。正常微生物群中包括细菌、真菌和病毒等多种微生物，由于人们对细菌及真菌了解较多，故习惯称之为正常菌群。人体各部位存在的正常菌群见表 1-1-3。

表 1-1-3　人体各部位存在的正常菌群

部位	常见微生物种类
皮肤	葡萄球菌，类白喉杆菌，铜绿假单胞菌，非致病性分枝杆菌，丙酸杆菌，白念珠菌
鼻咽腔	葡萄球菌，链球菌，嗜血杆菌，棒状杆菌，奈瑟菌，肺炎链球菌，梭杆菌
口腔	葡萄球菌，链球菌，肺炎链球菌，奈瑟菌，乳杆菌，类白喉杆菌，梭杆菌，放线菌，白念珠菌
肠道	
母乳喂养儿	双歧杆菌，乳杆菌，链球菌

续表

部位	常见微生物种类
儿童断母乳后和成人	类杆菌，优杆菌，消化球菌，双歧杆菌，链球菌，大肠埃希菌，乳杆菌，韦荣球菌，产气荚膜梭菌
阴道	
育龄期	乳杆菌，类杆菌，表皮葡萄球菌，棒状杆菌，大肠埃希菌，链球菌，白念珠菌
青春期前及绝经后	葡萄球菌，链球菌，肠球菌，棒状杆菌，大肠菌，梭杆菌，白念珠菌

二、医院感染

医院感染也称医院获得性感染，是指患者在住院期间发生的感染，以及患者在住院期间获得而在出院后出现的感染。医院工作人员在医院内获得的感染也属医院感染。

（一）医院感染的特点

1. 感染微生物　医院感染以内源性感染为主。引起医院感染的微生物主要是条件致病菌，如铜绿假单胞菌、肺炎克雷伯菌、金黄色葡萄球菌、表皮葡萄球菌及大肠埃希菌等。由于介入技术和免疫抑制剂的大量使用，革兰氏阴性菌在医院感染中越来越多。而广谱抗生素的不合理使用和滥用，导致医院感染患者体内病原菌往往被诱导或被选择为多重耐药菌株，使医院感染成为难治性感染。

2. 感染对象　婴儿和老年人是医院感染的主要对象。此外，糖尿病患者、免疫抑制剂使用者、接受放射治疗患者等因抵抗力低下，也是医院感染的主要对象。

3. 感染途径　医院感染的病原体主要通过空气和接触传播，医务人员和器械是传播病原体的重要途径，医疗器械和物品的污染、外科手术、侵入性诊疗技术、锐器意外伤等都会引起医院感染。

（二）医院感染的预防

各级医院均应设立医院感染控制委员会，指导与监测医院感染率、感染来源及耐药微生物株变迁，及时调整或改进预防措施。医院感染的标准预防措施主要包括：①培训医务人员和监测其健康状况与携带微生物情况，并及时调整工作岗位。②正规施行内镜、插管、留置导管、腹膜透析等创伤性诊疗中的无菌操作，对于患者血液、便、尿、痰及其他分泌物标本的检查与处理，应严格遵守消毒隔离规程；凡是手部有伤口或渗出液者，严禁接触患者标本或为患者施行创伤操作；凡是需销毁的标本和一次性医疗用品，严禁回收利用。③正确采用灭菌和消毒措施，尽量应用热力或射线。

小结

1. 细菌是单细胞微生物，主要有球形、杆状和螺形 3 种形态。细菌的基本结构包括细胞壁、细胞膜、细胞质和核质（亦称拟核），某些细菌尚有荚膜、鞭毛、菌毛等特殊结构。根据革兰氏染色结果不同，将细菌分为革兰氏阳性菌和阴性菌，二者细胞壁结构不同。

2. 细菌以简单的二分裂方式进行无性繁殖，群体生长繁殖规律可分为迟缓期、对数生长期、稳定期和衰退期四个时期。对数生长期细菌形态、染色、生物活性都很典型，研究细菌的生物学性状以此期最好。利

小结

用生化试验的方法检测各类细菌的分解代谢产物，可以对细菌进行分类和鉴别。

3. 消毒和灭菌是常用的表示对微生物杀灭程度的不同术语。消毒灭菌方法主要分为物理和化学方法。物理消毒灭菌法可以破坏微生物的核酸、蛋白质及酶系统，损伤细菌细胞膜等。化学消毒剂使菌体蛋白变性或凝固、干扰细菌的酶系统或改变细胞膜的通透性。

4. 细菌遗传物质包括细菌染色体、质粒和噬菌体。细菌的各种遗传特性主要由细菌的染色体控制，质粒可控制细菌某些生物性状，如耐药性。细菌基因可发生突变、转移与重组，从而引起细菌形态结构、菌落、毒力和耐药性的变异。细菌基因转移的方式包括转化、转导、接合和溶原性转换。

5. 细菌的致病性与其毒力、侵入机体的途径及数量密切相关。细菌的毒力取决于其对机体的侵袭力和产生的毒素。侵袭力与其表面结构（如荚膜、菌毛等）和产生的侵袭性酶（如透明质酸酶、血浆凝固酶等）有关。细菌毒素分为外毒素和内毒素两类，二者的来源、性质和作用不同。感染是指在一定条件下，入侵的病原体与机体相互作用而产生的病理过程。根据细菌的来源不同，感染可分为外源性和内源性感染。感染类型包括隐性感染、显性感染、带菌状态。其中显性感染可分为局部和全身感染。全身感染的临床表现有菌血症、毒血症、内毒素血症、败血症和脓毒症。

6. 人体体表及与外界相通的腔道（口腔、鼻咽腔、肠道、生殖泌尿道）中，均存在大量微生物，称为正常微生物群。正常菌群在防御外来致病菌、营养作用、免疫作用和抗肿瘤作用方面发挥着相当重要的作用。当正常菌群成员离开原来定居的部位，或机体免疫功能下降时，条件致病菌也会引起感染。医院获得性感染又称为医院感染，是指患者入院后发生的感染，主要来源为交叉感染、内源性感染和医源性感染。

思考题

1．比较 G^+ 菌与 G^- 菌细胞壁结构的特征。
2．简述构成细菌侵袭力的物质基础。
3．比较内毒素与外毒素的主要区别。
4．简述致病菌引起人体全身性感染后临床常见的几种情况。

（陈香梅）

第二章

化脓性球菌

学习目标

1. 掌握化脓性球菌的生物学特性、致病性、微生物学检查。
2. 熟悉感染后微生物学检查流程。
3. 了解化脓性球菌的防治原则。

球菌（coccus）是细菌中的一大类，种类繁多，大多为非致病性菌，少数对人有致病作用，称为病原性球菌（pathogenic coccus），因其都能引起化脓性炎症，故又称为化脓性球菌（pyogenic coccus）。根据革兰氏染色不同，分为革兰氏阳性球菌（如葡萄球菌、链球菌、肺炎链球菌、四联球菌和八叠球菌等）和革兰氏阴性球菌（如脑膜炎奈瑟菌和淋病奈瑟菌等）。

第一节　葡萄球菌属

葡萄球菌属（*Staphylococcus*）的细菌因常堆积成葡萄串状而得名，广泛分布于自然界和人体体表及与外界相通的腔道中。大多数是非致病菌，少数为致病菌。有些人的皮肤和鼻咽部带致病菌株，医护人员携带率高达 70% 或以上，是医院内交叉感染的重要传染源。葡萄球菌是最常见的化脓性球菌，可引起 80% 以上的化脓性疾病。

一、生物学特性

（一）形态与染色

球形或椭圆形，直径 1μm 左右，常排列成葡萄串状（图 1-2-1）。在脓汁或液体培养基中生长后，无鞭毛，无芽胞，少数菌株可形成荚膜。革兰氏染色呈阳性。

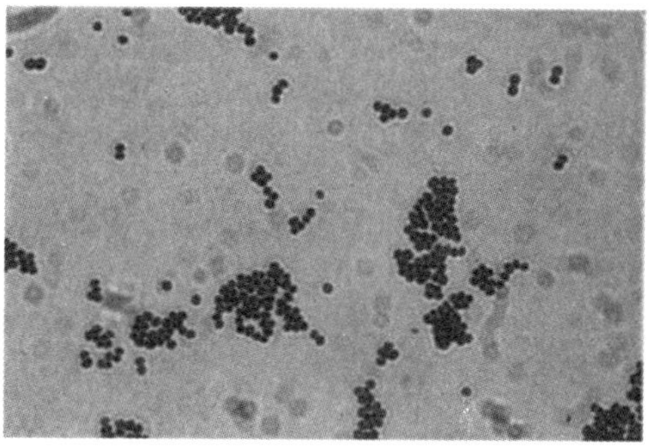

图 1-2-1　葡萄球菌

（二）培养特性与生化反应

营养要求不高，在普通培养基上生长良好，需氧或兼性厌氧，最适温度 37℃，最适 pH 7.4。在琼脂平板上形成圆形凸起、边缘整齐、表面光滑、湿润、不透明的菌落。可产生脂溶性的金黄色、白色、柠檬色色素。在血琼脂平板上多数致病性葡萄球菌能产生溶血素，形成明显的透明溶血环（β 溶血）。耐盐性强，能在含有10%NACl 的培养基中生长，故可用高盐培养基分离此菌种。触酶试验阳性，能缓慢发酵葡萄糖、麦芽糖和蔗糖，产酸不产气。致病菌株能分解甘露醇。

（三）抗原构造

葡萄球菌抗原已发现 30 种以上，其中两种抗原与医学关系较大。

1. 葡萄球菌 A 蛋白（Staphylococcal protein A，SPA） 存在于细菌细胞壁上的一种表面蛋白，位于菌体表面，与胞壁的黏肽相结合。90% 以上的金黄色葡萄球菌有此抗原。SPA 可与人及多种哺乳动物血清中 IgG（除 IgG3）的 Fc 段发生非特异性结合，通过与吞噬细胞争夺 IgG Fc 段，有效降低抗体介导的调理作用，从而具有抗吞噬作用。此外，SPA 与 IgG 结合后的复合物具有促细胞分裂、引起超敏反应和损伤血小板等多种生物学活性。临床上用特异性抗体结合于 SPA，作为诊断试剂，已广泛应用于多种微生物抗原的检出，这种简易、快速的诊断方法称为协同凝集试验。

2. 多糖抗原　为型特异性半抗原，存在于细胞壁的核糖醇磷壁酸。检测其刺激机体所产生的磷壁酸抗体有助于金黄色葡萄球菌感染的诊断和预后判断。

（四）分类

葡萄球菌的分类方法很多，根据生化反应、色度不同，可分为金黄色葡萄球菌、表皮葡萄球菌和腐生葡萄球菌三类。

表 1-2-1　三种葡萄球菌的主要性状

性状	金黄色葡萄球菌	表皮葡萄球菌	腐生葡萄球菌
色素	金黄色	白色	白色或柠檬色
血浆凝固酶	+	-	-
分解甘露醇	+	-	-
α 溶血素	+	-	-
A 蛋白	+	-	-
耐热核酸酶	+	-	-
致病性	强	弱或无	无

（五）抵抗力

在无芽胞菌中抵抗力最强。耐干燥，在干燥脓汁、痰液中可存活 2 ~ 3 个月。耐热，加热 80℃ 30 分钟才被杀死。对青霉素、红霉素、庆大霉素及磺胺等敏感。易产生耐药性变异，近年来对青霉素耐药的金黄色葡萄球菌菌株达 90% 以上。

二、致病性与免疫性

（一）致病物质

金黄色葡萄球菌可产生多种侵袭性酶和外毒素，主要包括以下几种。

1. 血浆凝固酶　使含有抗凝剂的人或家兔血浆发生凝固的酶类物质。常作为鉴别葡萄球菌有无致病性的重要标志。凝固酶有两种：一种分泌至菌体外，称为游离凝固酶，为蛋白质，作用类似凝血酶原物质，可被人或兔血浆中的协同因子激活为凝血酶样物质后，使液态的纤维蛋白原变成固态的纤维蛋白，从而使血浆凝固；另一种凝固酶结合于菌体表面并不释放，称为结合凝固酶或凝聚因子，能使血液或血浆中的纤维蛋白沉积于菌体表面，阻碍体内吞噬细胞的吞噬和杀灭，也能使细菌免受血清中杀菌物质的作用。

2. 葡萄球菌溶血素 为外毒素，致病性葡萄球菌能产生α、β、γ、δ、ε五型溶血素。对人类有致病作用的主要是α溶血素，除对多种哺乳动物红细胞有溶血作用外，还对白细胞、血小板、肝细胞、成纤维细胞、血管平滑肌细胞等有损伤作用。

3. 杀白细胞素 多数致病菌株能产生杀白细胞素，后者可杀灭多种动物白细胞，引起中性粒细胞和巨噬细胞的损伤和死亡。此毒素有抗原性，不耐热，产生的抗体能阻止葡萄球菌感染的复发。

4. 肠毒素 为一组对热稳定的可溶性蛋白质，耐热，经100℃煮沸30分钟不被破坏。可引起急性胃肠炎，即食物中毒。

5. 表皮溶解毒素 也称表皮剥脱毒素（Exfoliatin），为蛋白质，能分离皮肤表层细胞，使表皮与真皮脱离。主要发生于新生儿和婴幼儿，引起烫伤样皮肤综合征，亦称剥脱性皮炎。

6. 毒性休克综合征毒素1（TSST1） 可引起机体发热，导致多个组织、器官功能的紊乱或毒性休克综合征（TSS），使毛细血管通透性改变，引起心血管紊乱而导致休克。

（二）所致疾病

1. 化脓性感染

（1）皮肤及软组织感染：主要有疖、毛囊炎、脓痤疮、甲沟炎、蜂窝织炎、伤口化脓等。其特点是病灶局限、脓汁黄而黏稠。

（2）内脏器官感染：如肺炎、脓胸、中耳炎、脑膜炎、心包炎、心内膜炎等。

（3）全身感染：如败血症与脓毒症等。新生儿或机体免疫防御功能严重受损时，表皮葡萄球菌也可引起严重败血症。

2. 毒素性疾病

（1）食物中毒：进食含肠毒素食物后1～6小时即可出现症状，如恶心、呕吐、腹痛、腹泻，其中呕吐最为突出，严重者出现虚脱或休克。大多数患者病后1～2天可自行恢复，预后良好。

（2）烫伤样皮肤综合征：由产生剥脱性毒素的金黄色葡萄球菌引起，多见于新生儿、幼儿和免疫功能低下的成人。开始有红斑，1～2天有皮肤起皱，继而形成内含无菌清亮液体的大疱，最后表皮上层大片脱落。死亡率较高。

（3）毒性休克综合征：由TSST1引起，病死率高，多见于月经期使用阴道塞的女性。主要表现为高热、低血压、红斑皮疹伴脱屑和休克等，半数以上患者有呕吐、腹泻、肌痛、结膜及黏膜充血、肝肾功能损害等，偶尔有心脏受累的表现。

（4）假膜性肠炎：本质是一种菌群失调性肠炎，病理特点是肠黏膜被一层炎性假膜所覆盖，该假膜由炎性渗出物、肠黏膜坏死块和细菌组成。10%～15%的人群有少量金黄色葡萄球菌寄居于肠道，当优势菌如脆弱拟杆菌、大肠埃希菌等因抗菌药物的应用而被抑制或杀灭后，耐药的金黄色葡萄球菌即乘机繁殖而产生毒素，引起以腹泻为主的临床症状。

（三）免疫性

人类对葡萄球菌有一定的天然免疫力。只有当皮肤、黏膜受损伤后，或慢性消耗性疾病（如糖尿病、结核、肿瘤）或其他原因导致机体免疫力降低时，才易引起感染。患病后机体能产生调理素和抗毒素，调理素能增强吞噬细胞的吞噬能力，抗毒素可中和外毒素，但维持时间短，难以防止再次感染。

第二节 链球菌属

链球菌属（*Streptococcus*）是另一类常见的化脓性球菌，广泛分布于自然界和人体鼻咽部、胃肠道等处，大多为人体正常菌群，少数为致病性链球菌，可引起人类各种化脓性炎症、猩红热、丹毒、新生儿败血症、细菌性心内膜炎和风湿热、急性肾小球肾炎等疾病。链球菌属中对人类致病的主要是A群链球菌和肺炎链球菌。

一、链球菌

（一）生物学特性

1. 形态与染色　圆形球菌，直径0.6～1.0μm，单个、成对或数个排列呈链状，链的长短与菌种和生长环境有关，在固体培养基中常呈短链，在液体培养基中呈长链，临床标本以成对、短链多见。革兰氏染色阳性（图1-2-2），无芽胞，无鞭毛，有菌毛样结构，幼龄菌可形成透明质酸荚膜。

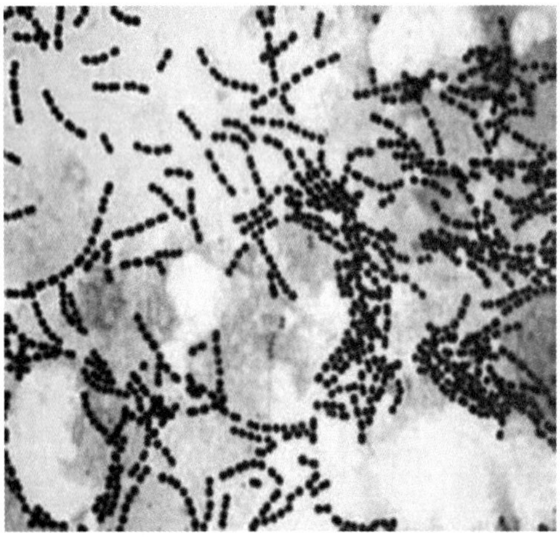

图1-2-2 链球菌

2. 培养特性与生化反应　需氧或兼性厌氧，少数为专性厌氧，营养要求较高，在含血液、血清、葡萄糖的培养基中才生长良好，在血清肉汤中易形成长链，呈絮状沉淀于管底。在血琼脂平板上形成边缘整齐、灰白色、圆形、表面光滑、透明或半透明的细小菌落，直径0.5～0.75mm。不同菌株溶血情况不一。分解葡萄糖，产酸不产气。一般不分解菊糖，不被胆汁溶解，这两种特性可用于鉴别甲型溶血性链球菌和肺炎链球菌。

3. 分类

（1）溶血现象分类：根据链球菌在血琼脂平板上是否产生溶血及其溶血现象分为3类。①甲型溶血性链球菌（α-hemolytic streptococcus）：菌落周围有狭窄的草绿色溶血环，称为甲型溶血或α溶血，此草绿色物质可能是细菌产生的过氧化氢，使血红蛋白氧化成正铁血红蛋白所致，α-溶血环中的红细胞未完全溶解，甲型链球菌多为条件致病菌。②乙型溶血性链球菌（β-hemolytic streptococcus）：菌落周围有宽大透明的溶血环，环内红细胞完全溶解，称为乙型溶血或β溶血，这类链球菌致病力强，常引起人类和动物的多种疾病。③丙型链球菌（γ-streptococcus）：不产生溶血素，菌落周围无溶血环，通常无致病性，偶尔引起感染。

（2）抗原结构分类：链球菌有多种抗原，按细胞壁中多糖抗原不同，将链球菌分为A～V 20个血清群，对人致病的链球菌菌株90%属A群。同一群的链球菌又可分为若干型。

4. 抵抗力　抵抗力不强。60℃ 30分钟即被杀死，在干燥尘埃中生存数月，对一般消毒剂敏感。乙型溶血性链球菌对青霉素、红霉素、四环素、杆菌肽和磺胺药等敏感。极少发现耐青霉素的菌株。

（二）致病性与免疫性

1. 致病物质 A群链球菌致病力最强，除细胞壁的成分外，可产生多种外毒素和胞外酶。

（1）致热外毒素：又称为红疹毒素或猩红热毒素，是引起猩红热的主要毒性物质，由携带溶原性噬菌体的A群链球菌产生，化学成分为蛋白质。有A、B、C三个血清型。对机体具有致热作用和细胞毒作用，引起发热和皮疹。抗原性强，具有超抗原作用。

（2）链球菌溶血素：由乙型溶血性链球菌产生。根据其对氧的稳定性分为两类。

1）链球菌溶血素O（streptolysin O，SLO）：是一种含—SH的蛋白质毒素，对氧敏感，遇氧时—SH被氧化成—SS—，从而失去溶血活性，还原后溶血能力又可恢复。SLO的—SH与细胞膜上的胆固醇结合后，可使其膜上出现微孔，导致细胞溶解。对红细胞溶解作用最强，对哺乳动物中的中性粒细胞、血小板、巨噬细胞、神经细胞等也有毒性作用。SLO可引起心肌损伤，能加重心肌炎的病变。在链球菌感染2～3周至病愈后数月到一年内85%～90%的患者血液中可检出SLO抗体。SLO抗原性强，活动性风湿热患者血清中的SLO抗体显著增高，其效价在1∶400以上，可作为链球菌新近感染的指标之一，或用于风湿热及其活动性的辅助诊断。

2）链球菌溶血素S（streptolysin S，SLS）：为小分子糖肽，无免疫原性，对氧不敏感。SLS的产生需要血清，链球菌在血琼脂平板上菌落周围出现的溶血环是SLS所致。SLS对热和酸敏感，不易保存，对白细胞、血小板和多种组织细胞有破坏作用。

（3）M蛋白：A群链球菌胞壁中的蛋白组分，是A群链球菌的主要致病因子，含M蛋白的链球菌有抗吞噬和抵抗吞噬细胞内杀菌的作用，并能帮助链球菌黏附于上皮细胞进行繁殖。M蛋白与人心肌、肾小球基底膜有共同抗原，可发生交叉反应。M蛋白刺激机体产生的特异性抗体，对同型细菌感染有保护作用。但在特定条件下，M蛋白与其相应抗体形成免疫复合物可引起急性肾小球肾炎等。

（4）透明质酸酶（hyaluronidase）：又名扩散因子，能分解细胞间质的透明质酸，使细菌易在组织中扩散。

（5）链激酶（streptokinase，SK）：亦称链球菌纤维蛋白溶酶，能使血液中纤维蛋白酶原转化为纤维蛋白酶，使血块溶解或阻止血浆凝固，有利于细菌在组织中扩散。

（6）链道酶（streptodornase，SD）：亦称链球菌DNA酶，主要由A、C、G群链球菌产生，能降解脓汁中具有高度黏稠性的DNA，使脓液稀薄，促进细菌扩散。

2. 所致疾病 A群链球菌引起的疾病约占人类链球菌疾病的90%，其感染源为患者和带菌者。有空气飞沫传播、经皮肤感染传播等途径。引起的疾病分为化脓性、中毒性（猩红热）和变态反应性三类。

（1）化脓性炎症：经皮肤伤口感染，引起皮肤及皮下组织炎症，如丹毒、脓疱疮、蜂窝织炎、痈等。炎症病灶与正常组织界限不清，脓汁稀薄带血性，有明显扩散倾向。经呼吸道感染引起扁桃体炎、咽喉炎、鼻窦炎，并可扩散引起中耳炎、脑膜炎等。也可经产道感染引起产褥热。细菌易经淋巴管和血液扩散，引起淋巴管炎、淋巴结炎和败血症。

（2）猩红热：由产生致热外毒素的A群链球菌引起的小儿急性传染病，是链球菌感染引起的中毒性疾病。经飞沫传染，主要特征为发热、咽炎、全身弥漫性鲜红皮疹，疹退后出现明显脱屑。少数患者可因超敏反应出现心、肾损害。

（3）链球菌感染后引起变态反应性疾病：主要有风湿热和急性肾小球肾炎。

1）急性肾小球肾炎：常见于儿童和青少年，多数由A群12型链球菌引起。临床表现为蛋白尿、水肿、高血压，发生机制是M蛋白与相应抗体结合形成中等大小的免疫复合物，沉积于肾小球基底膜，活化补体，造成炎症，属Ⅲ型超敏反应。由于链球菌某些菌株与肾小球基底膜有共同抗原，链球菌产生的抗体与肾小球基底膜发生变态反应，造成免疫损伤，即Ⅱ型超敏反应。

2）风湿热：可由多种型别的A群链球菌引起，发病机制尚未十分清楚，可能是M蛋白与心肌有共同抗原而引起的Ⅱ型及Ⅲ型超敏反应所致。临床表现以心肌炎和关节炎为主。

3. 免疫性　感染A群链球菌后，血清中出现多种抗体，可获得对同型链球菌的特异性免疫力。因其型别多，各型之间无交叉免疫力，故常发生反复感染。猩红热患者可产生抗同型致热外毒素的抗体，对同型细菌有较牢固的免疫力。

二、肺炎链球菌

肺炎链球菌（*S. pneumoniae*）俗称肺炎球菌（pneumococcus），广泛分布于自然界，常寄居于人类鼻咽腔，多数不致病或致病力弱，仅少数有致病力，是引起大叶性肺炎、中耳炎、鼻窦炎、脑膜炎、支气管炎的主要病原菌。

（一）生物学特性

1. 形态与染色　本菌为革兰氏阳性球菌，菌体呈矛头状，宽端相对，成对排列，菌体周围显示有透明环（图1-2-3）。在患者痰或脓汁中可见短链排列。无鞭毛，也不形成芽胞，毒力菌株在机体内形成较厚的荚膜，荚膜需特殊培养才可见。

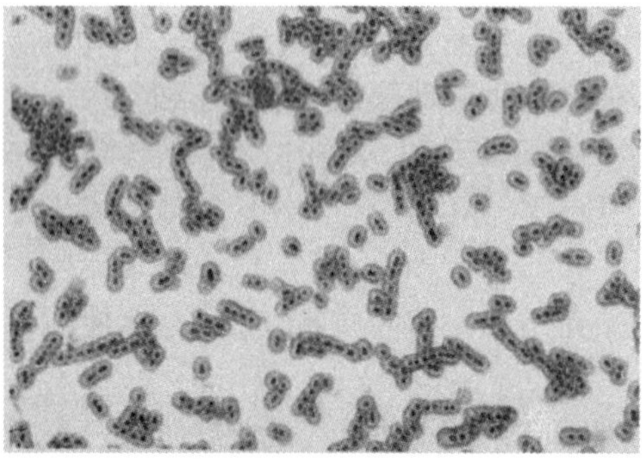

图1-2-3　肺炎链球菌

2. 培养特性及生化反应　兼性厌氧，营养要求高，在含有血液或血清的培养基中才能生长，在血平板上的菌落细小、形成草绿色α溶血环。培养时间稍久，因细菌产生自溶酶，菌体溶解，故血平板上的菌落中间下陷呈“脐形”。在血清肉汤中初期呈混浊生长，培养时间稍长时也可因细菌自溶而使培养液又变澄清。自溶酶可被胆盐或胆汁等物质激活，加速细菌溶解，从而促进培养物中菌体的溶解。

3. 抗原构造与分型

（1）荚膜多糖抗原：一种可溶性物质，存在于细菌荚膜中，具有型特异性。肺炎链球菌可分为90个血清型，其中有20余型可引起疾病，其中1～3型致病力较强。

（2）菌体抗原：①C多糖：存在于胞壁中的一种磷壁酸，可与血清中球蛋白片段即C反应蛋白（C reactive protein，CRP）结合而沉淀。此物质虽不是抗体，但在急性炎症的活动期（如风湿病）含量增多，感染控制后又迅速降至正常水平。用C物质测定CRP含量，对活动性风湿热及急性炎症疾病的诊断有一定意义。②M蛋白：具有型的特异性，与细菌的毒力无关，产生的抗体无保护作用。

4. 抵抗力　对理化因素抵抗力较弱，56℃ 20分钟即被杀死，有荚膜菌株抗干燥能力较强，对一般消毒剂、青霉素、红霉素、林可霉素等敏感。

（二）致病性与免疫性

本菌主要的致病物质是荚膜，荚膜有抗吞噬作用，使细菌侵入人体后能迅速繁殖而致病。一旦失去荚膜，细菌就失去致病力。

肺炎链球菌寄生于正常人的口腔及鼻咽腔，一般不致病。当免疫力低下时，肺炎链球菌可由上呼吸道侵入，经支气管到达肺组织，引起大叶性肺炎。患者突然发病，出现恶寒、高热、胸痛、咳嗽、铁锈色痰。肺炎后可继发胸膜炎、脓胸，也可引起中耳炎、乳突炎、败血症和脑膜炎等。在麻疹病毒等呼吸道病毒感染后或营养不良及抵抗力差的小儿、老年人易感染本菌。

病后可获得牢固的型特异性免疫，其免疫机制主要是产生荚膜多糖抗体。在发病后5 ~ 6天即可形成抗体，发挥调理作用，增强吞噬细胞的吞噬功能。

第三节 奈瑟菌属

奈瑟菌属（*Neisseria*）是一群形态相似、无鞭毛和芽胞、有菌毛、成双排列的革兰氏阴性双球菌，包含多个种。人类是奈瑟菌的自然宿主，对人致病的只有脑膜炎奈瑟菌和淋病奈瑟菌。

一、脑膜炎奈瑟菌

脑膜炎奈瑟菌（*N. meningitidis*）通称脑膜炎球菌（meningococcus），是流行性脑脊髓膜炎（流脑）的病原菌。

（一）生物学特性

1. 形态与染色　呈肾形或豆形，革兰氏染色阴性（图1-2-4），直径0.6 ~ 0.8μm，凹面相对，常成双排列。人工培养后呈卵圆形或球形，排列不规则，单个、成双或4个相连等。在患者脑脊液中，多位于中性粒细胞内，形态典型。新分离的菌株大多有荚膜和菌毛。

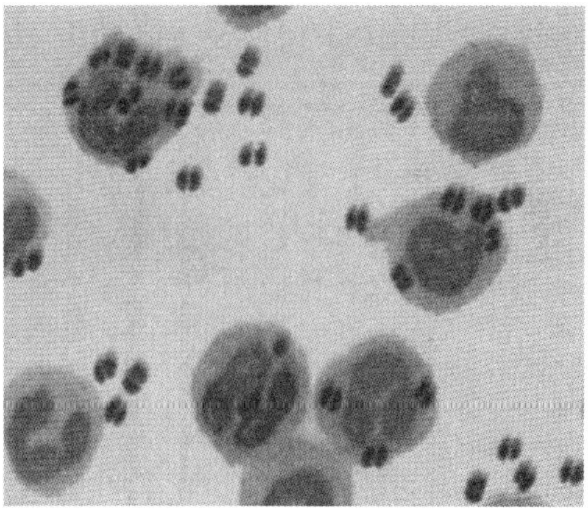

图1-2-4　脑膜炎球菌

2. 培养特性与生化反应　营养要求高，必须在含血液或血清的培养基上才能生长。最常用巧克力血琼脂培养基，即经80℃加热的血琼脂培养基，因血液加热后呈巧克力色而得名。专性需氧，在5%CO_2环境中生长更佳。本菌在巧克力血琼脂平板上，37℃培养18 ~ 24小时后，可形成1 ~ 1.5mm、无色透明、圆形、光滑、透明似露滴状的菌落。在血琼脂平板上不溶血，在血清肉汤中混浊生长产生自溶酶。人工培养超过48小时，菌体易裂解死亡，因此培养物需及时转种。一般能分解葡萄糖和麦芽糖，产酸不产气。氧化酶和触酶试验阳性。

3. 抗原成分及分类　多数脑膜炎球菌有荚膜多糖群特异性抗原、外膜蛋白型特异性抗原、脂寡糖（lipooligosaccharide，LOS）抗原和核蛋白抗原。根据荚膜多糖抗原性不同，将脑膜炎球菌至少分为13个血清群，对人致病的多属A、B、C群，我国95%以上是A群。

4. 抵抗力　对理化因素抵抗力弱，对干燥、热、寒冷等十分敏感，室温中3小时即死亡，55℃ 5分钟内被破坏。常用消毒剂可迅速将其杀死。对磺胺、青霉素、氯霉素和链霉素等敏感。对磺胺药易产生耐药性。

（二）致病性与免疫性

1. 致病物质　有菌毛、荚膜和 LOS。菌毛可使细菌黏附于宿主细胞表面，有利于细菌入侵。荚膜有抗吞噬作用，能增强细菌的侵袭力。LOS 是脑膜炎奈瑟菌最主要的致病物质，病菌侵入机体繁殖后，因自溶或死亡而释放 LOS（作用类似内毒素），使机体发热、白细胞升高、小血管和毛细血管内皮细胞损伤、局部血管栓塞及出血，引起出血性皮疹或瘀斑。严重时导致 DIC 和中毒性休克。

2. 所致疾病　引起流行性脑脊髓膜炎，人类是唯一的易感宿主。传染源是流脑患者或带菌者。在流行期间，正常人群带菌率达 70% 以上，是重要的传染源。成人的抵抗力强，6 个月至 2 岁的儿童因免疫力弱，是易感人群，发病率较高。主要通过飞沫传播。按病菌的毒力、数量和机体的免疫力不同，病情复杂多变、轻重不一。一般表现为三种临床类型，即普通型、暴发型和慢性败血症型。细菌侵入易感者体内，首先在鼻咽部繁殖，潜伏期一般为 2 ～ 4 天，机体抵抗力强时，多无症状或只表现为上呼吸道炎症；抵抗力弱时，细菌大量繁殖后入血引起菌血症或败血症，患者突感恶寒、高热、恶心呕吐，皮肤黏膜出现出血点或瘀斑。少数患者可因细菌突破血 - 脑屏障到达脑膜，引起化脓性炎症，出现剧烈头痛、喷射性呕吐、颈强直等脑膜刺激症状。严重者有微循环障碍、DIC、肾上腺出血，导致中毒性休克，预后不良。

3. 免疫性　机体对脑膜炎球菌的免疫以体液免疫为主，显性、隐性感染和疫苗接种后 2 周，血清中 SIgA、IgG、IgM 抗体水平升高，可以阻止脑膜炎球菌对上呼吸道黏膜细胞的侵袭。抗体可通过调理作用促进白细胞的吞噬、活化补体引起溶菌。母体隐性感染或预防接种而产生的 IgG 类抗体可通过胎盘传给胎儿，故 6 个月内婴儿极少患流脑。

二、淋病奈瑟菌

淋病奈瑟菌（*N. Gonorrhoeae*）俗称淋球菌（gonococcus），是人类淋病的病原菌。淋病是一种性传播疾病，是我国发病率最高的性传染病。人是淋病奈瑟菌唯一的宿主。

（一）生物学特性

1. 形态和染色　革兰氏阴性双球菌，与脑膜炎球菌相似（图 1-2-5），两菌接触面平坦，形似一对咖啡豆。脓汁标本中，大多数淋病奈瑟菌常位于中性粒细胞内。但慢性淋病患者的淋病奈瑟菌多位于细胞外。

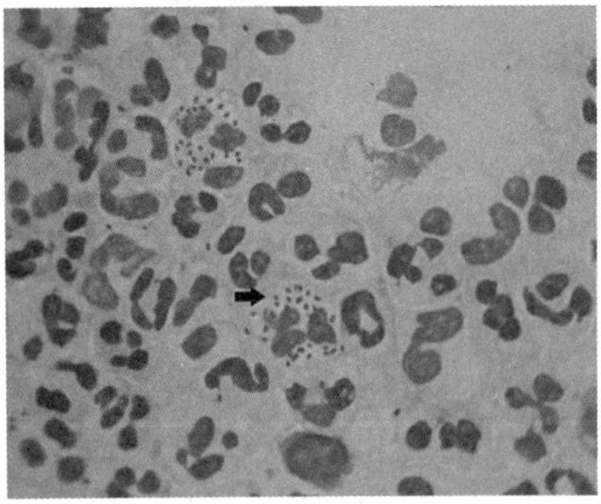

图 1-2-5　淋球菌

2. 培养特性与生化反应　专性需氧，初次分离培养时需供给 5% ～ 10% CO_2。营养要求高，需用巧克力色血琼脂培养基培养。最适生长温度为 35 ～ 36℃，孵育 48 小时后，形成圆形、凸起、灰白色的光滑型菌落，直径 0.5 ～ 1.0mm。根据菌落的大小和色泽，可将其分为 T1 ～ T5 五种类型，新分离株为 T1、T2 型，菌落小，有鞭毛。

3. 抵抗力　对理化因素抵抗力弱，对冷、热、干燥均十分敏感，干燥环境下仅能存活 1 ～ 2 小时，55℃湿热环境下 5 分钟即死亡，室温下可存活 1 ～ 2 天。1% 苯酚中 1 ～ 3 分钟死亡，1：4000 硝酸银溶液中仅能存活 2 分钟。

对磺胺药、青霉素、氨苄青霉素、螺旋霉素较敏感，但易产生耐药性。只分解葡萄糖，不分解其他糖类。氧化酶试验阳性。

4. 分型　含外膜蛋白和脂多糖等物质。外膜蛋白抗原又分为Ⅰ、Ⅱ、Ⅲ类，Ⅰ类蛋白为主要蛋白，可分为46个不同的血清型。

（二）致病性与免疫性

1. 致病物质　淋病奈瑟菌的致病物质主要是表面结构，如菌毛、外膜蛋白、脂多糖、内毒素等。菌毛进入尿道后，使菌体黏附到泌尿生殖道上皮细胞上，在局部形成小菌落后，再侵入细胞增殖。有菌毛的细菌可黏附至人类尿道黏膜上，不易被尿液冲掉，抗吞噬的作用明显。外膜蛋白Ⅰ可直接插入中性粒细胞膜中，使细胞膜损伤；蛋白Ⅱ参与淋病奈瑟菌与宿主细胞间的黏附；蛋白Ⅲ有抑制抗体的杀菌作用。脂多糖能使黏膜上皮细胞坏死脱落、中性粒细胞聚集。

2. 所致疾病　人是淋病奈瑟菌的唯一自然宿主。淋病奈瑟菌主要经性接触传播，侵入尿道和生殖道感染，潜伏期2～5天。也可经患者分泌物污染的衣服、毛巾、浴盆等传染。成人感染初期，在男性主要引起尿道炎，尿道口有脓性分泌物自行溢出，有尿频、尿急、尿痛、排尿困难等症状，还可引起前列腺炎、输精管炎，附睾炎等；在女性主要引起子宫颈炎及尿道炎，还可伴发阴道炎及外阴炎等，是导致不育的原因之一。孕妇感染淋病后可引起胎儿宫内感染，导致流产、早产等，新生儿经产道时可被淋病奈瑟菌感染，引起眼结膜炎，眼内有大量脓性分泌物，称为脓漏眼。

3. 免疫性　人对淋病奈瑟菌无天然抵抗力，普遍易感，多数患者可自愈，并出现特异性IgM、IgG和SIgA抗体，但病后免疫力不持久，再感染和慢性感染者较普遍。

第四节　感染后微生物学检查

一、标本采集

根据疾病的不同而采集不同标本，例如化脓性病灶采集脓汁、咽拭子、血液等，败血症采集血液、脑脊液等，食物中毒采集呕吐物、剩余食物等。采集脑脊液标本后应注意保暖、保湿并立即送检，因脑膜炎奈瑟菌对低温和干燥敏感而易死亡，因此应接种于预温培养基内，最好是床边接种。

二、涂片镜检

取标本涂片、干燥、固定、革兰氏染色后油镜下观察，根据细菌形态、染色及排列特征可作出初步诊断。

三、分离培养与鉴定

（一）葡萄球菌

将标本直接接种到血液琼脂培养基上（血液、脑脊液应先经增菌培养），经37℃培养18～24小时后，根据菌落特点、色素、溶血性、甘露醇分解试验、血浆凝固酶及耐热核酸酶等试验，鉴定是否为致病性葡萄球菌。

（二）链球菌

将脓汁、咽-喉拭子接种到血液琼脂平板上，经培养后，根据菌体菌落特点、溶血情况作出初步鉴定。确定性诊断需要生化反应和免疫学试验。

（三）肺炎链球菌

将痰或脓汁直接接种到血琼脂平板作分离培养，发现有草绿色溶血环的可疑菌落，再做胆汁溶菌试验，与甲型溶血性链球菌相鉴别。

（四）脑膜炎奈瑟菌

脑脊液或血液标本可先经血清肉汤增菌或直接接种到事先预温的巧克力血琼脂平板，置于5%～10%CO_2中孵育24小时，挑取可疑菌落作涂片染色镜检，并进行生化反应和血清凝集试验鉴定。

（五）淋病奈瑟菌

将脓性分泌物及时接种于含多种抗生素（万古霉素、多黏菌素B等）的巧克力血琼脂平板，置于5%～10%CO_2中，37℃孵育1～2天后，取可疑菌落涂片染色镜检，并进行生化反应鉴定，慢性淋病的检查多用此法。子宫颈内拭子培养诊断女性淋病，一次阳性检出率高达80%～90%。

四、血清学试验

（一）葡萄球菌肠毒素

取可疑食物或呕吐物接种于肉汤培养基，培养后取滤过液注射于6～8周龄的幼猫腹腔中，4小时左右出现呕吐、腹泻、体温升高或死亡，提示有肠毒素存在。

（二）抗链球菌溶血素O抗体试验

简称抗O试验，是毒素和抗毒素的中和试验。对可疑风湿热或急性肾小球肾炎患者，可进行抗链球菌溶血素O抗体测定。用链球菌溶血素O做抗原，检测血清中抗链球菌溶血素O抗体，风湿热患者血清中抗O抗体显著增高，正常人多数在250单位左右，活动性风湿热患者一般超过400单位。

（三）快速诊断法

1．用已知抗体通过对流免疫电泳、SPA协同凝集试验或ELISA等方法快速检测其抗原。

2．用免疫酶试验和PCR技术，直接检测标本中淋病奈瑟菌的抗原或核酸。

第五节 防治原则

一、预防

预防关键是尽快控制传染源，及时隔离和治疗患者，切断传播途径和提高人群的免疫力。做到早发现、早诊断、早治疗和早防控。

二、治疗

（一）葡萄球菌感染

对患者的治疗必须根据药物敏感试验的结果来选用药物。对反复发作的疖病患者，可试用自身菌苗疗法，或用葡萄球菌外毒素制成的类毒素治疗。

（二）链球菌感染

对急性咽喉炎和扁桃体炎患者，尤其是儿童，应早期、彻底治疗，以防止风湿热和急性肾小球肾炎等疾病的发生。对 A 群链球菌感染者的治疗，首选青霉素 G。预防感冒、避免链球菌感染，对长效青霉素可预防链球菌感染，减少超敏反应性疾病的发生。

（三）肺炎链球菌感染

主要采用大剂量青霉素或林可霉素。耐药者可选用万古霉素等敏感药物。

（四）脑膜炎奈瑟菌感染

首选青霉素 G 和磺胺药，对青霉素 G 过敏的患者应考虑选用氯霉素或头孢曲松、头孢唑啉等第三代头孢菌素。对儿童接种流脑 A 和 C 群二价或 A.C、YW135 群四价混合脑膜炎荚膜多糖疫苗，进行特异性预防。流行期间儿童可口服磺胺药物等预防。

（五）淋病奈瑟菌感染

治疗首选青霉素 G。由于耐药菌株不断增加，应行药物敏感试验以指导合理用药。还应治疗淋病患者的性接触者。婴儿出生时，无论产妇有无淋病，均应对新生儿立即用 1% 硝酸银、氯霉素、链霉素合剂滴入双眼，以预防新生儿淋病性眼结膜炎的发生。

案例 1-2-1

患者女性，9 岁，汉族，云南大理人。

【主诉】 咳嗽、发热，面部及躯干皮疹 5 天来诊。

【病史】 患者于 5 天前出现咳嗽、咳痰，发热前发冷，体温最高 38.2℃，伴乏力、纳差，颜面部皮疹，不痒。1 天后皮疹波及躯干，不伴头痛、关节痛、四肢酸痛，无尿频、尿痛。在村卫生室静脉滴注头孢曲松钠 + 地米、清开灵，疗效差。为进一步求治，故来诊。

【体格检查】 T 38.2℃，BP 110/70mmhg，P 110 次 / 分，R 20 次 / 分，发育正常，颜面、颈部、躯干布满米粒大小丘疹，压之褪色，眼睑水肿，睑结膜、球结膜充血，巩膜无黄染，双侧瞳孔等大等圆，对光反射灵敏，口唇无发绀，咽腔充血，左侧扁桃体 I 度肿大，有脓点，颈软，双肺呼吸音粗，未闻及干湿啰音，心脏听诊律齐，未闻及病理性杂音，腹软，肝、脾肋下未触及。

【辅助检查】 血常规：WBC 3.78×10^9/L，N 76.6%。胸片显示肺部感染。

问题与思考：

1. 结合所给材料，给出可能的诊断。
2. 应如何治疗患者？如何预防本病的发生？

小结	
	1. 致病性葡萄球菌是引起化脓性感染最常见的病原菌之一。 2. A 群链球菌也是引起化脓性感染的重要病原菌。 3. 肺炎链球菌形态排列具有鉴别意义。荚膜与致病性有关，主要引起大叶性肺炎。 4. 脑膜炎奈瑟菌是引起人类流行性脑脊髓膜炎的病原菌，淋病奈瑟菌是引起人类淋病的病原菌，两者在形态、排列、染色性及培养特性上均相似，但所致疾病不同。

思考题

1．简述金黄色葡萄球菌和乙型溶血性链球菌引起的局部化脓性感染特点及原因。
2．葡萄球菌属、链球菌属分为几类？主要生物学特性有哪些？
3．肺炎链球菌的致病物质是什么？可引起哪些疾病？

（杨朝丽）

第三章

消化道感染细菌

学习目标

1. 掌握肠杆菌科的共同特点，大肠埃希菌、志贺菌、沙门菌的致病物质及所致疾病，霍乱肠毒素的作用机制。
2. 熟悉致病性大肠埃希菌的种类，阐明大肠埃希菌、志贺菌、沙门菌的致病机制，以及引起人类疾病的沙门菌的种类、肥达试验的原理。
3. 了解肠出血型大肠埃希菌的血清型及其所致疾病、肠热症检验时标本的采集及分离鉴定方法、几种消化道感染细菌的标本采集、分离培养与鉴定。

消化道感染细菌是指一群在胃肠道中增殖并引起胃肠道症状，或正常定居于肠道并可引起肠道外感染的病原菌。消化道感染细菌通过粪 - 口途径传播，主要包括肠杆菌科、螺杆菌属、弧菌属和弯曲菌属等。其中肠杆菌科中与医学有关的细菌种类最为繁多。

肠杆菌科（Enterobacteriaceae）是一大群生物学性状相似的革兰氏阴性杆菌，常寄居在人和动物的肠道内，随粪便排出，广泛分布于水、土壤或腐物中。肠杆菌科细菌种类繁多，与人类致病性有关的有埃希菌属、志贺菌属、沙门菌属、克雷伯菌属、变形杆菌属和耶尔森菌属等。这些细菌具有下列共同的生物学特性：

1. 形态与结构　均为中等大小的革兰氏阴性杆菌，大多有菌毛，多数有周身鞭毛，少数有荚膜。

2. 培养特性　兼性厌氧或需氧。营养要求不高，在普通琼脂平板上可生长，形成光滑、湿润、灰白色的中等大小菌落。

3. 生化反应　活泼，能分解多种糖类和蛋白质，形成不同的代谢产物，常用以区别不同菌属和菌种。乳糖发酵试验可用于初步鉴别肠杆菌科致病菌和非致病菌。

4. 抗原　抗原结构复杂，主要有菌体 O 抗原、鞭毛 H 抗原和荚膜 K 抗原，其他尚有菌毛抗原。

5. 抵抗力　对理化因素敏感，易被一般的化学消毒剂杀灭。

6. 变异　同种不同型或不同种的细菌之间可通过接合、转导和溶原性转换的方式发生基因的转移与重组，使受体菌获得新的性状，最常见的为耐药性变异。

第一节 埃希菌属

埃希菌属（*Escherichia*）现有 6 个种。大肠埃希菌（*E. coli*）俗称大肠杆菌，是肠道正常菌群中的重要细菌，为宿主提供一些具有营养作用的合成代谢产物。当宿主免疫力下降或细菌侵入肠道外组织器官后，引起宿主肠道外感染。在环境卫生和食品卫生学上，大肠埃希菌常被用作粪便直接或间接污染的卫生学检测指标。

一、生物学性状

大肠埃希菌是大小为（0.4 ~ 0.7）μm×（1 ~ 3）μm 的革兰氏阴性杆菌。多数菌株有周身鞭毛，有菌毛，无芽胞。肠外感染菌株常有多糖包膜（微荚膜）。能发酵葡萄糖等多种糖类，产酸并产气。绝大多数菌株可发酵乳糖。在克氏双糖管中，斜面和底层均产酸产气，硫化氢阴性，动力阳性。可与沙门菌、志贺菌区别。IMViC 试验（即吲哚、甲基红、VP、枸橼酸盐利用试验）结果为“++--”。主要抗原有 O、H 和 K 三种，是血清学分型的基础。目前已知 O 抗原有 170 多种，H 抗原有 60 余种，K 抗原有 100 余种。大肠埃希菌血清型的表示方式是按 O ∶ K ∶ H 顺序排列，例如大肠埃希菌 O111 ∶ K58（B4）∶ H2。

二、致病性

（一）致病物质

1. 黏附素　大肠埃希菌的黏附素能使细菌紧密黏在肠道和泌尿道上皮细胞的刷状缘上，避免因肠道的蠕动和排尿时尿液的冲刷而被排出。

2. 外毒素　大肠埃希菌能产生多种类型的外毒素，包括志贺毒素Ⅰ和Ⅱ，耐热肠毒素 a 和 b，不耐热肠毒素Ⅰ和Ⅱ，以及溶血素 A。

此外，还有内毒素、荚膜、载铁蛋白和Ⅲ型分泌系统等均与其致病性有关。

（二）所致疾病

1. 肠道外感染　大肠埃希菌常来源于患者肠道，为内源性感染（新生儿脑膜炎例外）。多数大肠埃希菌在肠道内不致病，但如移位至肠道外的组织或器官可引起肠道外感染。肠道外感染以化脓性感染和泌尿道感染最为常见，如腹膜炎、阑尾炎、胆囊炎、手术创口感染、尿道炎、膀胱炎、肾盂肾炎等。此外，婴儿、老人或免疫功能低下者，大肠埃希菌可侵入血流，引起败血症。早产儿，尤其是出生后 30 天内的新生儿，易患新生儿大肠埃希菌性脑膜炎。

2. 肠道感染　大肠埃希菌某些血清型可引起人类胃肠炎和食物中毒，与食入污染的食品和饮水有关，为外源性感染。

（1）肠产毒型大肠埃希菌（*enterotoxigenic Escherichia coli*，ETEC）：常引起 5 岁以下婴幼儿和旅游者腹泻。临床上常出现轻度腹泻，也可呈严重的霍乱样症状。腹泻常为自限性，一般 2 ~ 3 天即愈，但营养不良者可达数周，也可反复发作。致病物质主要是肠毒素和定植因子等。

（2）肠致病型大肠埃希菌（*enteropathogenic Escherichia coli*，EPEC）：婴幼儿急、慢性腹泻和成人散发腹泻的主要病原菌，严重者可致死。EPEC 不产生肠毒素及其他外毒素，无侵袭力。病菌在十二指肠、空肠和回肠上段黏膜表面大量繁殖，黏附于微绒毛，导致刷状缘被破坏、微绒毛萎缩、上皮细胞排列紊乱及功能受损，造成严重水样腹泻。

（3）肠出血型大肠埃希菌（*enterohemorrhagic Escherichia coli*，EHEC）：1982 年首先在美国发现，主要血清型为 O157 ：H7，可引起严重的腹泻、出血性结肠炎、溶血性尿毒综合征、血栓性血小板减少性紫癜，死亡率达 3% ～ 5%。EHEC 菌株可以表达志贺毒素，引起肠黏膜上皮细胞 A/E 损伤。1996 年，日本发生 EHEC 暴发流行，患者逾万，死亡 11 人。污染食品是 EHEC 感染的重要传染源，牛可能是 O157 ：H7 的主要储存宿主。

（4）肠侵袭型大肠埃希菌（*enteroinvasive Escherichia coli*，EIEC）：较少见，主要侵犯较大儿童和成人。EIEC 不产生肠毒素，能侵袭结肠黏膜上皮细胞并在其中生长繁殖，最后杀死感染细胞，再扩散到邻近正常细胞，导致组织破坏和炎症反应。所致疾病与菌痢相似，有发热、腹痛、腹泻、脓血便及里急后重等症状。

（5）肠集聚型大肠埃希菌（*enteroaggregative Escherichia coli*，EAEC）：引起婴儿和旅行者持续性腹泻，脱水，偶有血便。不侵袭细胞。这类细菌的特点是能在细胞表面自动聚集，形成砖状排列。可产生毒素和黏附素，感染导致微绒毛变短、单核细胞浸润和出血。

第二节 志贺菌属

志贺菌属（*Shigella*）是人类细菌性痢疾的病原菌，通称痢疾杆菌（*dysentery bacterium*），是一类具有高度传染性和危害严重的革兰氏阴性肠道致病菌。

一、生物学性状

志贺菌属是大小为（0.5 ～ 0.7）μm×（2 ～ 3）μm 的革兰氏阴性短小杆菌，无芽胞，无鞭毛，无荚膜，有菌毛。营养要求不高，在普通琼脂平板上培养 24 小时，可形成光滑型菌落。细菌有 O 和 K 两种抗原。O 抗原是分类的依据，分群特异抗原和型特异抗原，借以将志贺菌属分为 4 群和 40 余血清型（包括亚型）。K 抗原在分类上无意义，但可阻止 O 抗原与 O 抗体的结合。从生化特性看，除 A 群外，B、C、D 群志贺菌均能发酵甘露醇；除 D 群外，A、B、C 群志贺菌均无鸟氨酸脱羧酶（表 1-3-1）。

表 1-3-1 志贺菌属的抗原分类

菌种	群	型	亚型	甘露醇	鸟氨酸脱羧酶
痢疾志贺菌	A	1 ～ 15	8a、8b、8c	–	–
福氏志贺菌	B	1 ～ 6、x、y 变型	1a、lb、2a、2b、3a、3b、3c、4a、4b	+	–
鲍氏志贺菌	C	1 ～ 20		+	–
宋内志贺菌	D	1		+	+

二、致病性与免疫性

（一）致病物质

包括侵袭力和内毒素，有的菌株尚能产生外毒素。

1. 侵袭力　志贺菌侵袭的靶细胞是回肠末端和结肠的黏膜上皮细胞，继而侵入上皮细胞，在黏膜固有层内生长繁殖并形成感染灶，引起局部炎症反应。

2. 内毒素 所有志贺菌都有内毒素，毒性强。内毒素作用于肠黏膜，使其通透性增高，引起发热、神志障碍，甚至中毒性休克等一系列的症状。内毒素亦可破坏肠黏膜，形成炎症、溃疡，呈现典型的黏液脓血便。内毒素还可作用于肠壁自主神经系统，使肠功能发生紊乱，肠蠕动失调和痉挛，尤其是直肠括约肌痉挛最为明显，出现腹痛、里急后重等症状。

3. 外毒素 A群志贺菌Ⅰ型和Ⅱ型能产生一种外毒素，称为志贺毒素，与EHEC产生的志贺毒素相同。毒素作用的基本表现是上皮细胞的损伤，但在小部分患者志贺毒素可介导肾小球内皮细胞的损伤，导致溶血性尿毒综合征（HUS）。

（二）所致疾病

志贺菌引起细菌性痢疾，后者是最常见的肠道传染病。痢疾患者中，痢疾志贺菌感染患者病情较重，易引起小儿中毒性菌痢、溶血性尿毒症以及痢疾的流行。宋内志贺菌多引起轻型感染，福氏志贺菌感染易转为慢性，病程迁延。我国常见的流行型别主要为福氏志贺菌和宋内志贺菌。

传染源是患者和带菌者，主要经粪 - 口途径传播。人类对志贺菌较易感，10 ～ 150 个志贺菌即可引起典型的菌痢感染。常见的感染剂量为 10^3 个细菌，比沙门菌和霍乱弧菌的感染剂量低 2 ～ 5 个数量级。

志贺菌感染只局限于肠道，一般不进入血液循环。临床表现为水样腹泻、黏液脓血便、里急后重，部分患者有剧烈头痛、嗜睡、意识模糊、惊厥等神经症状。细菌性痢疾有急性和慢性两种类型。

1. 急性细菌性痢疾 分为典型菌痢、非典型菌痢和中毒性菌痢三型。典型的急性细菌性痢疾经过 1 ～ 3 天的潜伏期后突然发病，常有发热、腹痛和水样腹泻，持续 1 天左右，腹泻次数增多（十余次至数十次），并由水样泻转为脓血黏液便，伴有里急后重、下腹部疼痛等症状。多数病例在 2 ～ 5 天内发热和腹泻可自行消退。若治疗及时，预后良好。但是在体弱老人和儿童，水分和电解质丧失可导致脱水、酸中毒，有些可引起溶血性尿毒综合征，甚至导致死亡。中毒性菌痢多见于小儿，各型志贺菌都可引起，常表现为全身中毒症状而无明显的消化道症状。临床主要表现为高热、休克、中毒性脑病，可迅速发生呼吸和循环衰竭，若抢救不及时，往往造成患者死亡。

2. 慢性细菌性痢疾 急性菌痢如治疗不彻底，或机体抵抗力低、营养不良或伴有其他慢性病时，易转为慢性。病程多在 2 个月以上，迁延不愈或时愈时发。有 10% ～ 20% 的患者可转为慢性。

案例 1-3-1

患者女，7 岁，因发热、腹泻 2 日入院。入院前 1 天突然出现腹痛、恶心，并出现阵发性腹痛、腹泻，粪便出现脓血和黏液。前后腹泻 20 余次，出现里急后重现象。粪便检查有大量的红细胞和脓细胞，并发现有巨噬细胞的存在。

问题与思考：

1. 该患儿可能得了什么病？其诊断依据是什么？
2. 如何进行微生物学检查以确定其病原体？该病原体的致病物质是什么？

（三）免疫性

志贺菌感染局限于肠黏膜层，一般不入血，抗感染免疫主要是肠道黏膜表面的 SIgA。由于志贺菌型别多，各型间无交叉免疫，故感染后免疫力不牢固，不能防止再感染。

第三节 沙门菌属

沙门菌属（*Salmonella*）是一群寄生在人类和动物肠道中、生化反应和抗原结构相关的革兰氏阴性杆菌。沙门菌在自然界分布广泛，种类繁多，已发现近 2500 个血清型别。只有少数血清型对人致病，如引起肠热症的伤寒沙门菌、甲型副伤寒沙门菌、肖氏沙门菌和希氏沙门菌。其他沙门菌多对动物有致病性，偶尔可传染人体引起食物中毒、败血症等，如鼠伤寒沙门菌、猪霍乱沙门菌或肠炎沙门菌等。

一、生物学性状

沙门菌是大小为（0.6 ～ 1.0）μm×（2 ～ 4）μm 的革兰氏阴性杆菌，有菌毛，多有周身鞭毛，一般无荚膜，无芽胞。兼性厌氧，营养要求不高，在普通琼脂平板上生长后形成中等大小、圆形、半透明的光滑型菌落。沙门菌的抗原主要有 O 和 H 两种，少数菌种有一种表面抗原（Vi 抗原）。O 抗原为 Ti 抗原，刺激机体仅产生 IgM 型抗体；H 抗原为 Td 抗原，刺激机体产生的免疫球蛋白以 IgG 为主；Vi 抗原免疫原性弱，只有当机体内有抗原存在时才可检出抗 Vi 抗原的抗体。因此，检测 Vi 抗体可用于带菌者的检出。

二、致病性与免疫性

（一）致病物质

沙门菌有较强的内毒素，并有一定的侵袭力，部分型别菌株可产生肠毒素。

1. 侵袭力　沙门菌有毒株能侵袭小肠黏膜。细菌先侵入小肠末端位于派伊尔淋巴结的 M 细胞或肠上皮细胞，继而经 M 细胞的吞噬泡将其转送至固有层中并被巨噬细胞吞噬。因 Vi 抗原的保护作用，细菌可被巨噬细胞吞噬，不被杀死，并在吞噬细胞内生长繁殖。

2. 内毒素　沙门菌死亡后释放出的内毒素，可引起宿主体温升高、白细胞数改变，大剂量时导致中毒症状和休克。

3. 肠毒素　个别沙门菌，如鼠伤寒沙门菌可产生肠毒素，刺激肠黏膜上皮细胞内 cAMP 增多，可引发腹泻。其性质类似 ETEC 产生的肠毒素。

（二）所致疾病

人类沙门菌感染主要有 4 种类型。

1. 肠热症　主要由伤寒沙门菌引起的伤寒，甲型副伤寒沙门菌、肖氏沙门菌和希氏沙门菌引起的副伤寒。伤寒和副伤寒的致病机制和临床症状基本相似，只是伤寒的病情较重，病程较长。沙门菌是胞内寄生菌，当细菌被摄入并通过胃后，细菌经 M 细胞被巨噬细胞吞噬，部分细菌通过淋巴液到达肠系膜淋巴结大量繁殖后，经胸导管进入血流引起第一次菌血症，细菌随血流进入骨髓、肝、脾、肾、胆囊等器官。此时，患者出现低热、不适、全身疼痛等前驱症状。此期的长短与感染剂量有关，通常为 2 周左右。病菌在上述器官增殖后，再次入血引发第二次菌血症。此时出现典型的肠热症症状，体温先呈阶梯式上升，持续 1 周，然后持续高热 7 ～ 10 天，全身中毒症状显著，可致表情淡漠、相对缓脉，患者皮肤出现玫瑰疹，外周血白细胞数下降。胆囊中的细菌随胆汁进入肠道，一部分随粪便排出体外，另一部分再次侵入肠壁淋巴组织，使已致敏的组织发生超敏反应，导致局部坏死和溃疡，严重者引发肠出血或肠穿孔等并发症。肾中的病菌可随尿排出。以上病变在疾病的第 2 ~ 3 周出现，若无并发症，自第 3 ~ 4 周后病情开始缓解。常见的并发症是肠穿孔。

2. 胃肠炎（食物中毒） 最常见的沙门菌感染，为人畜共患病，由摄入大量被鼠伤寒沙门菌、猪霍乱沙门菌、肠炎沙门菌等污染的食物引起。细菌的侵袭力以及细菌释放的内毒素是其主要致病机制。该病潜伏期仅为 6 ~ 24 小时。起病急，主要临床症状为发热、恶寒、呕吐、腹痛、水样腹泻，偶有黏液或脓性腹泻。严重者可伴有迅速脱水，导致休克、肾衰竭而死亡，死亡率可达 2%。一般沙门菌胃肠炎多在 2 ~ 3 天自愈。

3. 败血症 病原菌以猪霍乱沙门菌、希氏沙门菌、鼠伤寒沙门菌、肠炎沙门菌等常见。多见于儿童和免疫力低下的成人。症状严重，常见有高热、寒战、厌食和贫血等，肠道症状常常缺少。部分患者体内细菌可侵入血流导致脑膜炎、骨髓炎、胆囊炎和心内膜炎等。

4. 无症状携带者 指症状消失 1 年或更长时间后仍可在粪便中检出相应的沙门菌。有 1% ~ 5% 的肠热症患者可转变为无症状带菌者。这些菌留在胆囊中，有时也可在尿道中。50 岁以上者和女性更易成为带菌者。

（三）免疫性

肠热症病后可获得一定程度的免疫性，彻底杀灭这类胞内寄生菌主要依靠特异性细胞免疫。胃肠炎的恢复与肠道黏膜局部产生 SIgA 有关。

第四节 霍乱弧菌

霍乱弧菌（*V. cholera*）是引起烈性传染病霍乱的病原体，两千多年前已有记载。霍乱曾在世界范围内出现过多次流行，死亡率高。

一、生物学性状

霍乱弧菌是大小为（0.5 ~ 0.8）μm×（1.5 ~ 3）μm 的革兰氏阴性菌，从患者新分离出的细菌形态典型，呈弧形或逗点状。但经人工培养后，细菌常呈杆状而不易与肠道杆菌区别。有菌毛，无芽胞，单鞭毛。若取患者米泔水样粪便或培养物作悬滴观察，可见细菌运动非常活泼，呈穿梭样或流星状。本菌兼性厌氧，耐碱不耐酸，在 pH 8.8 ~ 9.0 的碱性蛋白胨水或碱性琼脂平板上生长良好。

霍乱弧菌有 O 抗原和 H 抗原。根据 O 抗原不同，现已有 155 个血清群，其中 O1 群、O139 群引起霍乱。O1 群霍乱弧菌的每一个血清型还可分为 2 个生物型，即古典生物型和 El Tor 生物型。

二、致病性与免疫性

（一）致病物质

霍乱弧菌致病物质包括霍乱肠毒素、鞭毛和菌毛等。

1. 霍乱肠毒素 目前已知的致泻毒素中最为强烈的一种，由 1 个 A 亚单位和 5 个相同的 B 亚单位构成。霍乱肠毒素可使细胞内 ATP 转变为 cAMP，使 cAMP 水平升高，结果肠黏膜细胞过量分泌 Cl^- 和水，抑制了 Na^+ 的吸收，肠液大量分泌，患者因此出现腹泻与呕吐，导致严重的水和电解质的丧失。

2. 鞭毛和菌毛 霍乱弧菌活泼的鞭毛运动有助于细菌穿过肠黏膜表面黏液层，继之以菌毛黏附于肠黏膜上皮细胞。

（二）所致疾病

霍乱弧菌可引起烈性肠道传染病霍乱，后者为我国的甲类法定传染病。

在自然情况下，人类是霍乱弧菌的唯一易感者。在地方性流行区，除患者外，无症状感染者也是重要传染源。传播途径主要是通过污染的水源或食物经口感染。典型病例一般在吞食细菌后 2 ~ 3 天突然出现剧烈腹泻和呕吐，多无腹痛，每天排便数次或数十次。在疾病最严重时，每小时失水量可多达 1 升，排出由黏膜、上皮细胞和大量弧菌构成的如米泔水样的腹泻物。由于大量水分和电解质丧失而导致失水、代谢性酸中毒、低碱血症和低容量性休克及心律不齐和肾衰竭，如未经治疗处理，患者可在 12 ~ 24 小时内死亡，死亡率达 25% ~ 60%，但若及时给患者补充液体及电解质，死亡率可小于 1%。O139 群霍乱弧菌感染比 O1 群严重。

（三）免疫性

感染霍乱弧菌后，机体可获得牢固免疫力，再感染少见。患者发病数月后，血液和肠腔中可出现保护性的抗肠毒素抗体及抗菌抗体。霍乱弧菌引起的肠道局部黏膜免疫是霍乱保护性免疫的基础。

第五节 其他消化道感染细菌

常见的消化道感染细菌还包括副溶血性弧菌、幽门螺杆菌和空肠弯曲菌。副溶血性弧菌（*V. parahaemolyticus*）于 1950 年从日本一次暴发性食物中毒中分离发现，存在于近海的海水、海底沉积物和鱼类、贝壳等海产品中。根据菌体 O 抗原不同，现已有 13 个血清群，主要引起食物中毒。螺杆菌属目前共发现有 23 个种，与人类疾病关系密切的主要是幽门螺杆菌（*Helicobacter pylori*，Hp）。1982 年 Marshall 和 Warren 首次用微需氧技术从慢性胃炎患者胃黏膜活检标本中分离出幽门螺杆菌，并证明该菌与人类慢性胃炎、胃溃疡和十二指肠溃疡和胃腺癌有关。弯曲菌属（*Campylobacter*）现有 21 个菌种，广泛分布于动物界，常定居于野鸟和家禽的肠道内，引起人类的胃肠炎和败血症，也可引起肠外感染，为动物源性细菌。对人致病者以空肠弯曲菌最为常见。下面对这三种细菌进行比较（表 1-3-2）。

表 1-3-2 几种消化道感染细菌的比较

	副溶血性弧菌	幽门螺杆菌	空肠弯曲菌
形态与染色	G^- 多形态杆菌或稍弯曲弧菌	G^- 螺旋形弯曲或弧形	G^- 螺旋形、S 形或海鸥形
培养特性	营养要求高，呈嗜盐性	营养要求高，需加入动物血清或血液	营养要求高，最适生长温度为 42℃
致病物质	耐热直接溶血素、耐热相关溶血素、黏附素等	不详	侵袭力、外毒素
所致疾病	自限性腹泻至中度霍乱样病症	胃窦炎、十二指肠溃疡、胃溃疡、胃腺癌等相关	散发性细菌性胃肠炎
防治原则	尚无特异性疫苗	尚无特异性疫苗	尚无特异性疫苗

第六节　感染后微生物学检查

一、标本采集

1. 血液标本　对长期发热怀疑沙门菌感染及其他消化道感染细菌感染所引起的菌血症和败血症患者，应于抗生素治疗前采集血液进行细菌分离培养。发热早期采集的标本分离率较高，菌血症及败血症患者取骨髓标本的分离率也较高。

2. 尿液标本　在泌尿道感染患者的尿液中常可分离到大肠埃希菌。尿液标本的采集应取消毒中段尿，疑为沙门菌感染者的尿液采集应于发病第 2 ～ 3 周进行。

3. 粪便标本　对有腹泻、水样便及脓血便或长期发热患者，应于抗生素治疗前采集粪便标本，采集后的标本应尽快送检。如不能及时送检，则需将其放置于 50% 甘油盐水中保存。怀疑沙门菌感染者的粪便采集应于发病第 2 ～ 3 周进行。因霍乱弧菌不耐酸和干燥，为避免因粪便发酵产酸而使病菌灭活，其标本应于 Caw-Blair 液中保存。

二、分离培养与鉴定

（一）分离培养

血液、尿液和粪便标本的分离培养方法不同。血液标本需要增菌后再分离培养，尿液标本必须先离心，再取沉淀物进行分离培养，二者均可选用血琼脂平板或伊红亚甲蓝琼脂平板分离培养。粪便标本则必须采用选择鉴别性培养基进行分离培养。

（二）鉴定

1. 初步鉴定　培养 24 小时后可从培养基上选出可疑菌落，肠道细菌在鉴别培养基上的菌落特点是鉴别细菌的基础。如大肠埃希菌在伊红亚甲蓝琼脂培养基上可形成紫黑色菌落，并有菌属光泽；而志贺菌或沙门菌可形成无色透明的菌落。

2. 最终鉴定　消化道感染细菌各属细菌的最后鉴定，首先根据生化反应初步结果划分菌属的范围，再根据血清学试验结果得出最后结论。ELISA 试剂盒和 PCR 等试验方法因其准确性高、操作简便，目前已被广泛应用于临床检验。

三、肥达试验

肥达试验是用已知伤寒沙门菌 O 抗原和 H 抗原，以及引起副伤寒的甲型副伤寒沙门菌、肖氏沙门菌和希氏沙门菌 H 抗原的诊断菌液与受检血清做半定量试管或微孔板凝集试验，测定受检血清中有无相应的抗体及其效价的试验，常用于肠热症的诊断。肥达试验结果的解释必须结合临床表现、病程、病史以及地区流行病学情况。一般是伤寒沙门菌 O 凝集效价 ≥ 1：80,H 凝集效价 ≥ 1：160，引起副伤寒的沙门菌 H 凝集效价 ≥ 1：80 时才有诊断价值。有时单次效价增高不能定论，可在病程中逐周复查。若效价逐次递增或恢复期效价比初次增高 4 倍以上者具有诊断价值。

四、直接镜检

肠杆菌科的细菌均为中等大小的革兰氏阴性杆菌，直接镜检意义不大。霍乱弧菌为革兰氏染色阴性弧菌，从患者体内新分离出的细菌形态典型，呈弧形或逗点状，但经人工培养后，细菌常呈杆状而不易与肠道杆菌区别。取患者米泔水样粪便或培养物作悬滴观察，细菌运动非常活泼，呈穿梭样或流星状，有助于诊断。

第七节 防治原则

隔离和治疗传染源、切断传播途径和保护易感人群是控制肠道感染性疾病流行的几大要素。由于一些消化道感染细菌对抗生素多具耐药性，因此抗生素治疗应在药物敏感性试验的指导下进行。切断传播途径也是控制消化道感染性疾病发生的主要手段之一。改善社区环境，加强水源和食品卫生管理，培养易感人群良好的卫生习惯，不食不洁食物和不生食贝壳类海产品是预防消化道细菌感染的重要措施。

通过多价志贺菌 Sd 活疫苗、伤寒 Vi 荚膜多糖抗原等疫苗的使用，可以提高人群免疫力，从而有效控制相关疾病的发生。此外，为防止尿道感染，尿道插管和膀胱镜检查应严格无菌操作。

小结

1. 消化道感染细菌的种类　主要包括大肠埃希菌、志贺菌、沙门菌、霍乱弧菌、副溶血性弧菌、幽门螺杆菌和空肠弯曲菌。

2. 致病性大肠埃希菌的分类　包括肠产毒型大肠埃希菌、肠致病型大肠埃希菌、肠出血型大肠埃希菌、肠侵袭型大肠埃希菌和肠集聚型大肠埃希菌。

3. 志贺菌的致病特点　志贺菌引起细菌性痢疾，有急性和慢性两种类型，临床症状表现为水样泻，黏液脓血便，里急后重。志贺菌感染只局限于肠道，一般不进入血液循环。

4. 霍乱肠毒素的作用机制　霍乱肠毒素由一个 A 亚单位和 5 个相同的 B 亚单位构成。霍乱肠毒素可使细胞内 ATP 转变为 cAMP，导致 cAMP 水平升高，结果肠黏膜细胞过量分泌 Cl^- 和水，抑制了 Na^+ 的吸收，肠液大量分泌，患者因此出现腹泻与呕吐，导致严重的水和电解质的丧失。

5. 肥达试验　常用于肠热症的诊断，有时单次效价增高不能定论，可在病程中逐周复查。若效价逐次递增或恢复期效价比初次增高 4 倍以上者具有诊断价值。

思考题

1．简述肠杆菌科的共同特点。

2．肥达试验的结果如何判断?

（包丽丽）

第四章

呼吸道感染细菌

学习目标

1. 掌握结核分枝杆菌的生物学性状及致病性，结核菌素试验的原理、方法及临床应用。
2. 熟悉麻风分枝杆菌、白喉棒状杆菌、嗜肺军团菌、百日咳鲍特菌、流感嗜血杆菌的生物学性状。
3. 了解麻风分枝杆菌、白喉棒状杆菌、嗜肺军团菌、百日咳鲍特菌、流感嗜血杆菌的致病性。

呼吸道感染细菌是指一大类以呼吸道为侵入途径，引起呼吸道局部或呼吸道以外组织器官病变的细菌。重要的呼吸道感染细菌有结核分枝杆菌、麻风分枝杆菌、白喉棒状杆菌、嗜肺军团菌、百日咳鲍特菌、流感嗜血杆菌等。

第一节　结核分枝杆菌

结核分枝杆菌（*M. tuberculosis*）俗称结核杆菌，属于分枝杆菌属（*Mycobacterium*）的一员。分枝杆菌属细菌是一类细长略弯曲的杆菌，因繁殖时有分枝生长的趋势而得名。本属细菌由于菌体含大量分枝菌酸，故不易着色，但经加温和延长染色时间，着色后能抵抗盐酸乙醇的脱色，故又称抗酸杆菌（acid-fast bacilli）。分枝杆菌种类较多，可分为结核分枝杆菌、麻风分枝杆菌和非结核分枝杆菌三类。对人致病的主要有结核分枝杆菌与麻风分枝杆菌。

结核杆菌是结核病的病原菌，对人类致病的有人型和牛型结核杆菌。本菌可侵犯全身各组织、器官，以肺结核最常见。据世界卫生组织统计，全球每年有 800 万～900 万结核病新发病例，每年约 150 万人死于结核病。中国是全球 22 个结核病高负担国家之一，患者数量高居世界第二位。最近几年，世界上有些地区因艾滋病、吸毒、免疫抑制剂的应用、酗酒和贫困等原因，结核病的发病率有上升趋势。结核杆菌是世界范围内仅次于获得性人类免疫缺陷病毒（HIV）的第二大感染性病原体杀手。

一、生物学性状

（一）形态与染色

结核分枝杆菌是细长略弯曲的杆菌，大小为（1～4）μm × 0.4 μm，无芽胞，无鞭毛，有荚膜，常聚集成团，有分枝生长现象。常用齐 - 尼（Ziehl-Neelsen）抗酸染色，结核杆菌染成红色，而其他非抗酸性细菌及细胞等呈蓝色。在陈旧的病灶和培养物中，形态常不典型，可呈颗粒状、串球状、短棒状、长丝形等多形态。

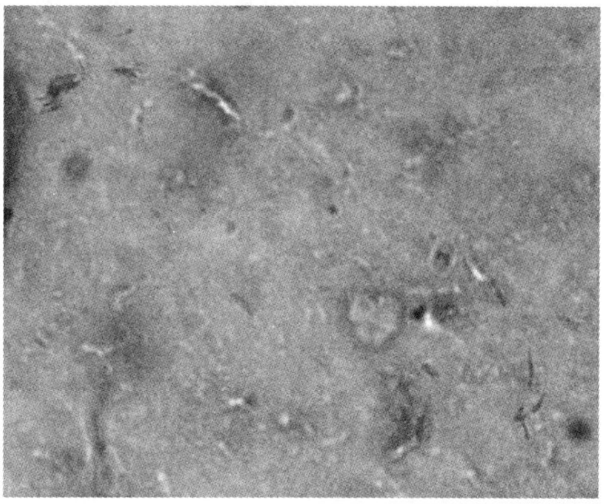

图 1-4-1 结核分枝杆菌抗酸染色

（二）培养特性

本菌营养要求高，常用含有蛋黄、马铃薯、甘油和天门冬素等的罗氏培养基分离培养。专性需氧，最适生长温度为 37 ℃，pH 以 6.5 ～ 6.8 为宜。生长缓慢，约 18 小时繁殖一代，故在固体培养基上经 2 ～ 4 周才出现肉眼可见的菌落。菌落干燥、不透明，乳白色或淡黄色，形似菜花状。液体培养基中生长较快，经 1 ～ 2 周即可在表面形成粗糙皱纹状菌膜。

（三）抵抗力

本菌细胞壁含有大量脂质，对某些理化因素有较强的抵抗力。黏附于尘埃上可保持传染性 8 ～ 10 天，在干痰内可存活 6 ～ 8 个月，在 3%HCl、6%H_2SO_4、4%NaOH 中 30 分钟不受影响。但是其对湿热、紫外线及乙醇的抵抗力弱，在液体中 63 ℃ 15 分钟、直接日光照射数小时或在 70% ～ 75% 乙醇中数分钟即被杀死。对链霉素、利福平、异烟肼等敏感，但易出现耐药性。

（四）变异性

结核杆菌可发生形态、菌落、毒力和耐药性等多种变异，对链霉素、利福平、异烟肼等抗结核药物易发生耐药性变异。在结核患者标本中可见非抗酸性的 Much 颗粒，实为结核杆菌在异烟肼诱导下形成的 L 型。1908 年，卡 - 介二氏将有毒的牛型结核杆菌培养于含胆汁、甘油、马铃薯的培养基中，经 13 年 230 次传代，获得了减毒株，制成卡介菌（Bacilli Calmette-Giierin，BCG），广泛用于结核病的预防。

知识链接

多重耐药性结核杆菌

标准抗结核药物应用几十年来，结核病的治疗取得了巨大的成就。但近年来耐药性结核杆菌在全球范围内广为流传，甚至出现了很多多重耐药性结核病（multidrug-resistant tuberculosis，MDR-TB），该类患者对一线抗结核药物异烟肼和利福平均不敏感。引起 MDR-TB 的主要诱因是不合理的治疗，包括不适宜或不正确地使用抗结核药，或应用劣质的抗结核药。

据世界卫生组织统计，仅 2013 年全球就有约 48 万人患上 MDR-TB，其中超过一半的病例发生在印度、中国和俄联邦。据专家估计，在 MDR-TB 病例中约有 9.0% 为更为严重的耐药性结核病，对最有效的一线和二线抗结核药物均不敏感，这类结核病被称为广泛抗药性结核病（extensively drug-resistant TB，XDR-TB）。

二、致病性

（一）致病物质

结核杆菌不产生内、外毒素，致病性主要与其荚膜、脂质和蛋白质等菌体成分有关。

1. 脂质　结核杆菌的脂类占菌体干重的 20% ~ 40%，占胞壁干重的 60%，大多与蛋白质或多糖结合成复合物存在。主要包括：①磷脂，刺激单核细胞增生，引起结核结节的形成和干酪样坏死的产生；②索状因子，在液体培养基中能使结核分枝杆菌相互粘连呈索状排列，可破坏细胞线粒体膜、干扰细胞呼吸、抑制粒细胞的游走和引起慢性肉芽肿；③蜡质 D，可引起机体产生迟发型超敏反应；④硫酸脑苷脂，抑制吞噬细胞内吞噬体与溶酶体的结合，使结核分枝杆菌能在吞噬细胞中长期存活。

2. 荚膜　荚膜有助于细菌黏附与入侵，且可降解宿主细胞中的大分子物质以获取营养，还可阻止有害物质透入菌体内及抑制吞噬体与溶酶体的融合。

3. 蛋白质　结核杆菌与致病性有关的主要蛋白成分是结核菌素，与蜡质 D 结合后能诱发机体发生较强的迟发型超敏反应。

（二）所致疾病

致病机制主要与细菌在细胞内大量繁殖引起的炎症、菌体成分及其代谢产物的毒性及其诱导的迟发型超敏反应有关。传染源主要是向外排菌的肺结核患者，主要通过呼吸道、消化道和损伤的皮肤黏膜侵入机体，引起多种组织器官的病变，其中以肺结核最多见。肺部感染可分为原发感染和原发后感染两大类。

1. 原发感染　为首次感染结核杆菌，多发生于儿童。细菌通过尘埃、飞沫等经呼吸道进入肺泡，被吞噬细胞吞噬后，在细胞内大量生长繁殖，并导致细胞死亡崩解，释放出的细菌在细胞外繁殖或再被另一巨噬细胞吞噬，重复上述过程，如此反复引起渗出性炎症病灶，称为原发灶。原发灶内的结核杆菌可经淋巴管至肺门淋巴结，引起淋巴管炎和淋巴结肿大，X 线胸片出现哑铃状阴影。原发灶、淋巴管炎和肿大的肺门淋巴结称为原发综合征。随着机体特异性免疫应答的建立，原发灶大多可形成纤维化或钙化而自愈。但原发灶内常有少量结核杆菌长期潜伏，不断刺激机体强化已建立起的抗结核免疫力，也可作为以后内源性感染的来源。只有极少数免疫力低下者，结核杆菌可经淋巴、血流扩散至全身，引起全身粟粒性结核或结核性脑膜炎等。

2. 原发后感染　为再次感染，多见于成年人。大多为内源性感染，少数为外源性感染。由于机体已有特异性抗结核免疫，故原发后感染的特点是病灶多局限，一般不累及邻近的淋巴结。主要表现为慢性肉芽肿性炎症，形成结核结节，发生干酪样坏死或纤维化。若干酪样坏死液化，病灶可破入支气管、气管形成空洞，释放大量结核杆菌随痰排出体外，传染性强。原发后感染起病慢、病程长，有低热、乏力、盗汗、消瘦，并伴有咳嗽、血痰及胸痛等症状。

部分患者结核杆菌可经血行播散引起肺外感染，如脑、肾、骨等部位结核病。痰菌被咽入消化道也可引起肠结核、结核性腹膜炎等。经破损的皮肤感染可引起皮肤结核。

案例 1-4-1

患者，女，30 岁。近 3 个月以来，有低热、乏力、午后体温升高、咳嗽等症状，曾被诊断为“感冒”而予以抗感冒药、氨苄西林等药治疗，但疗效欠佳。最近 1 周以来体温增高、咳嗽加剧、痰中带血。

入院检查：体温 38.5 ℃，心律 89 次 / 分，呼吸 29 次 / 分，发育正常，神志清楚，营养稍差，消瘦。胸部 X 线检查：可见双肺纹理增粗，右肺尖有片状阴影。取痰液经细菌培养和抗酸染色均阴性，PPD 试验强阳性，再次取痰液送检，经浓缩集菌后痰涂片抗酸性细菌阳性。经检查后该患者被确诊为肺结核，使用利福平、异烟肼等药物治疗。

问题与思考：

1．该患者临床表现提示什么？

2．患者痰液经细菌培养和抗酸染色均阴性，而经集菌后抗酸染色阳性提示什么？

3．PPD 试验强阳性提示什么？

4．结核病的治疗原则是什么？常用药物有哪些？

三、免疫性与超敏反应

（一）免疫性

结核杆菌是胞内寄生菌，其诱导的免疫以细胞免疫为主。侵入体内的结核杆菌可经巨噬细胞提呈抗原给 T 细胞而使其致敏，致敏的 T 细胞可直接杀伤带菌的靶细胞，也可释放出大量的 IL-2、IL-4、IL-6、IFN 等炎症因子，趋化血液中的单核细胞、NK 细胞及 T 细胞等至炎症部位，并增强这类细胞的直接或间接杀菌活性。结核的免疫属于传染性免疫，又称带菌免疫，即只有体内存在结核杆菌时才有抗结核免疫力，一旦体内的结核杆菌消失，抗结核免疫也随之消失。

（二）超敏反应

研究表明结核杆菌感染后免疫和超敏反应同时出现，机体对结核杆菌产生特异性免疫应答的同时，可致局部组织细胞损伤，引起迟发型超敏反应。

结核菌素试验是利用结核菌素来检测受试者是否存在迟发型超敏反应的一种皮肤试验，可间接了解受试者是否感染过结核杆菌及机体对结核杆菌的细胞免疫水平。过去常使用旧结核菌素（old tuberculin，OT），目前已被结核菌素试剂纯蛋白衍生物（purified protein derivative，PPD）取代。试验方法是取 PPD 5 单位注入前臂皮内，48 ～ 72 小时后，如局部红肿硬结直径＞ 5mm 者为阳性，＞ 15mm 者为强阳性。阳性表明机体曾感染过结核杆菌或卡介苗接种成功，对结核杆菌有迟发型超敏反应，且有特异性免疫力；强阳性表明可能有活动性结核，应进一步检查确诊；阴性表明机体未曾感染过结核杆菌，但应考虑以下情况：①感染早期，②老年人，③各种细胞免疫功能低下者（如严重结核病患者、艾滋病、麻疹及用过免疫抑制剂者等）。

结核菌素试验的意义包括：①选择卡介苗接种对象及免疫效果的评价，若结核菌素试验阴性则应接种卡介苗，接种后若结核菌素试验转阳，表明已产生免疫力；②辅助诊断婴幼儿结核病；③在未接种卡介苗的人群中进行结核杆菌感染的流行病学调查；④用于测定肿瘤患者的细胞免疫功能。

四、微生物学检查

（一）标本

根据感染部位选取相应标本，如痰液、尿液、粪便、脑脊液或胸、腹水等。因标本中含菌少，可先浓缩集菌以提高检出率。有杂菌的标本需经 4% NaOH、3%HCl 或 6%H_2SO_4 处理 30 分钟，既可消除杂菌，又能消化标本中的黏稠物质。

（二）直接涂片镜检

标本直接厚膜涂片或集菌后涂片，进行抗酸染色。若找到抗酸阳性菌，结合临床症状即可初步诊断。

（三）分离培养与鉴定

将经集菌处理的标本接种于固体培养基中，37℃培养，每周观察 1 次。一般需 3 ～ 4 周可长成肉眼可见的菌落，但有时需 6 ～ 8 周。根据细菌生长情况、菌落特点及抗酸染色结果进行鉴定。也可将标本接种于液体培养基中，5 ～ 7 天后取沉淀涂片染色镜检，可较快获得结果。

（四）快速诊断

应用多聚酶链反应（PCR）技术鉴定结核分枝杆菌 DNA，每毫升标本中几个细菌即可获得阳性结果。

五、防治原则

（一）预防

结核病的控制主要通过及时发现和治疗痰菌阳性者以及接种卡介苗，接种对象为新生儿和结核菌素试验阴性的儿童，接种后应结合结核菌素试验评价接种效果，试验阴性者应再行接种。接种卡介苗后，一般发病率可降低 80% ～ 90%。卡介苗的保护作用在有些国家和地区并不十分有效（有效率 80% 以下），今后仍需研制更安全、高效的新型疫苗。

（二）治疗

抗结核治疗的基本原则是早期、足量、联合、规律、全程用药。目前，我国采用 WHO 建议的“直接督导下的短程化疗”（DOTS）方案，即患者每次均在“督导员”（医务人员、志愿者或家属）目睹下服用规定药物，疗程可短至 6 个月。常用的药物有利福平、异烟肼、乙胺丁醇、链霉素等。近年来结核杆菌耐药株出现较多，应引起注意。

第二节　其他呼吸道感染细菌

一、麻风分枝杆菌

麻风分枝杆菌（*M. leprae*）俗称麻风杆菌，引起麻风病。麻风是一种慢性传染病，主要侵犯皮肤、黏膜和周围神经，少数病例可累及深部组织和脏器。麻风在世界各地均有流行，经大力开展防治工作后，病例已大为减少。

（一）生物学性状

麻风分枝杆菌的形态、大小、染色性等与结核杆菌相似。该菌是典型的胞内寄生菌，有些患者渗出物标本中可见大量麻风杆菌存在胞内，胞质呈泡沫状，称为麻风细胞。麻风杆菌的体外人工培养至今仍未成功。

（二）致病性与免疫性

麻风杆菌主要通过呼吸道和皮肤黏膜接触传播，疾病潜伏期长，平均 2 ～ 5 年，发病慢，病程长，迁延不愈。麻风分为瘤型、结核样型和少数介于两型之间的界限类与未定类。瘤型为疾病的进行性和严重临床类型，传染性强，细菌侵犯皮肤、黏膜及各脏器，形成肉芽肿病变。体内产生的自身抗体与自身破损组织抗原形成免疫复合物并沉积在皮肤和黏膜，形成麻风结节。面部结节可融合成狮面容，是麻风的典型症状。结核样型麻风常为自限性疾病，较稳定，损害可自行消退。病变主要在皮肤，也可累及神经，使受累处皮肤丧失感觉。患者体内不易检出麻风杆菌，故传染性小。与结核分枝杆菌相似，机体对麻风杆菌的免疫主要依赖细胞免疫。

（三）微生物学检测与防治

取皮肤黏膜损伤处组织涂片，抗酸染色后显微镜下查找麻风杆菌，应注意结核样型患者标本中很少能找到细菌。也可用金胺染色或免疫荧光染色提高检出率。麻风菌素试验因与结核菌有交叉反应，故对诊断无重要价值，但可用于麻风的分型、预后和疗效判断。

目前尚无特异性疫苗预防麻风病。治疗药物主要是砜类、利福平及丙硫异烟胺等，多采用多种药物联合治疗以防止耐药性产生。

二、白喉棒状杆菌

白喉棒状杆菌（*C.diphtheriae*）俗称白喉杆菌，是人类白喉的病原菌，因患者咽喉部常可见灰白色假膜而得名。

（一）生物学性状

菌体细长微弯，一端或两端膨大呈棒状，排列不规则。革兰氏染色阳性，Albert 染色时菌体内可见着色较深的异染颗粒，是该菌的特征之一。本菌需氧或兼性厌氧，营养要求高，常用吕氏血清斜面或鸡蛋斜面培养基分离培养。在亚碲酸钾血平板上细菌能还原碲元素而使菌落呈黑色。本菌对湿热和消毒剂的抵抗力较弱，但对干燥、寒冷和日光的抵抗力较强，在衣物、儿童玩具等物品中可存活数日至数周。

（二）致病性与免疫性

主要致病物质是白喉毒素，由 β- 棒状杆菌噬菌体基因编码，因此只有携带该噬菌体的白喉杆菌才能产生。毒素通过干扰细胞蛋白质的合成，导致细胞变性和坏死。人群对白喉杆菌普遍易感，儿童发病率最高，多在秋冬季流行。传染源是患者和携带者，主要经飞沫或污染的物品传播。细菌在鼻咽黏膜生长繁殖并产生外毒素，引起局部炎症反应和全身中毒症状。局部坏死的上皮细胞、炎症细胞及纤维蛋白渗出物形成灰白色假膜，假膜易脱落而引起呼吸道阻塞，是白喉早期致死的主要原因。白喉毒素释放入血，可引起心肌、肝、肾、肾上腺周围神经细胞变性坏死，出现心肌炎、软腭麻痹、肾上腺功能障碍等症状。病后 2 ～ 3 周，约 2/3 的患者可发生心肌炎，成为白喉晚期致死的主要原因。

抗白喉杆菌免疫以抗毒素的中和作用为主，感染或预防接种后，均可获得牢固免疫力。新生儿可从母体获得被动免疫力，出生 6 个月后逐渐消失，1 ～ 5 岁儿童为白喉的易感人群。

（三）微生物学检测与防治

标本选取假膜、假膜旁分泌物或鼻咽部分泌物，标本用革兰氏染色或 Albert 染色，根据细菌形态、排列和异染颗粒等特征，做出初步诊断。分离培养常用吕氏血清斜面，培养后挑灰白色菌落进行后续涂片染色或毒力试验等鉴定。毒力试验是鉴别白喉杆菌和其他棒状杆菌的主要方法，常用 Elek 平板试验或 SPA 协同凝集试验（体外法），也可通过豚鼠进行中和试验（体内法）。

特异性预防以疫苗接种为主，应用白百破三联疫苗，效果良好。对与患者密切接触的易感儿童，应立即肌内注射白喉抗毒素进行紧急预防。治疗应早期足量使用白喉抗毒素，使用前应做皮肤试验，阳性者需采用脱敏疗法，同时要进行抗菌治疗。

三、嗜肺军团菌

1976 年美国费城退伍军人协会会员中暴发了一种发热性呼吸道疾病，从死亡者肺组织中分离到一种新的病原菌，命名为嗜肺军团菌（*L. pneumophila*）。

（一）生物学性状

嗜肺军团菌是革兰氏阴性粗短杆菌，不易着色，常用 Giemsa 染色（呈红色）或镀银染色（呈黑褐色）。专性需氧，营养要求高，生长缓慢。初分离需用 2.5%CO_2，最适生长温度 35 ℃。在活性炭 - 酵母浸出液琼脂（BCYE）培养基中，培养 3 ～ 5 天可形成圆形、突起、灰白色、光滑、有特殊臭味的菌落。军团菌对外环境的抵抗力很强，在自来水和污水中可生存一年左右，对一般化学消毒剂敏感。

（二）致病性与免疫性

主要致病物质是多种酶、外毒素和内毒素样物质。本菌主要引起军团菌病。细菌通过呼吸道侵入机体，引起以肺为主的全身性感染。军团菌病有流感样型、肺炎型和肺外型三种。流感样型症状较轻，表现为肌痛、发热、寒战等，持续 3 ～ 5 天后缓解，预后良好。肺炎型为重症型，患者出现寒战、高热、头痛、肌肉痛和全身不适，继而出现干咳、脓痰或咯血，常伴发消化系统和神经系统症状，死亡率可达 15% ～ 20%。嗜肺军团菌是胞内寄生菌，机体免疫主要以细胞免疫为主，病后也可获得保护性抗体。

（三）微生物学检测与防治

取痰液、咽部分泌液、血液或肺活检组织直接涂片，用镀银染色或荧光抗体染色后镜检。分离培养常用 BCYE 培养基，待长出可疑菌落后，根据菌落特征或生化反应鉴别。

目前尚无特异性疫苗，治疗可选用红霉素、庆大霉素、利福平。

四、百日咳鲍特菌

百日咳鲍特菌（*B.pertussis*）俗称百日咳杆菌，是儿童常见的急性呼吸道传染病百日咳的病原菌。

（一）生物学性状

百日咳鲍特菌是革兰氏阴性小杆菌，专性需氧，营养需求高，初次分离常用含甘油、马铃薯和血液的鲍 - 金培养基。35 ～ 37℃培养 3 ～ 5 天可形成细小、光滑的水银珠状菌落。本菌抵抗力弱，56 ℃ 30 分钟或日光照射 1 小时即死亡，干燥尘埃中可存活 3 天。

（二）致病性与免疫性

致病物质主要有荚膜、菌毛及内、外毒素，其中百日咳毒素（外毒素）是该菌的主要致病因子。传染源是早期患者和带菌者，主要通过飞沫传播，儿童易感。细菌一般不入血，黏附在呼吸道纤毛上皮细胞中生长繁殖并释放多种毒素，引起局部的炎症反应，破坏或抑制纤毛上皮细胞的正常运动，影响对黏稠分泌物的排除，引起剧烈的咳嗽。临床病程分为三期：①卡他期，类似感冒症状，持续 1 ～ 2 周，此期传染性最强；②痉挛期，阵发性痉挛咳嗽，常伴有高调的“鸡鸣样”吸气吼声，同时常有呕吐、呼吸困难、发绀，每天可发作 10 ～ 20 次，持续 1 ～ 6 周；③恢复期，症状逐渐减轻，完全恢复需数周至数月不等。因病程长，故名百日咳。病后免疫力较为持久，很少再次感染。

（三）微生物学检测与防治

取卡他期鼻咽拭子做细菌分离培养有助于诊断，快速诊断用免疫荧光法或 ELISA 法检测相应抗原或抗体。特异性预防可用白百破三联疫苗，效果较好。高效价百日咳免疫球蛋白可用于紧急预防。治疗首选红霉素、氨苄西林等。

五、流感嗜血杆菌

流感嗜血杆菌（*H.influenzae*）俗称流感杆菌，最先从流感患者鼻咽部分离出，曾被误认为是流感的病原菌。现已确定流感由病毒引起，本菌只是在流感发生时引起继发性感染的细菌。

（一）生物学性状

流感嗜血杆菌是革兰氏阴性小杆菌，可呈球杆状、长杆状和丝状等多形性。需氧或兼性厌氧，培养较困难。生长时需要 X 和 V 因子，血液中含有这两种因子，故常用巧克力琼脂（血液经加热）培养。在巧克力平板上经 24 小时培养后，可出现无色透明的露珠状细小菌落。若将流感杆菌与金黄色葡萄球菌在血平板上共同培养，由于后者能合成 V 因子，故在金黄色葡萄球菌菌落周围的流感嗜血杆菌菌落较大，此现象称为卫星现象，有助于对流感杆菌的鉴定。该菌抵抗力较弱，对热、干燥和一般消毒剂敏感，55℃作用 30 分钟即被灭活，在干燥痰中生存时间不超过 48 小时。

（二）致病性与免疫性

主要致病物质是内毒素、荚膜和菌毛，此外还可产生 IgA 蛋白酶，能水解 SIgA，降低局部免疫力。流感嗜血杆菌主要经呼吸道传播，引起某些器官急性化脓性感染，如鼻咽炎、喉炎、脑膜炎、支气管炎等，以小儿多见。此外，本菌感染也可继发于流感、麻疹、百日咳、结核病等，引起鼻窦炎、中耳炎等，多见于成年人。感染后患者可产生多种抗体，如抗荚膜多糖抗体、抗外膜蛋白抗体等，对机体有一定的保护作用。

（三）微生物学检测与防治

可取痰液、鼻咽分泌物、脓液、脑脊液等标本，直接涂片镜检或接种到巧克力培养基上分离培养，根据菌落特征、卫星现象等进行鉴定。

b 型流感杆菌荚膜多糖抗原疫苗有较好的免疫预防效果，能有效降低感染率。治疗可选用氨苄西林、氯霉素等。

小结	1. 呼吸道感染细菌　以呼吸道为侵入门户，引起呼吸道局部或呼吸道外组织器官病变的细菌。重要的有结核分枝杆菌、麻风分枝杆菌、白喉棒状杆菌、嗜肺军团菌、百日咳鲍特菌、流感嗜血杆菌等。 2. 结核分枝杆菌的生物学特性　细长略弯曲的杆菌，抗酸染色阳性，专性需氧，生长缓慢，常用罗氏培养基分离培养。固体培养基上形成菜花状菌落，液体培养基中呈菌膜生长。对干燥、酸、碱抵抗力强，对湿

小结	热、紫外线及乙醇的抵抗力弱，对链霉素、利福平、异烟肼等敏感。可用卡介苗（BCG）预防。 3. 结核菌素试验 利用结核菌素来检测受试者是否存在迟发型超敏反应的一种皮肤试验，常用其纯蛋白衍生物（PPD）作为检测试剂。结核菌素试验可用于卡介苗接种对象的选择及免疫效果的评价、辅助诊断婴幼儿结核病、在未接种卡介苗的人群中作结核分枝杆菌感染的流行病学调查及肿瘤患者的细胞免疫功能测定。 4. 其他呼吸道感染细菌 麻风分枝杆菌引起麻风病，白喉棒状杆菌是白喉的病原菌，嗜肺军团菌引起军团菌病，百日咳鲍特菌是儿童百日咳的病原菌，流感嗜血杆菌引起鼻咽炎、喉炎、脑膜炎、支气管炎等急性化脓性感染。

思考题

1. 简述结核分枝杆菌的生物学性状。
2. 简述结核菌素试验的原理、方法、结果判断及实际意义。
3. 说出主要呼吸道感染细菌有哪些？分别引起人类哪些疾病？

（任来峰）

第五章

厌氧性细菌

学习目标

1. 掌握破伤风梭菌、肉毒梭菌、产气荚膜梭菌的生物学性状、致病性、防治原则。
2. 熟悉无芽胞厌氧菌的生物学性状、致病条件、感染特征和防治原则。
3. 了解厌氧性细菌的微生物学检查。

厌氧性细菌（anaerobic bacteria）是一群只能在低氧分压或无氧条件下才能生长繁殖的细菌，广泛分布于自然界、人及动物体表以及与外界相通的腔道内，是人体正常菌群的重要组成部分，也容易引起相应部位的内源性感染。厌氧菌在肠道中约占 99%，约 60% 的临床感染有厌氧菌参与。根据是否形成芽胞，将其分为厌氧芽胞梭菌和无芽胞厌氧菌两大类，其中厌氧芽胞梭菌与医学关系最为密切，而无芽胞厌氧菌所引起的感染正在逐步被医学界所重视。

第一节　厌氧芽胞梭菌

厌氧芽胞梭菌（*Clostridium*）是一大群专性厌氧、能形成芽胞的革兰氏阳性粗大杆菌，因芽胞直径多大于菌体宽度，使菌体膨大呈梭状，故称厌氧芽胞梭菌。除产气荚膜梭菌外，均无荚膜，绝大多数有鞭毛。主要分布于土壤和粪便中。本属细菌侵袭力不强，但病原菌能产生强烈的外毒素，引起特定疾病。主要病原菌有破伤风梭菌、产气荚膜梭菌、肉毒梭菌和艰难梭菌等。

案例 1-5-1

患儿，男，系在家分娩接生。出生后第 4 天因全身肌肉抽动、头颈向后强直急诊入院。体检见患儿呈苦笑面容，神志不清，颈部抵抗。脑脊液正常。立即注射破伤风抗毒素及抗生素。入院第 2 天仍反复抽搐，抢救无效死亡。

问题与思考：

1. 该患儿可能患何种疾病？
2. 该病由何种病原菌引起？
3. 如何预防？

一、破伤风梭菌

破伤风梭菌（*C. tetani*）是破伤风的病原菌，广泛存在于自然界的土壤及动物的粪便中。当创口被污染，或分娩接生时使用不洁器械剪脐带时，破伤风梭菌可侵入伤口并生长繁殖，释放外毒素，引起破伤风（tetani）。破伤风梭菌引发的感染在世界各国均可发生，其中以发展中国家多见，新生儿破伤风病情严重，病死率可高达90%。

（一）生物学性状

1. 形态特征 革兰氏染色阳性，衰老死亡或形成芽胞的细菌革兰氏染色可为阴性。菌体细长呈杆状，大小为（2.0 ~ 18.0）μm×（0.5 ~ 1.7）μm，专性厌氧，周身鞭毛，无荚膜。芽胞圆形，位于菌体的顶端，大于菌体呈鼓槌状为其典型特征（图1-5-1）。

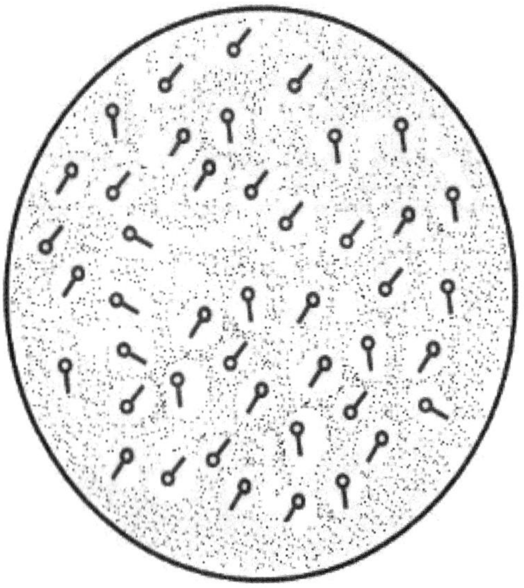

图1-5-1 破伤风梭菌

2. 培养特性 严格厌氧，营养要求不高，在普通琼脂平板经24 ~ 48小时厌氧培养后，形成直径1mm以上不规则的菌落，菌落中间紧密，周边疏松似羽毛，易在培养基表面迁移扩散。在血琼脂平板上形成β溶血环。在庖肉培养基中培养，生长后肉汤变浑浊，肉渣部分被消化，微变黑，产生气体，生成甲基硫醇及硫化氢（有腐败臭味）。

3. 生化反应 生化反应不活跃，一般不发酵糖类，不分解蛋白质。

4. 抵抗力 繁殖体的抵抗力与一般细菌相似。芽胞抵抗力很强，在土壤中可存活数十年，100℃ 90分钟后方能完全杀死，5%石炭酸经15小时才能杀灭。对青霉素、红霉素、四环素敏感，磺胺类有抑制作用，对氨基糖苷类抗生素（链霉素、庆大霉素等）耐药。

（二）致病性与免疫性

1. 感染条件 破伤风梭菌广泛存在于土壤中，经创伤感染人体，但其本身的侵袭力不强，仅在伤口部位繁殖。由于破伤风梭菌是厌氧菌，一般伤口内不能生长。当伤口深而窄，混有泥土、异物，坏死组织较多，局部组织缺血或同时伴有需氧菌混合感染时，均可形成厌氧环境，有利于芽胞发芽或繁殖体生长繁殖。一旦形成感染，产生毒性极强的嗜神经性外毒素，可引起严重的疾病。

2. 致病物质 破伤风梭菌的致病物质为破伤风梭菌产生的外毒素。其外毒素有两种：一种是具有溶血作用的破伤风溶血毒素（tetanolysin），其性质、功能和免疫原性与链球菌溶血素O基本相同，对氧敏感，致病作用尚不清楚；另一种是引起致病作用的破伤风痉挛毒素（tetanospasmin），由细菌质粒编码，属神经毒素，是一种强毒性外毒素，化学成分是蛋白质，不耐热，65℃ 30分钟即被破坏。破伤风痉挛毒素毒性极强，仅次于肉毒毒素，每毫克纯化晶体毒素可杀死2000万只小鼠，对人的致死量是1μg。若口服，毒素可被肠道蛋白酶破坏而失活。破伤风痉挛毒素免疫原性强，经0.3%甲醛作用4周后可脱毒制成类毒素，用于人工自动免疫。

3．所致疾病及发病机制　破伤风梭菌侵入缺氧的伤口后，只能在局部生长繁殖，细菌不侵入血流引起菌血症或败血症，在局部产生的外毒素吸收入血，形成毒血症而发病。破伤风痉挛毒素对中枢神经系统，尤其是脑干神经和脊髓前角细胞有高度的亲和力。局部伤口处的毒素可由末梢神经沿轴索从神经纤维间隙逆行至脊髓前角细胞，也可上行至脑干，或可经淋巴液或血液到达中枢神经系统。

正常情况下，当一侧肢体屈肌的神经元被刺激而兴奋时，同时有冲动传至抑制性中间神经元，使其释放抑制性介质（甘氨酸和γ-氨基丁酸），以抑制同侧伸肌的运动神经元，故屈肌收缩时伸肌松弛而配合协调。此外，屈肌运动神经元也受到抑制性神经元的反馈调节，使屈肌运动神经元不致过度兴奋。破伤风痉挛毒素能选择性地抑制这些抑制性介质的释放及抑制性神经元的协调作用，以致伸肌、屈肌同时强烈收缩（图 1-5-2），而呈强直痉挛，所致疾病称为破伤风。破伤风的潜伏期可从几天到几周不等，与原发感染部位距离中枢神经系统的距离有关，感染越接近头部，潜伏期就越短，病死率也越高。破伤风临床表现的前驱症状为感染处屈肌、伸肌同时发生强烈收缩，骨骼肌出现强烈痉挛，患者激动、多汗，咀嚼肌痉挛，引起牙关紧闭和吞咽困难，继而全身肌肉痉挛，形成苦笑面容、角弓反张等典型体征（图 1-5-3），甚至引起膈肌痉挛，轻者出现呼吸困难，重者窒息死亡。病死率约 50%，新生儿和老年人较高。

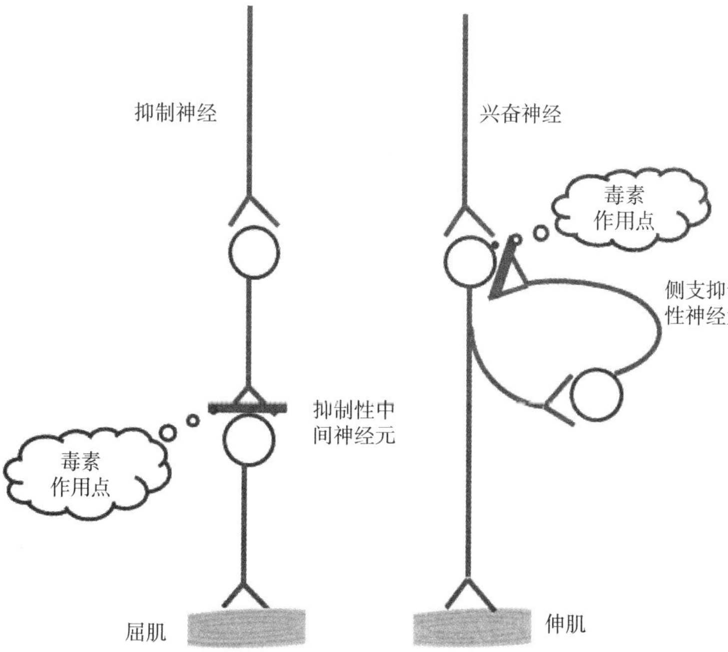

图 1-5-2　破伤风痉挛毒素的作用机制

4. 免疫性　破伤风免疫是典型的体液抗毒素免疫，抗毒素抗体主要类型为 IgG。每毫升血清中抗毒素含量达 0.01 ～ 0.1 单位时即有保护作用。抗痉挛毒素抗体可与游离的痉挛毒素结合而阻断其毒素进入易感细胞，但抗体对已与细胞结合的毒素无中和作用。痉挛毒素能刺激机体产生抗毒素，但由于痉挛毒素毒性非常强，微量毒素即可致病，而此微量毒素尚不足以引起机体的免疫反应，不能产生有效的免疫保护作用，故患者痊愈后免疫力不强，仍需进

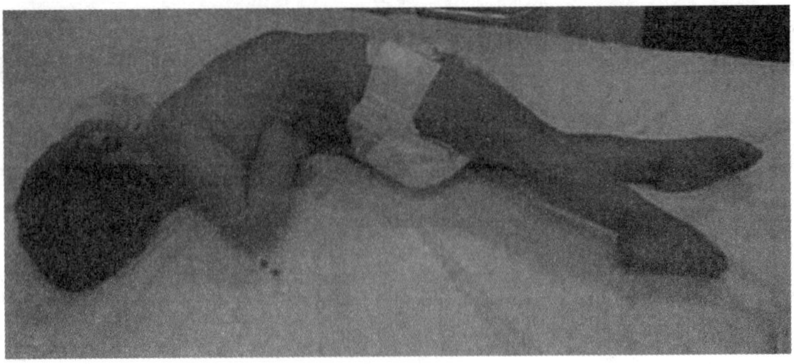

图 1-5-3 破伤风角弓反张

行类毒素的注射，以获得有效的免疫力。有效获得抗毒素的途径包括：①主动免疫，注射类毒素；②被动免疫，注入大剂量抗毒素。

知识链接

2011 年中国疾病预防控制中心进行疫苗接种率抽样调查，结果显示儿童 3 剂白喉 - 破伤风 - 百日咳联合疫苗（diphtheria，tetanus and pertussis combined vaccine，DTP_3）（初种）接种率为 99.44%，第 4 剂 DTP（DTP_4）接种率为 91.05%，DTP 加强免疫（复种）接种率明显低于基础免疫（初种）接种率。2013 年某市对 539 名 18 ~ 55 岁的健康献血浆员进行破伤风 IgG 抗体水平检测，研究结果表明健康人群基本均具有抗破伤风的免疫力，但仍有约 10% 人群缺乏相应的免疫力。因此，加强免疫对于提高健康人群免疫力有不可忽视的意义。

案例 1-5-2

患者男，53 岁，农民。车祸后上肢严重挤压伤，外科处理后又因发热、右上肢肿胀、疼痛，继之皮肤变黑 1 周而入院。

体检：整个右上肢高度肿胀，皮肤紧张而发亮，按压皮肤有捻发音，并出现大小不等的水疱，水疱破溃处有棕黄色液体流出，恶臭，右腋窝淋巴结肿大。采集水疱液及坏死组织进行细菌学检查，见革兰氏阳性粗大杆菌，有荚膜和芽胞。厌氧培养生长旺盛，在肉汤培养基中呈均匀浑浊状，肉汤液面有大约 1cm 高的气泡层。在血平板培养基上菌落有双层溶血环。在牛乳培养基中强烈分解乳糖产酸产气，将凝固的酪蛋白冲成蜂窝状。能发酵葡萄糖、乳糖、麦芽糖、蔗糖和甘露醇，可产生大量气体。

问题与思考：

1．本例应诊断为何种疾病？

2．诊断依据是什么？

案例 1-5-3

王某一家 5 人，因食用家庭自制臭豆腐和豆豉，1 天后相继出现乏力、恶心、腹胀、头晕、语言障碍、吞咽困难、上睑下垂、视物模糊、双下肢发软等症状，疑为食物中毒而急诊入院。

问题与思考：

1. 根据王某一家人的临床表现你认为最有可能是什么细菌引起的食物中毒？
2. 需要做哪些微生物学检查以确定其诊断？

二、其他厌氧芽胞梭菌

其他常见厌氧芽胞梭菌主要有产气荚膜梭菌（*C. perfringens*）、肉毒梭菌（*C. botulinum*）、艰难梭菌（*C. difficile*），其特点见表 1-5-1。

表 1-5-1 其他厌氧芽胞梭菌

	产气荚膜梭菌	肉毒梭菌	艰难梭菌
形态特征	G^+ 粗大、两端钝圆杆菌，大小为（0.6～2.4）μm×（3～19）μm，无鞭毛，有荚膜，芽胞卵圆形，小于菌体，位于菌体次极端	G^+ 粗短、两端钝圆杆菌，大小为（0.9～1.3）μm×（4.0～6.0）μm，有周鞭毛，无荚膜，芽胞椭圆形，大于菌体，位于次极端，使菌体呈网球拍状	G^+ 粗长杆菌，大小为（1.3～1.6）μm×（3.0～6.4）μm，无荚膜，部分菌株有周鞭毛，芽胞卵圆形位于菌体近极端
培养特征	非专性厌氧，营养要求不高，生长繁殖极快，最适宜生长温度为 45℃，血琼脂平板上有双层溶血环，分解糖类产酸产气，在牛奶培养基中有“汹涌发酵”现象，在庖肉培养基中不消化肉渣，但能分解糖类而产生大量气体，在卵黄琼脂平板上，菌落周围出现乳白色混浊圈，称 Nagler 反应	严格厌氧，可在普通琼脂平板或血琼脂平板上生长。芽胞抵抗力强，耐热，100℃加热 1 小时以上、高压蒸汽 121℃ 30 分钟才能杀死芽胞。肉毒毒素不耐热，煮沸 1 分钟失去毒性。酸性条件下较稳定，可经胃肠道吸收	严格专性厌氧，对培养基的要求较高，在厌氧血琼脂平板、牛心脑浸液琼脂平板上厌氧培养 48 小时，形成粗糙、不溶血、白色小菌落。在专用选择性培养基环丝氨酸 - 头孢甲氧霉素 - 果糖 - 卵黄琼脂（CCFA）内形成粗糙、黄色大菌落，在紫外线照射下可见黄绿色荧光
致病性	致病物质为侵袭性酶和外毒素。所致疾病：①气性坏疽（严重的创伤感染性疾病，潜伏期短，患者表现为局部组织肿胀剧痛，触摸有捻发感，并产生特殊的臭味）；②食物中毒（剧烈腹痛、腹胀、水样腹泻，轻者 1 ～ 2 天自愈，重者可并发肠梗阻和肠穿孔，病死率高达 40%）	致病物质为肉毒毒素（已知最剧烈的神经外毒素，对人致死剂量为 0.1μg）。 所致疾病：①食物中毒（胃肠道症状很少见，主要为运动神经麻痹，可致肌肉麻痹和神经功能不全）；②婴儿肉毒中毒；③创伤肉毒中毒。（其中②和③临床上较少见）。	致病物质：部分艰难梭菌可产生肠毒素、细胞毒素。 所致疾病：艰难梭菌是人类肠道中正常菌群之一，因长期使用某些抗生素后引起肠道内菌群失调，引发抗生素相关性腹泻和假膜性结肠炎。临床表现为严重腹泻、腹痛，伴全身中毒症状，常并发有毒素性巨结肠的形成

第二节 无芽胞厌氧菌

无芽胞厌氧菌是人类和动物皮肤、口腔、胃肠道、泌尿生殖道等部位正常菌群的成员，在人体正常菌群中占有绝对优势，是其他细菌（需氧菌和兼性厌氧菌）的 10 ~ 1000 倍。这一大群专性厌氧、无芽胞的细菌包括革兰氏阳性和阴性的球菌和杆菌。在肠道菌群中，厌氧菌占 99.9%，大肠埃希菌等只占 0.1%。作为条件致病菌，这些厌氧菌可以引起内源性感染。在所有临床厌氧菌感染中，无芽胞厌氧菌的感染率为 90%，以混合感染多见，以类杆菌（*Bacteroides*）感染最为重要，占 1/3 以上，其中脆弱类杆菌感染最常见。

一、种类及生物学特征

无芽胞厌氧菌共有 23 个属，临床常见的有脆弱类杆菌、卟啉单胞菌、普雷沃菌等，与人类疾病相关的主要有 10 个属（见表 1-5-2）。

1. 革兰氏阴性厌氧杆菌　有 8 个属，是肠道正常菌群。致病的主要是类杆菌属的脆弱类杆菌（*B. fragilis*），该菌菌体两端圆而浓染，有荚膜。类杆菌有典型的革兰氏阴性细菌细胞壁，但其脂多糖无内毒素活性，主要引起腹腔脓肿、败血症等。

此外还有定植口腔和肠道的卟啉单胞菌（*P. gingivalis*）和产黑色素普氏菌（*P. melaninogenica*），常引起口腔、上呼吸道感染。

2. 革兰氏阴性厌氧球菌　有 3 个属。韦荣菌属（*Veillonella*）是咽喉部主要厌氧菌，成对、成簇或短链状排列。在临床厌氧菌分离标本中，分离率小于 1%，为混合感染的细菌之一。

3. 革兰氏阳性厌氧杆菌　有 7 个属，在临床厌氧菌分离株中占 22%。常见的有丙酸杆菌属（*Propionibacterium*）、真杆菌属（*Eubacterium*）、双歧杆菌属（*Bifidobacterium*）。丙酸杆菌属多为链状小杆菌，占 57%，无鞭毛，能发酵糖类产生丙酸，能在普通培养基上生长。真杆菌属占 23%，单一形态或多形态，动力不定，严格厌氧，是肠道重要的正常菌群。双歧杆菌属呈多形态，有分枝，无动力，严格厌氧，耐酸，在大肠中起重要的调节作用，控制 pH，对抗外源致病菌的感染。

4. 革兰氏阳性厌氧球菌　有 5 个属，21 个种，在临床厌氧菌分离株中占 20% ~ 35%，为第二位，仅次于脆弱类杆菌，但主要是混合感染。厌氧菌菌血症仅 1% 由革兰氏阳性球菌引起。本菌属细菌生长缓慢，培养需 5 ~ 7 天。其中有临床意义的是消化链球菌属（*Peptostreptococcus*），主要寄居于阴道。

表 1-5-2　与人类疾病相关的主要无芽胞厌氧菌

	球菌	杆菌
革兰氏阴性	韦荣菌属	类杆菌属、普雷沃菌属、卟啉单胞菌属、梭杆菌属
革兰氏阳性	消化链球菌属	丙酸杆菌属、真杆菌属、双歧杆菌属、放线菌属

二、感染特点

（一）感染条件

厌氧菌感染常为内源性，即自身菌群造成的感染。正常情况下，人体组织的氧化还原电势可阻止厌氧菌繁殖。当组织缺血缺氧、坏死或同时存在需氧菌和兼性厌氧菌时，可使局部氧化还原电势（Eh）降低，有利于组织内厌氧菌的繁殖。造成厌氧菌感染的主要因素如下。

1. 局部形成厌氧环境　血管损伤、动脉硬化、肿瘤压迫、组织水肿、组织坏死以及有异物等，可使局部组织缺血缺氧，形成厌氧微环境，有助于厌氧菌生长繁殖。

2. 皮肤黏膜屏障被破坏　拔牙或外科手术、大面积外伤、刺伤及烧伤等损伤了局部皮肤黏膜的屏障作用，细菌可侵入非正常寄居部位。

3. 机体免疫功能下降　各种因素导致的机体免疫功能降低，如长期慢性消耗性疾病患者，早产儿、老人以及接受X线、放疗、化疗和使用免疫抑制剂、激素的患者等易并发厌氧菌感染。

4. 菌群失调　长期或大量使用广谱抗菌药物，如头孢菌素、喹诺酮类、氨基糖苷类或四环素等，均可诱发厌氧菌感染。

（二）致病物质

1. 侵袭性结构　荚膜、菌毛等。

2. 侵袭性酶　肝素酶、透明质酸酶、神经氨酸酶、纤维蛋白溶解酶、胶原酶、DNA酶等。

3. 毒素　内毒素、溶血毒素、杀白细胞素等。

（三）致病特征

该菌多为慢性感染，当出现下列症状之一时应考虑无芽胞厌氧菌的感染。

1. 发生在口腔、颌面部、鼻咽腔、胸腹腔、盆腔及肛门会阴部等处的慢性深部脓肿。

2. 感染部位的分泌物或脓液呈血性或黑色或乳白色浑浊液，有恶臭，偶有气体产生。

3. 分泌物直接涂片染色常可见革兰氏阴性或阳性杆菌，但用普通培养基培养细菌为阴性。所致的败血症、心内膜炎及脓毒性血栓性静脉炎等，常规血培养亦为阴性，必须使用特殊培养基才能培养出细菌。

4. 长期使用氨基糖苷类抗生素，如链霉素、卡那霉素及庆大霉素等治疗无效。

（四）所致疾病

无芽胞厌氧菌可引起内源性感染，无特定病型，大多数为化脓性感染，形成局部炎症、脓肿、组织坏死，也可侵入血流引起菌血症、败血症。感染部位可遍及全身，如口腔感染、女性生殖道及盆腔感染、腹腔感染、肺部和胸膜感染、颅内感染、败血症、感染性心内膜炎、皮肤软组织慢性脓肿等。

第三节　感染后微生物学检查

一、标本采集

根据不同感染部位和不同检验目的可采集血液、关节腔积液、心包积液、深部脓肿渗出液、肺部渗出液、腹腔及其他组织穿刺液等标本。厌氧菌对氧敏感，标本的采集与运送是否符合要求，是厌氧菌培养成功的关键。

1. 破伤风梭菌　取可疑破伤风患者感染伤口脓液或坏死组织块。

2. 产气荚膜梭菌　可采集气性坏疽患者创伤深部分泌物、穿刺物、坏死组织块，菌血症患者取血液，食物中毒者取剩余食物、患者粪便或呕吐物。

3. 肉毒梭菌　取剩余食物、患者粪便或呕吐物。

4. 艰难梭菌　取患者粪便。

5. 无芽胞厌氧菌　最可靠的标本是切取或活检得到的组织标本，从感染深部吸取的渗出物或脓汁。

二、直接涂片镜检

镜检前应观察标本性状，是否为脓性、带血，紫外灯下观察有无荧光，并做记录。除血液外，各种标本在接种前均需直接涂片、革兰氏染色镜检，观察细菌的形态及染色特性、菌量多少等。因此，厌氧菌培养前的直接涂片检查对厌氧菌的正确培养鉴定具有重要意义，同时可提示对所用培养基的选择，向临床医生发出一级报告，供判断结果、选择用药时参考。

三、分离培养与鉴定

（一）分离培养

1. 接种选择培养基　标本除接种厌氧血平板外，还可根据涂片镜检结果，确定接种哪种选择培养基。常用选择培养基包括：卡那霉素、万古霉素溶血平板（KVB），卡那霉素、胆盐七叶苷平板（BBE），VS 血琼脂等。

2. 厌氧培养　厌氧菌接种后应立即放入厌氧培养装置和仪器中，以维持厌氧环境。

（二）分类鉴定

1. 菌落性状　当确定厌氧菌并纯化培养后，可依据厌氧菌的菌体染色形态、菌落特性以及对某些抗生素的敏感性作出初步鉴定。最后鉴定则要依据生化试验及终末代谢产物等检查。

2. 生化试验　包括多种糖类发酵试验、吲哚试验、硝酸盐还原试验、硫化氢试验、明胶液化试验、蛋白溶解试验、胆汁肉汤生长试验、触酶试验、卵磷脂酶试验、脂酶试验等。

四、动物试验

产气荚膜梭菌接种于小白鼠腹腔后，可使小白鼠脏器肿胀，并产生许多气泡，尤以肝为甚，称为海绵肝或泡沫肝。将分离的可疑细菌液 0.5 ～ 1.0ml 静脉注射入小白鼠体内，10 分钟后处死动物，置于 37℃温育 5 ～ 8 小时，如小白鼠身体膨胀，解剖观察各脏器，尤其是肝的变化（如剖检时腹部放出大量气体，各脏器均肿胀，并有许多气泡，尤以肝为甚，呈泡沫肝），取内脏组织涂片、革兰氏染色，见有荚膜的革兰氏阳性粗大杆菌可明确诊断。

五、注意事项

1．破伤风一旦发病，临床症状比较典型，一般可依据典型的症状和病史进行诊断。由于病原菌直接涂片和分离培养阳性率很低，一般不采取临床标本进行微生物学检查。必要时可取伤口渗出物或坏死组织进行涂片染色镜检及厌氧菌培养，并以培养物滤液做动物试验，以确定有无毒素产生。

2．分离培养是证实无芽胞厌氧菌感染的关键步骤。常用牛心脑浸液血琼脂 37℃厌氧环境培养 2 ～ 3 天，挑选生长菌落，接种于两个血平板，分别置于有氧和无氧环境中培养 48 小时。两种环境中都能生长的是兼性厌氧菌，只有在厌氧环境中生长的才是专性厌氧菌。

第四节 防治原则

一、预防

（一）预防措施

1. 清创扩创，防止创口厌氧微环境的形成 对可能被破伤风梭菌、产气荚膜梭菌等污染的伤口，要及时清创扩创，局部用 H_2O_2 反复冲洗，防止厌氧微环境的形成。产气荚膜梭菌感染严重时宜切除感染及坏死组织，必要时截肢以防止病变扩散。

2. 加强食品管理和监督，提高防范意识 对肉毒毒素等引起的食物中毒，预防的关键是对食品定期抽样检查，低温保存食物，高温破坏毒素。

3. 无芽胞厌氧菌常引起条件致病性感染 预防感染在于加强机体免疫，避免正常菌群寄居部位的改变，防止局部厌氧微环境形成，维持和重建局部良好的血液循环。外科清创引流是预防厌氧菌感染的重要措施。

（二）特异性预防

1. 人工主动免疫 对儿童、战士等易受创伤的人群进行破伤风类毒素的计划免疫。对上述严格按程序免疫的个体，如有外伤并污染严重时可再注射类毒素，几天内便可迅速产生抗毒素。孕妇接种破伤风类毒素可有效预防新生儿破伤风。气性坏疽病原菌种类多，所产生的毒素型别多，目前尚无预防用的类毒素。

2. 人工被动免疫 对疑似被破伤风梭菌严重污染的伤口及未经基础免疫者，应立即肌内注射破伤风抗毒素（TAT）1 500 ~ 3 000U 作紧急预防。对产气荚膜梭菌感染早期的患者可用多价抗毒素血清进行预防。对肉毒中毒患者应尽早根据症状作出诊断，迅速注射 A、B、E 三型多价肉毒抗毒素。

3．无芽胞厌氧菌为人体正常菌群，属于条件致病菌，其感染为内源性感染，故缺乏特异有效的预防方法。

二、治疗

1．厌氧芽胞梭菌感染，应使用多价抗毒素及大剂量青霉素等抗生素联合治疗。

2．气性坏疽患者有条件者可使用多价抗毒素和高压氧舱联合治疗。

3．大多数无芽胞厌氧菌对青霉素、氯霉素、氯林可霉素、头孢菌素敏感，而对氨基糖苷类抗生素不敏感．对四环素亦大多耐药。脆弱类杆菌能产生 β- 内酰胺酶，破坏青霉素和头孢菌素，故对此类药物耐药，此时可选用氯霉素和氯林可霉素进行治疗。此外，甲硝唑（灭滴灵）对厌氧菌感染也有很好的疗效。由于厌氧菌常与其他需氧或兼性厌氧菌混合感染，所以在选用药物时应全面考虑，相互兼顾。

小结	1. 厌氧芽胞梭菌均为 G^+ 大杆菌，专性厌氧，能产生外毒素。 2. 破伤风梭菌芽胞圆形，比菌体粗，位于菌体一端，使菌体呈鼓槌状。经创伤感染。破伤风痉挛毒素为嗜神经外毒素，可阻止上、下神经元间抑制性冲动的传递，引起骨骼肌强直痉挛。

小结

3. 产气荚膜梭菌芽胞卵圆形，比菌体小，位于菌体中央或近极端。经创伤或消化道感染。可产生多种外毒素及侵袭性酶，能破坏组织细胞，造成组织坏死及崩解，引起气性坏疽。也可引起食物中毒。

4. 肉毒梭菌芽胞椭圆形，比菌体粗，位于次极端，使菌体呈网球拍状。经口感染。肉毒毒素作用于脑神经核和外周胆碱能神经，引起肉毒食物中毒。

5. 无芽胞厌氧菌为人体正常菌群，可作为条件致病菌引起内源性感染，应引起重视。

6. 破伤风类毒素、破伤风抗毒素分别用于预防、紧急预防和治疗破伤风。可用多价抗毒素治疗气性坏疽及肉毒中毒。

思考题

1. 破伤风梭菌有哪些致病条件?
2. 解释气性坏疽的临床表现，如何进行早期诊断?
3. 比较无芽胞厌氧菌与厌氧芽胞梭菌在致病特点上的不同。

（叶　薇）

第六章

动物源性细菌

学习目标

1. 掌握布鲁菌的生物学性状、致病性。
2. 掌握鼠疫耶尔森菌的生物学性状、致病性。
3. 掌握炭疽芽胞杆菌的致病性。

能引起人畜共患病（zoonosis）的病原菌称为动物源性细菌，主要包括布鲁菌、炭疽芽胞杆菌和鼠疫耶尔森菌。人类通过直接接触动物或其污染的土壤、水源、食品或经动物媒介叮咬而感染。

第一节　布鲁菌

布鲁菌属（*Brucella*）又称作布鲁斯菌属，最早是由美国医师 David Bruce 首次分离出来而得名。布鲁菌属细菌是一类人畜共患传染病的病原菌，有 6 个生物种、19 个生物型，但经 DNA-DNA 杂交研究证明本属只有一个生物种，其他均为生物变种。本属使人致病的有羊布鲁菌（*B. melitensis*）、牛布鲁菌（*B. abortus*）、猪布鲁菌（*B. suis*）和犬布鲁菌（*B. canis*），其余两个变种只寄生在动物细胞内。在我国流行的主要是羊布鲁菌病，其次为牛布鲁菌病。

一、生物学性状

（一）形态与染色

布鲁菌为革兰氏阴性小球杆菌或短小杆菌，长 1.2μm，宽 0.4 ~ 0.8μm，常常出现着色不规则。无芽胞，无鞭毛，光滑型菌有微荚膜。

（二）培养特性

布鲁菌为需氧菌，只有牛布鲁菌在初分离时需 5% ~ 10%CO_2。布鲁菌属一般在体细胞内寄生，营养要求较高，部分菌株在含有氨基酸、维生素、盐和葡萄糖的培养基上可以生长。在普通培养基上生长缓慢，若加入血清或肝浸液可促进其生长。布鲁菌在血琼脂平板上不溶血，在液体培养基中可形成轻度混浊并有沉淀。最适生长温度为 35 ~ 37℃，最适 pH 为 6.6 ~ 6.8。用富集培养基，经 37℃培养 2 ~ 5 天可长出微小、透明、无色的光滑型（S）菌落，经人工传代培养后可转变成粗糙（R）菌落。

（三）抵抗力

布鲁菌抵抗力较强，在土壤、毛皮、病畜的脏器和分泌物、肉和乳制品中可生存数周至数月。在湿热60℃、日光直接照射下20分钟便可死亡。对常用消毒剂均较敏感，如用3%来苏儿作用数分钟后可杀死布鲁菌。对热和酸中度敏感，对常用的广谱抗生素也较敏感。

（四）生化反应

布鲁菌大多能分解尿素和产生H_2S。根据产生H_2S的多少以及在含碱性染料培养基中的生长情况，可鉴别羊、牛、猪等三种布鲁菌。该属菌株能利用糖类，不产生酸或气，此特性也是鉴别的重要依据。使人致病的四种布鲁菌，氧化酶和过氧化氢酶活性均为阳性。

（五）抗原构造与分型

布鲁菌含有两种抗原物质，即A抗原（牛布鲁菌菌体抗原）和M抗原（羊布鲁菌菌体抗原）。两种抗原在不同的布鲁菌中含量不同，牛布鲁菌含A（abortus）抗原多，而羊布鲁菌含M（melitensis）抗原多。根据两种抗原含量的比例不同，可对菌种进行区别，如牛布鲁菌A∶M＝20∶1，而羊布鲁菌A∶M＝1∶20，猪布鲁菌A∶M＝2∶1。用A与M因子血清进行凝集试验可以鉴别三种布鲁菌（表1-6-1）。

表1-6-1　主要布鲁菌的特性与鉴别

菌种	CO_2需要	脲酶试验	H_2S试验	在含染料培养基中生长		凝集试验	
				品红（1∶50000）	硫堇（1∶200）	抗A血清	抗M血清
羊布鲁菌	–	不定	–	+	+	–	+
牛布鲁菌	+	+	+	+	–	+	–
猪布鲁菌	-	+	+/–	–	+	+	+

二、致病性与免疫性

（一）致病物质

布鲁菌的主要致病物质有内毒素、荚膜与侵袭性酶（透明质酸酶、过氧化氢酶等）。荚膜与侵袭性酶增强了该菌的侵袭力，使细菌能通过完整皮肤、黏膜进入宿主体内，并在机体脏器内大量繁殖和快速扩散入血流。

（二）所致疾病

布鲁菌的动物宿主广泛，包括家畜、家禽及野生动物。感染家畜引起母畜流产。受孕的牛、猪、羊和山羊胎盘和胎膜上存在的赤藓糖醇是布鲁菌的生长因子，感染后细菌增殖引起胎盘炎和流产，而人类胎盘上不存在赤藓糖醇，即使被感染也不会引起流产。病畜还可表现为睾丸炎、附睾炎、乳腺炎、子宫炎等。牛、羊、猪等家畜是人类感染布鲁菌的主要传染源。人类主要通过接触病畜或被污染的畜产品，经皮肤、黏膜、眼结膜、消化道、呼吸道等不同途径感染。不同布鲁菌对人类的致病性有明显的差异，牛布鲁菌引起温和疾病，没有化脓性并发症，羊布鲁菌引起更严重和急性的干酪性肉芽肿。

布鲁菌侵入机体经1～6周的潜伏期，此期细菌被中性粒细胞和巨噬细胞吞噬，称为胞内寄生菌，可随淋巴引流到局部淋巴结生长繁殖并形成感染灶。当细菌繁殖达到一定数量，突破淋巴结而侵入血流，出现菌血症。随后细菌进入肝、脾、骨髓和淋巴结等脏器细胞，发热也渐渐消退。细菌在细胞内繁殖到一定程度可再度入血，又出现菌血症而致体温升高。如此反复形成的菌血症，使患者的热型呈波浪式，临床上称为波浪热。感染易转为慢性，在全身各处引起迁徙性病变，可出现全身乏力、头痛、低热、神经过敏等症状，体征有肝、脾大。此外，布鲁菌感染还会引起骨髓炎、脑膜炎和胆囊炎等疾病。病程一般持续数周至数月。

布鲁菌的致病过程与该菌引起的Ⅳ型超敏反应有关。菌体抗原成分与相应抗体形成的免疫复合物可导致急性炎症和坏死，病灶中有大量中性粒细胞浸润，可能是一种Ⅲ型超敏反应（Arthus 反应）。

（三）免疫性

机体感染布鲁菌后可产生免疫力，以细胞免疫为主。布鲁菌的免疫原性来自细胞壁中的高磷脂，以赖氨酸为优势氨基酸的 8 种氨基酸，不含庚糖。病后机体产生的 IgM 和 IgG 型抗体可发挥免疫调理作用。各菌种和生物型之间可出现交叉免疫。

第二节　炭疽芽胞杆菌

芽胞杆菌属（*Bacillus*）有 212 个种和亚种，是一群需氧、能形成芽胞的革兰氏阳性大杆菌。其中炭疽芽胞杆菌（*B. anthracis*）俗称炭疽杆菌，是人类历史上第一个被发现的病原菌，是引起动物和人类炭疽病的病原菌。在 2001 年美国 9·11 事件后，发生了炭疽芽胞粉末邮件袭击事件，造成 22 人发病，其中皮肤炭疽和肺炭疽各 11 例，肺炭疽中死亡 5 例，引起了全球的关注。炭疽芽胞杆菌是动物和人类炭疽（anthrax）的病原菌，牛与羊等食草动物的发病率最高，人可通过接触患炭疽的动物及其畜产品，或通过存在于空气、土壤中的炭疽杆菌芽胞而被感染，多引起皮肤炭疽，也有肠炭疽、肺炭疽和脑膜炎炭疽等。

案例 1-6-1

患者女，27 岁，汉族。因“手臂出现水疱 3 天余”于 4 月 24 日入院。患者入院前 3 天最初在右前臂出现红肿、水疱，直径约 4mm，随即水疱变黑，形成黑色痂壳。因家中其余两人亦出现类似症状，拟为传染病而就医。

入院时查体：患者精神尚可，右前臂上有一个浅蓝色溃疡，伤口周围有许多小水泡，感染部位的软组织出现脓肿、水肿，并有发热和全身中毒症状。问及近期活动时，患者说刚从墨西哥和美国中部旅游回来，她买了许多纪念品，包括一些皮革制品和一件羊皮夹克衫。

问题与思考：

1. 患者最有可能感染了哪种病原体？
2. 患者是通过什么途径感染的？
3. 如何进一步确诊？

一、生物学性状

（一）形态与染色

炭疽芽胞杆菌是致病菌中最大的革兰氏阳性粗大杆菌，长 5 ～ 10μm，宽 1 ～ 3μm，两端截平，无鞭毛。新鲜标本直接涂片时，常单个或呈短链。经人工培养的炭疽芽胞杆菌形成竹节样排列的长链（图 1-6-1）。在有氧条件下形成的芽胞多呈椭圆形，位于菌体中央。有毒菌株在机体内或含血清的培养基中可形成荚膜。

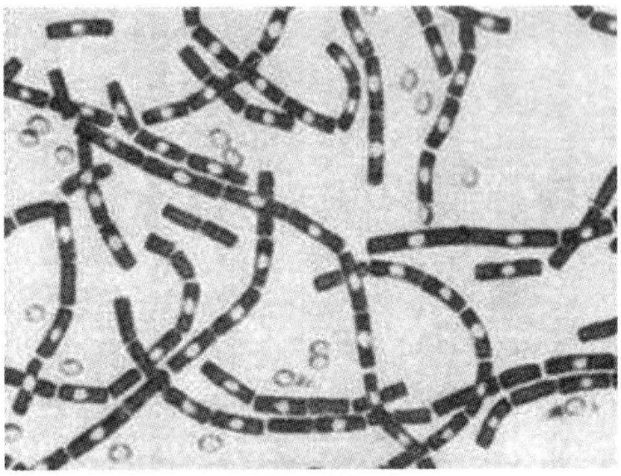

图 1-6-1　炭疽芽胞杆菌

（二）培养特性

炭疽芽胞杆菌需氧或兼性厌氧，最适温度为 30 ～ 35℃。在普通琼脂培养基上培养 24 小时，形成灰白色粗糙圆形菌落，低倍镜观察可见卷发状边缘。在血琼脂平板上不溶血，在肉汤培养基中由于形成长链而呈絮状沉淀生长。在明胶培养基中经 37℃培养 24 小时可使表面液化呈漏斗状，由于细菌沿穿刺线向四周扩散而成为倒松树状。有毒菌株在含 $NaHCO_3$ 的血琼脂平板或含 5% 血清的营养培养基内，置于含 5%CO_2 孵箱 37℃培养 24 ～ 48 小时可出现荚膜，形成黏液性菌落。

（三）抗原结构

炭疽芽胞杆菌的抗原分为两部分，一部分是结构抗原，包括荚膜、菌体和芽胞等抗原成分，另一部分是炭疽毒素复合物。

1. 炭疽毒素　由保护性抗原（protective antigen，PA）、致死因子（1ethal factor，LF）和水肿因子（edema factor，EF）三种蛋白质组成的复合物，由质粒 pXO1 的基因（*pagaA*、*cya*、*lef*）编码，其中水肿因子是腺苷酸环化酶。注射给实验动物可出现炭疽的典型中毒症状。但致死因子和水肿因子单独存在时则不会发挥生物学活性，水肿因子与保护性抗原结合后组成水肿毒素，致死因子与保护性抗原结合后组成致死毒素，能引起实验动物的水肿和致死。炭疽毒素具有抗吞噬作用和免疫原性。

2. 荚膜多肽抗原　由多聚 D- 谷氨酸多肽所组成，抗原性较弱。所产生的抗体无免疫保护性。由质粒 pXO2 的基因（*capB*、*capC* 和 *capA*）编码，具抗吞噬作用，与细菌毒力有关。

3. 芽胞抗原　由芽胞的外膜、皮质等组成的芽胞特异性抗原，具有免疫原性和血清学诊断价值。

4. 菌体多糖抗原　由 D- 葡萄糖胺、D- 半乳糖组成，与毒力无关。由于耐热，此抗原在病畜皮毛或腐败脏器中虽经长时间煮沸仍可与相应抗体发生沉淀反应，称 Ascoli 热沉淀反应，有利于对炭疽芽胞杆菌病原进行流行病学调查。

（四）抵抗力

细菌芽胞在干燥土壤或皮毛中能存活 20 余年，牧场一旦被污染，传染性可持续 10 年。芽胞对化学消毒剂的抵抗力也很强，如用 5% 苯酚需 5 天才被杀死。但对碘及氧化剂较敏感，1：2500 碘液 10 分钟、0.5% 过氧乙酸 10 分钟即可杀死芽胞。高压蒸汽灭菌法 121℃、15 分钟能杀灭芽胞。本菌对青霉素、红霉素、氯霉素等均敏感。

二、致病性与免疫性

（一）致病物质

炭疽芽胞杆菌的主要致病物质是荚膜和炭疽毒素，其致病力取决于生成荚膜和毒性的能力。由质粒 DNA 控制荚膜和炭疽毒素的产生。大多数炭疽芽胞杆菌的毒力主要和两个质粒（pXO1，pXO2）相关。pXO1 主要编码三种毒力因子及其他相关因子，pXO2 编码荚膜相关因子。荚膜有抗吞噬作用，有利于细菌在宿主组织内繁殖扩散。炭疽毒素是造成感染者致病和死亡的主要原因，毒性作用直接损伤微血管内皮细胞，增加血管通透性而形成水肿。

（二）所致疾病

炭疽芽胞杆菌是引起食草动物（牛、羊、马等）炭疽的病原菌，可经多种方式传播，引起人类炭疽。临床类型主要包括：

1. 皮肤炭疽　占病例的 95% 以上，人因接触患病动物或受染毛皮而引起感染，细菌或芽胞由颜面、四肢等皮肤小伤口侵入，经 1 天左右局部出现小痂，继而周围形成水疱、脓疱，类似于昆虫咬伤，最后形成坏死、溃疡，并形成特有的黑色焦痂，伤口直径为 1 ～ 3cm，故名炭疽。抗生素治疗无效，其中 20% 的患者出现败血症，引起全身感染致死。

2. 肠炭疽　较少见，在非洲、亚洲和美国等国家较为多见。因食入未煮熟的病畜肉类、奶或被污染食物所致。患者出现连续性呕吐、血性腹泻、腹痛、肠麻痹及血便等消化道症状，有的消化道症状不明显，但以全身中毒为主，2 ～ 3 天死于毒血症。

3. 肺炭疽　吸入含有大量病菌芽胞的尘埃可发生肺炭疽。潜伏期为 6 周，患者出现呼吸道症状，以胸骨下痛为主。早期临床表现与纵隔出血坏死和水肿有关，X 线片显示纵隔明显变宽，胸膜出血引起积血，而后出现出血性脑膜炎和肠溃疡等病症，继而很快出现全身中毒症状而死亡。

上述三型均可并发败血症，若血液中含菌量达 10^7/ml 可引起死亡。偶见引起炭疽性脑膜炎，死亡率极高。

（三）免疫性

感染炭疽芽胞杆菌后可获得持久性免疫力。一般认为与机体针对炭疽毒素保护性抗原产生的保护性抗体及吞噬细胞的吞噬功能增强有关。

第三节　鼠疫耶尔森菌

鼠疫耶尔森菌俗称鼠疫杆菌，是引起鼠疫的病原菌。鼠疫是一种自然疫源性的烈性传染病，人类历史上曾发生过三次世界性大流行，死亡人数以千万计，给人类带来的灾害超过任何一种自然灾害。每次大流行的菌种在代谢特点方面都有所差别，据此分别命名为三种生物型，即古典型、中世纪型和东方型。人类鼠疫是因直接接触、剥食了染有鼠疫的动物（旱獭、绵羊等）或被染疫的鼠蚤叮咬而受染。近数十年来鼠疫的发病率已明显下降，但仍有局部散发流行，目前主要发生于亚洲、非洲和南美洲地区。我国西北等内陆地区偶有散发病例。因此，鼠疫仍是我国重点监控的自然疫源性传染病。

一、生物学性状

（一）形态与染色

鼠疫耶尔森菌是两端钝圆、两极浓染的卵圆形短小杆菌，革兰氏染色阴性，有荚膜，无鞭毛，无芽胞。在不同的检验标本或培养基标本中，表现出不同形态。采用死于鼠疫的尸体或动物新鲜内脏制备的印片或涂片，形态典型。但在化脓或溃疡性病灶及腐败材料中见到的细菌形态不典型，菌体膨大成球，且着色不佳。如在陈旧培养物或在含高盐（30g/L NaCl）的培养基中则呈多态性，可见球形、杆形、棒形或哑铃状等。

（二）培养特性

鼠疫耶尔森菌兼性厌氧，在含血液或组织液的培养基中生长，24 小时后可形成细小、黏稠的粗糙型菌落。在组织液培养基中生长时最适温度为 30℃，而在血平板上培养最适温度为 37℃，pH 为 6.9 ~ 7.2。在肉汤培养管底部开始出现絮状沉淀物，48 小时后肉汤表面形成菌膜，稍加摇动菌膜呈“钟乳石”状下沉，此特征有一定鉴别意义。

（三）抗原结构

鼠疫耶尔森菌的抗原结构复杂，至少有 18 种抗原，重要的有 F1、V/W、外膜蛋白和鼠毒素等四种抗原，这些抗原由细菌质粒 DNA 编码产生，与鼠疫耶尔森菌的致病性有关。

1. F1 抗原　鼠疫耶尔森菌的荚膜成分［（20 ~ 50）$\times 10^3$］由质粒 DNA 编码（110kb），具有抗吞噬作用，故与其毒力相关。F1 的抗原性强，其相应抗体具有免疫保护作用。但 F1 抗原属于不耐热的糖蛋白，100℃ 15 分钟即失去抗原性。

2. V/W 抗原　由质粒 DNA 编码（70kb）。V 抗原存在于细胞质中，为可溶性蛋白，在 37℃及含钙条件下可产生。W 抗原位于菌体表面，是一种脂蛋白。两种抗原总是同时存在，具有抗吞噬作用，使细菌具有在宿主细胞内存活的能力，与细菌毒力有关。

3. 外膜蛋白　其编码基因与 V/W 基因存在于同一质粒上。外膜蛋白具有抗吞噬细胞的移动和吞噬作用，也具有抑制血小板聚集的作用，在致病过程中起重要作用。

4. 鼠毒素　由质粒 DNA 编码产生的外毒素，为可溶性蛋白，对鼠类有剧烈毒性，1μg 即可使鼠致死，主要作用于心血管系统，引起毒血症、休克。鼠毒素具有良好的抗原性，用甲醛处理可使其脱毒制成类毒素，用于免疫动物制备抗毒素。

知识链接

哈尔滨·鼠疫·伍连德

1910 年 10 月 25 日，在中俄边境小城满洲里，两名从俄罗斯回来的劳工在下榻的旅店内暴亡。此后，死亡开始蔓延开来，从察汉敖拉煤窑到扎赉诺尔，再到哈尔滨。瘟疫爆发后，中国人聚居区傅家甸很快就成为重灾区。当时的清政府任命伍连德为东三省防疫全权总医官，负责控制这场瘟疫。

他为了弄清病情，承受巨大压力，秘密进行尸体解剖，发现流行在傅家甸的正是鼠疫。伍连德立即报告此事，并提出初步防疫措施：控制铁路、公路交通，隔离疫区傅家甸，向关内征聘医生等。

伍连德发现，这一次发生的疫情显然与以往对鼠疫的认知有很多冲突。他大胆提出，在傅家甸流行的鼠疫无需通过动物媒介，而可以通过呼吸之间的飞沫传播，他将此命名为“肺鼠疫”。

二、致病性与免疫性

（一）致病性

鼠疫是自然免疫源性传染病，一般先在鼠类间发病和流行，通过鼠蚤的叮咬而传染人类。当大批病鼠死亡后，失去宿主的鼠蚤转向人群或其他动物（如旱獭、绵羊等）。人患鼠疫后，又可通过人蚤或呼吸道等途径在人群间流行。临床常见有腺鼠疫、肺鼠疫和败血症型鼠疫。

1. 腺鼠疫　以急性淋巴结炎为特点。鼠疫耶尔森菌能在吞噬细胞内生长繁殖，沿淋巴引流到达局部淋巴结，引起严重的淋巴结炎。侵犯的淋巴结多位于腹股沟，引起肿胀、化脓和坏死。

2. 肺鼠疫　通过呼吸道吸入感染，也可由腺型或败血症型鼠疫蔓延而继发。表现为高热寒战、咳嗽、胸痛、咯血，患者多因呼吸困难或多器官功能衰竭而死亡，也会出现肺炎和脑膜炎的症状。死亡患者的皮肤常呈黑紫色，故有“黑死病”之称。

3. 败血症型鼠疫　重症腺鼠疫或肺鼠疫患者的病原菌可侵入血流，导致败血症型鼠疫，出现弥散性血管内凝血而引起低血压。体温升高至 39 ～ 40℃，发生休克和 DIC，皮肤黏膜见出血点及瘀斑，全身中毒症状和中枢神经系统症状明显，肾和心肌功能衰竭，死亡率高。

（二）免疫性

感染鼠疫耶尔森菌后能获得牢固免疫力，再次感染罕见。机体主要产生针对 F1 抗原、V/W 抗原的抗体等，这些抗体具有调理促吞噬、凝集细菌及中和毒素等作用。

第四节　微生物学检查法

一、标本采集

（一）布鲁菌

常用血液和骨髓标本，急性期血培养阳性率可高达 70%。在急性期、亚急性期患者取骨髓分离，儿童患者常用骨髓分离。病畜的子宫分泌物、羊水，流产动物的肝、脾、骨髓等也可作为分离培养的标本。

（二）炭疽芽胞杆菌

人类皮肤炭疽早期取水疱、脓疱内容物，晚期取血液；肠炭疽取粪便、血液及畜肉等；肺炭疽取痰、病灶渗出液及血液等。采集标本时要注意个人防护，严禁在室外解剖炭疽动物尸体，避免芽胞污染牧场及环境，在无菌条件下割取耳尖或舌尖组织送检。

（三）鼠疫耶尔森菌

因鼠疫为法定甲类传染病，标本应送到有严格防护措施的生物安全实验室检测。对疑似鼠疫的患者，应在服用抗菌药物前，按不同症状或体征，采取淋巴结穿刺液、痰（肺炎）、脑脊液（脑膜炎）、血液、咽喉分泌物等。人或动物尸体应取肝、脾、肺、淋巴结和心血等，分别装入无菌容器。腐败尸体需取骨髓。取急性期和恢复期的血清检测抗体水平。

二、涂片镜检

（一）布鲁菌

将标本接种于双相肝浸液培养基，置于 35 ～ 37℃，8% ～ 10%CO_2 孵箱中培养。培养几天后形成直径< 1mm 的细小菌落。若未见菌生长，一般需经过 3 周培养方可排除。

（二）炭疽芽胞杆菌

取渗出液、血液涂片进行革兰氏染色，发现有荚膜或呈竹节状排列的革兰氏阳性大杆菌，或用特异性荧光抗体染色镜检、免疫组织化学染色技术等，结合临床症状可作出初步诊断。

（三）鼠疫耶尔森菌

标本直接涂片或印片，进行革兰氏染色或亚甲蓝染色，镜检观察典型形态与染色性。免疫荧光试验可用于快速诊断。

三、分离培养与鉴定

（一）布鲁菌

细菌型别鉴定主要根据涂片染色镜检（革兰氏阴性球杆菌）、氧化酶、过氧化氢酶和尿素酶活性，对 CO_2 的要求、H_2S 产生、染料抑菌试验、玻片血清凝集等结果确定布鲁菌。猪布鲁菌和羊布鲁菌尿素酶活性接种 5 分钟内判定结果，布鲁菌属其他种的阳性结果观察可能延迟到接种后的 24 小时。

（二）炭疽芽胞杆菌

将标本接种于血琼脂平板和碳酸氢钠琼脂平板，培养后观察菌落（灰白色、粗糙型、边缘不整齐），非溶血性，用青霉素串珠试验、噬菌体裂解试验等进行鉴定。青霉素串珠试验的原理是炭疽芽胞杆菌在含微量（0.05 ～ 0.5U/m1）青霉素的培养基上，其形态变异为大而均匀的圆球形，呈串珠状排列，而其他需氧芽胞杆菌无此现象。半固体培养基上无运动型、含重碳酸盐的培养基上形成荚膜，需 5% ～ 7%CO_2。

必要时还可以把检材或培养物接种于小鼠或豚鼠，2 ～ 3 天动物发病，在内脏及血液中可检测出带荚膜的炭疽芽胞杆菌。

（三）鼠疫耶尔森菌

将标本接种于血琼脂平板、麦康基（氏）琼脂平板或 0.025% 亚硫酸钠琼脂平板等，鼠疫耶尔森菌在固体培养基上生长较慢，血平板上 24 小时内生长。经 24 小时培养后形成针尖样小菌落，经 48 小时后才形成 1 ～ 1.5mm 灰白色较黏稠的粗糙型菌落。血液标本应先接种在肉汤培养基中增菌。在液体培养基中孵育 48 小时可形成“钟乳石”现象。当分离出可疑菌落时，可作涂片染色后镜检、生化试验、血清凝集试验等进一步鉴定。国内外学者还采用噬菌体裂解试验、毒力因子、菌体脂肪酸成分等分析方法，对鼠疫耶尔森菌进行菌株分型。

在不能获得鼠疫耶尔森菌的情况下，可检测人或动物血清中的鼠疫抗体滴度。同时，也可以采用反向间接血凝试验、免疫荧光反应等方法，检查有无鼠疫耶尔森菌抗原的存在。

采用 PCR 技术检测鼠疫耶尔森菌核酸，可用于鼠疫的流行病学调查和紧急情况下的检测。目前已经建立了多重 PCR、实时荧光定量 PCR 等方法。还可以采用 rRNA 基因指纹图（ribotyping）、脉冲场凝胶电泳（PFGE）以及随机扩增 DNA 多态性（RAPD）等方法分析和鉴定。目前着重在于筛选高特异性引物、改进扩增产物的分析方法等，以进一步提高检测鼠疫耶尔森菌核酸的特异性和敏感性。

四、血清学试验

（一）布鲁菌

发病第 1 周开始出现 IgM 抗体，3 个月后达最高浓度，持续在慢性期。用适当的抗生素治疗后，部分患者体内持续时间为 2 年。发病 3 周后开始出现 IgG 抗体，6 ～ 8 周达最高浓度。一般 IgG 和 IgA 抗体的水平是平行的。常用的血清学试验检测不到犬布鲁菌。

1. 血清凝集试验　发病 1 ～ 7 天后血清中开始出现 IgM，将患者血清作倍比稀释，标准菌量为 1×10^9cfu/ml，进行玻片凝集试验，效价达到 1 ∶ 200 有诊断意义。当机体获得霍乱菌苗时会提高布鲁菌凝集反应的效价。用胶乳凝集试验可在 6 分钟内判定结果，方法简易可靠。

2. 补体结合试验　一般发病 3 周后出现 IgG 抗体，由于此抗体能维持较长时间，故对诊断慢性布鲁菌病意义较大。此试验特异性高，试验结果以 1 ∶ 10 为阳性。

3. 酶联免疫吸附法　细胞质蛋白作为抗原，可检测 IgG、IgA 和 IgM 抗体。此方法比其他方法有更好的敏感性和特异性。

4. 抗球蛋白试验　在亚急性期，三种抗体（IgG，IgM，IgA）都会出现，且有独立活性，持续时间较长。血清浓度高时 IgA 抗体的血清学试验结果为阳性，而血清浓度低时 IgA 抗体被 IgG 和 IgM 干扰导致凝集试验结果为阴性，此时需用 Coombs 抗球蛋白法检测。在病程中凝集效价增长者有诊断意义。

（二）炭疽芽胞杆菌

可用酶联免疫法检测荚膜抗体，分别 4 周取急性期和恢复期的血清做试验，效价为＞1∶32。ELISA 法检查炭疽毒素，炭疽芽胞杆菌菌种间同源性高，相互间遗传差异性很小，序列同源性达 99%，因此还可采用 PCR 技术检测。其中 Ames 株的基因全序列已完成测序。炭疽芽胞杆菌与其他需氧芽胞杆菌的鉴别见表 1-6-2。

表 1-6-2　炭疽芽胞杆菌与其他需氧芽胞杆菌的鉴别

性状	炭疽芽胞杆菌	其他需氧芽胞杆菌
荚膜	+	–
动力	–	+
血平板	不溶血或微溶血	多为迅速而明显溶血
$NaHCO_3$ 琼脂平板	黏液型菌落（有毒株）	粗糙型菌落
青霉素串珠试验	+	–
噬菌体裂解试验	+	–
动物致病力试验	+	–

（三）鼠疫耶尔森菌

未接种过疫苗的患者，将恢复期血清进行玻片凝集试验，效价≥ 1∶16 试验结果为阳性并有诊断意义。

五、皮肤试验

布鲁菌素（bnacellin）或布鲁菌蛋白提取物作皮内注射，24 ～ 48 天后观察结果。局部红肿浸润直径达 1 ～ 2cm 为弱阳性，＞ 2 ～ 3cm 为阳性，＞ 3 ～ 6cm 为强阳性。若红肿在 4 ～ 6 天内消退则为假阳性。皮试阳性可诊断慢性或曾患过布鲁菌病。

第五节 防治原则

一、预防

（一）布鲁菌

控制和消灭家畜布鲁菌病、切断传播途径、免疫接种、牛奶和牛奶制品的巴氏消毒、减少可能的职业危害因素是主要的预防措施。免疫接种以畜群为主，疫区人群也应接种减毒活疫苗，有效期约1年。

（二）炭疽芽胞杆菌

炭疽的预防重点应放在控制家畜感染和牧场的污染。①病畜应严格隔离或处死深埋。死畜严禁剥皮或煮食，必须焚毁或深埋2米以下。②被感染动物的产品灭菌处理（一般用高压灭菌法）。③适当处理衣服和手套等有被感染可能性的防护材料。④用炭疽减毒活疫苗，接种对象主要是疫区牧民、屠宰畜牧人员、兽医和制皮革工人等。免疫力可持续1年。

由于炭疽芽胞杆菌的特殊性，国际上有些生物恐怖分子把炭疽芽胞杆菌作为生物战剂或生物袭击的手段，我们应当提高警惕，制定好应对措施。

（三）鼠疫耶尔森菌

鼠疫耶尔森菌是传统生物战剂之一，也是恐怖分子可能用于制造生物恐怖袭击的微生物之一，严重威胁着人类的健康。因此，我们要随时提高警惕，作好预警和疫情监测报告工作。

对疫区进行隔离封锁，加强疫区动物之间和人群间的鼠疫监测工作，密切注意动物鼠疫的流行动态，防止人群间鼠疫的发生。

灭鼠、灭蚤是切断鼠疫传播环节、消灭鼠疫传染源的根本措施。对于已感染鼠疫的旱獭或绵羊，应果断处死，彻底消毒尸体和现场。此外，应迅速扑灭疫情，处理疫区，加强国境、海关检疫。

鼠疫耶尔森菌对理化因素抵抗力弱，在湿热80℃、10分钟，或100℃、1分钟即可死亡。5%甲醛皂（来苏儿）或1%苯酚20分钟内可将痰液中的病菌杀死。但在自然环境的痰液中鼠疫耶尔森菌能存活36天，在蚤粪和土壤中能存活1年左右。

二、治疗

（一）布鲁菌

布鲁菌对四环素类和氨苄西林敏感。治疗时，对于急性期和亚急性期患者，WHO推荐的首选方案是利福平与多西环素联合使用。除采用上述病原治疗外，尚需进行脱敏和对症治疗。四环素或链霉素治疗时间为2～3周或延长到6周。

（二）炭疽芽胞杆菌

治疗以青霉素为首选药物，可与庆大霉素或链霉素联合使用，青霉素过敏者可用环丙沙星及红霉素等。

（三）鼠疫耶尔森菌

我国目前应用EV无毒株生产活菌疫苗，多用皮下、皮内接种或皮上划痕，免疫力可维持8～10个月。

鼠疫患者如不及时治疗，极易死亡，肺鼠疫的死亡率为100%。若抢救及时，大多数患者能够治愈。因此，对鼠疫患者的早期诊断和及时治疗非常重要。治疗中应早期足量用药，采用链霉素、庆大霉素、磺胺类及四环素类等药物均有效。

小结

1. 人畜共患病　一种病原菌可同时引起动物和人类的某些传染病，称为人畜（兽）共患病。

2. 动物源性细菌　能引起人畜共患病（zoonosis）的病原菌称为动物源性细菌。

3. 布鲁菌　球杆状小杆菌，革兰氏阴性。有6个菌种，在中国流行的主要是羊布鲁菌，其次是牛布鲁菌。可反复引起菌血症，患者的热型为波浪热。孕期动物对布鲁菌最易感，感染后常引起流产。但人感染后不引起流产。

4. 鼠疫耶尔森菌　鼠疫的病原菌，卵圆形，两端钝圆并浓染的短小杆菌，革兰氏阴性，毒力强。鼠疫是自然疫源性烈性传染病，人类鼠疫由带菌鼠蚤叮咬而受染，感染后能获得持久的免疫力。

5. 炭疽芽胞杆菌　致病菌中最粗大的细菌，革兰氏阳性，在体内可形成荚膜，在有氧条件下可形成芽胞，抵抗力很强。致病物质为荚膜和炭疽毒素。病畜应严格隔离或处死焚毁或深埋2米以下，严禁剥皮或煮食。特异性预防用炭疽减毒活疫苗，皮上划痕接种，可持续1年。治疗以青霉素药物为首选。感染后可获得持久免疫力。

思考题

1．结合实际情况，谈谈鼠疫的预防要点。

2．简述布鲁菌对人类的致病作用。

3．什么是人畜共患病？常见的动物源性细菌有哪些？能引起哪些人畜共患病？（列举三种）

（欧阳惠君）

第七章

支原体、衣原体、立克次体和螺旋体

学习目标

1. 掌握支原体、衣原体、立克次体和螺旋体所引起的临床疾病。
2. 熟悉支原体、衣原体、立克次体和螺旋体所引起的临床疾病的防治原则。
3. 了解支原体、衣原体、立克次体和螺旋体的典型生物学性状和微生物学检查方法。

第一节 支原体

支原体是一类没有细胞壁、高度多形性、能通过滤菌器、可在无生命培养基中生长繁殖的最小的原核细胞型微生物，因可形成有分枝的长丝而得名。

一、生物学性状

（一）形态与结构

支原体体积微小，直径 0.2 ~ 0.3μm，长 1 ~ 10μm，可通过一般滤菌器。因缺乏细胞壁，呈高度多形性，有球形、丝状、环状、星状和螺旋形等。革兰氏染色阴性，但不易着色，Giemsa 染色呈淡紫色。电镜下可见胞膜由 3 层组成，内、外层主要为蛋白质和糖类，中间层为脂质，主要为磷脂。胆固醇位于磷脂分子之间，对保持细胞膜的完整性具有一定的作用。凡能与胆固醇作用的物质，如皂素、两性霉素 B、毛地黄苷等，均可破坏支原体的细胞膜，使之死亡。有的支原体细胞膜外有一层多糖组成的荚膜，有毒性，与支原体致病有关。

（二）培养特性

支原体的营养要求比一般细菌高，培养基中必须加入 10% ~ 20% 人或动物血清，pH 为 7.8 ~ 8.0。支原体以二分裂繁殖为主，也可见出芽、分枝或由球体延伸成长丝，然后分节段成为许多球状或短杆状的颗粒。支原体生长缓慢，在琼脂含量较低（< 1.5%）的固体培养基中培养 2 ~ 3 天后出现小的“油煎蛋”状的菌落。

（三）抵抗力

支原体因无细胞壁，故对理化因素比较敏感，对可干扰细胞壁合成的抗生素耐药，但对可干扰蛋白质合成的抗生素如多西环素、氯霉素、红霉素、螺旋霉素、链霉素等敏感，对交沙霉素高度敏感。

二、致病性与免疫性

（一）致病性

支原体广泛分布于自然界及人、家禽、家畜及实验动物等体内，大多不致病。对人致病的主要有肺炎支原体、溶脲脲原体、人型支原体和生殖器支原体等。

1. 肺炎支原体　人类原发性非典型肺炎的病原体，约占非细菌性肺炎的 50%。本病由呼吸道传播，多发生在 5 ～ 19 岁的青年人群中，以夏末秋初多见。受染者多数无症状或出现头痛、发热、咳嗽等较轻的呼吸道症状，X 线检查肺部有明显浸润。个别患者可伴有呼吸道以外的并发症，如心血管神经症状和皮疹。有的患者感染后出现 I 型超敏反应，促使哮喘病急性发作。由于支原体肺炎有传染性，应注意隔离。

2. 溶脲脲原体　引起泌尿生殖道感染的重要病原体之一，是非淋球菌性尿道炎（NGU）的主要病原体，检出率达 13% ～ 50%。本病主要通过性接触传播，还可引起前列腺炎、附睾炎、尿道炎、阴道炎、盆腔炎等，可通过胎盘感染胎儿，引起流产、早产和新生儿呼吸道感染。溶脲脲原体还可吸附于精子表面，阻碍精子与卵子的结合，导致不育症的发生。

3. 其他致病性支原体　人型支原体和生殖器支原体的致病性与溶脲脲原体相似，因可引起泌尿生殖道感染，均被列为性传播疾病的病原体。

（二）免疫性

支原体感染后，可诱发机体产生体液免疫和细胞免疫。分泌型 IgA 及特异性细胞免疫在防止支原体再感染上有一定作用。

三、微生物学检查方法

（一）分离培养

取可疑患者的痰或咽拭子，接种于含血清或酵母浸膏的琼脂培养基。用青霉素、醋酸铊抑制杂菌的生长，多次传代后可变为典型的“油煎蛋”样菌落，并能吸附多种动物红细胞和气管上皮细胞、HeLa 细胞等，且此类吸附可被特异性抗体所抑制。分离的支原体经形态、溶血与生化反应作初步鉴定。

（二）血清学试验

用特异性抗血清作生长抑制试验和代谢抑制试验。用患者血清与支原体脂质抗原作补体结合试验，恢复期较急性期效价高 4 倍以上具有诊断价值。另外，患者的血清可与人 O 型红细胞在 4℃时产生非特异性凝集，称为“冷凝集试验”，37℃时凝集现象消失。

（三）PCR 检测

以特异性引物通过 PCR 技术从患者痰中检测肺炎支原体 DNA。通过对特异性引物扩增尿素酶基因来检测溶脲脲原体，快速、敏感、特异。

四、防治原则

肺炎支原体可诱导相应的适应性免疫，已有疫苗问世，可作预防。泌尿生殖道支原体感染的预防，应加强宣传教育，注意性卫生，切断传播途径。支原体感染者可选用左氧氟沙星、氯霉素、红霉素、螺旋霉素、链霉素、四环素等药物治疗。

第二节 衣原体

衣原体是一类严格寄生在真核细胞内、具有独特的发育周期、能通过细菌滤器的原核细胞型微生物。衣原体的共同特征：①大小为 250 ~ 500nm，具有细胞壁，革兰氏染色阴性，呈圆形或椭圆形；②具有独特的发育周期，仅在活细胞内以二分裂方式繁殖；③有 DNA 和 RNA 两种类型的核酸；④含有核糖体和较复杂的酶类，但缺乏代谢所需要的能量来源，必须由宿主细胞提供，因而表现为严格的细胞内寄生；⑤对多种抗生素敏感。

一、生物学性状

（一）形态与结构

普通光学显微镜下，在宿主细胞中可见到两种不同的衣原体颗粒结构，即原体和始体。原体是发育成熟的衣原体，为细胞外形式，具有感染性；始体又称网状体，是衣原体发育周期中的繁殖型，为细胞内形式，无感染性。

衣原体在宿主细胞内生长繁殖时具有独特的发育周期。原体在宿主细胞外较为稳定，但具有高度的感染性。当与易感细胞接触时，以吞饮的方式进入细胞内，由宿主细胞膜包围原体而形成空泡，在空泡内的原体增大，发育成为始体。始体在空泡以二分裂形式繁殖，在空泡内形成众多的子代原体，构成各种形态的包涵体。包涵体的形态、在细胞内存在的位置、染色性等特征，对于衣原体有鉴别意义。成熟的子代原体从宿主细胞释放出来，再感染其他的宿主细胞，开始新的发育周期。每个发育周期需 48 ~ 72 小时。始体是衣原体周期中的繁殖型，而不具有感染性。

（二）培养特性

衣原体为专性细胞内寄生，不能在人工培养基上生长。绝大多数能在 6 ~ 8 天龄鸡胚或鸭胚卵黄囊中生长繁殖，并可在卵黄囊膜中找到包涵体、原体及始体颗粒。某些衣原体可用动物接种培养，如鹦鹉热衣原体经腹腔接种，性病淋巴肉芽肿经脑内接种，均可使小白鼠受感染。组织细胞培养（如 HeLa 细胞、人羊膜细胞等）衣原体生长良好。

（三）抵抗力

衣原体对热敏感，55 ~ 60℃仅存活 5 ~ 10 分钟。常用的化学消毒剂也能迅速杀灭衣原体。对红霉素、四环素、氯霉素、螺旋霉素、利福平等抗生素敏感。

二、致病性与免疫性

衣原体广泛寄生于人、哺乳动物及禽类，对人致病的主要有沙眼衣原体、肺炎衣原体和鹦鹉热衣原体。

（一）致病性

衣原体侵入机体后，借助其表面脂多糖和蛋白质的作用吸附并被吞入易感细胞内，所致疾病主要有：

1. 沙眼　由沙眼衣原体引起，主要通过眼 - 眼或眼 - 手 - 眼的途径传播，感染眼结膜上皮细胞引起局部炎症。发病缓慢，早期出现眼睑结膜急性或亚急性炎症，表现为流泪、有黏液脓性分泌物、结膜充血等。后期移行为慢性，出现结膜瘢痕、眼睑内翻、倒睫、角膜血管翳等引起角膜损害，以致影响视力，最后导致失明。据统计沙眼居致盲病因的首位。

2. 包涵体结膜炎　由沙眼衣原体引起，包括婴儿及成人两种。前者系婴儿经产道感染，引起急性化脓性结膜炎（亦称包涵体脓漏眼），不侵犯角膜，能自愈。后者为成人经眼 - 手 - 眼的途径或者接触污染的游泳池水而感染，引起滤泡性结膜炎。病变类似沙眼，但不出现角膜血管翳，亦无结膜瘢痕形成。一般经数周或数月痊愈，无后遗症。

3. 泌尿生殖道感染　由沙眼衣原体引起，经性接触传播。男性多表现为非淋菌性尿道炎，未经治疗者转变成慢性感染，可合并附睾炎、前列腺炎等。女性能引起尿道炎、宫颈炎、输卵管炎、盆腔炎等，输卵管炎反复发作可引起不孕症或宫外孕等严重并发症。

4. 性病淋巴肉芽肿　由沙眼衣原体引起，主要通过性接触传播。在男性主要侵犯腹股沟淋巴结，引起化脓性淋巴结炎和慢性淋巴肉芽肿。在女性可侵犯会阴、肛门、直肠，形成肠皮肤瘘管，亦可引起会阴 - 肛门 - 直肠组织狭窄或梗阻。

5. 呼吸道感染　主要由肺炎衣原体和鹦鹉热衣原体引起，经飞沫或呼吸道分泌物传播，可引起肺炎、支气管炎、咽炎、鼻窦炎等。此外，沙眼衣原体还可引起婴幼儿肺炎。近年来发现，肺炎衣原体慢性感染可能是冠心病的致病因素之一。

（二）免疫性

衣原体感染后能诱导机体产生特异性细胞免疫和体液免疫，但保护性不强，维持时间短，故常表现为持续感染、反复感染和隐性感染。免疫应答还可造成免疫病理损伤。

三、微生物学检查方法

多数衣原体引起的疾病可根据临床症状和体征确诊，但对早期或症状不明显的患者，需进行微生物学检查来辅助诊断。

（一）直接涂片镜检

沙眼急性期患者取结膜刮片，Giemsa 或碘液及荧光抗体染色镜检，检查上皮细胞质内有无包涵体。包涵体结膜炎及性病淋巴肉芽肿也可从病损局部取材涂片，染色镜检，观察有无衣原体或包涵体。

（二）分离培养

用感染组织的渗出液或刮取物，接种鸡胚卵黄囊或传代细胞，分离衣原体，再用免疫学方法鉴定。

（三）血清学试验

主要用于性病淋巴肉芽肿的辅助诊断。常用补体结合试验，若双份血清抗体效价升高 4 倍或以上者，有辅助诊断价值。也可用 ELISA、凝集试验等。

（四）PCR 检测

设计不同的特异性引物，应用聚合酶链反应可特异性诊断沙眼衣原体，具有敏感性高、特异性强的特点，现已被广泛应用。

四、防治原则

预防沙眼关键在于做好个人卫生和服务性行业的卫生管理。不使用公共毛巾和脸盆，避免直接或间接接触传染源。泌尿生殖道感染的预防应加强性病知识宣传，避免不洁性行为，积极治愈患者和带菌者。鹦鹉热衣原体感染的预防主要为避免与患鸟的接触。

沙眼治疗常用的药物有磺胺醋酰钠液、利福平、酞丁胺液或新霉素液等。泌尿生殖道感染与其他性病的预防相同，治疗可选用利福平、诺氟沙星、多西环素、四环素及红霉素等。

案例 1-7-1

患者，女，25 岁，无过敏史。于 1 个月前感觉眼睛发痒，见光流泪，有黏液脓性分泌物，眼中带有红血丝。看电视时，眼睛不适感更强，感觉眼睛里有东西，把下眼皮翻过来，可以看见凹凸不平的隆起，形似砂砾，还有类似滤泡样的小白点。自行使用氯霉素眼药水后，症状稍有缓解。今早起床后眼睛不适感增强，遂来就医。检查患者，眼睑红肿，结膜高度充血，睑结膜粗糙不平，上下穹窿部结膜满布滤泡，合并有弥漫性角膜上皮炎及耳前淋巴结肿大。综合以上情况，请分析：

1．初步诊断此患者患何种疾病？

2．还需要做何种辅助检查，以最终确定患者所患疾病？

3．针对此病，患者应注意哪些日常生活护理措施？

第三节 立克次体

立克次体是一类严格细胞内寄生、以节肢动物为传播媒介、革兰氏阴性原核细胞型微生物。在形态结构、化学组成及代谢方式等方面均与细菌类似。立克次体病多数是自然疫源性疾病，呈世界性或地方性流行，人类多因节肢动物吸血而受到感染。我国发现的立克次体病主要有斑疹伤寒、恙虫病、Q 热等。

立克次体的共同特点：①大多为人畜共患病的病原体；②以节肢动物为传播媒介、寄生宿主或储存宿主；③大小介于细菌和病毒之间，具有多种形态，主要为球杆状，革兰氏染色阴性；④含有 DNA 和 RNA 两类核酸；⑤专性活细胞内寄生，以二分裂方式繁殖；⑥对多种抗生素敏感。

一、生物学性状

（一）形态与结构

立克次体为多形态性，以球杆状或杆状多见，大小为（0.3 ～ 0.6）μm ×（0.8 ～ 2.0）μm。革兰氏染色阴性，但不易着色，常用 Giemsa 和 Gimenez 染色，前者将立克次体染成紫色或蓝色，后者将立克次体染成红色。立克次体在感染细胞内排列不规则，可单个、成双或聚集成致密的团块。立克次体的结构及化学组成与革兰氏阴性菌类似。

（二）培养特性

大多数立克次体只能在活细胞内生长，以二分裂方式繁殖，生长速度较慢。培养立克次体常用的方法有动物接种、鸡胚接种和细胞培养，孵育的最适温度为 32 ～ 35℃。一般在宿主细胞代谢率较低时立克次体繁殖较好。

（三）抵抗力

除 Q 热柯克斯体外，立克次体对理化因素的抵抗力与细菌繁殖体相似。对低温、干燥的抵抗力较强，如在干燥的虱粪中立克次体能保持传染性半年以上。对氯霉素、四环素等敏感。磺胺类药物不仅对立克次体无抑制作用，反而能促进其生长繁殖。

二、致病性与免疫性

（一）致病性

由立克次体引起的疾病统称为立克次体病，多数是自然疫源性疾病，且人畜共患。主要通过节肢动物如人虱、鼠蚤、蜱或螨的叮咬或含有立克次体的粪便引起伤口污染而传播。早期病变主要由内毒素引起，晚期病变主要由免疫病理损伤造成。所致疾病如下：

1. 流行性斑疹伤寒 由普氏立克次体引起，人虱为媒介，在人与人之间传播，冬春季流行。除高热、头痛、皮疹外，可伴有神经系统、心血管系统的损伤。特异性的外斐反应可用于确诊此病。

2. 地方性斑疹伤寒 由斑疹伤寒立克次体引起，以鼠蚤为媒介由鼠传给人。病情极轻，且很少累及神经系统和心血管系统。

3. 恙虫病 由恙虫病立克次体引起，以恙螨为传播媒介。主要特征是先出现红色丘疹，再变成水疱并破裂，溃疡中央呈黑色结痂。

4. Q 热 由 Q 热柯克斯体引起，在动物间传播媒介是蜱，感染动物的尿、粪便污染环境后，可经呼吸道或消化道使人受染，患者出现发热、头痛、腰痛等临床症状。

（二）免疫性

立克次体感染后，机体一般可获得较强的免疫力。抗感染免疫以细胞免疫为主，体液免疫为辅。

三、微生物学检查方法

因立克次体特别容易引起实验室感染，因此必须严格遵守实验室操作规程，注意防止感染。

（一）标本采集

主要采集患者血液，以供病原体分离或做免疫学试验。流行病学调查时，采集野生小动物和家畜的器官以及节肢动物等。

（二）直接检出

脏器标本切片用荧光抗体染色或常规染色镜检，也可用 PCR 和核酸探针技术快速诊断。

（三）分离培养与鉴定

将标本接种至易感动物腹腔进行分离培养。若接种后动物出现腹胀、腹水，活动减少，厌食，或豚鼠体温高于 40℃，同时有阴囊红肿，表示有立克次体感染，应进一步将分离出的毒株进行鸡胚或细胞培养，用免疫荧光试验加以鉴定。

（四）血清学试验

取血清标本做外斐试验，由于该试验为非特异性，必须同时结合流行病学和临床症状才能作出正确判断。

四、防治原则

预防立克次体病的重点是灭虱、灭蚤、灭鼠、灭螨，防止节肢动物叮咬及注意个人卫生。特异性预防多采用灭活疫苗，如预防斑疹伤寒的鼠肺疫苗、鸡胚疫苗等。治疗采用氯霉素、四环素类抗生素（包括多西环素），磺胺类药物不能抑制立克次体生长，反而可促进其繁殖。

第四节 螺旋体

螺旋体是一类细长、柔软、弯曲呈螺旋状、运动活泼的原核细胞型微生物，基本结构及生物学性状与细菌相似，其运动依靠位于外膜与肽聚糖层之间的有“内鞭毛”之称的轴丝。

螺旋体分布广泛，种类繁多，其中对人致病的主要有钩端螺旋体、梅毒螺旋体和回归热螺旋体。

一、梅毒螺旋体

梅毒螺旋体是引起梅毒的病原体，因其透明、不易着色，故又称苍白螺旋体。梅毒是一种广泛流行的性病，近几年在我国发病率又有所升高。

（一）生物学性状

梅毒螺旋体细长，有 8 ～ 14 个致密规则的螺旋，两端尖直，运动活泼。普通染料不易着色，Fontana 镀银染色法染成棕褐色。梅毒螺旋体的人工培养至今尚未成功。近年来研究证明，有些梅毒螺旋体株能在家兔睾丸或眼前房内缓慢生长，但培养条件高，难于推广。

（二）致病性与免疫性

1. 致病性　人是梅毒的唯一传染源，因其感染方式不同可分为先天性梅毒和后天性梅毒。

（1）先天性梅毒：又称胎传梅毒，梅毒螺旋体经胎盘进入胎儿血循环，引起胎儿全身感染，造成流产或死胎，或出生后出现皮肤梅毒瘤、骨膜炎、锯齿形牙、神经性耳聋等症状。

（2）后天性梅毒：又称获得性梅毒，是出生后感染所致，其中 95% 是由性接触感染，少数通过输血等间接途径感染。临床表现复杂，依其传染过程可分为三期：①一期（初期）梅毒，表现为局部的无痛性硬结及溃疡，称硬性下疳，多发生于外生殖器，其溃疡渗出物含有大量梅毒螺旋体，传染性极强，下疳常可自然愈合，经 2 ～ 3 个月无症状的潜伏期后进入第二期。②二期梅毒，主要表现为全身皮肤黏膜出现梅毒疹，全身淋巴结肿大，有时亦累及骨、关节、眼及其他器官，一般可在 3 周～ 3 个月后自然消退，若治疗不当，经过 5 年或更久的反复发作而进入第三期。③三期（晚期）梅毒，主要表现为皮肤黏膜的溃疡性损害或内脏器官的肉芽肿样病变（梅毒瘤），严重者在经过 10 ～ 15 年后引起心血管及中枢神经系统损害，导致动脉瘤、脊髓痨及全身麻痹等。

一、二期梅毒统称为早期梅毒，此期传染性强而破坏性小；三期梅毒又称为晚期梅毒，该期传染性小，病程长，破坏性大。

2. 免疫性　抗梅毒的免疫是传染性免疫，以细胞免疫为主。

（三）微生物学检查方法

梅毒的微生物学检查除了直接在暗视野显微镜下检查标本中的螺旋体外，还常用两类血清学试验。第一类是检查反应素，方法包括不加热的血清反应素试验和快速血浆反应素纸片试验，常用于初筛；第二类是检查特异性抗体，方法包括荧光密螺旋体吸收试验和梅毒螺旋体制动试验。

（四）防治原则

预防梅毒的主要措施是加强卫生宣传教育和社会管理，目前尚无有效疫苗。对患者应早期诊断、早期治疗，现多采用青霉素治疗 3 个月～ 1 年，以血清中抗体转阴为治愈指标。其他药物如红霉素、四环素、砷剂等也较敏感。

知识链接

我国梅毒发展的现状

梅毒作为一种常见性传播疾病，感染率一直呈上升趋势，其流行与传播已成为我国严重的公共卫生问题。

2000—2013 年对中国 31 个省、自治区和直辖市报告的梅毒病例资料进行流行病学分析，得出梅毒发病率由 2000 年的 6.43/10 万增至 2013 年的 32.86/10 万，年均增长 13.37%。除少数边远山区外，中国 99% 的县区均有梅毒病例报告，但不同地区梅毒发病差异很大。高发地区主要为西北地区（新疆、青海、宁夏）、闽江地区、长江三角洲（浙江、上海）、珠江三角洲（广西、广东）等。既往梅毒报告发病率较低的地区（如贵州、陕西、河南等）近年出现较快增长。女性报告病例数多于男性，男女性别比平均为 0.92∶1。20 ～ 39 岁为高发年龄段。在 20 种职业中，报告病例以农民最多，占 31.56%。一期与二期梅毒所占构成比逐年减少，隐性梅毒增长＞50%。

二、钩端螺旋体

钩端螺旋体简称钩体，能引起人和动物的钩端螺旋体病（简称钩体病），后者是在世界各地都广泛流行的一种人畜共患传染病，我国绝大多数地区都有不同程度的流行，尤以南方各省最为严重，对人体健康危害很大，是我国重点防治的传染病之一。

（一）生物学性状

钩端螺旋体菌体细长呈丝状，螺旋盘绕，细密规则，一端或两端呈钩状，常使菌体呈“C”、“S”或“8”字形。革兰氏染色阴性，但不易着色。常用 Fontana 镀银染色法，菌体被染成棕褐色。钩端螺旋体是唯一可用人工培养基培养的螺旋体，营养要求复杂，常用柯索夫（Korthof）培养基培养。生长缓慢，接种 3 ～ 4 天后开始繁殖，1 ～ 2 周后在液体培养基中呈半透明云雾状混浊生长。

（二）致病性与免疫性

1. 致病性　钩端螺旋体病是一种人畜共患传染病，以鼠类和猪为主要传染源和储存宿主，带菌率高且长期排菌，黑线姬鼠终生带菌。钩端螺旋体随动物尿排出，污染水源和土壤等周围环境，当人类与污染的水或土壤接触时被感染，出现高热、乏力、全身酸痛、眼结膜充血、腓肠肌压痛、表浅淋巴结肿大等典型临床表现。钩端螺旋体在血中停留 1 个月左右，随后侵入肝、脾、肾、肺、心、淋巴结和中枢神经系统等，引起相应脏器和组织的损害。

2. 免疫性　钩端螺旋体隐性感染或病后可获得对同型钩端螺旋体的持久免疫力，以体液免疫为主。

（三）微生物学检查方法

关键在早期，可根据病程取不同标本，直接进行镜检或分离培养。近年已建立了快速、敏感的 PCR 法来诊断钩体病。此外，也可通过血清学试验来检测抗体产生情况，常用的方法有显微凝集试验和补体结合试验。

（四）防治原则

预防钩端螺旋体病应做好防鼠、灭鼠工作，加强对带菌家畜的管理。保护好水源，避免或减少与疫水接触。对易感人群进行钩端螺旋体血清型多价疫苗的接种。钩端螺旋体对多种抗生素敏感，但以青霉素效果最好，过敏者可用庆大霉素、多西环素或金霉素等。

三、回归热螺旋体

回归热螺旋体以人虱为传播媒介，自然宿主是人，引起流行性回归热。回归热是一种以周期性反复发作为特征的急性传染病。

（一）生物学性状

菌体呈波浪形，有 3 ～ 10 个不规则的疏螺旋，形似烫卷的头发丝，运动活泼。

（二）致病性与免疫性

回归热螺旋体的最大特点是抗原极易发生变异。不仅由不同地区、不同患者、不同节肢动物分离的菌株其特异性抗原常各不相同，甚至在同一患者的各次发热期中分离出的菌株其抗原性也有明显差异，故可逃逸初次感染所产生的特异性抗体的攻击而使人反复发热。螺旋体进入人体后，经 1 周左右潜伏期进入血中，患者出现发热、头痛，肝、脾大，发热持续 1 周左右骤退，血中螺旋体也消失。间隔 1 ～ 2 周，又再次发热，血中又出现螺旋体，但菌数较少，症状较轻。如此反复发作与缓解可达 3 ～ 10 次，故名回归热。病后免疫力不持久，主要是体液免疫。

（三）微生物学检查方法

微生物学检查必须在发热期间由耳垂或指端取血 1 ～ 2 滴，制片后在暗视野显微镜下观察或 Giemsa 染色后观察，如见有细如卷发的疏螺旋体即可诊断。必要时做小白鼠试验。

（四）防治原则

预防回归热主要是提高卫生水平，消灭虱子，注意避免蜱虫叮咬。治疗可用金霉素、多西环素等。

小结	1. 支原体是一类没有细胞壁的原核细胞型微生物，形态呈多形性，能通过滤菌器，以二分裂方式繁殖。对人致病的主要有肺炎支原体和溶脲脲原体，分别引起原发性非典型肺炎和泌尿道感染。 2. 衣原体是一类严格寄生在真核细胞内、具有独特的发育周期、能通过细菌滤器的原核细胞型微生物。对人致病的主要有沙眼衣原体、肺炎衣原体和鹦鹉热衣原体，引起沙眼、包涵体结膜炎、性病淋巴肉芽肿、泌尿生殖道感染、呼吸道感染等。 3. 立克次体是一类严格细胞内寄生的原核细胞型微生物，生物学性状与细菌相似，有细胞壁，以二分裂方式繁殖。可以引起流行性斑疹伤寒、地方性斑疹伤寒、恙虫病以及 Q 热等。临床常用外斐试验辅助诊断立克次体病。 4. 螺旋体是一类细长、柔软、弯曲呈螺旋状的原核细胞型微生物。其运动活泼，生物学性状与细菌相似，有细胞壁和原始核质，以二分裂方式繁殖，对多种抗生素敏感。对人致病的主要有钩端螺旋体、梅毒螺旋体和回归热螺旋体，可引起钩端螺旋体病、梅毒和流行性回归热等。

思考题

1. 感染衣原体后，可引起哪些临床疾病？
2. 后天性梅毒根据其传染过程可分为几期？哪期传染性最强？

（燕　杰）

第八章

真　菌

学习目标

1. 掌握真菌的形态结构、培养特性及皮肤癣真菌的常见种类和致病性。
2. 熟悉白念珠菌和新生隐球菌的致病性。
3. 了解真菌感染的微生物学检查和防治原则。

真菌（fungus）是一大类以不分根、茎、叶和不含叶绿素为特征的真核细胞型微生物。真菌在自然界分布广泛，种类繁多，有10余万种，能引起人类疾病的有300余种，包括致病、条件致病、产毒以及致癌的真菌。近年来真菌感染率明显上升，特别是条件致病性真菌感染更为常见，与滥用抗生素引起菌群失调和经常应用激素及免疫抑制剂、抗癌药物导致免疫功能低下有关，应予以高度重视。

第一节　真菌学概述

一、真菌的基本性状

（一）形态与结构

真菌比细菌大几倍至几十倍，结构比细菌复杂，细胞壁较厚，无肽聚糖，主要由糖苷、糖蛋白、蛋白质和几丁质四层结构组成。不能运动。真菌的形态有单细胞和多细胞两种。单细胞真菌呈圆形或卵圆形，常见的有酵母菌或类酵母菌，对人致病的有新生隐球菌和白念珠菌。这类真菌以出芽的方式繁殖，芽生孢子成熟后脱落成独立个体。多细胞真菌由菌丝和孢子两部分组成，菌丝伸长分枝，相互交织成团，称丝状菌（filamentous fungus），又称霉菌（mold）。有些真菌因寄生环境或培养条件不同，可出现菌丝相和酵母相两种形态，称二相性真菌，如孢子丝状菌、皮炎芽生菌、组织胞浆菌等。当其寄生于人体内或培养于含血液的培养基中35℃孵育，可出现酵母样单细胞形态，是为酵母相；若培养于沙保弱培养基，22℃孵育，则出现明显的菌丝，是为菌丝相。

1. 菌丝（hypha）　真菌在适宜的环境中，由孢子生出芽管逐渐延长成丝状，称为菌丝。菌丝继续生长并向两侧分枝，交织成菌丝体。一部分菌丝体深入培养基中吸收营养，称为营养菌丝；另一部分向空气中生长，称为气中菌丝。气中菌丝体产生孢子的称为生殖菌丝。根据菌丝的形态不同可将其分成有隔菌丝、无隔菌丝、球拍状菌丝、破梳状菌丝、鹿角状菌丝、螺旋状菌丝等，故菌丝形态有助于鉴别（图 1-8-1）。

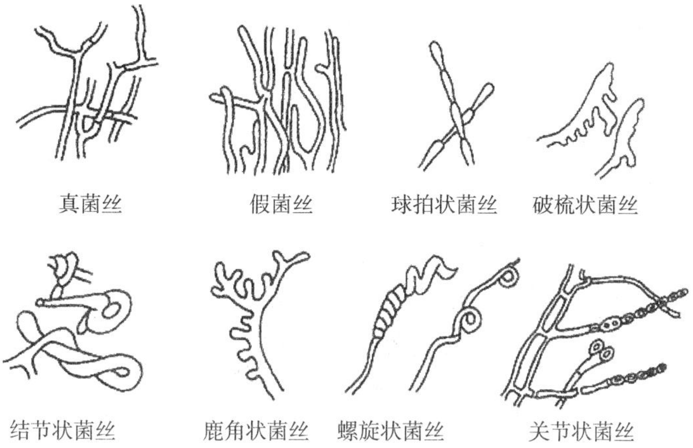

图 1-8-1 真菌的各种菌丝形态

2. 孢子（spore） 真菌的繁殖结构。孢子可分为有性孢子和无性孢子两种。有性孢子是由同一菌体或不同菌体上的两个细胞融合经减数分裂形成。无性孢子由菌丝上的细胞分化或出芽生成，病原性真菌多形成无性孢子。无性孢子根据形态分为三种（图 1-8-2），即叶状孢子、分生孢子和孢子囊孢子。

（1）叶状孢子（thallospore）：由菌丝体细胞直接形成。包括三种：①芽生孢子（blastospore），由菌丝体细胞出芽生成，如酵母菌、隐球菌可产生此类孢子，若芽伸长又不与母细胞脱离，则形成假菌丝；②厚膜孢子（clamydospore），由菌丝内细胞质浓缩和细胞壁增厚而形成，常在不利环境中形成，抵抗力增强，当环境有利时又出芽繁殖；③关节孢子（arthrospore），在陈旧的培养物中常见，菌丝细胞壁增厚，形成长方形的节段，呈链状排列。

（2）分生孢子（conidium）：由生殖菌丝末端的细胞分裂或收缩而形成，按形态分为大分生孢子和小分生孢子两种，常用于真菌的鉴定。大分生孢子（macroconidium）体大，由几个细胞组成，皮肤癣菌中常见的大分生孢子有三种形态，即纺缍状（见于小孢子菌属）、棒状（见于毛癣菌属）和梨形（见于絮状表皮癣菌）。小分生孢子（microconidium）体小，一个孢子只有一个细胞，呈球形、卵圆形、梨形或棒状，如曲霉菌、青霉菌的小分生孢子，一般真菌均能产生小分生孢子，无特殊诊断价值。

（3）孢子囊孢子（sporangiospore）：在生殖菌丝末端生成膨大的孢子囊，内含许多囊孢子，孢子成熟则破囊而出，如曲霉菌。

（二）培养特性

大多数真菌营养要求不高，常用沙保弱培养基培养。适宜生长温度为 22 ～ 28℃，某些深部寄生的病原性真菌在 37℃生长良好，适宜 pH4 ～ 6。真菌生长时需要较高的湿度和氧气。多数病原性真菌生长缓慢，如皮肤癣菌，约经 2 周培养才形成典型菌落。有的也能在 1 ～ 2 天内长出菌落，如类酵母菌。真菌菌落有三种类型：

1. 酵母型菌落 类似一般的细菌菌落，菌落光滑、湿润、柔软、致密，显微镜检查可见圆形或卵圆形生芽细胞，如酵母菌及隐球菌多产生此种菌落。

2. 类酵母型菌落 外观性状同酵母型菌落，但在菌落表面除有生芽细胞外，还有假菌

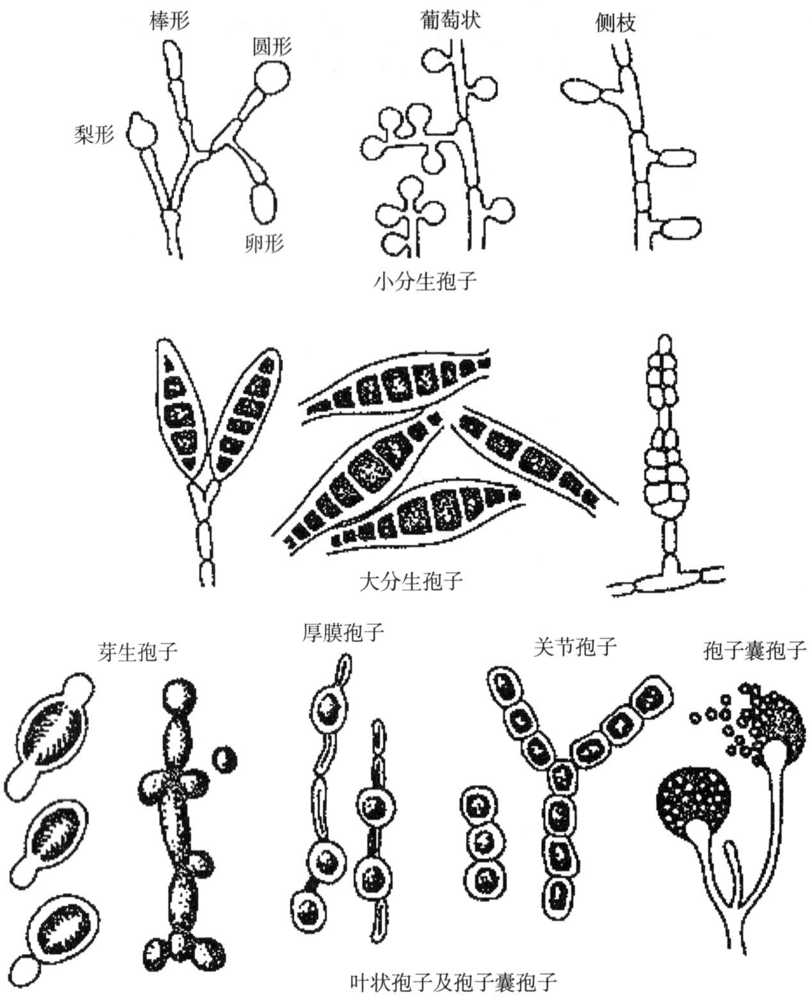

图 1-8-2 真菌的无性孢子

丝伸入培养基中，念珠菌即产生此种菌落。

3. 丝状菌落 多细胞真菌的菌落形式，菌落疏松，呈棉絮状、绒毛状或粉末状。可见气中菌丝、生殖菌丝和营养菌丝。培养物正面和背面可显示不同的颜色，如白色、黄色、红色、紫色和灰色等，常用于鉴定菌种的参考。毛霉菌和皮肤癣菌等产生此型菌落。

（三）抵抗力

真菌对干燥、日光、紫外线及一般消毒剂有较强的抵抗力，但不耐热。60℃ 1 小时即被杀死。对 1% ～ 3% 石炭酸、2.5% 碘酒、0.1% 升汞及 10% 甲醛比较敏感。真菌的孢子耐紫外线能力比芽胞强几十倍。对常用于抗细菌感染的抗生素均不敏感。酮康唑、伊曲康唑、制霉菌素、两性霉素 B 等对多种真菌有抑制作用。

二、真菌感染与免疫

（一）真菌的感染

致病性真菌可通过多种方式致病，归纳起来主要有以下几种：

1. 病原性真菌感染 主要是一些外源性真菌感染。浅表寄生的真菌如皮肤癣菌有嗜角质特性，并能产生角蛋白酶水解角蛋白，易在角质层内繁殖，通过机械性刺激和代谢产物的作用，引起炎症。深部寄生的真菌感染后被吞噬，能在吞噬细胞内生存、繁殖，引起慢性肉芽肿或组织溃疡坏死。

2. 条件致病性真菌感染 常见于内源性真菌感染，如白念珠菌，这些真菌的致病性不强，只有当机体抵抗力降低（如肿瘤、免疫缺陷病、糖尿病、放疗等）或菌群失调时发生，也可在应用导管、手术等过程中继发感染。若进入血液，可播散至全身。

3. 真菌超敏反应性疾病 过敏体质的人吸入或食入某些真菌的菌丝或孢子时可出现各种类型的超敏反应，如过敏性鼻炎、哮喘、过敏性皮炎、荨麻疹等。

4. 真菌性中毒 粮食受潮霉变，摄入真菌或其产生的毒素后可引起急性或慢性中毒，称为真菌中毒症。因毒素致病机制各异，导致临床表现多样化，有的可引起肝、肾损害，有的引起血液系统变化，有的作用于神经系统引起抽搐、昏迷等症状。真菌中毒症与粮食受潮霉变有关。所以，发病有季节性和区域性，但无传染性。

5. 真菌毒素与肿瘤 已证实有些真菌毒素与肿瘤有关。研究最多的是黄曲霉毒素。黄曲霉毒素是一种双呋喃氧杂萘邻酮衍生物，毒性甚强，小剂量即有致癌作用。大鼠试验饲料中含 0.015ppm 即可诱发肝癌。在肝癌高发区的玉米、花生、粮油作物中，黄曲霉污染率很高，其毒素含量可高达 1ppm。除黄曲霉外，黑曲霉、赤曲霉、寄生曲霉等也能产生黄曲霉毒素。其他致癌毒素还有赭曲霉产生的黄褐毒素、镰刀菌产生的 T-2 毒素等也可诱发肝、胃、胰等处的肿瘤。

（二）免疫性

真菌感染的免疫与机体天然防御功能和获得性免疫有关。屏障结构是抗菌的一道重要防线，一旦被破损，当机体受创伤或放置导管时真菌即可侵入。儿童因头皮皮脂腺发育不完善，脂肪酸分泌少，易患头癣。成人因手、足汗较多，且掌跖部缺乏皮脂腺，易患手足癣。长期应用广谱抗生素导致菌群失调，或因恶性疾病及长期使用免疫抑制剂后，机体免疫力降低，均可引起继发性真菌感染。抗真菌免疫以细胞免疫为主，深部真菌感染可出现多种抗体，其抗感染作用弱。真菌感染可引发迟发型超敏反应。癣菌疹就是真菌感染后引起的一种超敏反应。

三、真菌感染的微生物学检查及防治原则

（一）微生物学检查

浅部感染真菌取病变部位的皮屑、毛发、指（趾）甲屑等标本检查。深部感染可取痰、脑脊液等检查。

1. 直接镜检 皮屑、毛发、指（趾）甲屑等标本可经 10% KOH 微加温处理，压盖玻片，用显微镜检查，如见到菌丝或成串的孢子可初步诊断为真菌感染。隐球菌感染取脑脊液标本，经离心取沉淀物进行负染色镜检。

2. 分离培养 直接镜检不能确诊时应作真菌培养。皮屑、毛发、甲屑标本需经 75% 乙醇或 2% 石炭酸浸泡 2 ～ 3 分钟杀死杂菌，用无菌盐水洗净后接种于含抗生素的沙保弱培养基上，25 ～ 28℃培养数日至数周，观察菌落特征。必要时做小培养，于镜下观察菌丝、孢子的特征，进行鉴定。若为血标本需先增菌，脑脊液则取沉淀物接种于血平板上 37℃培养后再进行鉴定。

（二）防治原则

无特异性预防法。浅部寄生的真菌易在潮湿温暖的环境中繁殖，故要注意皮肤清洁卫生，避免与患者共用物品，保持鞋袜干燥，防止真菌孳生，预防深部寄生的真菌感染，要去除诱发因素，增强免疫力。药物治疗可用两性霉素、制霉菌素、咪康唑、酮康唑、氟康唑和伊曲康唑。

第二节　主要致病性真菌

一、浅部感染真菌

（一）皮肤癣菌

皮肤癣菌（*dermatophytes*）有嗜角质蛋白的特性，侵犯部位仅限于角化的表皮、毛发和指（趾）甲，引起各种癣症。其病理变化是由真菌的增殖及其代谢产物刺激引起的。皮肤癣特别是手足癣是人类最常见的真菌病。皮肤癣菌分为毛癣菌（*trichophyton*）、表皮癣菌（*epidermophyton*）和小孢子癣菌（*microsporum*）三个属。

皮肤癣菌在沙保弱培养基上生长良好，形成丝状菌落。根据菌落的形态、颜色和所产生的大分生孢子，可对皮肤癣菌作出初步鉴定（表1-8-1）。

表1-8-1　皮肤癣菌的种类及侵犯部位

属名	侵犯部位		
	皮肤	指（趾）甲	毛发
毛癣菌属	+	+	+
表皮癣菌属	+	+	−
小孢子癣菌属	+	−	+

1. 毛癣菌属　主要有红色毛癣菌、紫色毛癣菌、须发毛癣菌、许兰毛癣菌等。在沙保弱培养基上的菌落为灰白、红、橙或棕色，表面呈绒毛状、粉粒状或蜡状。镜检可见细长薄壁棒状大分生孢子和多种形态的菌丝。可引起头癣、体癣、手足癣和甲癣。

2. 表皮癣菌属　主要有絮状表皮癣菌。其菌落初为鹅毛状，后转为黄绿色粉末状。镜检可见梨形薄壁大分生孢子。引起体癣、股癣、足癣和甲癣（灰指甲），不侵犯毛发。

3. 小孢子癣菌属　主要有铁锈色小孢子癣菌，其菌落为灰色、橘红色或棕黄色，由绒毛状逐渐变至粉末状，镜检可见厚壁梭形大分生孢子和球拍状、破梳状菌丝。主要侵犯毛发和皮肤，引起头癣和体癣。

（二）角层癣菌

寄生于皮肤角层或毛干表面，此类癣菌又分两型，即角层型和毛发型。主要有秕糠状鳞斑癣菌和何德毛结节菌。前者可使皮肤表面出现花斑癣，多发于颈和胸背部位，形如汗渍斑点，俗称汗斑；后者可在毛干上形成硬结节，使毛干呈沙粒状。

（三）皮下组织真菌

引起皮下组织感染的真菌主要有着色（黑色）真菌及孢子丝菌，一般为外伤感染，在局部皮下组织繁殖，可缓慢向周围组织扩散，或经淋巴液、血液向全身扩散。

1. 着色真菌　为腐生性真菌，感染均发生在暴露部位，病损处皮肤变黑，故称着色真菌病。在我国主要有卡氏着色真菌和斐氏着色真菌。主要侵犯皮肤，免疫功能低下时亦侵犯中枢神经，或经血行播散。潜伏期一般为1个月，病程可长达几年。早期皮肤患处出现丘疹，丘疹增大形成结节，结节融合成疣状或菜花状。随病情发展，原病灶结疤愈合，新病灶又在四周产生。日久瘢痕广泛，影响淋巴回流，形成肢体象皮肿。

2. 申克孢子丝菌　为腐生性真菌，广泛存在于土壤、植物、木材上。此菌经微小损伤处侵入皮肤，沿淋巴管分布引起亚急性或慢性肉芽肿，使淋巴管出现链状硬结，称为孢子丝菌下疳。也可经口或呼吸道感染，经血行播散至其他器官。申克孢子丝菌为双相型真菌，在脓、痰的吞噬细胞内可见梭形或卵圆形小体，偶见菌丝。在沙保弱培养基上37℃培养3～5天，生成白色黏稠小菌落，后逐渐扩大变成黑褐色皱褶薄膜菌落。在玻片培养中可见菌丝两侧伸出细长分生孢子柄，末端长出成群梨形小分生孢子。在含胱氨酸的血平板上37℃培养则长出酵母型菌落。

案例 1-8-1

患者，男，30岁。双脚脚趾间痒、疼痛、有水疱，流黄水20多天。查体：双脚第3、4、5趾间有水疱、糜烂、浸出液，浸渍呈白色，周围皮肤红肿，伴有异味。

问题与思考：

（1）该患者初步诊断是什么？

（2）如何进一步诊断？

（3）怎样治疗？

二、深部感染真菌

深部感染真菌是指侵犯深部组织、内脏以及全身的真菌，可以是外源性感染，也可以是内源性感染。外源性感染的真菌致病力较强，可引起慢性肉芽肿或组织溃疡坏死，甚至可导致患者死亡，内源性感染的真菌多为条件致病菌，只有在机体抵抗力降低或菌群失调时引起疾病。

（一）白念珠菌

白念珠菌（*Candida albicans*）俗称为白色念珠菌，为人体的正常菌群，常存在于人的口腔、上呼吸道、肠道与阴道黏膜上，当菌群失调或机体免疫力下降时可引起疾病。念珠菌中对人致病的有9种，一般以白念珠菌最多见。

1. 生物学特性　菌细胞呈圆形或卵圆形，直径2～4μm，革兰氏染色阳性，着色不均匀。有芽生孢子，孢子生长成芽管，不与母体脱离，形成假菌丝。

白念珠菌在普通琼脂平板、血琼脂平板和沙保弱培养基上生长良好，在室温或37℃培养2～3天，形成乳白色类酵母型菌落。在玉米培养基上可长出厚膜孢子，在血清中能形成芽管。故厚膜孢子和芽管有助于鉴定。另外，还可做糖发酵或糖同化试验进行鉴定。

2. 致病性与免疫性　多为内源性感染，菌群失调和机体免疫力下降是本菌感染的主要原因。白念珠菌可侵犯口腔黏膜、皮肤、肺、肠、肾、脑及阴道黏膜，也可侵入血液引起念珠菌败血症。常见的感染类型包括三种。①皮肤黏膜感染：皮肤感染好发于潮湿、皱褶处，如腋窝、腹股沟、肛门周围、会阴部及指（趾）间，易与湿疹混淆；黏膜感染则有鹅口疮、口角糜烂及阴道炎等，其中以鹅口疮最常见，多见于体质虚弱的初生婴儿。②内脏感染，有肺炎、支气管炎、肠炎、膀胱炎和肾盂肾炎，偶见念珠菌败血症。③中枢神经系统感染：可有脑膜炎、脑膜脑炎、脑脓肿等。

抗感染以细胞免疫为主，本菌能抑制机体免疫功能。SIgA 在抗本菌感染中有一定作用。

（二）新生隐球菌

新生隐球菌（*Cryptococcus neoformans*）又名溶组织酵母菌，广泛存在于自然界，以鸽粪中最多见。正常人的口腔、皮肤也可分离到此菌。

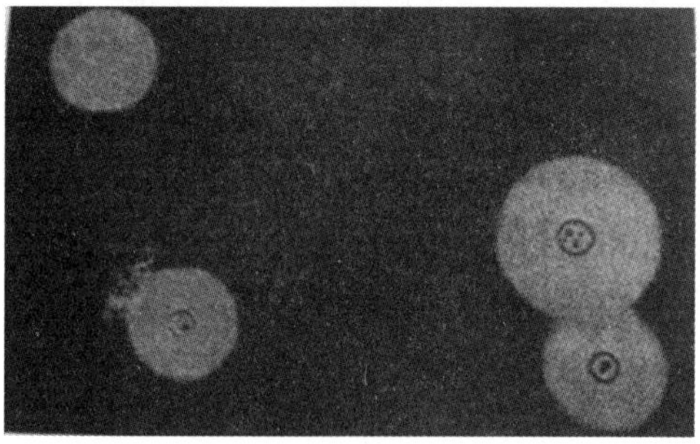

图 1-8-3　新生隐球菌（墨汁负染）

本菌为圆形的酵母型真菌，外周有肥厚的荚膜，折光性强，无菌丝，有的可见圆形芽管。用印度墨汁作负染色检查，可见在黑色背景中有圆形或卵圆形的透亮菌体（图 1-8-3）。非致病的隐球菌无荚膜。在沙保弱培养基或血琼脂平板上，经 35℃培养 3 ～ 5 天形成酵母型菌落，表面黏稠，由乳白色转变为橘黄色，最后形成棕褐色，有的菌落日久液化，可以流动。

本菌一般为外源性感染，主要经呼吸道吸入至肺部引起轻度感染，能自愈。部分患者，特别是免疫功能低下者可发生血行播散而累及中枢神经系统、骨和内脏器官等，主要引起亚急性或慢性脑膜炎。

（三）曲霉菌与毛霉菌

1. 曲霉菌（*Aspergillus*）广泛分布于自然界，在沙保弱培养基上生长迅速，形成丝状菌落，初为白色，随着分生孢子的产生而呈各种颜色。对人致病的多为烟曲霉菌，主要由呼吸道侵入，引起支气管哮喘或肺部感染。黄曲霉菌能产生黄曲霉毒素，食入后引起中毒，甚至可致癌。

2. 毛霉菌（*mucor*）广泛存在于自然界，在沙保弱培养基上生长迅速，形成丝状菌落，初为白色，渐变为灰黄色或灰黑色，菌丝顶端有孢子囊，囊破裂后释放出子囊孢子。当机体免疫力低下或经医源性输液和污染的绷带等可导致感染。侵袭耳、鼻、上颌及眼眶形成肉芽肿，累及脑、肺等引起脑膜炎、肺炎。易侵犯血管，形成栓塞，死亡率较高。

小结	1. 真菌的基本性状　真菌按形态分为单细胞真菌和多细胞真菌两类。单细胞真菌为圆形或卵圆形，以出芽方式繁殖。多细胞真菌（又称丝状菌或霉菌）由菌丝和孢子组成，菌丝和孢子的形态不同，是鉴别真菌的重要标志。真菌对常用抗生素不敏感，制霉菌素、两性霉素 B、酮康唑、伊曲康唑等对多种真菌有抑制作用。 2. 真菌的感染　致病性真菌可通过多种方式致病，包括病原性真菌感染、条件致病性真菌感染、真菌超敏反应性疾病、真菌性中毒及真菌毒素与肿瘤。

小结

3．浅部感染真菌　皮肤癣菌有毛癣菌属、表皮癣菌属和小孢子癣菌属，只侵犯表皮、毛发和指（趾）甲，引起手足癣、体癣、股癣、头癣、甲癣等。角层癣菌寄生于皮肤角层或毛干表面，可使皮肤表面出现花斑癣或使毛干呈沙粒状。皮下组织真菌主要有着色真菌及孢子丝菌，一般为外伤感染，在局部皮下组织繁殖，可缓慢向周围组织扩散，或经淋巴液、血液向全身扩散。

4．深部感染真菌　白念珠菌多为内源性感染，菌群失调和机体免疫力下降是本菌感染的主要原因。白念珠菌可侵犯口腔黏膜、皮肤、肺、肠、肾、脑及阴道黏膜，也可侵入血液引起念珠菌败血症。新生隐球菌一般认为经呼吸道吸入至肺部引起轻度感染，部分患者特别是免疫功能低下者发生血行播散而累及中枢神经系统、骨和内脏器官等，主要引起亚急性或慢性脑膜炎。

思考题

1．简述真菌的形态特征。

2．皮肤癣菌为何能引起皮肤癣病？对皮肤癣病患者应如何进行微生物学诊断？

3．主要病原性真菌有哪些？可引起哪些疾病？

（祝美姣）

第九章

病毒学总论

学习目标

1. 掌握病毒的概念、结构与化学组成、复制周期、传播方式。
2. 熟悉病毒对理化因素的抵抗力、临床上病毒感染的类型以及抗病毒免疫。
3. 了解病毒的分类、分离培养、病毒感染的检查与防治原则。

病毒（virus）是一类个体微小、结构简单、含一种类型核酸（DNA 或 RNA）、必须在活细胞内寄生的微生物。与其他胞内寄生的微生物不同，病毒进入活细胞后，不是进行二分裂繁殖，而是以复制方式进行增殖，并可导致宿主细胞发生多种改变。因此，病毒属于非细胞型微生物。病毒与原核细胞型微生物的比较见表 1-9-1。

表 1-9-1　病毒与原核细胞型微生物的比较

特性	病毒	细菌	支原体	立克次体	衣原体
大小（mm）	0.01 ~ 0.3	0.5 ~ 3.0	0.2 ~ 3.0	0.2 ~ 0.5	0.3 ~ 0.5
结构	非细胞	单细胞	类似细菌	近似细菌	介于细胞和病毒
细胞壁	–	+	–	+	+
核酸类型	DNA/RNA	DNA+RNA	DNA+RNA	DNA+RNA	DNA+RNA
人工培养基	–	+	+	–	–
增殖方式	复制	二分裂	二分裂	二分裂	二分裂
核糖体	–	+	+	+	+
抗生素敏感	–	+	+	+	+
干扰素敏感	+	–	–	–	–

注：“–”表示阴性，“+”表示阳性。

知识链接

病毒的发现

1886 年，在荷兰工作的德国人麦尔（Mayer）发现一种传染性疾病——花叶病，并指出烟草花叶病是由细菌引起的。

1898 年，荷兰细菌学家贝杰林克（Beijerinck）证实了麦尔的观察结果，但他想得更深入。他发现感染烟草花叶病的物质在琼脂凝胶中以适度的速度扩散，而细菌仍滞留于琼脂的表面。从这些实验结果，贝杰林克指出，引起烟草花叶病的致病因子有三个特点：①能通过细菌过滤器；②仅能在感染的细胞内繁殖；③在体外非生命物质中不能生长。因此他提出这种致病因子不是细菌，而是一种新的物质，称为“有感染性的活的流质”，并取名为病毒，拉丁名叫“Virus”。神奇的病毒“诞生”了！

第一节　病毒学概述

一、病毒的形态与结构

（一）病毒的大小

一个完整的成熟病毒颗粒称为病毒体（virion），是病毒在细胞外的结构形式。病毒体的大小以纳米（nm，1nm = 1/1000μm）为测量单位，需在电子显微镜下放大数千、数万乃至数十万倍才能观察到。各种病毒体的大小相差较大，在 20 ~ 300nm 之间。最大的病毒体直径 200 ~ 300nm，如痘类病毒；最小的病毒体直径仅为 20nm 左右，如口蹄疫病毒、脊髓灰质炎病毒、鼻病毒等。大多数病毒小于 150nm。病毒体与其他微生物大小的比较见图 1-9-1。

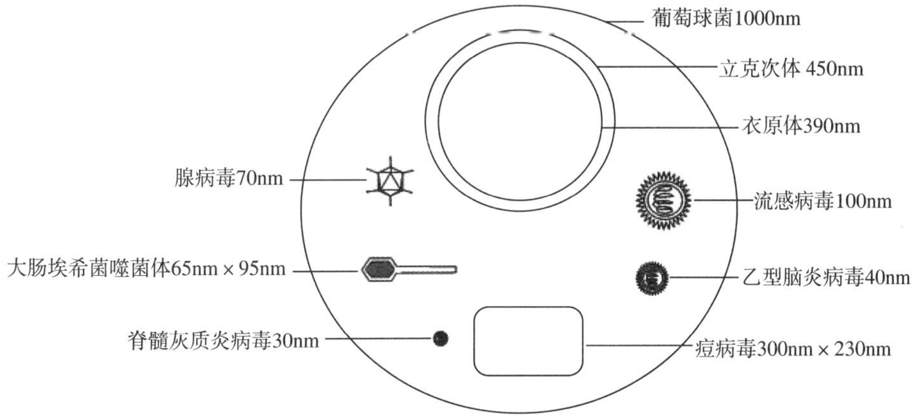

图 1-9-1　微生物大小的比较示意图

（二）病毒的形态

病毒的形态有球形（如甲型肝炎病毒）、杆状（如烟草花叶病毒）、丝状体（如新分离的流感病毒）、砖形（如痘类病毒）、子弹状（如狂犬病毒）及蝌蚪形（如多数噬菌体），其中大多数动物病毒为球形或近似球形。常见病毒的形态见图 1-9-2。

病毒的大小及形态特征，可供鉴定病毒时参考。

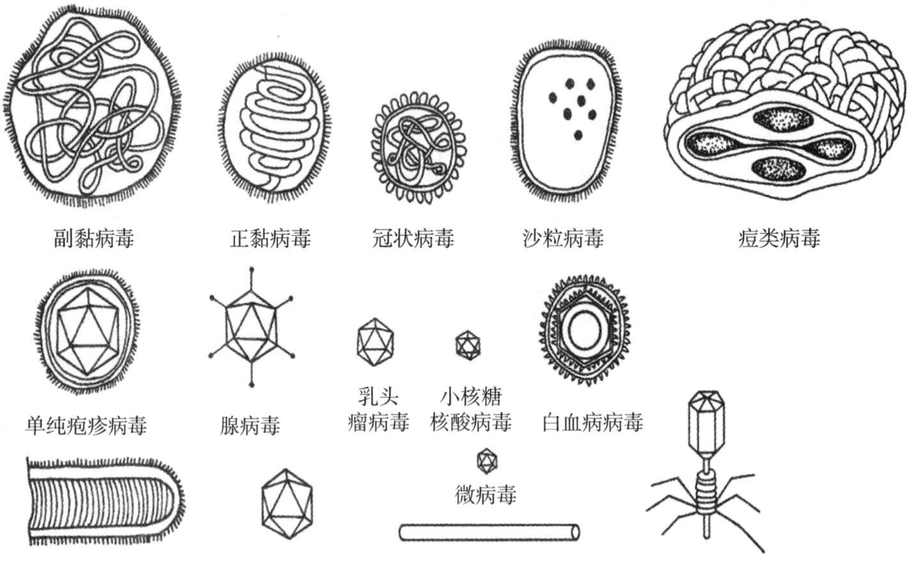

图 1-9-2 常见病毒的形态

（三）病毒的结构与化学组成

病毒无细胞结构，主要由一种核酸（DNA 或 RNA）与蛋白质组成，有些还有少量的脂类和糖类。病毒体的基本结构有核心（core）、衣壳（capsid），二者合称为核衣壳（nucleocapsid）。有些病毒在核衣壳之外有包膜（envelope）（图 1-9-3）。有包膜的病毒称为包膜病毒（enveloped virus），无包膜的病毒称裸露病毒（naked virus）。

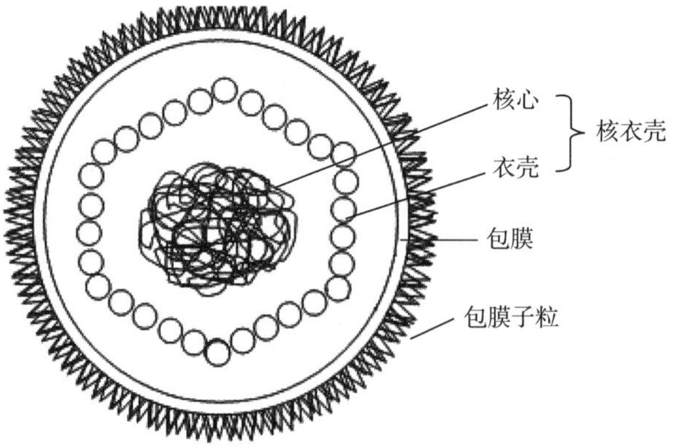

图 1-9-3 病毒体结构示意图

1. 核心 位于病毒体的中心，只含一种核酸（RNA 或 DNA）及少量功能蛋白质。核酸构成病毒的基因组，为病毒的遗传、变异和复制等生命活动提供遗传信息。

2. 衣壳 包绕在病毒核酸外的一层蛋白质，由一定数量的壳粒组成。衣壳的主要功能是保护病毒核酸免遭核酸酶的破坏，并能介导病毒进入宿主细胞。壳粒的排列方式可分为三种对称类型（见图 1-9-4）。

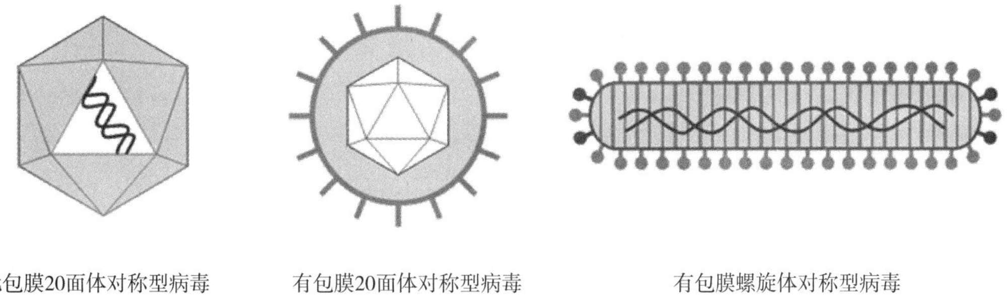

图 1-9-4 衣壳的三种对称类型

（1）20 面体立体对称型：病毒核酸浓集在一起呈球形或近似球形，壳粒排列成 20 面体立体对称的形式，20 面体的每个面都呈等边三角形。大多数球状病毒的衣壳呈 20 面体立体对称，如脊髓灰质炎病毒。

（2）螺旋对称型：壳粒沿螺旋形核酸链呈螺旋对称型排列，如流感病毒、狂犬病毒等。

（3）复合对称型：既有 20 面体立体对称又有螺旋对称，如噬菌体。

在衣壳的三种对称性结构中，20 面体立体对称的结构最为坚固，内部容积最大。螺旋对称型衣壳则相对不坚固，衣壳外常需包膜包裹。

3. 包膜 某些病毒核衣壳外有 1 ～ 2 层包膜包围。包膜是在病毒增殖的过程中，后者以出芽方式穿过宿主细胞向胞外释放时获得的。因此包膜含有宿主细胞膜或核膜成分。病毒包膜表面常有不同形状的糖蛋白突起，称为包膜子粒（peplomere）或刺突（spike），如流感病毒的血凝素和神经氨酸酶。包膜的主要功能是维护病毒体结构的完整性。包膜是病毒鉴定、分型的依据之一。

二、病毒的增殖

（一）病毒增殖的规律

病毒以复制（replication）的方式在易感活细胞内进行增殖。病毒在侵入活的易感细胞后，以其基因为模板，在 DNA 聚合酶以及其他必要因素作用下，经过复杂的生物合成过程，复制出病毒的基因组，病毒基因组经过转录、翻译过程，合成相应的病毒蛋白，最终经过装配，释放出子代病毒，这一过程称为一个复制周期。人和动物病毒的复制周期依次包括吸附、穿入、脱壳、生物合成、组装与释放六个阶段（图 1-9-5）。通常，病毒完成一个复制周期需要 10 小时左右。

1. 吸附 病毒增殖的第一步是吸附于易感细胞表面。吸附有两种方式：①病毒与细胞的静电结合，这种结合是非特异性、可逆的。②病毒表面结构成分与易感细胞表面受体的特异性结合，这种吸附是不可逆的、特异性的，这种特异性结合决定了病毒对宿主细胞的亲嗜性和感染宿主的范围，如 HIV 包膜表面的糖蛋白 gp120 可与 $CD4^+$ 细胞上的 CD4 分子特异性结合、脊髓灰质炎病毒的衣壳蛋白与灵长类动物细胞表面脂蛋白受体的结合。病毒的吸附需要一定的温度，在 37℃时最佳。

2. 穿入 病毒吸附于易感细胞后，可通过数种方式进入细胞内，这个过程称为穿入。

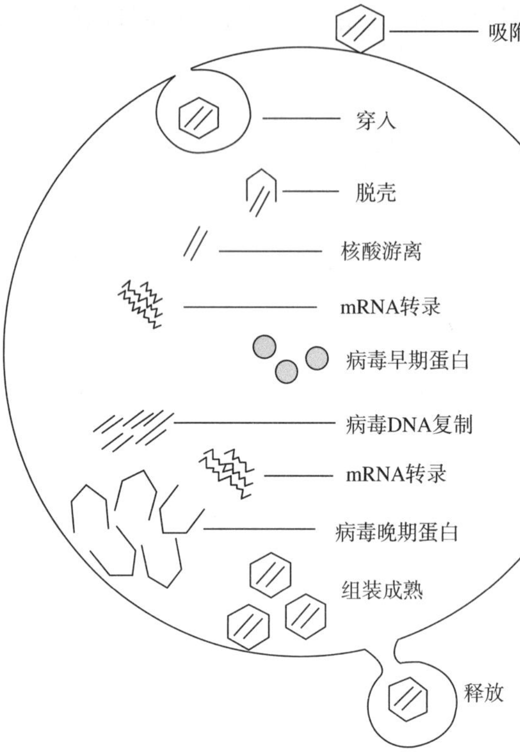

图 1-9-5 病毒（双链 DNA 病毒）复制周期示意图

有包膜的病毒多数通过包膜与宿主细胞膜融合后进入细胞，然后将核衣壳释放入细胞质内；无包膜的病毒一般是通过胞饮的方式进入细胞内。

3. 脱壳 指穿入细胞质的核衣壳脱去蛋白质衣壳，使基因组核酸裸露的过程。多数病毒穿入细胞后，随即在溶酶体酶的作用下使外壳蛋白质水解，释放出基因组核酸，完成脱壳过程。少数病毒脱壳过程较为复杂，如痘病毒，需要两步脱壳，即先通过溶酶体酶作用脱去外壳蛋白质，病毒核心（含内层衣壳和核酸）释放于细胞质中，然后再经病毒编码产生一种脱壳酶，脱去内层衣壳后才能释放出核酸。

4. 生物合成 病毒脱壳后释放出核酸，利用宿主细胞提供的低分子物质合成大量病毒核酸和结构蛋白质等，称生物合成。这一阶段利用电镜技术在宿主细胞内找不到完整的病毒体，也不能用血清学方法检测出病毒抗原，称为隐蔽期（eclipse period）。

生物合成包括三个重复的过程：①以病毒核酸为模板，转录、翻译出早期蛋白质，即功能蛋白；②以病毒核酸为模板，依靠早期蛋白质复制出子代病毒核酸；③以子代病毒核酸为模板，转录、翻译出晚期蛋白质，即子代病毒结构蛋白。但是不同病毒基因组转录 mRNA 及翻译蛋白质的方式有所不同，有 7 种类型：双链 DNA 病毒、单链 DNA 病毒、单正链 RNA 病毒、单负链 RNA 病毒、双链 RNA 病毒、反转录病毒和嗜肝 DNA 病毒。

5. 组装与释放 新合成的子代病毒核酸和蛋白质在宿主细胞内组合成病毒体的过程称为组装。大多 DNA 病毒在细胞核内组装，RNA 病毒和痘类病毒在细胞质内组装。无包膜病毒装配成的核衣壳即为成熟的病毒体，随着宿主细胞的破裂而释放；有包膜的病毒装配成核衣壳后以出芽的方式释放，释放时可包有核膜或胞质膜而成为成熟的病毒体，通过出芽方式从宿主细胞游离出来，宿主细胞通常不死亡。

（二）病毒的异常增殖

病毒在宿主细胞内复制时，并非所有的病毒成分都能组装成完整的病毒体，而常有异常增殖现象。

1. 顿挫感染（abortive infection） 病毒进入宿主细胞后，如细胞缺乏病毒复制所需的酶、能量、原料等必要条件，不能复制出有感染性的病毒颗粒，称为顿挫感染。

2. 缺陷病毒（defective virus） 由于病毒基因组不完整或基因位点发生改变，病毒在宿主细胞内不能复制出完整的有感染性的病毒体，这种病毒称为缺陷病毒。当缺陷病毒与另一种病毒共同培养时，若后者能弥补缺陷病毒的不足，就能使缺陷病毒增殖出完整的有感染性的病毒，这种具有辅助作用的病毒称为辅助病毒（helper virus）。如丁型肝炎病毒就是一种缺陷病毒，必须依赖于乙型肝炎病毒才能复制。

三、干扰现象

两种病毒同时或先后感染同一宿主细胞时，可发生一种病毒抑制另一种病毒增殖的现象，称为干扰现象（interference）。干扰现象可发生在不同病毒之间，也可发生于同种、同型，甚至同株病毒之间。常常是先进入的干扰后进入的，灭活病毒干扰活病毒，缺陷病毒干扰完整病毒。

发生干扰的主要机制：①一种病毒诱导宿主细胞产生干扰素（interferon，IFN），抑制另一种病毒的增殖；②一种病毒破坏宿主细胞的表面受体或改变宿主细胞的代谢途径，以及消耗宿主细胞提供的原料、酶等，均可影响另一种病毒的复制。

干扰现象是机体非特异性免疫的重要部分。病毒之间的干扰现象能阻止、中断发病，也可使感染终止。另一方面，在使用病毒疫苗时，应避免干扰现象的发生，以免影响疫苗的免疫效果。

四、病毒的变异

病毒的变异可自然发生，也可以人工诱导。病毒的变异包括毒力变异、耐药性变异、抗原性变异、温度敏感性变异等。目前在医学实践中有重要意义的是抗原性变异和毒力变异。比如甲型流感病毒的血凝素和神经氨酸酶容易发生变异，每次大的变异都会引起一次流感大流行。人工诱导毒力减弱的变异株可用于制备疫苗。

五、理化因素对病毒的影响

病毒受理化因素作用后失去感染性，称为病毒的灭活（inactivation）。灭活的病毒仍保留其抗原性、红细胞吸附、血凝和细胞融合等特性。

（一）物理因素对病毒的影响

1. 温度 大多数病毒（除肝炎病毒外）耐冷不耐热，在56℃ 30分钟、100℃几秒钟即被灭活，热对病毒的灭活作用主要是使病毒结构蛋白变性。病毒对低温的抵抗力较强，通常在 −70℃下可长期保持其传染性，但反复冻融可使许多病毒感染性下降甚至灭活。一般可用低温真空干燥法保存病毒，但在室温条件下干燥易使病毒灭活。

2. 辐射 γ射线、X射线和紫外线等均能以不同机制使病毒灭活。

3. pH 大多数病毒在pH 5 ～ 9的范围内稳定，但不同的病毒对pH的耐受能力有很大差异。

（二）化学因素对病毒的影响

可能是由于病毒缺乏酶类等的原因，病毒对化学因素的抵抗力一般较细菌强。

1. 脂溶剂 有包膜病毒含脂类多，乙醚、氯仿、丙酮、去氧胆酸盐等脂溶剂可溶解包膜病毒的脂质，使病毒失去吸附能力而灭活。在脂溶剂中，乙醚对病毒包膜破坏作用最大，故常用乙醚灭活试验鉴别病毒有无包膜。

2. 化学消毒剂 病毒对各种氧化剂、酚类、醇类、卤素物质敏感。H_2O_2、高锰酸钾、甲醛、苯酚、过氧乙酸、碘酒等可灭活病毒。

3. 抗生素与中草药 抗生素对病毒无抑制作用。近年来研究证明，有些中草药如板蓝根、大青叶、大黄、七叶一枝花等对某些病毒有一定的抑制作用。

六、病毒的分类

国际病毒分类委员会（international committee on taxonomy of viruses，ICTV）大约每隔 3 年发布一次新的病毒分类命名系统，每次均有适当的修改和调整。病毒的分类方法有多种，根据其寄生宿主可分为动物病毒、植物病毒、昆虫病毒和细菌病毒等；根据病毒引起人类疾病的临床特点、感染靶细胞的特性、传播途径等，可将病毒分为呼吸道感染病毒、肠道感染病毒、肝炎病毒、虫媒病毒、皮肤黏膜感染病毒和肿瘤病毒。近年来发现，自然界中还存在一类比病毒体积更小、结构更简单的传染因子，称为亚病毒（subvirus），包括类病毒、卫星病毒与朊病毒，是一些新的非寻常病毒的致病因子。

第二节 病毒感染与免疫

一、病毒的感染方式

病毒的感染（viral infection）是指病毒侵入机体，并在易感细胞内复制、增殖，与机体相互作用的过程，其感染方式包括水平传播和垂直传播。

（一）水平传播

水平传播指病毒在人群不同个体之间的传播（也包括从动物到动物再到人的传播），为大多数病毒的传播方式。其传播途径与细菌相似，主要包括消化道传播、呼吸道传播、接触传播、血源传播和皮肤传播。

（二）垂直传播

垂直传播是指病毒由宿主亲代传给子代的传播方式，主要通过胎盘或产道传播，又称为母婴传播。如风疹病毒引起的垂直感染可致先天性耳聋、白内障、先天性心脏病等，称为先天性风疹综合征。乙型肝炎病毒、巨细胞病毒、HIV 感染等可致死胎、早产、畸形或导致先天性病毒携带者的产生。

表 1-9-2 常见病毒的传播方式及途径

主要感染途径	传播方式及媒介	病毒种类
呼吸道	空气、飞沫或皮屑	流感病毒、鼻病毒、麻疹病毒、腮腺炎病毒、腺病毒、部分 EB 病毒与肠道病毒、水痘 - 带状疱疹病毒等

续表

主要感染途径	传播方式及媒介	病毒种类
消化道	被污染的水或食物	脊髓灰质炎病毒、其他肠道病毒、轮状病毒、甲肝病毒、戊肝病毒、部分腺病毒等
输血、注射或器官移植	被污染的血、血制品、注射器等	HIV、乙肝病毒、丙肝病毒、巨细胞病毒等
眼或泌尿生殖道	接触、性交	HIV，疱疹病毒 1、2 型，肠道病毒 70 型、腺病毒、乳头瘤病毒等
经胎盘、围生期	宫内、产道、哺乳等	乙肝病毒、HIV、巨细胞病毒、风疹病毒等
破损皮肤	昆虫、狂犬、鼠类叮咬	脑炎病毒、出血热病毒、狂犬病病毒等

二、病毒感染的类型

感染的过程与结局取决于病毒与机体间的相互作用。依据有无临床症状可分为隐性感染和显性感染，依据病毒在体内滞留的时间及出现临床症状的长短又可分为急性感染和持续性感染。

（一）隐性感染

病毒侵入机体不引起临床症状的感染称为隐性感染（inapparent infection），又称为亚临床感染（subclinical viral infection）。隐性感染的发生可能与侵入机体的病毒数量少、毒力弱或机体抵御能力强有关，也可能与病毒种类和性质有关。病毒的隐性感染者虽不出现临床症状，但机体仍可获得特异性免疫力。部分隐性感染者一直不产生免疫力，称为病毒携带者（viral carrier），可能成为重要的传染源。

（二）显性感染

机体出现临床症状的感染称显性感染（apparent infection）或临床感染（clinical infection）。根据出现临床症状的时间长短，可分为急性感染和持续性感染。

1. 急性感染　潜伏期短，发病急，病程数周或数月，病情较重，恢复后机体内不再有病毒，病后常可获得特异性免疫，如甲型肝炎、流行性感冒等。

2. 持续性感染　病毒感染中的一个重要类型。在这类感染中，病毒可在体内持续数月、数年，甚至数十年，可出现症状，也可不出现症状而长期带毒，成为重要的传染源，如 HIV、乙型肝炎病毒等。持续性感染又可分为下述三种类型：

（1）慢性感染（chronic infection）：病毒在宿主体内持续存在，病程长，可经常或间歇性地排出病毒。患者可有轻微临床症状或无症状，但常反复发作，迁延不愈，如 HBV 引起的慢性肝炎。

（2）潜伏感染（latent infection）：某些病毒在显性或隐性感染后，病毒基因组潜伏于一定的组织细胞内，但不产生有感染性的病毒体，在某些条件下病毒可被激活而急性发作。如水痘 - 带状疱疹病毒和单纯疱疹病毒Ⅰ型。

（3）慢发病毒感染（slow virus infection）：慢性发展的进行性加重的病毒感染，较为少见，但后果严重。表现为病毒有很长潜伏期，可达数年或数十年，一旦发病出现症状多为亚急性进行性加重，最终导致死亡。如 HIV 感染引起的 AIDS。

三、病毒的致病机制

（一）病毒感染对宿主细胞的直接致病作用

1. 杀细胞效应 病毒在易感细胞内增殖完毕，可在很短的时间内一次释放大量子代病毒，导致宿主细胞溶解、死亡，此过程称为杀细胞效应（cytocidal effect），是病毒感染中较严重的类型，多见于无包膜的病毒感染。

2. 细胞膜发生改变 在病毒感染中可发生宿主细胞膜改变，多见于有包膜病毒。包括细胞融合和细胞膜出现新的抗原。

3. 细胞转化 有些病毒的核酸可整合到宿主细胞的染色体上，引起宿主细胞遗传型和细胞生物学行为的改变，称为细胞转化（cell transformation）。细胞转化与肿瘤形成密切相关，但细胞转化并不一定导致肿瘤发生。

4. 包涵体的形成 细胞被病毒感染后，出现普通光学显微镜下可见的与正常细胞结构和着色不同的嗜酸性或嗜碱性的斑块状结构，称为包涵体（inclusion body）。不同病毒形成的包涵体特征各异，这在诊断某些病毒感染时具有重要意义。

（二）病毒感染的免疫病理作用

1. 病毒对免疫系统的损伤 多数病毒可感染人的淋巴细胞，从而直接引起免疫功能紊乱，诱发或促进某些疾病甚至肿瘤的发生。如人类免疫缺陷病毒、EB 病毒。

2. 免疫病理损伤 病毒本身的抗原以及有些病毒感染后使机体细胞膜上抗原改变，出现特异性新抗原，均可刺激机体产生相应的抗体和致敏淋巴细胞，从而引起免疫病理应答。

四、抗病毒免疫

机体抗病毒免疫包括非特异性免疫和特异性免疫，二者常常协同发挥作用。

（一）非特异性免疫

非特异性免疫中的干扰素和自然杀伤细胞（NK 细胞）占有突出地位。

1. 干扰素 干扰素具有广谱抗病毒活性，但只有抑制病毒作用而无杀灭病毒作用。干扰素抗病毒作用有相对的种属特异性，一般在同种细胞中的活性最高。

2. NK 细胞 NK 细胞不受 MHC 限制，不依赖抗体，通过释放穿孔素蛋白直接裂解靶细胞。此外，活化的 NK 细胞可释放 TNF-α 或 TNF-β 等细胞因子发挥抗病毒效应，还可通过抗体依赖性细胞介导的细胞毒作用（ADCC）发挥杀伤作用。

（二）特异性免疫

病毒抗原一般具有较强的免疫原性，可诱导机体产生有效的体液免疫和细胞免疫。前者主要作用于胞外游离的病毒，后者主要作用于胞内病毒。病毒是严格的细胞内寄生，因此特异性免疫以细胞免疫为主。病毒中和抗体（virus-neutralizing antibodies）是针对病毒某些表面抗原的抗体，能与细胞外游离的病毒结合从而消除病毒的感染性，包括 IgG、IgM、IgA 三类抗体。对细胞内的病毒，机体主要通过 $CD8^+$ T 细胞和 $CD4^+$ Th1 细胞发挥抗病毒作用。

第三节 病毒感染的诊断与防治

一、病毒感染的诊断

目前常用的病毒感染的检查方法主要包括病毒的分离培养鉴定、病毒的血清学诊断、病毒蛋白抗原和核酸的检测。

（一）标本的采集、处理与送检

病毒感染检查结果的成败关键，取决于标本的正确采集和运送。为此作为临床护理人员必须掌握有关知识，指导患者正确留取标本，合理送检。

1. 采集的时间　用于病毒分离或抗原检查的标本应在发病初期或急性期采集，此时病毒的数量较多。用于血清学诊断的标本，应在发病初期和病后 2 ～ 3 周各采集 1 份。

2. 采集的部位　根据感染的病原体和病期采集不同的标本，如呼吸道感染一般采集鼻咽洗漱液或痰液，肠道感染多采集粪便，皮肤感染可采集病灶组织，脑内感染可采集脑脊液，病毒血症期可采集血液。

3. 标本的处理　标本采集应严格无菌操作，低温保存并尽快送检。病变组织可置于含抗生素的 50% 甘油盐水中，冷藏速送，最好在 1 ～ 2 小时内送检。暂时不能检查或分离培养时需将标本置于 –70℃低温冰箱内保存。

（二）病毒的分离培养

由于病毒是严格在活细胞内寄生，所以实验室分离培养病毒主要有动物接种、鸡胚培养、组织培养三种方法。

1. 动物接种　最早使用的病毒培养方法。该方法简便，实验结果易观察。常用的动物有小鼠、大鼠、家兔、猴和豚鼠等，接种途径有鼻内、腹腔、脑内、静脉等。根据病毒种类不同，选择敏感动物及适宜途径接种。例如乙型脑炎病毒的分离通常用 3 周龄小鼠脑内接种，柯萨奇病毒分离用 1 ～ 3 日龄乳鼠腹腔接种。

2. 鸡胚培养　鸡胚对多种病毒敏感，一般采用孵化 9 ～ 12 天的鸡胚。根据病毒种类不同接种于鸡胚的绒毛尿囊膜、尿囊腔、羊膜腔、卵黄囊等。

3. 组织培养　组织细胞培养法是将离体活组织块或分散的活细胞在体外加以培养。常用的病毒培养细胞有人胚肾细胞、猴肾细胞、HeLa 细胞等。

（三）病毒感染的快速检查方法

1. 光学显微镜检查　仅用于病毒包涵体的检查及某些大病毒颗粒（痘类病毒）的检查。

2. 电子显微镜检查　可用于检测含有高浓度病毒颗粒的标本，也可以先在制成的病毒标本悬液中加入特异性抗体，使病毒颗粒凝聚成团，再用电镜观察，称之为免疫电镜法，可提高检出率。

3. 血清学检测法　即用已知病毒抗原检测患者血清中有无相应抗体。检测方法除了常用的免疫标记法外，还有血凝抑制试验等。

4. 病毒基因组检测　目前常用检查方法有核酸探针杂交、聚合酶链反应、基因芯片等技术，检测标本中的病毒特异性核酸。该类方法具有灵敏度高、特异性强、简便快速等特点。

二、病毒感染的防治

目前抗病毒感染缺乏特效治疗药物，所以病毒感染的预防尤为重要。

（一）病毒感染的预防

1. 人工主动免疫

（1）灭活疫苗：如狂犬疫苗、流感全病毒疫苗、流行性乙型脑炎疫苗等。

（2）活疫苗：如脊髓灰质炎疫苗、麻疹疫苗、流行性腮腺炎疫苗、风疹疫苗等。活疫苗免疫效果好，但可能返祖，恢复毒力而致病，所以有潜在危险性。

(3) 亚单位疫苗：如流感疫苗、腺病毒疫苗、乙肝病毒疫苗等。

2. 人工被动免疫 常用制剂有免疫血清、胎盘球蛋白、血清丙种球蛋白以及转移因子等。常用于甲型肝炎、脊髓灰质炎、麻疹、水痘、疱疹、狂犬病等感染的紧急预防。

(二) 病毒感染的治疗

病毒为严格细胞内寄生微生物，故要求抗病毒药物既能穿入细胞选择性地抑制病毒增殖，又不损伤宿主细胞，迄今尚无十分理想的药物。近年来，随着病毒分子生物学的深入研究，研制出一些抗病毒药物，但是其应用仍具有较大的局限性。

1. 化学药物治疗 由于病毒的复制过程与宿主细胞的生物合成过程相似，二者难以区分，故很难获得理想的抗病毒药物。目前有一定疗效的有盐酸金刚烷胺、阿昔洛韦（无环鸟苷）、拉米夫定、疱疹净以及阿糖腺苷等。

2. 干扰素和干扰素诱生剂 干扰素具有广谱抗病毒作用，可用于治疗慢性乙型肝炎、带状疱疹、疱疹性角膜炎以及人乳头瘤病毒的感染，但是反复应用也会引起耐药性。

3. 中草药 大量实验证明板蓝根、大青叶等能抑制多种病毒。

4. 抗病毒基因治疗 针对病毒基因组中的靶基因而设计的抗病毒基因治疗，目前还处于研究阶段。

5. 免疫治疗 主要是应用特异性抗体、非特异性免疫调节剂等，早期应用特异性抗体的中和作用，可阻断病毒在血液中的扩散，控制病情的发展。我国已应用针对乙型脑炎病毒包膜抗原的单克隆抗体治疗乙型脑炎患者，有较好疗效。

小结	1. 病毒（virus）是一类个体微小、结构简单、含一种类型核酸（DNA或RNA）、必须在活细胞内寄生的微生物。 2. 病毒体的基本结构有核心（core）和衣壳（capsid），二者合称为核衣壳（nucleocapsid）。有些病毒在核衣壳之外有包膜（envelope）。 3. 病毒的增殖方式是复制，其周期依次包括吸附、穿入、脱壳、生物合成、组装与释放六个阶段。 4. 病毒的感染方式包括水平传播和垂直传播。 5. 病毒感染的类型依据有无临床症状可分为显性感染和隐性感染，依据病毒在体内滞留的时间及出现临床症状的长短又可分为急性感染和持续性感染。 6. 病毒感染会对宿主细胞产生直接致病作用和免疫病理作用，其中对宿主细胞的直接致病作用包括杀细胞效应、细胞膜发生改变、细胞转化和包涵体的形成等。 7. 机体抗病毒免疫包括非特异性免疫和特异性免疫。 8. 目前常用的病毒感染的检查方法主要包括病毒的分离培养鉴定、病毒的血清学诊断、病毒蛋白抗原和核酸的检测。

思考题

1．试述病毒的结构与化学组成。
2．病毒的增殖方式是什么？包括几个阶段？
3．简述机体抗病毒免疫的方式。

（李　帆）

第十章

呼吸道病毒

学习目标

1. 掌握流行性感冒病毒的生物学性状和临床意义。
2. 熟悉流行性感冒病毒的微生物学检查方法和防治原则。
3. 了解禽流感病毒、SARS 冠状病毒、麻疹病毒、腮腺炎病毒、副流感病毒、呼吸道合胞病毒等其他呼吸道病毒的生物学特性和临床意义。

呼吸道病毒是指一大类以呼吸道为侵入门户，引起呼吸道感染或呼吸道外其他组织器官病变的病毒。据统计，急性呼吸道感染中 90% 以上是由病毒引起的，临床表现具有潜伏期短、传染性强、发病急、病后不易获得牢固免疫力等特点。呼吸道病毒感染易反复发生，目前尚无良好的疫苗和药物进行防治。

呼吸道病毒包括正黏病毒科的流感病毒，副黏病毒科的副流感病毒、呼吸道合胞病毒、麻疹病毒、腮腺炎病毒，冠状病毒科的冠状病毒、SARS 冠状病毒，以及腺病毒、风疹病毒、鼻病毒和呼肠病毒等。

知识链接

中东呼吸综合征

中东呼吸综合征（Middle East Respiratory Syndrome，MERS）的病原体是一种新型的冠状病毒，被称为 MERS 冠状病毒。该病毒从 2012 年开始肆虐中东，于 2015 年 5 月 4 日，经一名 68 岁的男子携带进入韩国。2015 年 5 月 26 日，一名 MERS 患者的密切接触者逃避隔离进入我国。我国科学家——中国科学院院士饶子和带领的研究团队阐明了 MERS 冠状病毒编码校正的分子机制，该研究成果于 2015 年 7 月 6 日在线发表于美国《国家科学院院刊》。

第一节 流行性感冒病毒

流行性感冒病毒（influenza virus）简称流感病毒，是流行性感冒（简称流感）的病原体。流感病毒属于正黏病毒科，包括人流感病毒和动物（猪、马、禽类等）流感病毒。根据病毒抗原性的不同，可分为甲、乙、丙三型。甲型流感病毒毒力强、易变异，是人类流感最重要的病原体，曾多次引起流感世界性大流行；乙型流感病毒抗原变异小，致病力较弱，仅引起局部或小流行；丙型流感病毒只引起不明显或轻微感染，主要侵犯婴幼儿和免疫力低下的人群，很少引起流行。

知识链接

流感——世界性灾难

1918年至1920年，世界上发生了历史上著名的流感大流行，此次流感广泛波及除澳洲以外的世界各地，临床发病率高达40%以上，在全球范围内造成了2000万～4000万人死亡，平均死亡率3%，大大多于第一次世界大战所致的死亡人数。1997年，《科学》杂志发表了美国科学家杰弗里·陶贝格尔和同事利用遗传学技术得出的研究成果，认为1918年的流感病毒与猪流感病毒十分相似，是一种与甲型流感病毒（H1N1）密切相关的病毒。

一、生物学性状

（一）形态与结构

1. 形态　流感病毒大多数呈球形，直径80～120 nm，从人体内初次分离株呈多形态性，丝状多见，长短不一，有时可长达4μm。

2. 结构　流感病毒的结构由核心和包膜两部分组成，其结构模式图见图1-10-1。

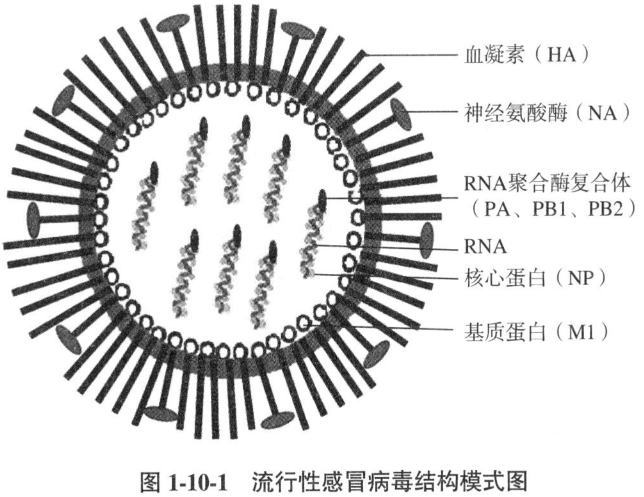

图1-10-1　流行性感冒病毒结构模式图

（1）核心：病毒的核心为病毒的核衣壳，由病毒核酸和核蛋白（NP）、RNA 聚合酶复合体（PB1、PB2、PA）组成。

核酸为单负链 RNA（-ssRNA），分 7 ~ 8 个节段，每一节段为一个基因组，可编码病毒的结构或功能蛋白。这一结构特点使病毒在复制过程中易发生基因的重配，从而使基因编码的蛋白抗原变异，导致新亚型病毒株的出现。甲型和乙型流感病毒分 8 个节段，丙型流感病毒分 7 个节段。

核蛋白是病毒的主要结构蛋白，与病毒 RNA 结合，呈螺旋对称型，其组成和结构较为稳定，未见变异。根据其抗原性可进行病毒型别的划分，是流感病毒分型的重要依据。与 RNA 结合的还有 RNA 聚合酶 PA、PB1 和 PB2，与病毒核酸的复制和转录有关。

（2）包膜：病毒包膜由两层结构组成。内层为基质蛋白 M1，由病毒基因编码产生，具有保护核心和维持病毒形态的作用，同时可促进病毒的装配。M 蛋白抗原性稳定，具有型特异性，可用于流感病毒的分型。外层为来源于宿主细胞膜的脂质双层膜，包膜表面镶嵌有两种糖蛋白刺突：血凝素（hemagglutinin，HA）和神经氨酸酶（neuraminidase，NA）。血凝素和神经氨酸酶是流感病毒划分亚型的依据，但其抗原性极易变异。

HA 能与多种红细胞表面的唾液酸受体结合引起红细胞凝集，故名血凝素，能与易感细胞表面受体结合，并介导病毒包膜与宿主细胞膜的融合，与病毒吸附和穿入宿主细胞有关。HA 具有免疫原性，刺激机体产生的抗体具有保护作用，可中和相同亚型流感病毒。

NA 有助于成熟病毒的释放，并能促进病毒的扩散。NA 具有免疫原性，能诱导机体产生抗体，该抗体具有一定的保护作用，能抑制病毒的扩散，但不能中和病毒的感染性。

（二）分型与变异

根据流感病毒核蛋白和基质蛋白抗原性的不同，可将其分为甲（A）、乙（B）、丙（C）三型。甲型流感病毒根据其表面 HA 和 NA 抗原性的不同，再分为若干亚型。目前已发现 HA 有 16 种（H1 ~ H16），NA 有 9 种（N1 ~ N9），其构成的亚型均存在于禽类。乙型和丙型流感病毒至今尚未发现亚型。

流感病毒表面抗原 HA 和 NA 易发生变异，尤以 HA 变异更快。流感病毒的抗原变异有两种形式，即抗原漂移和抗原转换。①抗原漂移：变异幅度小，属于量变，由病毒基因点突变所造成，并与人群免疫力选择有关，仅引起流感中、小型流行。②抗原转换：变异幅度大，属于质变，可导致新亚型的出现，由病毒基因点突变或基因重配引起。由于人群对新出现的亚型无免疫力，每次新亚型出现都会引起流感世界性大流行。甲型流感病毒已经经历过数次重大的抗原变异，见表 1-10-1。

表 1-10-1　甲型流感病毒抗原转换

流行年代	亚型类别	亚型名称	病毒株
1918	H0N1（后经证实为 H1N1）	原甲型	A/PR/8/34
1947	H1N1	亚甲型	A/FM/1/47
1957	H2N2	亚洲甲型	A/Singapore/1/57
1968	H3N2	香港甲型	A/Hongkong/1/68
1977	H1N1、H3N2	香港甲型与新甲型	A/USSR/90/77
2009	H1N1	甲型 H1N1	A/California/04/2009

注：病毒株命名法，型别 / 分离地点 / 病毒株编号 / 分离年代（亚型）。

（三）培养特性

流感病毒可在动物、鸡胚和细胞中进行培养。流感病毒可感染多种动物，其中最敏感的是雪貂。鸡胚培养是培养流感病毒最常用的方法，病毒初次分离接种于鸡胚羊膜腔为宜，传代培养可接种于鸡胚尿囊腔。细胞培养一般可用原代猴肾细胞（PMK）或狗肾传代细胞（MDCK）。流感病毒在鸡胚和细胞中增殖均不引起明显的细胞病变，需用红细胞凝集试验或红细胞吸附试验以及免疫荧光方法来证实病毒的存在。

（四）抵抗力

流感病毒抵抗力较弱。不耐热，56℃条件下30分钟可被灭活，室温下病毒的传染性很快丧失，4℃条件下能存活数周，-70℃以下可长期保存。对干燥、紫外线以及乙醇、碘酊等常用化学消毒剂敏感。

二、致病性与免疫性

（一）致病性

流感病毒的传染源主要是患者和无症状感染者，尤其是急性期患者传染性较强。主要经飞沫和气溶胶经呼吸道传播，也可通过口腔、鼻腔、眼睛等处黏膜直接或间接接触传播，传染性强。流感病毒通过血凝素与呼吸道黏膜上皮细胞表面受体结合，侵入上皮细胞并在其中进行增殖，一般不侵入血流。病毒增殖引起上皮细胞空泡变性和纤毛丧失，向邻近细胞扩散，导致上皮细胞坏死脱落。神经氨酸酶可降低黏液层的黏度，有利于病毒的吸附；同时可刺激机体引起呼吸道炎症反应。人群对流感病毒普遍易感。

流感的潜伏期通常为1～4天，患者突然发病，有畏寒、发热、头痛、肌痛、厌食、乏力、鼻塞、流涕、咽痛和咳嗽等症状。发病初期2～3天，鼻咽部分泌物中的病毒滴度最高，此时传染性最强。流感为自限性疾病，若无并发症，一般在5～7天后可恢复。并发症多见于年老体弱、免疫力低下、心肺功能不全者和婴幼儿，一般继发感染肺炎链球菌、金黄色葡萄球菌和流感嗜血杆菌等引起细菌感染性肺炎，病死率较高。

案例 1-10-1

患者男，26岁。因发热伴咳嗽、咳痰4天就诊。查体显示：体温39.3℃，神清，双肺闻及干、湿性啰音。实验室检查：血常规显示白细胞8.3×10^9/L，中性粒细胞46.4%，淋巴细胞50.3%，血红蛋白180g/L，血小板197×10^9/L。胸片显示右下肺少量渗出影。胸部CT显示双下肺背部斑片状渗出影。

问题与思考：

1．该患者最可能被诊断的疾病是什么？引起该疾病的病原体是什么？

2．为了明确诊断，实验室常采用的分子生物学检查方法是什么？

（二）免疫性

感染流感病毒后，机体可获得针对同型病毒特异性的细胞免疫和体液免疫。抗-HA为中和抗体，在抵抗同型病毒再次感染中发挥主要作用，亚型间无交叉保护作用。抗-NA不是中和抗体，但可减少流感病毒的释放和扩散，具有一定的保护作用。特异性的$CD4^+$ T细胞和

$CD8^{+}$T 细胞有利于病毒的清除和疾病的恢复，可产生广泛的亚型间交叉免疫。

三、微生物学检查方法

在流感暴发流行期间，根据典型症状可作出临床初步诊断，但需要结合病原学检查，进行最终诊断。实验室检查也可用于流行病学的调查和病毒变异株的检测。

（一）标本的采集与处理

在患者疾病早期进行标本的采集，以发病 3 天内为佳。无菌条件下进行呼吸道标本的采集，可采集鼻腔洗液、鼻咽拭子、含漱液等，必要时可采集支气管分泌物。拭子标本采集后迅速浸入无菌的 pH 7.2 的肉汤或缓冲液中，鼻腔洗液和含漱液置于无菌的烧杯中，低温下尽快送至实验室进行检查。若进行血清学试验，需要采集患者疾病急性期和恢复期双份血清标本。

（二）病毒及其成分的检测

流感病毒及其成分的检测是诊断流感的快速方法，可在感染 24 ~ 72 小时内作出辅助诊断。

1. 显微镜检查　标本直接用电子显微镜进行病毒形态的观察，是快速的诊断方法。在电镜下，流感病毒呈球形或丝状，直径 80 ~ 120nm。也可用特异性抗体进行标本的免疫电镜检查和免疫荧光检测，可提高病毒的检出率。

2. 病毒抗原的检测　可用诊断试剂盒直接检测临床标本或病毒培养物中的流感病毒抗原，常用的方法有免疫荧光技术、酶免疫技术等。

3. 病毒核酸的检测　常用反转录 - 聚合酶链反应（RT-PCR）和核酸杂交等方法检测流感病毒的核酸，也可用核酸序列分析进行亚型的鉴定和流感病毒的分型。

（三）病毒的分离与鉴定

病毒的分离培养是实验室诊断的金标准。将标本经抗生素处理后，接种于组织细胞（传代狗肾细胞、猴肾细胞等）分离病毒，细胞病变效应不明显，用红细胞吸附试验或血凝试验测定有无病毒，阳性者用血凝抑制试验或中和试验进行鉴定。也可接种于鸡胚羊膜腔或尿囊腔进行培养，收集羊水或尿液进行上述鉴定。较少应用动物接种。

（四）血清学诊断

检测患者血清中流感病毒抗体的水平。采集患者急性期（发病 1 ~ 3 天）和恢复期（病后 2 ~ 4 周）的双份血清标本进行酶联免疫吸附试验（ELISA），若恢复期血清抗体的效价是急性期的 4 倍或 4 倍以上时，具有诊断学意义。

四、防治原则

流感病毒传染性强、传播速度快、易变异，尤其是甲型流感病毒，容易引起大流行。在流行期间，应尽量避免到人群聚集的场所。公共场所可用乳酸熏蒸进行消毒。对于流感患者应及早发现并进行隔离。

预防流感最有效的方法是流感疫苗的接种。目前常规使用的是流感病毒三价灭活疫苗（甲型流感病毒 H3N2 和 H1N1 病毒株和一种乙型流感病毒株）。

流感尚无特效的治疗方法。盐酸金刚烷胺和金刚乙胺可用于预防甲型流感；核苷类抗病毒药物利巴韦林具有广谱的抗病毒作用，但存在较严重的安全风险；神经氨酸酶抑制剂奥司他韦和扎那米韦对甲型和乙型流感病毒均有效，但价格昂贵；干扰素和板蓝根、大青叶等中药也有一定的疗效。对流感患者的治疗应注意对症处理，应休息、多饮水、密切观察病情变化，高热者可给予退热治疗，同时也可服用一些抗生素预防继发性细菌感染。

第二节 其他呼吸道病毒

其他呼吸道病毒及其主要特征见表 1-10-2。

表 1-10-2 其他呼吸道病毒的主要特征

科	病毒名称	主要生物学性状	流行病学特点	所致疾病	免疫性
副黏病毒科	副流感病毒	球形，120 ~ 200nm，核酸为 -ssRNA，衣壳呈螺旋对称，有包膜，刺突为 HN 和 F	普遍易感，医院感染主要病原体之一	儿童和成人上呼吸道感染，小儿哮喘，细支气管炎，肺炎	免疫力不强
	麻疹病毒	球形或丝状，120 ~ 150nm，核酸为 -ssRNA，衣壳呈螺旋对称，有包膜，刺突为 HA 和 HL，只有一个血清型	传染源是急性患者，易感者为 6 个月到 5 岁儿童，好发于冬春季	麻疹，表现为发热、畏光、鼻炎、眼结膜炎、咳嗽，Koplic 斑，全身红色斑丘疹，可并发脑炎、肺炎等，亚急性硬化性全脑炎	可获牢固免疫力
	腮腺炎病毒	球形，100 ~ 200 nm，核酸为 -ssRNA，衣壳呈螺旋对称，有包膜，刺突为 NA 和 F，只有一个血清型	传染源是患者和病毒携带者，易感者为 5 ~ 14 岁儿童，好发于冬春季	腮腺炎，表现为腮腺肿大、疼痛和触痛明显，发热、肌痛、乏力等，可并发睾丸炎、卵巢炎、脑膜炎等	可获牢固免疫力
	呼吸道合胞病毒	球形，125 ~ 250nm，核酸为 -ssRNA，衣壳呈螺旋对称，有包膜，只有一个血清型	人群普遍易感，医院感染主要病原体之一，南方秋冬季、北方冬春季流行	婴幼儿喘息性支气管炎、肺炎，成人普通感冒等	免疫力不强
	人类偏肺病毒	球形，? ~ 200nm，核酸为 -ssRNA，衣壳呈螺旋对称	儿童普遍易感，2 岁以下婴幼儿感染病情较为严重	上呼吸道感染，细支气管炎，肺炎，眼结膜炎，中耳炎	感染 2 周后可产生特异性抗体
冠状病毒科	冠状病毒	多形态性，60 ~ 220nm，核酸为 +ssRNA，衣壳呈螺旋对称，有包膜，刺突呈放射状排列	人群普遍易感，以婴幼儿为主，好发于冬春季	普通感冒，咽喉炎	免疫力不强
	SARS 冠状病毒	圆形或多形态性，120 ~ 160nm，核酸为 +ssRNA，衣壳呈螺旋对称，有包膜，刺突呈花冠状排列	传染源为 SARS 患者，人群普遍易感，好发于 12 月至次年 5 月	SARS，表现为发热、头痛、乏力、关节痛、干咳、胸闷、气短等，严重者可出现急性呼吸窘迫、进行性呼吸衰竭、DIC、休克等	有一定免疫力，也可能导致免疫病理损伤

续表

科	病毒名称	主要生物学性状	流行病学特点	所致疾病	免疫性
腺病毒科	腺病毒	球形，70 ~ 90nm，核酸为 dsDNA，衣壳呈 20 面体立体对称，无包膜	传染源为患者和病毒携带者，易感者为婴幼儿、儿童和免疫力低下的人群	急性咽炎、咽结膜热、肺炎等，胃肠炎和腹泻，流行性角膜结膜炎、滤泡性结膜炎，儿童急性出血性膀胱炎、女性宫颈炎、男性尿道炎等	对同型病毒有持久免疫力
披膜病毒科	风疹病毒	不规则球形，60 ~ 70nm，核酸为 +ssRNA，衣壳呈 20 面体立体对称，有包膜，只有一个血清型	易感者为儿童	风疹；先天性风疹综合征，表现为先天性心脏病、先天性耳聋、白内障、黄疸型肝炎、肺炎、脑膜脑炎等	可获得持久免疫力
小 RNA 病毒科	鼻病毒	球形，28 ~ 30nm，核酸为 +ssRNA，衣壳呈 20 面体立体对称，无包膜	好发于冬春季	成人普通感冒，婴幼儿和慢性呼吸道疾病患者支气管炎和支气管肺炎	对同型病毒有短暂免疫力
呼肠病毒科	呼肠病毒	球形，60 ~ 80nm，核酸为 dsRNA，衣壳呈 20 面体立体对称，无包膜	易感者为儿童	轻度上呼吸道疾病和胃肠道疾病	具有型特异性抗体

注：HN，血凝素 / 神经氨酸酶；HA，血凝素；HL，溶血素；NA，神经氨酸酶；F，融合蛋白；SARS，严重急性呼吸道综合征。

小结

1. 呼吸道病毒　主要指经呼吸道侵入，引起呼吸道感染和呼吸道以外其他组织器官疾病的病毒，主要包括流感病毒、副流感病毒、呼吸道合胞病毒、麻疹病毒、腮腺炎病毒、冠状病毒、SARS 冠状病毒、腺病毒、风疹病毒、鼻病毒和呼肠病毒等。

2. 流行性感冒病毒的生物学性状　病毒呈球形，由核衣壳和包膜两部分构成，包膜上有刺突 HA 和 NA。根据核蛋白和基质蛋白将流感病毒分为甲、乙、丙三型，甲型流感病毒又可根据 HA 和 NA 不同分为若干亚型。HA 和 NA 抗原性易变异，有抗原漂移和抗原转换两种形式，抗原转换可引起流感大流行。

3. 流行性感冒病毒的致病性与免疫性　流感病毒经飞沫和气溶胶进行传播，引起感染者流感症状，严重者可继发细菌性肺炎，病死率高。病后可获得对同型流感病毒的免疫力，亚型间无交叉保护作用。

4. 流行性感冒病毒的防治原则　流感病毒传染性强，要注意流感流行时的预防，避免到人群密集的场所。治疗采取对症治疗和抗病毒治疗相结合。

思考题

1．经呼吸道感染的病毒有哪些？
2．流感病毒为什么容易引起世界性大流行？
3．流感病毒应如何防治？

（李　琴）

第十一章

消化道病毒

学习目标

1．掌握脊髓灰质炎病毒的分型、致病性、疫苗的种类及特点。
2．熟悉柯萨奇病毒、埃可病毒、新型肠道病毒引起的一些重要临床疾病。
3．熟悉轮状病毒的结构特点及致病性。
4．了解杯状病毒、星状病毒及肠道腺病毒的致病性。

消化道病毒是指通过粪 - 口途径在人群中传播，即通过粪便排出后污染周围环境、食物或饮水，再由手、饮食或器皿等经口进入机体，在肠道中繁殖，引起消化道或消化道外感染的病毒。消化道病毒种类繁多，本章重点介绍小 RNA 病毒科的肠道病毒属以及引起急性胃肠炎的相关病毒。肠道病毒属成员根据病毒宿主范围及致病性可分为四个亚组，即脊髓灰质炎病毒（poliovirus）、柯萨奇病毒（coxsackie virus）、埃可病毒（ECHO virus）和新型肠道病毒（new enterovirus）。急性胃肠炎病毒包括轮状病毒、杯状病毒、肠道腺病毒、星状病毒等。

第一节　脊髓灰质炎病毒

脊髓灰质炎病毒（poliovirus）属于小 RNA 病毒科肠道病毒属，是引起脊髓灰质炎的病原体。脊髓灰质炎病毒主要侵犯脊髓前角运动神经细胞，导致肢体肌肉弛缓性瘫痪，甚至终身残疾。此病多发生于小儿，故又称为小儿麻痹症。脊髓灰质炎流行于全世界，曾严重威胁人类健康。疫苗的应用为预防和最终消灭脊髓灰质炎奠定了坚实的基础，脊髓灰质炎病毒有望成为继天花病毒之后第二个在全球范围内被彻底消灭的病毒。

一、生物学性状

（一）形态结构

脊髓灰质炎病毒具有典型的肠道病毒形态，病毒呈球形，直径为 27 ～ 30nm，无包膜（图 1-11-1）。衣壳呈 20 面体立体对称，由 60 个壳粒组成，每个壳粒由 4 个蛋白分子组成，即 VP1、VP2、VP3 及 VP4。暴露于病毒衣壳表面的主要是 VP1，其次是 VP2 和 VP3，这三种蛋白均带有可诱导中和抗体产生的中和抗原位点。其中 VP1 蛋白上至少有 4 个抗原决定簇可诱导产生中和抗体，而 VP2 和 VP3 蛋白分别含 1 个可产生中和抗体的抗原决定簇。VP1 是与宿主细胞受体相结合的部位，亦是中和抗体的主要结合点，与病毒吸附有关。VP4 位于衣壳内部，与 RNA 相连接，在维持病毒构型中起重要作用，但与中和试验无关。

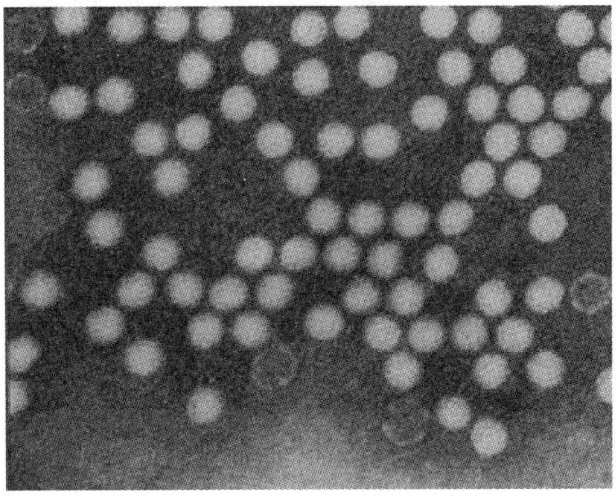

图 1-11-1 脊髓灰质炎病毒

（二）基因组结构

核酸为单股正链 RNA，线性，长约 7.4kb。基因组两端为保守的非编码区，中间为连续开放读码框。病毒 RNA 为感染性核酸，进入细胞后，可直接起 mRNA 的作用，翻译出大分子前体蛋白，经酶切后形成病毒结构蛋白 VP1 ~ VP4 和各种功能蛋白。此外，RNA 分子的 5′ 末端有一共价结合的小分子蛋白质 VPg，为病毒 RNA 的引物，与病毒 RNA 合成和基因组装配有关；3′ 末端带有 poly A 尾序列，长约 50bp，可增强病毒的感染性。

（三）型别与抗原性

应用 ELISA 或补体结合试验可将脊髓灰质炎病毒分为 3 个血清型，这 3 个型别脊髓灰质炎病毒核苷酸序列同源性可达 71% 左右，但由于编码区内的核苷酸序列都不同，3 个型别之间中和试验无交叉反应。用补体结合试验可查出病毒有两种抗原，一种称为 D（致密）抗原，另一种称为 C（无核心）抗原。D 抗原存在于成熟的、有感染性的病毒颗粒中，是该病毒的中和抗原，具有型特异性。C 抗原存在于经过 56℃ 灭活，或者未成熟的空心病毒颗粒中，是一种耐热的抗原成分，与三型病毒的抗血清均呈补体结合阳性反应。

（四）抵抗力

脊髓灰质炎病毒在自然环境中抵抗力较强，在胃肠道中能耐受胃酸、蛋白酶和胆汁的作用。常温下，在污水和粪便中可存活数月。对乙醚和去污剂不敏感。对紫外线、干燥、湿热敏感，加热 56℃，30 分钟可迅速破坏病毒。各种强氧化剂如高锰酸钾、双氧水、漂白粉等均可灭活病毒。

（五）培养特性

脊髓灰质炎病毒仅能在灵长类细胞中增殖，常用猴肾、人胚肾及人羊膜细胞等进行培养。病毒在胞质内增殖后出现典型的溶细胞型病变，细胞圆缩、坏死、脱落，病毒从溶解破坏的细胞中大量释放。

二、致病性与免疫性

（一）致病性

1. 传染源　脊髓灰质炎一年四季均可发生，但大都流行于夏、秋季，一般以散发为主。患者、无症状带毒者以及隐性感染者是脊髓灰质炎病毒的传染源。据流行病学调查，每发现 1 例瘫痪型脊髓灰质炎患者，其周围可能有 100 个以上的非瘫痪型患者及隐性感染者，而后两者不易被识别，因而对本病的散布和流行起着重要作用。

2. 传播途径　脊髓灰质炎是一种传染性很强的疾病。病毒传播速度极快，尤其在居住环境拥挤和卫生条件差的情况下，当一个家庭中出现第一个患者时，所有体内没有特异抗体的家庭成员都可能受到了感染。据目前所知，人类是脊髓灰质炎病毒的唯一天然宿主，主

要通过粪 - 口途径传染给其他人。在发病前 3 ～ 5 天，患者鼻咽分泌物及粪便内已可排出病毒。咽部主要在病初 1 周内排出病毒，故通过飞沫传播的时间较短，而粪便中排出病毒不仅时间早（病前 10 天）、量多，且可持续 2 ～ 6 周，甚至长达 3 ～ 4 个月，因此粪便污染饮食、经口摄入为本病的主要传播途径。直接或间接污染病毒的双手、用品、玩具、衣服及苍蝇等皆可成为传播媒介，饮水污染常引起暴发流行。也有报道通过空气飞沫传播者，但很少见。

3. 致病机制　凡未被感染者或未预防接种者均易感，儿童为主要易感者。脊髓灰质炎病毒的细胞受体为组织特异性细胞黏附分子，是免疫球蛋白超家族成员。能表达这类受体的细胞仅限于脊髓前角细胞、背根神经节细胞、运动神经细胞、骨骼肌细胞和淋巴细胞等，因而限制了病毒的感染范围。

脊髓灰质炎病毒以上呼吸道、咽喉和肠道为侵入门户，侵入机体后，先在咽喉部、扁桃体、肠黏膜及肠系膜淋巴结中初步增殖，并向局部排出病毒。若此时人体产生多量特异性抗体，可将病毒控制在局部，形成隐性感染。90% 以上患者表现为隐性感染，感染后病毒仅限于肠道，不进入血流。少数病毒可侵入血流，形成第一次病毒血症，在第 3 天到达各处非神经组织，如呼吸道、肠道、皮肤黏膜、心、肾、肝、胰、肾上腺等处繁殖，在全身淋巴组织中尤多，并于第 4 天至第 7 天再次大量进入血循环，形成第二次病毒血症，如果此时血循环中的特异性抗体已足够将病毒中和，则疾病发展至此为止，形成顿挫型脊髓灰质炎，仅有上呼吸道及肠道症状，而不出现神经系统病变。少部分患者可因病毒毒力强或血中抗体不足以将其中和，病毒可随血流经血 - 脑屏障侵犯中枢神经系统，感染脊髓前角运动神经元、脑干、脑膜等，产生非瘫痪型脊髓灰质炎或无菌性脑膜炎，出现颈项强直、肌肉痉挛等症状。极少数 0.1% ～ 0.2% 的患者可发展为瘫痪型脊髓灰质炎，由于病毒的快速增殖导致靶细胞损伤坏死而出现暂时性肢体麻痹或永久性弛缓性瘫痪，表现为四肢无力、下肢瘫痪，甚至发展为延髓麻痹，导致呼吸、心力衰竭而死亡。

本病的瘫痪特点是不对称、不规则的弛缓性瘫痪，最常见于四肢，尤以下肢瘫痪居多，可单侧或双侧。近端大肌群如三角肌、前胫肌等较远端手足小肌群受累重，四肢同时瘫痪者极少见。

人体血循环中是否有特异性抗体，其出现的时间早晚和数量是决定病毒能否侵犯中枢神经系统的重要因素。多种因素可影响疾病的转归，如受凉、劳累、局部刺激、损伤、手术（如预防注射、扁桃体摘除术、拔牙等），以及免疫力低下等，均有可能促使瘫痪的发生，孕妇如患病易导致瘫痪，年长儿和成人患者病情较重，发生瘫痪者多。儿童中男孩较女孩易患重症，多见瘫痪。

（二）免疫性

显性或隐性感染后可获得对同型病毒的牢固免疫力，血清中最早出现特异性 IgM，2 周后出现 IgG（中和抗体），唾液及肠道局部可出现特异性 SIgA。血清中中和抗体水平在起病后 2 ～ 3 周到达高峰，1 ～ 2 年内逐渐下降，但一直保持一定水平，可终止病毒血症，阻止病毒进入中枢神经系统并将病毒清除，防止瘫痪的产生。中和抗体不仅可保护患者免遭同型病毒感染，对异型病毒也具有低保护力。唾液及肠道产生的 SIgA 能阻止咽喉部或肠道内病毒的吸收和增殖，发挥局部抗感染作用。

三、微生物学检查法

脊髓灰质炎的瘫痪病例，根据临床表现易于诊断。但因其他肠道病毒的某些型（如柯萨奇病毒 A7 型等）也可引起瘫痪，所以仍需进行病毒分离或血清学诊断方能作出正确的病原学诊断。

（一）病毒分离

早期可取患者咽漱液、粪便等标本加抗生素处理后，接种于人胚肾或猴肾细胞，37℃培养 7 ～ 10 天，逐日观察，出现细胞病变者表明有可疑病毒，需用已知的Ⅰ、Ⅱ、Ⅲ型免疫血清做中和试验以进一步鉴定其型别。近年应用转脊髓灰质炎受体基因的小鼠 La 细胞作病毒分离，因此细胞对其他肠道病毒不敏感，适用于混有多种肠道病毒的分离，可减少病毒型别确定的复杂性。

（二）血清学诊断

取发病早期及恢复期双份血清，用中和试验、补体结合试验、ELISA 等方法检测血清中特异性抗体，血清抗体水平增高 4 倍或 4 倍以上具有诊断意义。

（三）快速诊断

RT-PCR 及核酸杂交等技术可直接检测病毒核酸，并可区别其疫苗株或野毒株，具有快速诊断的价值。

四、防治原则

脊髓灰质炎的一般预防措施包括隔离患者、消毒排泄物，以及加强饮食卫生管理、保护水源等。在流行期间，避免对易感者做扁桃体摘除手术或其他各种疫苗接种，以减少瘫痪型病例的发生。

预防脊髓灰质炎最有效的方法是接种脊髓灰质炎疫苗。目前使用的疫苗有两种，一种是 20 世纪 50 年代中期由 Salk 研制的脊髓灰质炎灭活疫苗（inactivated polio vaccine，IPV），又称 Salk 疫苗；另一种是由 Sabin 研制的脊髓灰质炎减毒活疫苗（oral poliovirus vaccine，OPV），又称 Sabin 疫苗。

IPV 是将三型脊髓灰质炎病毒经甲醛灭活后混合制成，肌内注射可在血清中诱导产生中和抗体，但不能在咽部、肠道产生局部免疫。因而疫苗接种者虽可依靠中和抗体清除侵入血流中的病毒，防止病毒侵犯中枢神经系统，但不能阻止病毒在肠道中增殖及从肠道随粪便排出。此外 IPV 接种量大，需多次免疫接种，使用不方便。其优点是稳定，易保存及运输，不存在毒力返祖的危险，还可与其他疫苗如白百破三联疫苗联合接种。

OPV 是将脊髓灰质炎病毒低温、连续、快速在猴和人二倍体细胞中传代获得的减毒变异株。OPV 能在肠道细胞中增殖，类似于自然感染，但不产生病毒血症，既可诱导产生血清中和抗体，又可刺激肠道产生 SIgA 发挥抗感染作用，此点优于灭活疫苗。此外，OPV 可在咽部保存 1 ～ 2 周，从粪便中排出数周，可在周围人群形成疫苗病毒的传播，使接触者形成间接免疫，扩大了免疫接种的效果。世界上多数国家应用 OPV 作为控制和消灭脊髓灰质炎的手段。我国将此疫苗制成糖丸型便于幼儿口服，自 1986 年开始实行 2 个月、3 个月、4 个月连续 3 次口服脊髓灰质炎减毒活疫苗（“糖丸”），4 岁加强 1 次，效果良好。OPV 的缺点是极少数人用后产生疫苗相关瘫痪型脊髓灰质炎，其临床特征与脊髓灰质炎野病毒感染相似，但瘫痪多较短暂。少数会发生疫苗衍生脊髓灰质炎病毒感染，可发生人与人之间的持续传播，并出现成群病例，常为永久性瘫痪，与脊髓灰质炎野病毒引起的病例难以区别。

IPV 和 OPV，尤其是 OPV 在全球的应用迅速降低了脊髓灰质炎的发病率。2000 年 10 月 27 日世界卫生组织宣布：包括中国在内的西太平洋地区成为继美洲之后无本土脊髓灰质炎野病毒传播的地区，并提出于2005年在全球范围内消灭脊髓灰质炎。2002年欧洲地区也被证实为无脊髓灰质炎地区。有本土脊髓灰质炎野病毒流行的国家已由1988年的125个减少至2006年的4个。

知识链接

疫苗相关与疫苗衍生脊髓灰质炎病毒

维持疫苗（通常是OPV）高免疫覆盖率是阻断脊髓灰质炎野病毒流行的唯一有效措施，但OPV疫苗衍生脊髓灰质炎病毒可引起免疫缺陷患者发生慢性感染，并可致健康儿童甚至成人感染疫苗相关或衍生病毒，发生疫苗相关麻痹型脊髓灰质炎病例。近年来，疫苗衍生脊髓灰质炎病毒在局部国家和地区引起的脊髓灰质炎暴发，日益受到关注。根据脊髓灰质炎病毒疫苗分离株的序列及其人群感染特点，可分为两大类，即疫苗相关脊髓灰质炎病毒（vaccine-associated poliovirus，VAPV）和疫苗衍生脊髓灰质炎病毒（vaccine-derived poliovirus，VDPV）。

VAPV主要发生在服OPV人群及其易感的接触者中，在流行病学上与服OPV疫苗有关，一般于服苗后4～30天内出现瘫痪，其中少数感染者可出现急性弛缓性瘫痪，其临床特征与脊髓灰质炎野病毒感染相似，但瘫痪多为短暂的。从患者粪便中分离的脊髓灰质炎病毒核苷酸序列与Sabin株差异小于1%。

VDPV主要发生在未免疫的人群中，与是否服OPV无关。可发生人与人之间的持续传播，并出现成群病例，常为永久性瘫痪，与脊髓灰质炎野病毒引起的病例难以区别。从患者粪便中分离的VDPV核苷酸序列与Sabin株差异大于1%，但小于15%，其神经毒力已恢复。因此，WHO消灭脊髓灰质炎证实委员会认为，对感染VDPV的病例应与脊髓灰质炎野病毒引起的病例一样对待，不仅要消灭脊髓灰质炎野病毒，也要消灭VDPV引起的脊髓灰质炎。

案例1-11-1

患儿男，2007年9月10日出生。2007年11月28日服用1粒脊髓灰质炎减毒活疫苗糖丸。2007年12月17日出现鼻塞、流涕、发热，体温最高为38.5℃，继而出现双下肢无力、不动。到北京某军队医院就诊，神经系统查体：对疼痛刺激有反应，仰卧位不能拉起，有握持反射，无主动抓物，双上肢肌力4级，肌张力正常，左下肢肌力约1+级，右下肢肌力约1级，深部腱反射未引出，巴宾斯基反射（–）。

问题与思考：

1．该患儿可能患什么疾病？依据是什么？

2．对该病应如何进行防治？

第二节 其他消化道病毒

其他消化道病毒包括柯萨奇病毒、埃可病毒、新型肠道病毒、轮状病毒、杯状病毒、星状病毒以及肠道腺病毒，其生物学性状、传播途径及致病性见下表。

表 1-11-1 其他消化道病毒的主要特征

病毒	生物学性状	传播途径	致病性
肠道病毒			
柯萨奇病毒	与脊髓灰质炎病毒相似，对乳鼠敏感，根据感染乳鼠产生的病灶，可以分为 A、B 两组。A 组病毒感染乳鼠可引起骨骼肌的广泛肌炎，导致松弛性瘫痪；B 组病毒则产生灶性肌炎、脑炎和坏死性脂肪炎	主要经粪 - 口途径，也可经呼吸道或眼部黏膜感染	病毒可侵犯呼吸道、胃肠道、肌肉、关节、中枢神经系统等多器官，导致临床表现多样化。较重要的有类脊髓灰质炎瘫痪、无菌性脑膜炎、出疹性发热病、急性心肌炎和心包炎、流行性肌痛、疱疹性咽峡炎、手足口病等。B 组中某些型别可经胎盘传给胎儿，引起新生儿心肌炎或先天性心脏病，预防尚无疫苗可用
埃可病毒	病毒形态与细胞培养特性和脊髓灰质炎病毒相似。对实验动物不致病，只能在人及灵长类动物组织细胞中增殖，并可产生细胞病变	主要经粪 - 口途径，也可经呼吸道或眼部黏膜感染	类似于柯萨奇病毒，多为隐性感染，严重感染者少见。较重要的有无菌性脑膜炎、类脊髓灰质炎等中枢神经系统疾病，部分型别引起出疹性发热病、呼吸道感染及婴儿腹泻，预防尚无疫苗可用
新型肠道病毒	包括肠道病毒 68、69、70、71 型。EV71 为目前肠道病毒中最晚发现的病毒	主要经肠胃（粪 - 口、水、污染的食物）或呼吸道（飞沫、咳嗽或打喷嚏）传播，也可经接触患者皮肤水疱的液体而感染，人群密集处易发生病毒的流行，幼托机构内的学龄前儿童是感染的高危人群	EV71 感染主要引起手足口病，以手、足、口腔等部位发生丘疱疹为主要特征，临床上与柯萨奇 A16 病毒感染所引起的手足口病难以区别，只能依靠实验室的病毒检验技术来鉴别。此外还可引起无菌性脑膜炎、脑炎、脑干脑炎、脊髓灰质炎样瘫痪等多种神经系统疾病，甚至导致患者死亡或永久性瘫痪。目前对于 EV71 尚无特异性抗病毒药物和疫苗用于治疗和预防
急性胃肠炎病毒			
轮状病毒	属于呼肠病毒科轮状病毒属。病毒呈球形，基因组为双股 RNA，分 11 个节段。具有双层衣壳，内衣壳子粒呈放射状排列，如车轮状，故名轮状病毒	传染源是患者和无症状带毒者，主要传播途径是粪 - 口，还可通过呼吸道传播，多发于深秋初冬季节	A ~ C 组轮状病毒能引起人和动物腹泻，D ~ G 组仅引起动物腹泻。A 组感染最为常见，呈世界性分布，是引起 6 个月 ~ 2 岁婴幼儿严重胃肠炎的主要病原体，也是导致婴幼儿死亡的主要原因，年长儿和成人常呈无症状感染。B 组可引起成人急性胃肠炎。C 组对人的致病性类似 A 组，但发病率很低，口服减毒活疫苗已在临床试用

续表

病毒	生物学性状	传播途径	致病性
杯状病毒	类似于小RNA病毒，但病毒颗粒稍大，球形，核酸为单股正链RNA病毒，衣壳呈20面体立体对称，无包膜。电镜观察病毒表面有杯状凹陷，故名杯状病毒。引起人类胃肠炎的包括诺如病毒和沙波病毒	患者、隐性感染者及健康带毒者均为传染源，经粪-口途径传播，也可通过呕吐物的气溶胶传播。病毒传染性强，人群普遍易感	诺如病毒是世界上引起急性病毒性胃肠炎暴发流行最主要的病原体之一。沙波病毒主要引起5岁以下小儿腹泻，但发病率低，目前尚无特异性疫苗和有效的抗病毒疗法
星状病毒	病毒呈球形，无包膜，单股正链RNA。电镜下表面呈特征性的星状结构，故名	粪-口途径，感染有一定季节性，多为冬季	引起婴幼儿、老年人、免疫功能低下者腹泻的重要病原体之一，也可引起医源性腹泻，目前尚无有效疫苗
肠道腺病毒	病毒呈球形，20面体立体对称，无包膜，基因组为双链DNA。形态、结构、基因组成、复制特点及致病性与其他腺病毒基本一致	主要通过粪-口途径及呼吸道传播，也可经人与人接触传播。四季均可发病	主要侵犯5岁以下儿童，症状以腹泻为主，很少有发热或呼吸道症状，目前尚无特异性疫苗，主要采取对症治疗

知识链接

肠道病毒感染与手足口病

手足口病是由肠道病毒感染引起的传染病，引发手足口病的肠道病毒有20多种（型），其中以柯萨奇病毒A16型（Cox A16）和肠道病毒71型（EV 71）最为常见。

该病多发生于5岁以下儿童，传染源包括患者、隐性感染者和无症状带毒者。流行期间，患者是主要传染源。在急性期，患者粪便排毒3～5周，咽部排毒1～2周。传播方式多样，可通过人群密切接触、呼吸道飞沫传播，也可通过玩具、食具、奶具以及床上用品等间接接触传播。门诊交叉感染和口腔器械消毒不合格亦是造成传播的原因之一。

手足口病发病初期会出现类似感冒症状，发烧可持续4～5天。手掌、脚掌及口腔黏膜出现米粒大小的散在疱疹，有时会累及臀部。口腔内会出现有疼痛的溃疡，导致吞咽困难，食欲减退。该病为自限性疾病，多数预后良好，不留后遗症。少数患儿可引起心肌炎、肺水肿、无菌性脑膜脑炎等并发症。个别重症患儿病情发展快，导致死亡。

目前对于手足口重症患者只能采取支持疗法，包括退烧、卧床休息、预防与治疗脱水等。对于少数有并发症的患者，则采取对症疗法，如脑膜脑炎需降颅压药物，心肌炎需积极严密的观察及治疗。针对中枢神经系统及重症感染的幼儿，可注射免疫球蛋白。

小结

1. 消化道病毒是指经粪 - 口途径感染，引起消化道或消化道外疾病的病毒。包括小 RNA 病毒科中的肠道病毒属、呼肠病毒科中的轮状病毒属、腺病毒科中的肠道腺病毒等。

2. 脊髓灰质炎病毒是脊髓灰质炎的病原体，90% 以上为隐性感染。少数患者病毒侵犯脊髓前角运动神经细胞，导致弛缓性肢体瘫痪。目前仅脊髓灰质炎病毒具有特异性的预防措施（接种脊髓灰质炎疫苗），其他肠道病毒尚无特异性的防治方法。

3. 柯萨奇病毒、埃可病毒和肠道病毒 71 型的生物学性状以及感染、免疫过程与脊髓灰质炎病毒相似。其显著特点是病毒在肠道中增殖却很少引起肠道疾病，不同的病毒可引起相同的临床综合征，同一种病毒也可引起几种不同的临床疾病，包括无菌性脑膜炎、脑炎和轻瘫、疱疹性咽峡炎、手足口病、流行性胸痛、心肌炎和心包炎等。

4. 轮状病毒因内衣壳子粒呈放射状排列而得名。A 组轮状病毒是 6 个月～2 岁婴幼儿腹泻的最重要病原体，B 组引起成人腹泻，C 组对人的致病性类似于 A 组，但发病率低。诺如病毒是世界上引起急性病毒性胃肠炎暴发流行最主要的病原体之一。沙波病毒主要引起 5 岁以下小儿腹泻，但发病率低。星状病毒主要引起儿童和老年人腹泻。肠道腺病毒主要引起婴幼儿腹泻。

思考题

1. 简述脊髓灰质炎病毒的致病性与免疫性。
2. 脊髓灰质炎病毒的防治措施有哪些?
3. 试述人类轮状病毒的生物学特征以及致病性。

（邹清华）

第十二章

肝炎病毒

学习目标

1. 掌握乙型肝炎病毒的生物学性状、致病性与免疫性、微生物学检查方法和防治措施。五种肝炎病毒在生物学性状、致病性、流行病学特征及临床表现方面的特征比较。
2. 熟悉甲型、丙型、丁型、戊型肝炎的防治措施。
3. 了解甲型、丙型、丁型、戊型肝炎病毒的微生物学检查方法。

肝炎病毒（hepatitis virus）是指一组主要侵害肝并引起病毒性肝炎的病毒，肝细胞为其感染和复制的主要靶细胞。目前公认的肝炎病毒至少有 5 种，即甲型肝炎病毒、乙型肝炎病毒、丙型肝炎病毒、丁型肝炎病毒和戊型肝炎病毒。本章重点介绍甲型和乙型肝炎病毒的生物学特性、致病性、流行病学特征和临床表现。

第一节　甲型肝炎病毒

甲型肝炎病毒（hepatitis A virus，HAV）为单股正链 RNA 病毒，是甲型肝炎的病原体。1973 年，Feinstone 首次发现 HAV 颗粒。1982 年国际病毒命名委员会将其分类为小 RNA 病毒科肠道病毒属 72 型。但由于 HAV 的某些特性异于肠道病毒，1993 年被单列为小 RNA 病毒科（picornaviridae）肝病毒属（hepatovirus）。

一、生物学性状

（一）形态与结构

HAV 为球形颗粒，直径约 27nm，无包膜，衣壳呈 20 面体立体对称。HAV 的核酸为单股正链 RNA（+ssRNA），由约 7500 个核苷酸组成。根据核苷酸序列差异，可将 HAV 分为Ⅰ～Ⅶ个基因型。大多数 HAV 病毒株为Ⅰ型，我国分离的 HAV 多为ⅠA 亚型。

（二）抵抗力

HAV 抵抗力较强，对乙醚、酸和热稳定。高压、煮沸、干热、紫外线照射、甲醛、氯及次氯酸盐等处理可灭活 HAV。鉴于 HAV 抵抗力强，在处理甲型肝炎患者的排泄物时应特别小心。

（三）培养

HAV 的自然宿主包括人、黑猩猩和恒河猴等灵长类动物。HAV 可在多种细胞中培养，但其增殖缓慢且不引起细胞病变。

二、致病性与免疫性

（一）传染源与传播途径

HAV 的主要传染源为甲型肝炎患者和 HAV 隐性感染者。潜伏末期及急性期甲型肝炎患者的粪便具有传染性，主要经粪 - 口途径传播，可通过污染食物、水源、水产品（如毛蚶等）及食具等传播而引起散发或暴发性流行。HAV 病毒血症持续短暂，故经输血或注射传播的可能性极小。

（二）致病机制

HAV 主要侵犯儿童和青年，且多为隐性感染。显性与隐性感染均可使机体产生抗 -HAV（IgM 和 IgG）。HAV 经口侵入人体后首先在唾液腺和小肠淋巴结内增殖，继而入血，形成病毒血症，再到达并侵犯肝，在肝细胞内大量增殖而致病。目前认为 HAV 无直接致细胞病变作用，肝细胞损伤可能由机体对 HAV 的免疫反应所引起，如巨噬细胞和 NK 细胞可非特异性杀伤病毒感染的肝细胞，细胞毒性 T 淋巴细胞（CTL）及其产生的细胞因子也可选择性杀伤肝细胞，进而引起肝损害。

甲型肝炎的潜伏期平均为 30 天（15 ～ 50 天），发病急，多出现疲乏、食欲减退、肝大、肝功能异常等症状，部分病例出现黄疸。发病 2 周后血清和肠道中常出现抗 -HAV。甲型肝炎预后良好，一般不转为慢性肝炎，长期病毒携带者也很少见。

（三）免疫性

HAV 感染早期血清中出现抗 -HAV IgM，感染 4 ～ 6 周达高峰，3 个月后降至检测水平以下。恢复期出现抗 -HAV IgG，并可持续多年。机体感染 HAV 后对其可产生持久免疫力。

第二节　乙型肝炎病毒

乙型肝炎病毒（hepatitis B virus，HBV）为不完全双链 DNA 病毒，是乙型肝炎的病原体。HBV 的发现源于 1963 年 Blumberg 在澳大利亚土著人血清中发现的一种新抗原，称为澳大利亚抗原（简称“澳抗”），澳抗即为乙肝病毒表面抗原（HBsAg）。1970 年，Dane 和同事在肝炎患者血清中发现了直径为 42nm 且具有传染性的完整病毒颗粒，称为 Dane 颗粒（Dane’s particle），进而将 HBV 确定为乙型肝炎的病原体。1983 年，HBV 被归为嗜肝 DNA 病毒科（hepadnaviridae）。

一、生物学性状

（一）形态与结构

电镜下观察血清中的 HBV 存在 3 种形态，即大球形颗粒、小球形颗粒和管形颗粒（图 1-12-1）。

1. 大球形颗粒　大球形颗粒是具有感染性的完整 HBV 病毒颗粒，亦称 Dane 颗粒。Dane 颗粒呈球形，直径为 42 nm，具有双层核壳结构。外壳为包膜，内壳为病毒衣壳。包膜由脂质双层组成，表面分布有表面抗原的大蛋白（L）、中蛋白（M）和小蛋白（S）。如用非离子去垢剂破坏 Dane 颗粒的包膜，可暴露出病毒的核心结构，即核衣壳。核衣壳呈 20 面体立体对称，其表面为病毒衣壳，由乙肝病毒核心抗原（HBcAg）组成。由于 HBcAg 包裹在病毒外膜之内，故一般在血清中检测不到。Dane 颗粒核心内部含有 HBV 的不完全双链环状 DNA 和 DNA 聚合酶。

2. 小球形颗粒　小球形颗粒是血液中含量最多的病毒颗粒，直径 22nm，是无病毒核心的包膜糖蛋白颗粒。小球形颗粒表面只含有表面抗原的中蛋白（M）和小蛋白（S）。

3. 管形颗粒　管形颗粒直径 22nm，长度在 50 ~ 500nm 之间，也是无病毒核心的包膜糖蛋白颗粒。管形颗粒表面有表面抗原的大蛋白（L）、中蛋白（M）和小蛋白（S）。小球形颗粒和管形颗粒在 HBV 感染者体内的数目远远高于 Dane 颗粒，有抗原性，可能与协助 Dane 颗粒逃避血循环中的抗 -HBs 中和抗体有关。

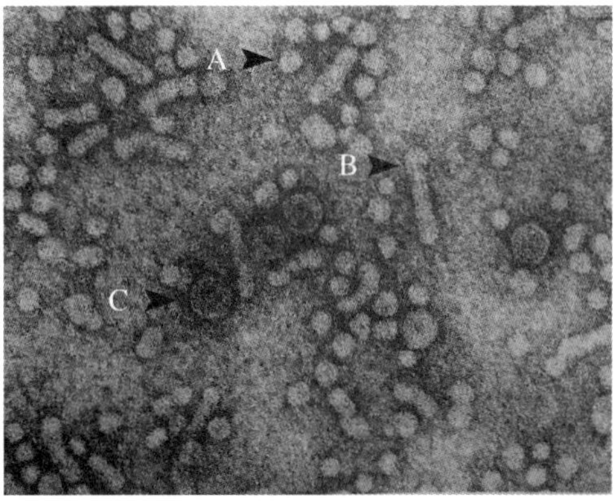

图 1-12-1　HBV 形态电镜图

A：小球形颗粒 B：管形颗粒 C：Dane 颗粒 ×80000

（二）基因结构

1. HBV 基因组　HBV 基因组是由不完全双链组成的环状 DNA。长链（负链）DNA 全长约 3.2 kb，短链（正链）的长度可变，为长链的 50% ~ 80%。长链和短链 DNA 的 5′ 端以互补的黏性末端固定，黏性末端的两侧各有一个由 11 个核苷酸构成的直接重复序列（direct repeats，DRs），DR 区是病毒 DNA 成环与复制的关键序列。

HBV 基因组含有 4 个开放阅读框（open reading frame，ORF），分别为 S 区、C 区、P 区和 X 区。各基因编码区连接紧密，P 区与 C 区的 3′ 端、S 区及 X 区的 5′ 端都有重叠（图 1-12-2）。S 区包括 PreS1、PreS2 和 S 基因，分别编码表面抗原的大蛋白（L）、中蛋白（M）和小蛋白（S），均为包膜糖蛋白。C 区包括 PreC 基因和 C 基因，二者有各自的 AUG，但共用一个终止密码子，分别编码乙肝病毒 e 抗原（HBeAg）和核心抗原（HBcAg）。HBcAg 是病毒的结构蛋白，构成病毒的核衣壳。P 区基因最长，编码 DNA 多聚酶。HBV 的 DNA 聚合酶具有反转录酶活性。X 区最小，编码 X 蛋白（HBxAg），与 HBV 的致癌作用有关。

2. HBV 基因分型　根据 HBV 全基因序列差异≥ 8% 或 S 基因序列差异≥ 4%，将 HBV 分为 A ~ K 11 个基因型。HBV 基因型有明显的地区分布特点，在我国以 C 型和 B 型为主，而美国和西欧则主要是 A 型和 D 型。

HBV 基因组含有 S、C、P 和 X 4 个开放阅读框。HBV 以（–）-DNA 为模板，主要转录 3.5 kb、2.4 kb、2.1 kb 和 0.7 kb 四种 RNA，编码 PreC/C、P、PreS1/PreS2/S 和 X 4 个开放读码框，

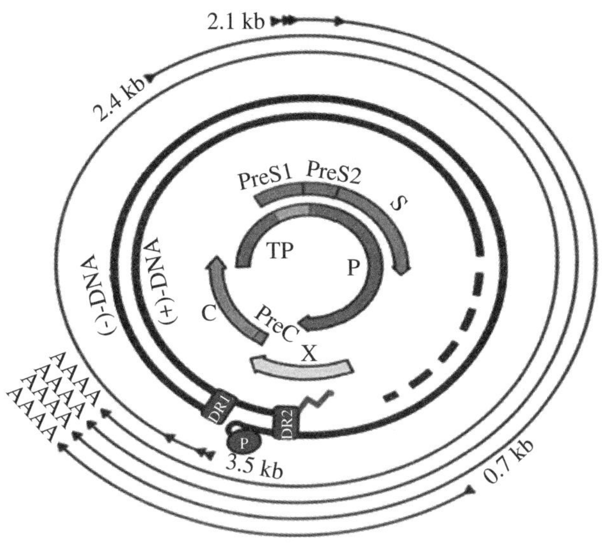

图 1-12-2　HBV 基因结构模式图

箭头指示转录起始位点。

（三）抗原组成

HBV 的抗原主要有三种，分别是 HBsAg、HBcAg 和 HBeAg。

1. HBsAg　HBsAg 存在于 HBV 病毒颗粒表面，是机体受 HBV 感染的主要标志。三种包膜蛋白均具有较强的免疫原性，可诱导机体产生相应的特异性抗体。其中狭义的 HBsAg 指小蛋白（S），由 226 个氨基酸组成，其中第 124 ～ 147 位氨基酸组成了抗原性很强的序列，称为“a”抗原决定簇。HBsAg 可刺激机体产生中和抗体，抵抗 HBV 的再感染。中蛋白（M）由 281 个氨基酸组成，也称 PreS2 抗原。大蛋白（L）由 400 个氨基酸组成，也称 PreS1 抗原。

根据 HBsAg 的抗原性差异，HBV 可分为 adr、adw、ayr 和 ayw 4 种血清型。我国汉族以 adr 多见，少数民族多为 ayw。

2. HBcAg　HBcAg 是构成 Dane 颗粒核衣壳的病毒蛋白，由于外面包裹有病毒外膜，故 HBcAg 甚少游离于血液循环中，一般在血清中不易被检出。HBcAg 抗原性很强，能刺激机体产生抗 -HBc，但无中和作用。血清中检出高效价的抗 -HBc（IgM 和 IgG），特别是抗 -HBc IgM 表示 HBV 在肝内复制，是 HBV 感染的标志。

3. HBeAg　HBeAg 是 HBV 病毒释放的一种可溶性蛋白。HBeAg 具有抗原性，能刺激机体产生抗 -HBe，该抗体有一定保护作用。HBeAg 是 HBV 活跃复制及血清具有传染性的标志，当机体出现 HBeAg 消失和抗 -HBe 产生时，称之为血清学转换，提示 HBV 复制减弱，传染性下降。

知识链接

乙型肝炎病毒受体 NTCP 的发现

钠离子-牛磺胆酸共转运多肽（Na^+-taurocholate cotransporting polypeptide，NTCP）是分布在肝细胞基底膜上的一种胆汁酸转运多肽，是调控胆汁酸肠肝循环的关键因子。2012 年 11 月，我国学者李文辉教授首次确定 NTCP 是 HBV 进入肝细胞的功能受体。HBV 通过病毒 LHBs 蛋白的 preS1 区与肝细胞表面 NTCP 特异结合，介导 HBV 进入肝细胞。NTCP 的发现促进了 HBV 感染模型的建立，同时为抗 HBV 新药研发提供了新靶标。

乙肝母婴传播的阻断措施

我国《慢性乙型肝炎防治指南》建议，对 HBsAg 阳性母亲的新生儿，应在出生后 24 小时内尽早注射乙肝免疫球蛋白（HBIG），同时在不同部位接种 10μg 重组酵母或 20μg 中国仓鼠卵母细胞（CHO）乙肝疫苗，在 1 个月和 6 个月时分别接种第 2 和第 3 针乙肝疫苗，可显著提高阻断母婴传播的效果。也可在出生后 12 小时内先注射 1 针 HBIG，1 个月后再注射第 2 针 HBIG，并同时在不同部位接种 1 针乙肝疫苗，间隔 1 和 6 个月分别接种第 2 和第 3 针乙肝疫苗。联合使用 HBIG 和乙肝疫苗的 HBV 母婴阻断效率可达 85% ~ 95%。

（四）HBV 复制

HBV 感染肝细胞时，位于病毒外膜的 HBsAg 可通过与肝细胞膜表面的钠离子-牛磺胆酸共转运多肽（NTCP）结合，使病毒核衣壳进入细胞内，NTCP 被认为是介导 HBV 进入宿主细胞的功能性受体。进入细胞内的 HBV 核衣壳脱壳释放出 HBV DNA，HBV DNA 进入细胞核，并在细胞 DNA 聚合酶的作用下，以负链 DNA 为模板修补正链 DNA 短链区，形成完整的双链超螺旋共价闭合环状 DNA（covalently closed circular DNA，cccDNA）。然后以 cccDNA 为模板，进行病毒核酸的复制和病毒蛋白的合成。cccDNA 半衰期较长，很难从感染的肝细胞内彻底清除，这也是慢性乙肝难以治愈的主要原因。在细胞 RNA 聚合酶作用下，以 cccDNA 负链为模板转录形成 0.7kb、2.1kb、2.4kb 和 3.5kb mRNA，分别编码 HBV X 蛋白、M-HBsAg、S-HBsAg、L-HBsAg、HBcAg、HBeAg 和 P 蛋白。部分 3.5kb RNA 则作为病毒逆转录合成 HBV DNA 的模板，被称为前基因组 RNA（pregenomic RNA，PgRNA）。PgRNA 与 P 蛋白共同被包装入含有 HBcAg 的子代 HBV 内壳内，在 P 蛋白反转录酶作用下，以 PgRNA 为模板，逆转录出全长 HBV 负链 DNA。同时在 RNA 酶 H 作用下 RNA 链被水解，由 DNA 聚合酶再合成互补的正链 DNA，形成核衣壳。核衣壳以出胞的形式获得包膜及 HBsAg，装配成子代完整病毒颗粒，释放至肝细胞外，再重新感染新的肝细胞。

（五）培养

HBV 感染具有明显的种属性，人 HBV 仅可感染人类和黑猩猩。原代培养的人肝细胞虽对 HBV 易感，但效率极低，且病毒复制维持时间非常短。至今尚没有高效的 HBV 体外分离培养系统。常用的方法是将 HBV 病毒 DNA 导入 HepG2 等肝癌细胞系，病毒基因可在细胞中表达 HBsAg、HBcAg 和 HBeAg，并持续产生病毒颗粒，可用于抗 HBV 药物的筛选。

（六）抵抗力

HBV对理化因素的抵抗力较强，但65℃处理10小时、煮沸10分钟或高压蒸汽均可灭活HBV。环氧乙烷、戊二醛、过氧乙酸和碘伏对HBV也有较好的灭活效果。70%乙醇等一般消毒剂不能使其灭活。

二、致病性与免疫性

（一）传染源和传播途径

1. 传染源　HBV的主要传染源是乙型肝炎患者及无症状HBV携带者。处于潜伏期、急性期和慢性活动期乙型肝炎患者的血液均有传染性。

2. 传播途径　HBV主要经输血、母婴、破损的皮肤和黏膜及性接触传播。输血液、血浆及各种血制品均可传播HBV。由于我国对献血员实施严格的HBsAg筛查，经血传播的HBV感染已较少发生。通过注射、手术、采血、内镜检查、预防接种、针刺、文身等，也可传播HBV。HBV感染的妊娠妇女将HBV传播给胎儿或婴儿的过程，称母婴传播。母婴传播主要发生在围生期，多为在分娩时接触HBV阳性母亲的血液和体液而被感染。此外，异性或同性性行为均可传播HBV。因此，有些国家将乙型肝炎列为性传播疾病（sexually transmitted disease，STD）之一。与HBV阳性者发生无防护的性接触，特别是有多个性伴侣者，其感染HBV的危险性增高。

HBV不经呼吸道和消化道传播，因此日常学习、工作或生活接触、握手、拥抱等无血液暴露的接触，一般不会传染HBV。流行病学和实验研究亦未发现HBV能经吸血昆虫（蚊、臭虫等）传播。

（二）致病与免疫机制

HBV的致病机制较复杂。一般认为，HBV不直接损害肝细胞，但其在肝细胞内的复制会产生大量的病毒抗原，并可表达在肝细胞表面，引起机体的免疫应答，在清除病毒的同时造成受感染肝细胞的损伤。HBV引起的免疫病理损伤机制主要包括两种。

1. 细胞免疫　细胞免疫是机体清除HBV的主要机制，也是引起肝损伤的主要原因。细胞免疫以CTL细胞的应答为主，当CTL识别肝细胞表面的HBV特异性抗原后，即可分泌穿孔素、颗粒酶和淋巴毒素等，直接杀伤这些靶细胞而使其溶解死亡，也可通过Fas/Fas配体途径诱导靶细胞凋亡。此外，特异性T细胞可产生多种炎性细胞因子如IFN-γ、TNF-α和IL-6等，引起肝的炎症反应。

2. 体液免疫　机体感染HBV后可产生一系列抗体，包括抗-HBs、抗-HBe和抗-HBc。在急、慢性乙型肝炎患者的血液中，可检出多种抗原抗体复合物。这些复合物可沉积于周围组织的小血管壁，引起Ⅲ型超敏反应及各种肝外症状，如短暂性发热、肾小球肾炎、皮疹、多发性关节炎及小动脉炎等，其中肾小球肾炎最为常见。如果免疫复合物大量沉积于肝内，可引起毛细血管栓塞，并诱导产生肿瘤坏死因子，导致急性肝坏死，临床表现为重症肝炎。

（三）HBV感染的自然转归

乙型肝炎的潜伏期为45～180天，平均2～3个月。HBV可导致急、慢性肝炎和亚临床型感染。人感染HBV后，病毒持续6个月仍未被清除者称为慢性HBV感染。慢性HBV感染典型的自然进程可分为免疫耐受期、免疫清除期、免疫抑制或低病毒复制期及再活动期。HBV感染时的年龄是影响慢性化的最主要因素。在围生期和新生儿时期感染HBV者中，有90%将发展成慢性感染，表现为有较长的免疫耐受期，然后进入免疫清除期。婴幼儿时期感染 HBV 者有 25% ～ 30% 将发展成慢性感染。青少年和成人感染多无免疫耐受期，而直接进入免疫清除期，90% ～ 95% 的感染者可自发清除 HBV，仅有 5% ～ 10% 发展为慢性感染。

在慢性 HBV 感染者中，HBV 很难从肝细胞中完全清除。由于病毒感染持续，肝反复的炎症坏死导致细胞外基质异常沉积引起肝纤维化，最终可导致肝硬化，甚至发展为失代偿性肝硬化和肝细胞癌。

案例 1-12-1

患者男，35 岁。因乏力、食欲不振、恶心、呕吐、厌油、腹泻及腹胀等症状就诊。查肝功能：谷丙转氨酶（ALT）187IU/ L，谷草转氨酶（AST）129IU/ L，碱性磷酸酶（ALP）204IU/L，谷氨酰转移酶（GGT）155IU/L，其余指标未见异常。查体：体温 36.9℃，巩膜无黄染，未见肝掌、蜘蛛痣，全身浅表淋巴结未触及。腹平软，无压痛，无反跳痛及肌紧张，未触及包块，肝、脾肋下未及，肝、肾区叩痛（–）。家族史：母亲死于肝病，具体病因不详。HBV 标志物检测：HBsAg、HBeAg、anti-HBc 和 HBV DNA 均阳性。

问题与思考：

1．该患者可能患哪种疾病？依据是什么？

2．该疾病的传染源及其传播途径有哪些？

3．该疾病应如何进行防治？

第三节　其他肝炎病毒

除甲型和乙型肝炎病毒外，目前已确认的还有丙型肝炎病毒（hepatitis C virus，HCV）、丁型肝炎病毒（hepatitis D virus，HDV）和戊型肝炎病毒（hepatitis E virus，HEV），分别引起丙、丁、戊型肝炎。上述肝炎病毒分属于不同病毒科，其生物学特性、致病性、流行病学特征和临床表现等各不相同。其中，HDV 是一种缺陷病毒，自身并不能引起疾病，当与乙型肝炎病毒联合或重叠感染时才能复制，引起急性或慢性肝炎。各型肝炎病毒的比较见表 1-12-1。

表 1-12-1　其他肝炎病毒的比较

病毒	HCV	HDV	HEV
分类	黄病毒科 丙型肝炎病毒属	未确定 丁型肝炎病毒属	戊型肝炎病毒科 戊型肝炎病毒属
大小	直径为 55 ～ 65nm	直径为 35 ～ 37nm	直径为 32 ～ 34nm
包膜	有包膜	有包膜	无包膜
基因组	线状单正链 RNA 长约 9.5kb	共价闭合环状单负链 RNA，全长为 1.7kb	单股正链 RNA，全长约 7.2kb
传播途径	主要经输血或血制品传播，也可经性接触和母婴垂直传播	同 HBV，主要经输血或注射传播，但母婴垂直传播少见	主要经粪 - 口途径传播，其中以水源性流行较为多见

续表

病毒	HCV	HDV	HEV
慢性化	大多数患者可演变为慢性肝炎	只能感染 HBV 阳性者，可发展为慢性	不发展为慢性肝炎，但一些特殊人群感染 HEV 后，可迁延为慢性肝炎
致癌性	约 20% 的患者可逐渐发展为肝硬化或肝癌	同 HBV	无致癌性
免疫性	抗 -HCV IgM 出现较早，持续时间短。抗 -HCV IgG 出现较迟，持续时间长。HCV 易于变异，抗 -HCV 的保护作用不强，可再感染	可再感染	抗 -HEV IgM 出现较早，持续时间短。抗 -HEV IgG 出现较迟，持续时间长。可获得一定免疫力，但持续时间较短，可再感染

第四节　微生物学检查

一、血清学检测

（一）HAV

检测甲型肝炎患者血清中的抗 -HAV 是目前最常用的特异性诊断方法，多采用放射免疫（RIA）或酶联免疫（EIA）法。检测抗 -HAV IgM 可作为 HAV 早期感染的指标，有助于早期诊断。检测抗 -HAV IgG 有助于流行病学调查。

（二）HBV

目前常用的 HBV 血清学诊断方法是检测血清中的 HBV 抗原及抗体，包括 HBsAg、抗 -HBs、HBeAg、抗 -HBe 和抗 -HBc（俗称“两对半”）。常用的检测方法为 ELISA 和化学发光法。HBcAg 在血清中难以检出，故不作为常规检测项目。

1. HBsAg 和抗 -HBs　HBsAg 阳性是感染 HBV 的标志。血清 HBsAg 阳性见于：①急性乙型肝炎的潜伏期和急性期，检出率约为 70%；②慢性乙型肝炎和 HBV 所致的肝硬化及肝癌；③无症状携带者。急性乙型肝炎恢复后，HBsAg 可在 1 ～ 4 个月内消失，若持续 6 个月以上则转为慢性乙型肝炎。HBsAg 持续阳性但无临床症状者为 HBV 携带者。抗 -HBs 阳性表示机体已获得针对 HBV 的免疫力，见于乙型肝炎恢复期及乙肝疫苗接种者。

2. 抗 -HBc　抗 -HBc 包括抗 -HBc IgM 和抗 -HBc IgG。抗 -HBc IgM 出现于 HBV 感染早期或慢性乙型肝炎急性发作期，故抗 -HBc IgM 阳性表示体内有病毒复制，血液具有传染性。抗 -HBc IgG 比抗 -HBc IgM 出现晚但持续时间长，血清抗 -HBc IgG 单阳性往往表示既往 HBV 感染。

3. HBeAg 和抗 -HBe　HBeAg 出现较早，与 HBV DNA 聚合酶的消长情况基本一致，故 HBeAg 阳性是体内 HBV 复制活跃和血液传染性强的标志。抗 -HBe 见于急性乙型肝炎的恢复期，此时血清 HBeAg 消失，表示机体已产生一定免疫力，血液传染性降低。抗 -HBe 也常见于无症状携带者和慢性乙型肝炎患者的血清中。

HBV 抗原和抗体在感染者体内的消长情况与临床表现相关，综合分析 HBV 抗原和抗体的检测结果有助于临床诊断（表 1-12-2）。

表 1-12-2 HBV 血清学标志物的检测结果分析

HBsAg	HBeAg	抗 -HBc IgM	抗 -HBc IgG	抗 -HBe	抗 -HBs	结果解释
–	–	–	–	–	+	接种过乙肝疫苗，有免疫力
+	+	+	–	–	–	乙型肝炎急性期
+	–	–	+	+	–	慢性乙型肝炎，病毒低复制（俗称“小三阳”）
+	+	–	+	–	–	慢性乙型肝炎，有传染性（俗称“大三阳”）
+	+	+/–	+	–	–	慢性乙型肝炎急性发作，病毒高复制
–	–	–	+	+/–	+	乙型肝炎恢复期，或既往感染过 HBV

（三）HCV

血清中抗 -HCV 检测是目前丙型肝炎实验室诊断中最常用的方法，可用于献血员筛查和丙型肝炎诊断。HCV 感染后，机体可对其结构蛋白和非结构蛋白产生抗体，故目前采用基因重组克隆表达的 HCV 蛋白作为抗原，通过 ELISA 和化学发光法检测血清中抗 HCV IgG 或 IgM。若抗 -HCV IgM 阳性可对 HCV 感染进行早期诊断。但血清抗 -HCV 阳性并不一定表示 HCV 现症感染，应予注意。HCV 病毒颗粒的核心抗原被病毒包膜所包裹，通过预处理释放核心抗原后，可通过 ELISA 或化学发光方法检测 HCV 核心抗原，作为病毒感染的标志。

（四）HDV

实验室常用酶免法检测血清中的 HDV 抗原（HDAg）和抗 -HDV。HDAg 多见于急性 HDV 感染早期，持续时间短，一般患者就医时可能已检测不到。抗 -HDV IgM 是 HDV 感染早期的诊断指标，而持续高滴度的抗 -HDV IgG 是慢性 HDV 感染的主要血清学标志。

（五）HEV

目前针对戊型肝炎的常规实验室诊断方法是采用 ELISA 法检测患者血清中的抗 -HEV IgM 和（或）IgG 抗体。抗 -HEV IgM 是急性 HEV 感染的诊断指标。抗 -HEV IgG 出现时间也相对较早，在抗 -HEV IgM 检测试剂盒尚不完善的情况下，抗 -HEV IgG 不仅可作为既往感染的指标，在病毒载量较高的情况下，也可作为 HEV 急性感染的诊断指标之一。

二、核酸检测

HBV DNA 检测包括定性和定量检测，目前常采用 PCR 法。血清 HBV DNA 阳性是 HBV 在体内复制和血清具有传染性的直接标志。临床上，已采用 PCR 技术检测患者血清 HBV DNA，用于辅助诊断，并采用荧光定量 PCR 技术定量检测患者血清中的 HBV DNA，用于临床诊断和药物疗效监测。HCV RNA 多采用 RT-PCR 技术进行检测，以确定慢性 HCV 感染者和丙型肝炎患者。近年建立的 HCV RNA 定量 PCR 法不仅具有较高的灵敏度和特异性，还可对临床抗病毒治疗效果进行评价和预测。此外，也可用 RT-PCR 方法检测血清和粪便中的 HAV 或 HEV RNA，但检出率较低，不用于常规临床诊断。

第五节 防治原则

一、预防

（一）一般预防措施

HAV 和 HEV 主要经粪 - 口途径传播，故主要采取以切断传播途径为主的综合性预防措施，如加强食品卫生管理和教育，改善饮食及饮水卫生，对患者排泄物、食具、床单和衣物等进行严格消毒处理等。

HBV 和 HCV 主要经血液传播，因此乙型和丙型肝炎的预防措施主要是严格筛选献血员和加强血制品的管理，加强医疗器械的消毒管理，杜绝医源性传播。患者的血液、分泌物和排泄物等需经消毒处理。提倡使用一次性注射器。

丁型肝炎的预防原则与乙型肝炎相同。

（二）人工主动免疫

甲肝疫苗接种是控制 HAV 感染的最有效方法。我国已于 2008 年将甲肝疫苗接种纳入国家扩大计划免疫。甲肝疫苗包括减毒活疫苗和灭活疫苗两种。减毒活疫苗接种 1 剂次，于儿童 18 月龄接种。灭活疫苗接种 2 剂次，分别于 18 月龄和 24 ～ 30 月龄接种。

乙肝疫苗接种是预防 HBV 感染的最有效方法。乙肝疫苗的成分是纯化的 HBsAg，具有良好的免疫原性。乙肝疫苗的接种对象主要是新生儿，其次为婴幼儿及 15 岁以下未免疫人群和高危人群。乙肝高危人群包括医务人员、器官移植患者、经常接受输血或血液制品者、静脉内注射毒品者、免疫功能低下者、乙肝表面抗原阳性者的家庭成员、男性同性恋或有多个性伴侣者等。我国已于 1992 年将乙肝疫苗接种纳入计划免疫，2002 年将乙肝疫苗免疫纳入到新生儿国家计划免疫管理，即新生儿免费且强制性接种乙肝疫苗。若母亲为 HBsAg 阳性，联合应用乙型肝炎疫苗和乙肝免疫球蛋白（HBIG）来阻断 HBV 母婴传播，效果良好。

由于 HCV 的高度变异性给疫苗制备带来困难，至今尚无疫苗预防 HCV 感染。

我国采用基因工程技术，成功研制了世界上第一支戊型肝炎疫苗，大规模的临床试验证实戊型肝炎疫苗可有效预防 HEV 感染。

（三）人工被动免疫

人工被动免疫可用于意外接触乙肝病毒感染者的血液和体液后的应急预防。HBIG 从含有高效价抗 -HBs 的人血清中提纯而成，主要用于以下情况：①被 HBV 感染者的血液污染伤口者；②母亲为 HBsAg 阳性的新生儿；③误用 HBsAg 阳性的血液或血制品者。

二、治疗

甲型和戊型肝炎的病程多为急性自限性，一般为对症支持治疗。

慢性乙型肝炎治疗主要包括抗病毒、免疫调节、抗炎和抗氧化、抗纤维化和对症治疗，其中抗病毒治疗是关键。临床上常用的乙型肝炎抗病毒药物有 α- 干扰素和核苷（酸）类似物，均有一定疗效，但都很难清除 HBV 病毒，实现乙型肝炎的临床治愈。此外，使用核苷（酸）类似物所引起的耐药问题严重影响了临床治疗效果，应引起重视。慢性乙型肝炎治疗的总体目标是最大限度地长期抑制 HBV，减轻肝细胞炎症坏死及肝纤维化，延缓和减少肝的失代偿、肝硬化、肝细胞癌及其并发症的发生，从而改善生活质量和延长存活时间。

近年来丙型肝炎的治疗取得了明显进步，长效干扰素联合利巴韦林治疗可使多数丙型肝炎患者获得持久性病毒学应答，实现临床治愈。因此，对于丙型肝炎，应做到早发现、早诊断和早治疗。

目前尚无治疗丁型肝炎的特效药，但由于HDV是缺陷病毒，凡抑制HBV复制的药物，对丁型肝炎也有间接治疗作用。

小结

1. 肝炎病毒是一组主要侵害肝并引起病毒性肝炎的病毒，目前确认的肝炎病毒有5种，分属于不同的病毒科。

2. 甲型肝炎病毒属于RNA病毒科肝病毒属，无包膜，主要通过粪-口途径传播，感染后一般不转为慢性。

3. 乙型肝炎病毒属嗜肝DNA病毒科正嗜肝DNA病毒属。完整的HBV颗粒称Dane颗粒，呈球形，包膜表面含有大、中、小三种包膜糖蛋白。HBV基因组是不完全双链环状DNA，全长约3.2 kb，含有4个开放阅读框。HBV DNA逆转录复制是病毒易于变异的主要原因，而cccDNA在肝细胞内的长期存在是病毒难以清除、导致慢性感染的重要机制。综合分析血清中HBV抗原和抗体的检测结果有助于临床诊断。HBV主要经输血、注射、性行为和母婴传播，接种乙肝疫苗是预防乙肝病毒感染最有效的措施。抗病毒治疗可以抑制HBV复制，减轻肝细胞炎症坏死及肝纤维化、肝硬化和肝癌发生。

4. 丙型肝炎病毒主要经血或血制品传播，感染后易发展为慢性肝炎，目前尚无疫苗。丁型肝炎病毒是一种缺陷病毒，必须在HBV辅助下才能复制，其传播方式也与HBV基本相同。戊型肝炎病毒属戊型肝炎病毒科，主要经粪-口途径传播，以水源性流行较为多见，一般不发展为慢性，但孕妇感染后临床表现严重。

思考题

1. 比较五种肝炎病毒在生物学性状、致病性和免疫性、微生物学检查及预防措施等方面的特征。

2. 简述乙型肝炎病毒基因组的结构特点及功能。

3. 简述乙型肝炎血清学主要抗原抗体标志物在疾病诊断中的意义。

（陈香梅）

第十三章

反转录病毒

学习目标

1．掌握反转录病毒的概念及分类。
2．熟悉反转录病毒的种类、传播方式、发病机制及诊断方法。
3．了解反转录病毒的免疫特点及防治措施。

反转录病毒科是一组含反转录酶的 RNA 病毒。根据其致病性、被感染宿主的特点、病毒生物学性状及遗传特性可分为三个亚科，即慢病毒亚科、RNA 肿瘤病毒亚科和泡沫病毒亚科。此科病毒的生物学特征主要有：①形态呈球形，直径 80 ~ 120nm，有包膜；②核酸为正链 RNA 双聚体；③病毒体内含有反转录酶，在核酸复制时通过形成 DNA 中间体，并能与宿主细胞染色体整合；④病毒表面具有与相应敏感细胞表面受体相关的蛋白；⑤子代病毒以出芽方式释放并获得包膜。

第一节　人类免疫缺陷病毒

人类免疫缺陷病毒（human immunodeficiency virus，HIV）是获得性免疫缺陷综合征（acquired immunodeficiency syndrome，AIDS）即艾滋病的病原体。1981 年美国发现首例 AIDS 病患者。1983 年法国巴斯德研究所从一例 AIDS 病患者体内分离出了一株反转录病毒。1986 年国际病毒分类委员会正式将引起 AIDS 的反转录病毒命名为人类免疫缺陷病毒。人类免疫缺陷病毒分为 HIV-1 和 HIV-2 两型。两型病毒的核酸序列相差超过 40%。引起人类 HIV 感染的主要病原体是 HIV-1，所以 HIV-1 的感染是目前全球重要的公共卫生问题之一。而 HIV-2 毒力很弱，病程较长，症状也较轻，且感染者主要分布在西非。

一、生物学特性

（一）形态结构

HIV 属于 RNA 型病毒，球形，有包膜，直径 100 ~ 120nm。核心包括两条相同的单股正链 RNA、反转录酶和核衣壳蛋白等。病毒内层是由衣壳蛋白（P24）构成的核衣壳，为 20 面体对称结构。病毒外层为脂蛋白包膜，包膜表面具有化学成分为糖蛋白的刺突（gp120）和跨膜蛋白（gp41）（图 1-13-1）。

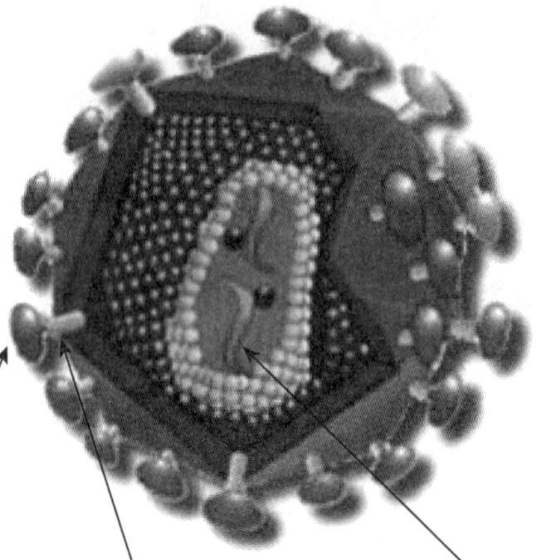

图 1-13-1 HIV 形态结构示意图

（二）基因组结构及功能

HIV 的基因组是由两条相同的正链 RNA 在 5′ 端通过氢键结合而形成的二聚体。基因组全长约为 9.2kb，在其 5′ 端有一个帽状结构（m7G5ppp5GmpNp），在 3′ 端有 poly A 尾。HIV 基因组的结构和组合形式与其他反转录病毒相同，从其 5′ 末端至 3′ 末端依次排列为 LTR、*gag*、*pol*、*env*、LTR。但 HIV 较其他反转录病毒更为复杂，还有 6 个调节基因即 *tat*、*rev*、*nef*、*vif*、*vpr*、*vpu*。LTR 即长末端重复序列（long terminal repeat），是病毒基因组两端重复的一段核苷酸序列。

1. *gag* 基因 编码聚合蛋白，然后由蛋白酶切割形成内膜蛋白（P17）、核衣壳（P7、P9）、衣壳蛋白（P24）。衣壳蛋白具有非常高的特异性，与其他多种反转录病毒无抗原相关性。

2. *pol* 基因 一些基因编码病毒复制所需的各种酶，包括反转录酶、整合酶、蛋白水解酶。反转录酶有多聚酶和核酸内切酶的功能，与病毒复制有关。

3. *env* 基因 编码跨膜糖蛋白 gp41 和伸展在包膜外的膜微粒糖蛋白 gp120。在 gp120 上有与中和抗体结合的位点，gp120 与宿主细胞表面 CD4 分子互为配体，gp41 具有触发病毒包膜与相关细胞膜发生融合的作用。

4. 调节基因 调节基因对 HIV 表达正、负调节以及维持 HIV 在细胞中平衡复制和潜伏有着重要意义。如 *tat* 具有开启 HIV 基因表达的总开关，*rev* 基因能增加 *gag*、*pol*、*env* 等结构蛋白的表达，*nef* 则编码负调节蛋白，*vif* 编码的产物能增强病毒的感染性，*vpr*、*vpu* 则起到提高 HIV 复制的作用，并且与病毒装配、成熟释放有关。

（三）病毒的复制

辅助性 T 淋巴细胞（Th）表面的分化蛋白 4（CD4）分子是 HIV 病毒表面 gp120 的受体，所以 HIV 主要侵犯 $CD4^+$ Th 细胞。首先由 HIV 表面的包膜蛋白 gp120 与 $CD4^+$Th 淋巴细胞表面的 CD4 分子结合，再由 HIV 病毒表面的包膜蛋白 gp41 使 HIV 包膜与被感染细胞的细胞膜融合，然后 HIV 核衣壳进入细胞，脱壳后释出病毒 RNA 以进行复制。首先病毒在反转录酶的作用下，以病毒 RNA 为模板，宿主细胞的 tRNA 为引物，反转录合成负链 DNA，构成模板 RNA：DNA 中间体，然后中间体中的 RNA 链由核酸内切酶水解去除，再由负链 DNA

产生互补正链 DNA，从而组成双链 DNA。在整合酶的作用下，病毒双链 DNA 基因组整合入宿主细胞染色体中。这种整合的病毒双链 DNA 即称为前病毒（provirus），前病毒核酸可以随宿主细胞分裂传给子代而长期潜伏。当前病毒受到某些因素刺激而被激活时，前病毒基因组两端的 LTR 序列有启动和增强病毒转录的作用，在宿主细胞 RNA 聚合酶的作用下，病毒 DNA 转录形成 RNA。有些 RNA 经拼接而成为病毒 mRNA，翻译成病毒的各种结构蛋白和非结构蛋白。另一些 RNA 经加帽和加尾则可作为病毒的子代基因组 RNA，与病毒蛋白装配成核衣壳，核衣壳以出芽的方式释放，并从宿主细胞膜获得病毒包膜，形成完整的有感染性的子代病毒颗粒。

（四）病毒变异性

HIV 病毒是高度易变异性病毒，最易变异的是编码包膜蛋白的 *env* 基因，使包膜蛋白 gp120 和 gp41 随之变异，从而逃避机体的免疫。

（五）培养特性

HIV 病毒仅感染表面有 CD4 分子的细胞，而在人体内表达 CD4 分子的细胞主要是 T 淋巴细胞中的辅助性 T 淋巴细胞（Th）。所以实验室通常使用正常人的 T 淋巴细胞经植物血凝素（PHA）刺激并加 T 细胞生长因子培养 HIV 病毒。另外黑猩猩和恒河猴可作为 HIV 感染的动物模型，一般多用黑猩猩做实验。

（六）抵抗力

HIV 抵抗力很弱，体液、血液等的 HIV 在 56℃ 10 分钟可灭活。化学消毒剂如 0.2% 次氯酸钠、0.1% 漂白粉、0.3% 过氧化氢、70% 乙醇、50% 乙醚等处理污染物均可灭活 HIV。但 HIV 在室温（20 ~ 22℃）可存活 7 天左右，冻干血制品需 68℃至少经 72 小时才可确保彻底灭活 HIV。

二、致病性与免疫性

（一）传染源及传播途径

HIV 携带者及 AIDS 患者是本病的主要传染源，HIV 存在于携带者和患者的血液、精液、阴道分泌物、唾液、乳汁、骨髓、脑脊液中等，其主要传播途径有两种。

1. 水平传播　HIV 水平传播是指 HIV 病毒在一般人群个体之间的传播。具体包括：①性接触传播，HIV 存在于被感染者的精液及阴道分泌物中，性行为很容易导致细小的皮肤黏膜损伤，HIV 即可通过损伤部位进入机体而被感染，性交（阴道性交、肛门性交及口性交等）是 HIV 的主要传播方式，值得一提的是肛门性交被感染 HIV 的危险性远远高于阴道性交；②血液传播，通过输入 HIV 感染者的血液或血制品，移植 HIV 感染者的器官及体外受精等；③其他，人群对 HIV 普遍易感，性乱、同性恋、双性恋、静脉吸毒者为 HIV 感染的高危人群，医源性感染（如注射器、手术器械、内镜等消毒不严）、被污染的理发美容工具等均可传播 HIV。而一般日常生活中的接触如握手、拥抱、游泳、共同进餐、共用卫生洁具及昆虫叮咬等是不会传播 HIV 的。

2. 垂直传播　感染了 HIV 的女性怀孕、分娩及哺乳时可将 HIV 通过胎盘、产道及母乳传播给胎儿及婴儿。

（二）发病机制及免疫性

1. HIV 的主要发病机制　HIV 侵入机体后主要选择性感染细胞膜表面具有 CD4 分子的细胞，即 $CD4^+$ 细胞（注：关于 $CD4^+$ 细胞和 $CD8^+$ 细胞在免疫应答中的作用在基础免疫学中会作详细的解释)。人体内 $CD4^+$ 细胞主要是 T 淋巴细胞中的辅助性 T 淋巴细胞(Th 细胞)以及单核 - 巨噬细胞,导致受感染的 $CD4^+$ 细胞被破坏而逐渐减少和功能障碍为主的严重免疫缺陷,由此引起由于机体免疫缺陷所致的各种综合征(如肿瘤、各种感染及自身免疫紊乱)。HIV 也可感染单核巨噬细胞系统,加重机体的免疫功能下降。患者出现外周淋巴细胞减少、CD4/CD8 细胞比例异常、机体对植物血凝素(PHA)及某些抗原刺激的免疫应答消失、各种免疫细胞活性减弱、多种细胞因子合成障碍,B 淋巴细胞功能也同时受到影响。具体发病机制如下。① HIV 直接杀伤 $CD4^+$ 细胞:HIV 通过其表面的 gp120 和 gp41 感染 $CD4^+$ 细胞,导致被感染细胞形成多核巨细胞、细胞膜损伤、细胞的正常生物合成被干扰等,以及 HIV 蛋白诱导被感染细胞凋亡。②免疫损伤:受感染 $CD4^+$ 细胞表面表达 HIV 病毒抗原,通过Ⅱ、Ⅲ、Ⅳ型超敏反应导致被感染的 $CD4^+$ 细胞损伤(注:各型超敏反应的发病机制在基础免疫学中详述)。③ HIV 对其他细胞的损伤:HIV 感染后会导致机体表达 CD4 的其他细胞的损伤,包括单核 - 巨噬细胞、B 淋巴细胞的损伤及功能障碍;机体淋巴组织损伤,HIV 感染后可导致机体淋巴组织结构开始衰退,使大量的 HIV 病毒释放进入外周血中而产生严重的病毒血症;神经系统损伤,HIV 感染脑组织中的小神经胶质细胞和巨噬细胞,引起神经细胞的损伤。

2. HIV 感染免疫特点　机体感染 HIV 后,HIV 刺激机体的免疫系统可以产生相应的免疫球蛋白,包括 gp120 等的中和抗体,但此中和抗体在中和 HIV 功能方面作用较弱,仅可在急性感染期降低血清中的病毒量,但很难控制病情发展。

机体针对 HIV 免疫力低以及 HIV 逃避机体免疫的主要机制:① HIV 感染机体后,严重损毁了机体的免疫系统,使得机体的免疫系统无法进行正常的免疫应答;②由于 *env* 基因易发生变异,使包膜蛋白 gp120 和 gp41 随之变异,从而逃避机体特异性免疫的攻击。

(三)临床表现

HIV 感染的发病机制主要是以 HIV 损伤机体的免疫系统为主要特征,从而导致机体的免疫系统功能紊乱及免疫功能下降而引起一系列综合征。发病主要以青壮年较多,发病年龄在 18 ~ 45 岁,即性生活较活跃及易染吸毒的年龄段。从 HIV 感染到发病有一个完整的自然过程。根据 HIV 感染后对机体免疫系统损伤的过程,一般分为四个时期,即急性感染期、潜伏期、AIDS 相关综合征及典型 AIDS 期。

1. 急性感染期　HIV 首次感染后一般没有明显的临床表现,主要表现为一般感冒的症状,这是因 HIV 初次感染机体后机体所出现的应激性反应,所以症状较轻,易被忽视。这种临床表现一般为自限性,通常在数周内自然消失,但很快进入无症状感染期。

2. 潜伏期　也称无症状感染期,此期长短不一,少则几个月,多则十余年。在此期间感染者可以没有任何临床表现,HIV 在机体的 $CD4^+$ 细胞中仍然不断增殖,但外周血中 HIV 数量少,机体的免疫力尚可维持正常功能。

3. AIDS 相关综合征(AIDS-related complex,ARC)　随着 HIV 在感染者体内 $CD4^+$ 细胞中的不断增殖,机体内 $CD4^+$ 细胞数量逐渐减少,从而导致机体的免疫系统损伤进行性加重,各种临床表现逐渐开始出现,如低热、盗汗、体乏、体重下降、腹泻等,并伴有淋巴结肿大。此期一般可持续数月。

4. 典型 AIDS 期　此期感染者的免疫系统损害加重,其临床表现的基本特点是机体多组织系统及组织器官的损害进行性加重而引起的各种综合征,AIDS 患者由于免疫功能严重受损,常合并严重的机会感染,常见的有各种微生物(如结核杆菌、白念珠菌、新生隐球菌和各种病毒等）和寄生虫（如卡氏肺孢子虫、隐孢子虫等）感染。同时部分患者出现 Kaposi 肉瘤及恶性淋巴瘤等各种肿瘤。此外 HIV 也可感染单核 - 巨噬细胞而损害免疫功能，并可将 HIV 传播到全身，引起间质性肺炎、亚急性脑炎等感染。最终出现无法控制的各种临床综合征而导致死亡（表 1-13-1，图 1-13-2）。

表 1-13-1 世界卫生组织制定的 HIV 临床界定标准

主征：	①患者体重持续下降大于 10%
	②间断性或持续性发热 1 个月以上
	③慢性间断性腹泻或持续性腹泻 1 个月以上
次征：	①持续性咳嗽 1 个月以上
	②弥漫性瘙痒性皮炎
	③反复性带状疱疹病毒感染
	④口咽部反复真菌性感染
	⑤慢性进展性和播散性单纯性疱疹病毒感染
	⑥弥漫性淋巴腺病（淋巴结肿大）

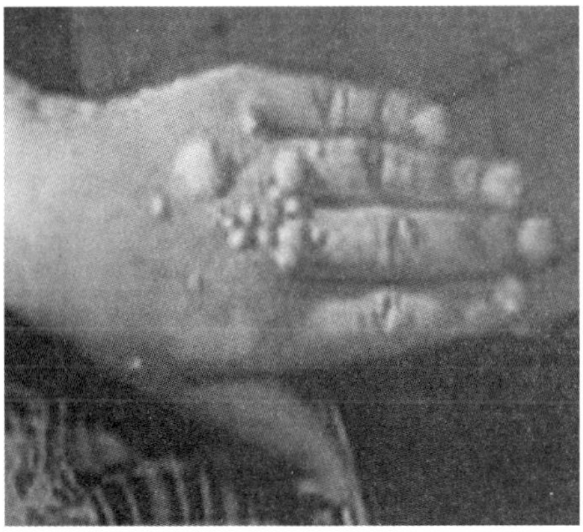

疱疹

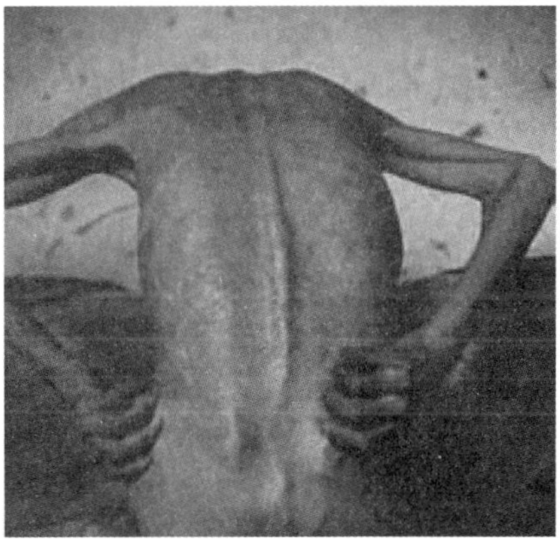

消瘦

图 1-13-2 AIDS 感染者

HIV 感染所引起的症状并没有特异性，在实际生活中，有许多原因能够引起以上症状，不能因为自己的身体有相关症状就断定自己携带有 HIV。只有进行科学的 HIV 实验检测才能够得出正确的结论。

三、实验室检查

HIV 检测是主要针对 HIV 高危人群和疑似病例的检查，HIV 检测已经被列入临床医学常规医疗检测的范围。通过检测而确立对 HIV 的诊断，指导用药，进行筛选而阻断传播。目前检测 HIV 感染者机体内的 HIV 抗原和抗体的方法，操作方便，易于普及，其中针对 HIV 抗体的检测最为常用。HIV P24 抗原和 HIV 病毒基因的测定，在 HIV 感染检测中的地位和重要性也日益受到重视。

（一）机体免疫功能检查

通过检测机体的免疫功能状态可以了解 HIV 破坏机体免疫力的程度，机体免疫力下降具

体表现在 $CD4^+T$ 细胞减少，$CD4^+$ 细胞 /$CD8^+$ 细胞 < 1.0。迟发型超敏反应皮试（如 PHA 皮试）阴性，各种免疫细胞功能低下。

（二）HIV 抗体检测

血清抗体检测是目前最常用的方法。感染 HIV 后数周即可在被检者血清中检测到 HIV 抗体，在整个无症状期血清中 HIV 各种抗体持续存在。根据其主要的适用范围，可将现有 HIV 抗体检测方法分为筛检试验和证实试验。具体检测方法常见的有酶联免疫吸附技术（ELISA）、免疫荧光技术（IFA）、胶体金免疫层析法等免疫标记技术。

（三）HIV 抗原检测

HIV 抗原检测一般是查 HIV-P24 蛋白，常用 ELISA 双抗体夹心法检测，但阳性率并不高，因为当 HIV 抗原出现后不久 HIV 抗体即可产生，而当 HIV 抗体出现后 HIV 抗原通常会转为阴性，但在感染的后期，HIV-P24 可再转为阳性。

（四）核酸检测

HIV 基因检测可用于 HIV 感染的辅助诊断、病程监控、治疗方案制定、疗效观察及预测病情进展等。基因检测是在患者标本中直接检测 HIV 基因，可用定量 RT-PCR（反转录 -PCR）技术、核酸序列扩增实验、DNA 分子杂交实验、实时荧光定量 PCR 等技术测定。

（五）HIV 分离培养及形态观察

HIV 病原学检查主要包括病毒的分离培养和电子显微镜形态观察，由于此技术难度较大，需要特殊设备和专业技术人员，一般不适合临床上对 HIV 的辅助诊断。

四、防治原则

由 HIV 所引起的 AIDS 是一种全球性疾病，从发现至今，AIDS 以惊人的蔓延速度和极高的致死率引起人们的高度重视，目前人类已在 AIDS 流行病学、病毒学、免疫学、诊断学及预防学等领域取得了很大的成就，为今后预防、控制 AIDS 的流行与传播提供了科学的依据。但是由于目前人类对病毒感染性疾病还没有特效的治疗药物，所以对 AIDS 也缺乏特别有效的治疗方法，故针对病毒性疾病重点还在于预防。

（一）AIDS 的预防

AIDS 的传播途径很大程度上取决于个人的生活行为和习惯，所以预防 AIDS 是完全可能的，而且是可以做到的。世界卫生组织（WHO）和许多国家都已制定了行之有效的预防 HIV 感染的综合防治措施，具体包括：①在社会上加强卫生宣传教育，普及 HIV 的基本常识，增强人群自我防护意识，尊重 HIV 感染者，消除对 HIV 感染者和患者的社会歧视；②在个人防护方面，要注意个人卫生，不与他人共用剃须刀、牙刷等，避免接触他人的分泌物及血液等，对被他人分泌物所污染的物品要及时消毒；③严厉打击和杜绝各种色情活动、吸毒行为；④防止医源性感染，各种医疗器械如手术器械、注射器、针灸针具、牙科器械以及美容器械等必须严格消毒灭菌；⑤确保临床用血的血源以及器官移植供体器官等的安全；⑥ HIV 感染者所使用过的医疗性物品和生活用品必须严格消毒。以上措施如能很好地实施，那么预防和控制 HIV 感染是完全可以做到的。

针对 HIV 的各种疫苗也在紧张地进行研制中，但是由于 HIV 基因易发生突变而导致抗原结构的变异，给 HIV 疫苗的研制带来了很大的困难和障碍。到目前为止所研制的各种疫苗还没有真正在临床上用于预防 HIV。

（二）AIDS 的治疗

目前在临床上对于病毒的治疗还没有特效药物，针对 AIDS 的治疗主要包括以下几个方面。

1. 支持疗法　通过支持疗法尽量改善 AIDS 患者的生存条件。

2. 免疫调节剂治疗　常用免疫调节剂包括白介素 2（IL-2）、干扰素（IFN）、集落刺激因子（CSF）等。免疫调节剂的主要生物学作用是增强机体的免疫功能，提高免疫功能低下者免疫细胞的数量。

3. 抗病毒制剂　目前临床上所使用的抗病毒类制剂主要包括：①核苷类反转录酶抑制剂，如拉米夫啶、齐多夫啶、双脱氧肌苷；②非核苷类反转录酶抑制剂，如奈伟拉平、地拉韦啶等；③蛋白酶抑制剂，如英迪纳瓦、沙奎那韦等。

4. 控制感染及肿瘤　通过使用各种抗生素及抗病毒药物控制由 HIV 感染导致机体免疫力下降而引起的各种机会感染，尽可能利用各种医疗方法控制肿瘤。

为防止耐药性的产生，联合用药比单一用药疗效更好。目前临床上针对 AIDS 治疗所采用的联合用药的鸡尾酒综合疗法，是在应用两种以上抗 HIV 药物的同时，进行免疫调节和抗机会感染治疗。

以上治疗措施能够在一定程度上抑制 HIV 在体内的复制，使部分患者体内 HIV 含量下降，一定程度上恢复机体免疫功能，尽可能延缓 AIDS 的病程、延长生存时间及提高 AIDS 患者的生活质量。

案例 1-13-1

某患者，男，23 岁，有吸毒及不良性行为史。近期出现持续发热、虚弱、盗汗等。全身广泛性淋巴结肿大。近日体重持续下降，同时伴有咳嗽、呼吸困难、食欲下降、厌食、恶心、呕吐、腹泻、便血及肝、脾肿大等症状。

体检：患者消瘦明显，颈间、腋窝及腹股沟淋巴结肿大明显，淋巴结直径在 1cm 以上，质地坚实，可活动，按压无疼痛。

实验室检查：经实验室检测患者 HIV 抗体呈阳性。$CD4^+$ 细胞 /$CD8^+$ 细胞 < 1.0。

问题与思考：

1．根据上述可诊断为何种疾病？

2．该疾病是由何种病原体引起的？

3．此病原体在遗传上有什么特征？

4．这种疾病的发病机制是什么？

5．如何防治？

第二节　人类嗜 T 细胞病毒

人类嗜 T 细胞病毒（human T cell lymphotropic virus，HTLV）是致瘤性 RNA 病毒，在临床上可引起人类 T 细胞白血病和淋巴瘤等。此病毒是于 20 世纪 80 年代初，从一名 T 淋巴细胞白血病患者身上首次分离到的一种人类反转录病毒。HTLV 属于 RNA 肿瘤病毒亚科，可分为 HTLV-Ⅰ型和 HTLV-Ⅱ型，两型基因组的同源性约 50%。在我国局部地区存在 HTLV 的感染，防止 HTLV 感染的扩散是一项重要任务。

一、生物学性状

（一）病毒的形态结构与复制

1. 形态结构　电镜下 HTLV 呈球形，直径 80 ～ 120nm，病毒核心主要由 RNA 和反转录酶组成。核心外是衣壳，衣壳外有包膜，包膜表面具有能与 CD4 分子结合的表面糖蛋白（gp120）。

2. 病毒复制　HTLV 病毒的复制过程与 HIV 基本相似，是在反转录酶作用下，以 RNA 为模板反向转录 DNA，并与受感染细胞的染色体整合，形成 HTLV 前病毒。但在激活前病毒 DNA 转录的同时，也可启动细胞癌基因的异常表达，从而导致某些肿瘤（如白血病）的发生。

二、致病性与免疫性

（一）发病机制

目前认为 HTLV 的致病机制主要有以下几个方面。

1. 相关细胞基因表达异常　HTLV 感染细胞后，产生的相关蛋白激活细胞原癌基因，产生集落刺激因子和核转录因子，并导致相关基因（如 IL-2 基因及其受体基因等）的激活，刺激 $CD4^+$T 淋巴细胞异常增长，后者与相关肿瘤的形成有关。

2. 遗传基因整合　HTLV 病毒基因与受感染细胞染色体整合，作为前病毒长期潜伏、复制，导致受感染细胞染色体基因畸变、癌基因异常激活，引起细胞恶性转化并发展为人 T 淋巴细胞白血病。

（二）传播方式及临床特点

1. 传播方式　HTLV 的主要传播方式包括性接触传播、母婴传播、输血、静脉吸毒共用注射器等途径。其中输血是重要的传播途径，对献血者进行 HTLV 的常规复查，控制血源安全是预防 HTLV 的有效方法。

2. 临床特点

（1）HTLV-Ⅰ是成人 T 淋巴细胞白血病（adult T-cell leukemia，ATL）的病原体，HTLV-Ⅰ的潜伏期可达 40 年。患者血液、组织中的肿瘤细胞主要是 $CD4^+$T 淋巴细胞，常伴有肝、脾、淋巴结肿大，血清钙、胆红素、乳酸脱氢酶及白细胞升高等。ATL 的发病过程呈进行性，预后极差。HTLV-Ⅰ血清阳性者 2% ～ 4% 可发展为 ATL。HTLV-Ⅰ还可引起热带痉挛性下肢瘫痪、HTLV-Ⅰ相关骨髓病等。

（2）HTLV-Ⅱ于 1982 年首次从毛细胞白血病患者中分离，但以后的研究表明两者之间并无显著的病因学关系。HTLV-Ⅱ与其他疾病的关系目前尚不清楚。

（三）免疫性

HTLV 感染后可长期潜伏，表现为无症状携带者。仅少数感染者发展为急性或慢性成人 T 淋巴细胞白血病。机体感染 HTLV 后可产生针对 HTLV 的体液免疫和细胞免疫，但目前对 HTLV 的免疫机制研究还不清楚。

三、实验室检查

（一）血清 HTLV 抗体检测

临床上可通过对 HTLV 抗体的检测来诊断 HTLV 感染。常用的检测手段有酶联免疫吸附技术（ELISA）、免疫荧光技术（IFA）等。

（二）HTLV 病毒颗粒及抗原检测

常用方法有电镜观察、免疫荧光检查法等。

（三）其他

此外还有细胞学检查、PCR 法检测 HTLV 相关基因等。

四、防治原则

HTLV 的疫苗尚在研制中。现阶段尚无有效的治疗方法及抗病毒药物，目前可采用反转录酶抑制剂如齐多夫定等，以及免疫调节剂如干扰素等。

知识链接

免疫缺陷病

免疫缺陷病包括原发性免疫缺陷病和继发性免疫缺陷病两大类。

1．原发性免疫缺陷病　原发性免疫缺陷病临床上比较少见，一般与遗传有关，主要包括体液免疫缺陷病、细胞免疫缺陷病及两者兼有的联合免疫缺陷病。此外还包括先天性固有免疫缺陷，如补体缺陷、吞噬细胞功能缺陷等。

2．继发性免疫缺陷病　继发性免疫缺陷病病因比较复杂，主要包括：①感染，如 HIV 感染、HTLV 感染、巨细胞病毒感染、麻风病、结核病等；②恶性肿瘤，如白血病、骨髓瘤等；③自身免疫性疾病；④长期使用免疫抑制剂；⑤其他疾病，如肾病综合征、肝硬化、糖尿病等。继发性免疫缺陷病根据原发病的病情可以是暂时性的，也可以是持久性的。

小结

1．本章所述免疫缺陷病毒包括人类免疫缺陷病毒（HIV）和人类嗜 T 细胞病毒（HTLV）两类，在临床上可引起继发性免疫缺陷病。

2．此类病毒属于反转录病毒。

3．感染方式及发病机制

（1）感染方式：①水平传播，包括血液传播、性接触传播等。②垂直传播，包括胎盘传播、经产道传播及母乳传播等。

（2）发病机制：此类病毒主要以侵入并破坏机体的 Th 细胞（CD4 细胞），导致机体免疫力下降而引起免疫缺陷综合征。

4．防治措施　目前针对 HIV 的防治措施主要还是以预防为主，进行全民 HIV 知识卫生宣传教育。具体措施包括杜绝吸毒及色情服务、安全输血、医疗技术要求严格无菌和做好个人防护等。

思考题

1．反转录病毒的特点有哪些？
2．HIV、HTLV 的传播方式有哪些？
3．HIV、HTLV 的发病机制及病理变化是什么？
4．HIV、HTLV 性疾病的防治措施是什么？

（秦旭军）

第十四章

其他人体感染病毒

学习目标

1. 掌握其他人体感染病毒的种类及所引起的疾病。
2. 熟悉狂犬病的发病机制及防治措施。
3. 了解其他人体感染病毒的生物学特性。

第一节　狂犬病病毒

狂犬病病毒（rabies virus）是弹状病毒科狂犬病毒属的一种嗜神经性病毒，为狂犬病的病原体。

一、生物学性状

病毒外形呈子弹状，大小约 75nm × 180nm，核心为单股负链 RNA，外绕螺旋对称的蛋白衣壳，有包膜，包膜上有糖蛋白刺突，与病毒的感染性和毒力相关。狂犬病病毒感染动物范围较广。在易感动物（如狼、狐狸、犬、猫等）或人的中枢神经细胞（主要是大脑海马回的锥体细胞）中增殖时在胞质内形成嗜酸性包涵体，称内基小体，在诊断上很有价值。

二、致病性与免疫性

狂犬病病毒存在于患病的动物或带病毒动物的唾液中，后两者是重要的传染源，人被患病或带病毒动物咬伤、抓伤而感染，病毒通过伤口进入体内。潜伏期一般为 1 ～ 3 个月，但也有短至 1 周或长达数年才出现症状者，潜伏期长短取决于被咬伤部位与头部的距离及伤口内感染的病毒数量。进入体内的病毒先在肌纤维细胞中增殖，再由神经末梢沿神经轴索上行至中枢神经系统，在神经细胞内增殖并引起中枢神经系统损伤，然后又沿传出神经扩散至唾液腺和其他组织（包括泪腺、鼻黏膜、舌味蕾、肝、肺等）。典型的临床表现是神经兴奋性增高，患者吞咽或饮水时喉头肌肉发生痉挛，甚至闻水声或其他轻微刺激均可引起痉挛发作，故称恐水症。经 3 ～ 5 天后，患者由兴奋期转入麻痹期，最后因昏迷，呼吸、循环衰竭而死亡。病死率几乎达 100%。动物研究表明，机体感染狂犬病病毒后能产生细胞免疫和中和抗体。这种特异性免疫在狂犬病疫苗接种后诱生的抗狂犬病病毒感染性免疫机制中起重要作用。但病毒若已侵入中枢神经系统则无保护作用。

三、微生物学检查方法

人被犬或其他动物咬伤后，应捕获动物隔离观察，若经 7 ~ 10 天不发病，一般可认为该动物无狂犬病或咬人时唾液中尚无狂犬病病毒。若观察期间发病，即将其杀死，取脑海马回部位组织涂片，用免疫荧光抗体法检查抗原，同时做组织切片检查内基小体。

对狂犬病患者的诊断可取唾液沉渣涂片、睑及颊皮肤活检，用免疫荧光抗体法检测病毒抗原，但阳性率不高。最近应用反转录 PCR 法检测标本中的狂犬病病毒 RNA，此法敏感、快速、特异性高，值得在有条件的实验室推广应用。

四、防治原则

加强家犬管理，捕杀野犬，注射犬用疫苗，是预防狂犬病的重要措施。人被动物咬伤后应立即采取下列措施：

1. 伤口处理　立即用 20% 肥皂水、0.1% 新洁尔灭或清水反复冲洗伤口，再用 70% 乙醇涂擦。

2. 人工被动免疫　用高效价抗狂犬病病毒血清浸润注射于伤口周围及底部，并同时肌内注射。

3. 人工自动免疫　狂犬病的潜伏期一般较长，人被咬伤后如及早接种高效狂犬疫苗，可以预防发病。我国现使用地鼠肾原代细胞或人二倍体细胞培养制备的灭活病毒疫苗，于第 1、3、7、14、28 天各肌注 1ml，免疫效果好，副作用小。

案例 1-14-1

患者男，34 岁，农民。1 周前感到不适、焦虑，3 天前发热、头痛，饮食、饮水时喉头痉挛，后神志不清入院治疗，3 天后昏迷、呼吸循环衰竭，治疗无效死亡。初步诊断为狂犬病（恐水症）。家属回忆病史，患者于 1 年前曾被一只狗咬伤左脚脚趾，因伤势不重，到家后仅局部涂擦消毒药水，未采取其他措施。医院经家属同意对死者进行了病理解剖，确诊为狂犬病。

问题与思考：

1. 对死者病理解剖时应采集哪个部位的标本检查？在细胞内可能观察到哪种结构有助于确诊？

2. 人被狗咬伤后应采取哪些预防措施？

3. 该病毒的潜伏期长短取决于什么？

第二节　人乳头瘤病毒

人乳头瘤病毒（human papillomavirus，HPV）是一种嗜上皮性病毒，在人和动物中分布广泛，有高度的特异性。长期以来，已知 HPV 可引起的人类良性肿瘤和疣，如生长在生殖器官附近皮肤和黏膜上的人类寻常疣、尖锐湿疣以及生长在黏膜上的乳头状瘤。自从 1976 年 ZurHausen 提出 HPV 可能是性传播致癌因素以来，HPV 感染与宫颈癌关系的研究成为肿瘤病毒病因研究的热门课题。

一、生物学性状

HPV 为乳多空病毒科乳头瘤病毒属，是一类感染表皮和黏膜鳞状上皮的小 DNA 病毒。HPV 呈球形，直径 45 ～ 55nm，衣壳呈 20 面体立体对称，含 72 个壳微粒，无包膜。病毒基因组是双链环状 DNA 分子，通过对 HPV 克隆基因的 DNA 杂交试验及酶谱分析，以核苷酸同源性少于 50% 定为新型别，至今已鉴定出 70 多型 HPV。每一型别都与体内特定感染部位和病变有关。

HPV 在体外细胞培养尚未完成，具有宿主和组织特异性，只能感染人的皮肤和黏膜，不能感染动物。HPV 感染后在细胞核内增殖，细胞核着色深，核周围有一不着色的空晕，此种病变细胞称为空泡细胞（koilocytotic cell）。

二、致病性

HPV 主要通过直接或间接接触污染物品或性传播感染人类。病毒侵入人体后，停留于感染部位的皮肤和黏膜中，不产生病毒血症。临床常见的有：寻常疣（主要为 1、2、4 型）称刺瘊，可发生于任何部位，以手部最常见；跖疣（主要为 2、4 型）生长在胼胝下面，行走易引起疼痛；扁平疣（主要为 3、10 型）好发于面部，手、臂、膝为多发性；尖性湿疣（主要为 6、11 型）好发于温暖潮湿部位，以生殖器湿疣发病率最高，传染性强，在性传播疾病中有重要地位，且有恶性变的报道。研究资料证明 HPV 与宫颈癌、喉癌、舌癌等发生有关，如 HPV16、18、33 等型与宫颈癌的发生关系密切，用核酸杂交方法检出癌组织中 HPV DNA 阳性率在 60% 以上。

HPV 感染后，机体可以产生特异性抗体，但该抗体无保护作用。

知识链接

宫颈癌疫苗

德国科学家 Harald zur Hausen 因发现人乳头瘤病毒（HPV）导致子宫颈癌，与另外两位科学家共享了 2008 年的诺贝尔生理学或医学奖。资料显示，有 70% 的宫颈癌是由 HPV16 和 HPV18 这两种亚型病毒引起的，每年全球因此死亡的女性近 24 万人。目前已有两种人乳头瘤病毒（HPV）预防性疫苗上市，分别是美国默沙东（Merck）药厂研制的“加德西”（Gardasil）以及英国葛兰素史克（Glaxo SmithKline）药厂生产的卉妍康（Cervarix）疫苗。该癌症疫苗的推出，将是人类首次真正尝试通过疫苗将一种癌症彻底消除。

第三节　虫媒病毒

虫媒病毒（arbovirus）是一大群通过吸血的节肢动物（蚊、蜱等）叮咬人、家畜及野生动物而传播相应疾病的病毒。在我国流行的主要有乙型脑炎病毒、登革病毒、森林脑炎病毒。共同特征：病毒呈小球形，多数直径为 40 ～ 70nm；核酸为单股正链 RNA；衣壳为 20 面体立体对称，有包膜，其上镶嵌有糖蛋白组成的刺突；病毒对热、脂溶剂等多种理化因素敏感；节肢动物既是传播媒介，又是储存宿主，人、家畜、野生动物及鸟类受其叮咬后患病；病毒感染后，临床表现多样，潜伏期短、致病力强、病程急。

一、流行性乙型脑炎病毒

流行性乙型脑炎病毒（epidemic type B encephalitis virus）简称乙脑病毒，是引起流行性乙型脑炎（简称乙脑）的病原体。

乙脑病毒的结构蛋白有三种：C、M 和 E。C 是衣壳蛋白，M 位于包膜内面，E 是镶嵌在病毒包膜的糖蛋白，为血凝素刺突，能凝集雏鸡、鸽、鹅的红细胞。乙脑病毒可在动物、鸡胚及组织培养细胞中增殖，最易感的动物是乳鼠，引起明显的细胞病变。乙脑病毒抗原性稳定，只有一个血清型。此病毒抵抗力弱，对理化因素均敏感，加热 56℃ 30 分钟灭活。碘酊、石炭酸、来苏尔等常用消毒剂均能将其灭活。

乙脑病毒的传染源是家畜、家禽、野生动物，特别是幼猪，是最重要的传染源，患者及隐性感染者也可成为传染源。传播途径是经传播媒介蚊子叮咬而感染人和动物。乙脑病毒主要由库蚊传播。在我国乙脑流行的高峰期是 6 月～ 9 月，主要与带病毒蚊出现的早晚和密度有关。蚊虫可携带病毒越冬，且能经卵传代，故蚊不仅是传播媒介，还可能是病毒的长期储存宿主。

乙脑病毒侵入人体后，先在局部血管内皮细胞及局部淋巴结中增殖，随后少量病毒入血形成第一次病毒血症。病毒随血流播散到肝、脾单核吞噬细胞内继续大量增殖，之后再次入血形成第二次病毒血症，引起发热等全身不适。多数呈隐性感染。少数患者病毒可穿过血-脑屏障而进入中枢神经系统，引起脑实质及脑膜病变。临床表现为高热、剧烈头痛、呕吐、颈项强直、嗜睡或昏迷等症状。死亡率高，幸存者可遗留智力减退、痴呆、偏瘫、失语等后遗症。病后及隐性感染均可获得持久免疫力，主要依赖体液免疫的中和抗体。完整的血-脑屏障和细胞免疫功能对防止病毒进入脑组织也很重要。

防蚊灭蚊是预防乙型脑炎的重要环节。人工自动免疫预防乙型脑炎，目前普遍使用的主要是灭活疫苗，对 9 个月～ 10 岁以下儿童大规模进行乙脑疫苗接种，接种后血清中和抗体阳转率达 50% ～ 80%，保护率为 60% ～ 90%。近年我国用地鼠肾组织培养而制成的乙脑减毒活疫苗接种于 15 岁以下儿童，接种后中和抗体阳转率达 85%，并能有效降低乙型脑炎的发病率。流行区对幼猪接种疫苗，有可能控制乙脑病毒在猪群及人群中的传播与流行。

二、登革病毒

登革病毒（dengue virus）是引起登革热的病原体，是一种由伊蚊传播的急性传染病，于热带、亚热带地区，特别是东南亚、西太平洋、中南美洲有流行。我国广东、海南以及广西等地区均有发生。

登革病毒的形态结构与乙脑病毒相似。根据抗原性不同分为四个血清型，各型病毒间有交叉抗原。病毒可在多种组织细胞中增殖培养（如地鼠肾细胞等哺乳动物细胞、伊蚊传代细胞），可产生明显的细胞病变。

登革病毒的自然宿主是人和猴，患者为主要传染源。病毒经蚊叮咬进入人体，先在毛细血管内皮细胞和单核细胞中增殖，随后经血流播散，引起发热、肌肉和关节剧痛（俗称断骨热）、淋巴结肿大、皮肤出血（表现为瘀点和瘀斑）及休克等症状。初次感染为普通型登革热，症状较轻，约 1 周内恢复。再次感染者为登革出血热 / 登革休克综合征，症状重，病死率高，其发生机制尚未完全清楚，多数学者认为免疫病理反应起重要作用。

防蚊灭蚊是预防登革热的重要环节。登革病毒疫苗正在研制阶段。

第四节　出血热病毒

流行性出血热由不同科属的多种病毒引起，以发热、出血为主要临床特征，属于自然疫源性疾病。我国已发现的有汉坦病毒、新疆出血热病毒、登革病毒。

一、汉坦病毒

汉坦病毒又称肾综合征出血热病毒（hemorrhagic fever with renal syndrome virus，HFRSV），是肾综合征出血热的病原体。近年来我国时有流行，现已将其分类为布尼亚病毒科的一个新属，即汉坦病毒属。

（一）生物学性状

病毒呈球形、椭圆形或多形态性，平均直径约 120nm。核酸类型为单股负链 RNA，由长、中、短三个片断组成。有包膜，其表面有血凝素刺突，在一定条件下可凝集鹅红细胞。病毒可在人肺传代细胞、人胚肺二倍体细胞、非洲绿猴肾细胞及地鼠肾细胞中增殖，但一般不出现明显的细胞病变。常用免疫荧光法检测感染细胞质内的病毒抗原。易感动物有黑线姬鼠、长爪沙鼠、乳鼠等多种。实验感染后可在鼠肺、肾等组织中检出大量病毒。从不同地区及不同动物宿主分离的汉坦病毒的基因核苷酸序列和抗原性有差异。据此可将病毒分为 14 个不同的型别。与人类疾病关系密切的有 6 种型别，在我国流行的是Ⅰ型（姬鼠型，汉滩病毒）和Ⅱ型（家鼠型，汉城病毒）。病毒对乙醚等脂溶剂和紫外线敏感，对酸、热抵抗力弱，60℃ 1 小时可将其灭活，在室温、水和食物中 48 小时仍有传染性。

（二）致病性与免疫性

流行性出血热有明显的地区性和季节性，已波及我国 27 个省、自治区、直辖市，发病的高峰与鼠类的分布和活动有关。国内已查出 20 余种啮齿动物自然携带病毒，为主要传染源，其唾液、粪便、尿液可排出病毒污染环境，人或动物（猫、犬等）经呼吸道、消化道或直接经皮肤伤口接触而感染。我国流行的Ⅰ型多在 11 月～12 月为发病高峰，Ⅱ型以春季为流行高峰。我国已证实几种厉螨和小盾恙螨不仅是传播媒介，亦是储存宿主。

病毒侵入人体后，潜伏期约 2 周，在毛细血管内皮细胞增殖后，引起全身广泛性小血管损害，使血管通透性增加、血管舒缩功能和微循环障碍、组织充血水肿以及多数器官的出血、变性、坏死。另外，病毒抗原与相应抗体结合形成的免疫复合物，沉积于小血管壁和肾小球基底膜等组织，激活补体，导致血管、肾的免疫病理损伤，从而引起出血、高热和肾损害等典型临床表现。汉坦病毒感染后诱发宿主产生的特异性抗体可持续多年，故病后可获持久免疫力。

（三）微生物学检查及特异性预防

1. 病毒分离与鉴定　采集急性期患者血清和尸检病死者器官，经适当处理后进行细胞培养，通过免疫荧光抗体染色，检查细胞质内的病毒抗原。

2. 免疫学诊断　用感染汉坦病毒的动物组织或培养细胞制成已知抗原片，用免疫荧光法或免疫酶染色法检测患者血清中的病毒特异性抗体。

3. 特异性预防　最近我国研制成功3种汉坦病毒灭活疫苗，经大量人群接种观察结果显示，血清中和抗体的阳转率达92%，保护率为93% ~ 97%。预防Ⅰ型和Ⅱ型病毒感染的双价汉坦病毒灭活疫苗正在研制中。

二、克里米亚出血热病毒

克里米亚-刚果出血热病毒在中国称为新疆出血热病毒，该病毒于1966年从我国新疆塔里木盆地出血热患者的血液、尸体的肝、脾、肾以及在疫区捕获的硬蜱中分离而来。后经鉴定，证实其与克里米亚-刚果出血热病毒是同一种病毒。病毒呈球形或椭圆形，直径90 ~ 120nm，病毒结构、培养特性和抵抗力与汉坦病毒相似，但抗原性、传播方式、致病性却不相同。

克里米亚出血热是一种自然疫源性疾病，有严格的地区性和明显的季节性，主要分布于有硬蜱活动的荒漠牧场。硬蜱是传播媒介，病毒在蜱体内增殖并能经卵传给后代，故蜱亦是储存宿主。每年4月 ~ 5月蜱大量增殖，也是克里米亚-刚果出血热的发病高峰期。野生啮齿动物及家畜是重要的传染源。人被带病毒硬蜱叮咬后，经5 ~ 7天的潜伏期，患者表现为发热、全身疼痛、中毒症状和出血。病后机体产生多种特异性抗体，可获持久免疫力。

微生物学检查方法与汉坦病毒基本相同。我国研制的灭活乳鼠脑疫苗有预防效果。

第五节　人类疱疹病毒

疱疹病毒（herpesvirus）属疱疹病毒科，现已发现110种以上，其共同特点包括：①病毒呈球形，是一群中等大小、有包膜的DNA病毒，直径为120 ~ 300nm；②除EB病毒外，人疱疹病毒均能在人二倍体细胞核内复制，并形成核内嗜酸性包涵体、多核巨细胞等病变；③病毒可通过呼吸道、消化道、泌尿生殖道等侵入宿主细胞，可表现为增殖性感染和潜伏状态，前者病毒增殖，并引起细胞破坏；后者病毒不增殖，其DNA稳定地潜伏于细胞核内，基因表达受抑制，当病毒受刺激因素激活或抵抗力下降时又可转为增殖性感染而引起疾病。病毒可通过垂直感染胎儿和新生儿，造成胎儿畸形、流产或死产，出生者可有发育迟缓、智力低下。除水痘外，原发感染多为隐性感染。引起人类疾病的疱疹病毒主要有EB病毒、巨细胞病毒、单纯疱疹病毒、水痘-带状疱疹病毒等。

一、单纯疱疹病毒

单纯疱疹病毒（herpes simplex virus，HSV）主要引起皮肤黏膜疱疹疾病，也可引起三叉神经炎、小儿脑膜脑炎等。

单纯疱疹病毒有两型：HSV-1和HSV-2。两型病毒的DNA有50%同源性，即两型病毒有共同的抗原成分，也有不同的型特异性抗原成分。HSV 宿主范围广，常用的实验动物有家兔、豚鼠、小鼠等。体外培养可感染多种细胞，病毒复制周期短，感染细胞很快出现肿胀、变圆，出现嗜酸性核内包涵体等典型细胞病变。

人群中 HSV 感染率为 80% ~ 90%，传染源是患者和健康带毒者，直接密切接触与性接触为主要传播途径。临床表现：①原发感染，6 个月以后的婴儿易发生 HSV-1 的原发感染，常引起龈口炎、咽颊部黏膜产生成群疱疹、疱疹性角膜结膜炎或疱疹性脑炎等；HSV-2 主要引起生殖器疱疹；②潜伏与再发感染，HSV 原发感染后，机体迅速产生特异性免疫力而康复，但不能彻底消除病毒，病毒从侵入部位沿感觉神经髓鞘上行至感觉神经节。HSV-1 潜伏于三叉神经节和颈上神经节，HSV-2 潜伏于骶神经节。当机体受到各种非特异性刺激（如发热、寒冷、日晒、月经、某些细菌和病毒感染等）或免疫功能降低时，潜伏病毒被激活，沿感觉神经纤维轴索下行到末梢部位的上皮细胞内继续增殖，导致局部疱疹复发。

实验室诊断可采集水疱液、唾液、脑脊液、阴道拭子等标本，接种于人胚肾、人羊膜或兔肾细胞进行病毒分离培养，以观察细胞病变。然后用 HSV-1 和 HSV-2 的单克隆抗体作免疫荧光染色或酶免疫鉴定。HSV 的快速诊断可取炎症部位标本直接检查病毒核酸，此法快速、敏感而特异，对及时治疗有帮助。

二、水痘 - 带状疱疹病毒

水痘 - 带状疱疹病毒（varicella-zoster virus，VZV）在儿童初次感染时引起水痘，潜伏多年后在成年人中复发则表现为带状疱疹，故称为水痘 - 带状疱疹病毒。

VZV 只有一个血清型，其基本特性与 HSV 相似。病毒只能在人胚成纤维细胞中增殖并缓慢引起局灶性细胞病变，受染细胞出现嗜酸性核内包涵体和多核巨细胞。

人是 VZV 的唯一自然宿主，主要的靶细胞是皮肤。病毒经呼吸道侵入人体，儿童初次感染（因无特异性免疫力）后约经 2 周潜伏期，全身皮肤出现斑丘疹、水疱疹，可发展为脓疱疹。皮疹分布呈向心性，病情较轻，偶有并发病毒性脑炎或肺炎。但在细胞免疫缺陷、白血病或正在接受皮质激素治疗的患儿，则常易患重症水痘。成人首次感染 VZV 者，常引起病毒性肺炎，病情较重，死亡率较高。孕妇患水痘的表现亦较重，可引起胎儿畸形、流产或死产。

儿童患水痘后，因机体获得持久的特异性免疫，可阻止病毒再感染，而对于已潜伏在脊髓后根神经节或颅神经节内的病毒，则不能有效地发挥清除作用。成年以后机体受到有害因素刺激或细胞免疫功能降低等因素，潜伏病毒可被激活，沿感觉神经轴索到达所支配的胸腹或面部皮肤细胞内增殖而引起复发。由于疱疹沿感觉神经支配的皮肤分布，串联成带状，故称带状疱疹。

水痘和带状疱疹的临床表现都较典型，一般可不依赖实验诊断。必要时可从疱疹基底部取材进行涂片染色，检查嗜酸性核内包涵体，或用单克隆抗体免疫荧光染色法检查 VZV 抗原，有助于快速诊断。

三、巨细胞病毒

巨细胞病毒（cytomegalovirus，CMV）是引起新生儿巨细胞包涵体的病原体，由于感染细胞肿胀明显，并具有巨大的核内包涵体，故称为巨细胞病毒。

CMV 种属特异性高，即人 CMV 只能感染人。在体内人 CMV 可感染各种不同的上皮细胞、白细胞和精子细胞等，但在体外培养只能在人成纤维细胞中增殖。其特征是病毒复制周期长、增殖缓慢、细胞肿胀、核变大并形成巨大的核内嗜酸性包涵体。

CMV 在人群中感染非常广泛，多为隐性感染，虽可产生抗体，但多数可长期带毒成为潜伏感染。潜伏部位常在唾液腺、乳腺、肾、白细胞或其他腺体中，并可长期或间歇地从唾液、乳汁、尿液、精液或宫颈分泌物中排出，通过口腔、生殖道、胎盘、哺乳、输血、器官和骨髓移植等多种途径传播。临床表现：CMV 是先天性感染中造成胎儿畸形的最常见病毒，患儿可表现为巨细胞包涵体病（肝脾肿大、黄疸、血小板减少性紫癜、溶血性贫血等）、先天畸形（小头、耳聋、智力低下等），重者可致流产或死胎；后天感染 CMV 可引起单核细胞增多症和肝炎、间质性肺炎等。此外 CMV 与子宫颈癌和结肠癌的发病有关。

CMV 的检测可采用：①细胞学检查，取尿液离心沉淀，用沉渣涂片姬姆萨染色镜检，观察巨大细胞及核内的典型包涵体；②病毒分离培养，取患者血、尿、唾液等标本，接种于人胚成纤维细胞，培养 4 ～ 6 周以观察细胞病变；③血清学诊断，近年应用 ELISA 检测 CMV 的 IgM 抗体，可辅助诊断 CMV 的近期感染，若从新生儿血清中检出 CMV 的 IgM 抗体，提示胎儿有宫内感染。

小结

其他人体感染病毒的形态结构及所致疾病

病毒	形态与结构	所致疾病
狂犬病病毒	弹状 RNA 病毒，有包膜	狂犬病（恐水症）
人乳头瘤病毒	球形 DNA 病毒，无包膜	寻常疣、扁平疣、尖性湿疣等
流行性乙型脑炎病毒	球形 RNA 病毒，有包膜	乙型脑炎
登革病毒	球形 RNA 病毒，有包膜	普通型登革热、登革出血热
汉坦病毒	球形 RNA 病毒，有包膜	肾综合征出血热
克里米亚出血热病毒	球形 RNA 病毒，有包膜	克里米亚出血热
单纯疱疹病毒	球形 DNA 病毒，有包膜	龈口炎、疱疹性角膜炎、疱疹性脑炎、生殖器疱疹等
水痘 - 带状疱疹病毒	球形 DNA 病毒，有包膜	水痘、带状疱疹
巨细胞病毒	球形 DNA 病毒，有包膜	巨细胞包涵体病、先天畸形等

思考题

1．被犬咬伤后应如何处理？

2．简述流行性乙型脑炎病毒的致病性、免疫特点及防治原则。

3．简述人乳头瘤病毒、登革病毒、汉坦病毒、单纯疱疹病毒、水痘 - 带状疱疹病毒、巨细胞病毒的致病性。

（祝美姣）

第十五章

朊　　粒

学习目标

1. 掌握朊粒的概念。
2. 熟悉朊粒的生物学特性。
3. 了解朊粒的致病性、免疫性与防治原则。

朊粒（prion）又称传染性蛋白粒子，是医学微生物学领域中尚未彻底研究清楚的一种蛋白质病原体，其主要成分是一种蛋白酶抗性蛋白（PrP），是人和动物传染性海绵状脑病的病原体。1982 年，美国学者 Prusiner 首先报道朊粒引起羊瘙痒病。朊粒的传染性强，潜伏期较长，在人和动物中引起以传染性海绵状脑病（transmissible spongiform encephalopathy，TSE）为特征的中枢神经系统慢性退化性疾病，表现为亚急性海绵状脑病，还可引起动物的疯牛病、瘙痒病及人类的库鲁病、克 - 雅（Creutzfeldt-Jakob disease，CJD）病、格斯综合征和致死性家族性失眠等。引起海绵体状脑病的致病因子曾译名为朊病毒，也曾称为慢病毒和非寻常病毒。

一、生物学特性

朊粒不具有病毒体结构，也未检出任何核酸，但却能复制。主要由朊粒蛋白质（prion protein，PrP）组成，分子量为 27 000 ~ 30 000kDa，故称为 PrP27 ~ 30，为疏水型糖蛋白。从羊瘙痒因子感染地鼠脑组织分离的 PrP 称 PrP^{sc}（scrapie prion protein）。正常人及动物脑组织中有一种正常的 PrP 称 PrP^{c}（cellular prion protein）。PrP^{sc} 与 PrP^{c} 的氨基酸序列相似，但两者的分子构型不同。在感染的动物脑组织中，PrP 的两种异构体均存在。而在正常动物脑组织中仅有 PrP^{c}。PrP^{c} 通常无感染性，当 PrP^{c} 转变成 PrP^{sc} 时即具有致病性和传染性。

朊粒对理化因子的抵抗力强，高压蒸汽灭菌 134℃需 2 小时以上才能使其失去活性，对甲醛、蛋白酶、电离辐射、紫外线及常用消毒剂的抵抗力均强，对核酸酶也具抵抗力。PrP^{c} 在土壤中可存活 20 年。

表 1-15-1 PrP^{c} 与 PrP^{sc} 的主要特性

	PrP^{c}	PrP^{sc}
分子构型	4 个 α 螺旋，无 β 折叠	2 个 α 螺旋，4 个 β 折叠
对蛋白酶 K 抗性	敏感	抗性
存在	正常及感染动物	感染动物
致病性	无害	具致病性与传染性

二、致病性与免疫性

关于 PrP^{sc} 在感染细胞中如何增殖尚不清楚。一般认为 PrP^{sc} 先与细胞表面的 PrP^{c} 结合，触发 PrP^{c} 转变成更多的 PrP^{sc}。大量 PrP^{sc} 从细胞释放后在脑组织中聚合成特殊的淀粉样变性，进一步发展成海绵状脑病。

常见的朊粒性疾病及特点：朊粒可导致瘙痒病和其他相关的神经退化性疾病，这些疾病可以是遗传性的，也可以是传染的或散发的。朊粒感染后，在人类其潜伏期可长达 30 年。大多朊粒性疾病患者表现为进行性痴呆，有的表现为小脑共济失调。朊粒引起神经细胞空泡变性和死亡，星状胶质细胞增生，产生脑电功能致死损伤。患者死后，其脑组织在显微镜下可见海绵状退化和星状胶质细胞增生。疯牛病主要是脑干受到感染，库鲁病和格斯综合征则为小脑受损，克 - 雅病是大脑皮质受感染，致死性家族性失眠则表现为丘脑受感染。故朊粒性疾病的共同特征是潜伏期长，病变部位只发生在中枢神经系统，而不累及其他器官。病理特征是神经元的退行性变、空泡变性、淀粉样斑块形成、星状胶质细胞增生等，病变处无炎症反应，引起致死性中枢神经系统的慢性退化性疾患。患者可有痴呆、共济失调、眼球震颤和癫痫等临床表现，一旦出现症状，多表现为亚急性进行性过程，最终造成死亡。患者对朊粒缺乏有效的免疫应答。

三、微生物学检查

目前，该病的诊断除了根据流行病学、临床表现及病理学改变外，病原学确诊需要通过免疫学和分子遗传学方法检查致病因子 PrP^{c}。在进行病原体的微生物学检查时，可采集患者脑脊液和病变脑组织等，通过染色镜检、免疫组织化学和免疫印迹等方法检测 PrP。主要检查方法包括：①电子显微镜检查，可观察与朊粒感染性疾病相关的病理特征；②神经病理学检查，可见海绵样病变稀疏地分布于整个大脑皮质，神经元消失，星状胶质细胞增生，典型病变为融合性海绵状空泡，周围有大量淀粉样斑块，用 HE 和 PAS 染色清晰可见；③免疫组化法，目前诊断该病的有效方法之一，用于朊粒感染特异性标记 PrP^{sc} 的检测；④ PrP 基因检测，测定第 20 号染色体短臂上的 PrP 基因序列，可诊断遗传性朊粒感染性疾病。

四、防治原则

目前尚无特异性的预防措施，也缺乏有效的治疗药物，对朊粒感染性疾病亦无有效的治疗方法。目前主要是针对该病的可能传播途径采取措施。

（一）医源性朊粒的预防

由于朊粒对理化因子的抵抗力强，对患者的血液、体液及手术器械等污染物必须彻底灭菌，减少医源性传播，避免与脑组织直接接触的医院内感染。在处理含病原因子的动物尸体、组织块或注射器等用品时，应防止意外传播。高压蒸汽灭菌需 134℃处理 2 小时。用 5%次氯酸钠浸泡手术器械 2 小时以上，彻底灭活病原因子。严禁该病的患者及任何退行性中枢神经系统疾病患者捐献组织器官。医护人员及实验室人员应严格遵守安全操作规程，加强防范意识。

（二）疯牛病及克 - 雅病的预防

禁止用动物的骨肉粉作为饲料添加剂喂养牛等动物，以防止病原因子进入食物链。对有该病的国家进口火牛或者牛制品，要严格进行检查，防止输入性感染。

案例 1-15-1

患者男，66 岁，因头晕、四肢不自主阵挛、言语及行走困难 1 月余入院。

病史：患者于 1 月前无明显诱因出现头晕、视物模糊、失眠、抑郁、注意力不集中，行走困难、步态不稳，记忆力减退，言语障碍，四肢不自主阵挛或抽动、舞动，间断幻听、幻视、地点定向障碍。无家族遗传病史。

体格检查：血压 120/70 mmHg，神志清楚，构音不清，记忆力、计算力及定向力稍差，双侧咽反射减弱，肌力 5 级，四肢不自主阵挛，肌张力偏高，双侧指鼻试验、跟膝胫试验欠稳准，左侧巴宾斯基征阳性。

辅助检查：脑脊液压力、细胞数、蛋白等正常。脑电图：全头区见 40 ～ 70pN、3 ～ 6e/s 的 δ 波、θ 波及间隔 0.5 ～ 1B 的阵发性 50 ～ 150V、2 ～ 4e/s 的尖 - 慢波、棘 - 慢波发放。颅脑 MRI 示双侧额、顶、颞叶皮层肿胀。行右侧额叶脑组织活检术，结果报告：脑组织呈海绵样变性。

问题与思考：结合所给材料，给出可能的诊断。

小结	
	1. 朊粒又称传染性蛋白粒子，其主要成分是一种蛋白酶抗性蛋白，在人和动物中引起以海绵状脑病（TSE）为特征的致死性中枢神经系统的慢性退化性疾病。 2. 朊粒对理化因子的抵抗力强。 3. 患者对朊粒缺乏有效的免疫应答。临床上出现痴呆、共济失调、震颤等症状。病理学特点是大脑皮质的神经元退化、变性、死亡等，称为海绵状脑病或白质脑病。

思考题

1．简述朊粒的生物学特性。

2．解释朊粒。

（杨朝丽）

第二篇　寄生虫学

第一章

人体寄生虫概论

学习目标

1．掌握寄生虫生活史、感染阶段，机会性致病寄生虫、人畜共患寄生虫病的概念。
2．熟悉人体寄生虫的种类。
3．了解寄生虫病流行的基本环节、影响因素、流行特点及防治。

人体寄生虫学是研究与医学有关的寄生虫与宿主相互关系的一门科学，主要研究寄生虫的形态结构、生态规律，重点研究寄生虫与人体及外界因素的相互关系，并从病原学和病原种群动力学角度，揭示寄生虫病发病机制及流行规律，为控制、消灭与预防寄生虫病提供病原学的依据。作为病原生物学的重要组成部分，人体寄生虫学是临床医学和预防医学的一门基础课程，同时也是联系基础与临床的桥梁课程。人体寄生虫学由原虫学、蠕虫学和医学节肢动物学三部分组成，研究对象包括寄生原虫、吸虫、绦虫、线虫及医学节肢动物等。

第一节　寄生现象、寄生虫与宿主

一、寄生现象

在自然界里，两种生物在一起生活的现象是非常普遍的。

（一）偏利共生

偏利共生（commensalism）也称共栖，指两种生物生活在一起，一方受益而另一方既不受益也不受害。如人肠道内结肠阿米巴以肠道内细菌为食，但不侵犯肠黏膜，对宿主既无利也无害。

（二）互利共生

互利共生（mutualism）也称共生，指两种生物生活在一起，双方均受益。如牛、马胃内生活的纤毛虫在分解植物纤维过程中获得营养物质，而纤毛虫死亡则为牛、马提供蛋白质。

（三）寄生

寄生（parasitism）指两种生物生活在一起，一方受益，另一方受害。在寄生关系中，受益的一方称为寄生虫（parasite），受害的一方称为宿主（host）。如蛔虫寄生于人体的肠道内夺取营养，并产生机械性和毒素作用，损害宿主。

二、寄生虫与宿主

（一）宿主类别

寄生虫完成一代生长、发育和繁殖的整个过程称寄生虫的生活史（life cycle）。在寄生虫生活史中对人具有感染性的阶段为感染阶段（infective stage）。如人误食感染性蛔虫卵后，卵内幼虫孵出，经体内移行后在小肠内发育为成虫。成虫以消化和半消化食糜为营养物质，造成人体营养不良，或扭结成团造成蛔虫性肠梗阻。因此，蛔虫与人体之间的关系为寄生，蛔虫作为受益的一方，称为寄生虫，人体作为受害的一方，称为宿主。蛔虫的感染阶段为感染性蛔虫卵。

寄生虫在不同发育阶段所寄生的宿主主要包括以下几种。

1. 中间宿主（intermediate host） 幼虫或无性生殖阶段所寄生的宿主。如有两个以上的中间宿主，则按先后顺序称为第一和第二中间宿主。

2. 终宿主（definitive host） 寄生虫成虫或有性生殖阶段所寄生的宿主。

3. 保虫宿主（reservoir host） 蠕虫成虫或原虫的某一阶段不仅寄生于人体，还可寄生于某些脊椎动物，在一定条件下其体内的寄生虫可传播给人。在流行病学上，将这些脊椎动物称为保虫宿主。

4. 转续宿主（paratenic host） 当某些寄生虫的幼虫侵入非正常宿主后，不能发育为成虫，仅长期维持幼虫状态，但能够生存。当有机会侵入其正常宿主后，才能继续发育为成虫。此非正常宿主称为转续宿主。幼虫在非正常宿主的皮下组织或器官内移行窜扰所造成的局部和全身性损害称为幼虫移行症。

例如卫氏并殖吸虫成虫寄生于人或犬、猫等食肉哺乳动物的肺中，其幼虫胞蚴、母雷蚴、子雷蚴、尾蚴在川卷螺体内发育。成熟的尾蚴从螺体逸出，若侵入淡水蟹或蝲蛄体内可发育为囊蚴。人或食肉的哺乳动物若食入含有活囊蚴的淡水蟹或蝲蛄，后尾蚴可在小肠内脱囊而出，发育为童虫，童虫移行至肺发育为成虫。另外，野猪若食入含有活囊蚴的淡水蟹或蝲蛄，后尾蚴在其小肠内脱囊而出，发育为童虫。童虫在猪的体内移行，但不能发育为成虫，以幼虫的状态长期生存，人、犬等正常宿主食入含有童虫的野猪肉，则童虫即可在二者体内发育为成虫。因此，人或犬、猫等食肉哺乳动物为终宿主。其中犬、猫等动物为保虫宿主，川卷螺、淡水蟹或蝲蛄分别为第一、第二中间宿主，野猪为转续宿主。

（二）寄生虫的类别

寄生虫种类繁多，根据其寄生的部位可分为以下几种。

1. 体表寄生虫（ectoparasite） 指一些昆虫，如蚊、白蛉、虱、蚤等，当其刺吸宿主血液时与宿主体表接触，吸血后便离开，因此也称为暂时性寄生虫。

2. 体内寄生虫（endoparasite） 指寄生于宿主体内器官或组织细胞内的寄生虫，如寄生于肠道内的钩虫、鞭虫、蛔虫等，寄生于组织细胞内的疟原虫、弓形虫、旋毛虫等。

3. 兼性寄生虫（facultative parasite） 指有些营自生生活的寄生虫在生活史中某一发育阶段也可侵入宿主营寄生生活，这些寄生虫称为兼性寄生虫，如粪类圆线虫。

4. 机会性致病寄生虫（opportunistic parasite） 有些寄生虫在宿主免疫功能正常时处于隐性感染状态。一旦宿主免疫功能受损，虫体繁殖力、致病力增强，导致宿主出现临床症状和体征，甚至死亡。此类寄生虫称为机会性致病寄生虫。如弓形虫、隐孢子虫、卡氏肺孢子虫等。艾滋病患者可因弓形虫性脑炎、隐孢子虫性腹泻、卡氏肺孢子虫性肺炎死亡。

三、寄生虫与宿主的相互关系

（一）寄生虫对宿主的作用

1. 夺取营养 寄生虫无论寄生于宿主的体表或体内组织脏器，其生长、发育、繁殖所需的营养物质均来源于宿主，从而导致宿主营养丢失，甚至营养不良。如寄生于小肠内的蛔虫以宿主消化和半消化的食糜为营养，造成宿主营养不良。

2. 机械性损伤 寄生虫在入侵、移行和定居过程中对宿主局部组织器官的损伤包括：①阻塞腔道，如蛔虫所致的肠梗阻；②压迫组织，如包虫寄生于肝，造成占位性损害；③损伤组织，如钩虫寄生于小肠，用其钩齿咬附于肠黏膜上，造成宿主肠黏膜的损伤；④破坏细胞，如寄生于红细胞内的疟原虫周期性地破坏红细胞，造成贫血。

3. 毒性及免疫损伤 寄生虫的分泌物、排泄物或死亡虫体崩解物均可作为毒物或抗原物质作用于宿主的酶系、组织、器官、胃肠道或血液循环系统，造成毒性或免疫病理损害。如蜱涎液具有神经毒素作用，可致宿主肌肉麻痹甚至瘫痪；日本血吸虫虫卵性肉芽肿造成的肝硬化等。

（二）宿主对寄生虫的作用

宿主对寄生虫的作用主要表现为非特异性免疫和特异性免疫。

1. 非特异性免疫 非特异性免疫受遗传因素控制，也与宿主的年龄、营养状况等因素有关。如人类对牛带绦虫卵具有先天的不易感性。此外，宿主的皮肤、黏膜、胎盘、体液（如胃酸）等生理屏障作用、细胞吞噬作用、炎症反应、补体作用等均可抵御寄生虫入侵。

2. 特异性免疫 寄生虫抗原诱导的特异性细胞免疫和体液免疫应答是宿主抵御寄生虫的重要机制。对于极少数寄生虫，宿主感染后所产生的特异性免疫应答能够完全清除体内的感染，并对再感染有完全的抵抗力，即消除性免疫。大多数寄生虫感染所诱导的宿主特异性免疫应答虽对再感染有一定的抵抗力，但不能完全清除体内的感染，称为非消除性免疫。如当人体感染疟原虫后，虽然在一定程度上产生对再感染的免疫力，但对体内已有的疟原虫不能完全清除，虫体维持低密度，一旦药物将残存的虫体完全清除，获得性保护性免疫也随之消失，这种免疫状态称为带虫免疫（premunition）。在血吸虫感染中，宿主产生的保护性免疫虽可抵御尾蚴的侵入，但不能清除体内的成虫，成虫仍可生存、产卵，这种免疫状态称为伴随免疫（concomitant immunity）。

（三）宿主与寄生虫相互作用的结果

寄生虫与宿主相互作用可有三种不同结果：①宿主将体内的寄生虫全部清除，并具有完全抵御再感染的能力，这种情况比较罕见。②宿主清除部分体内寄生虫，对再感染产生相对抵抗力。在该情况下，宿主成为慢性感染者或带虫者。寄生虫侵入人体并能长期或暂时生存的现象称寄生虫感染（parasitic infection）。临床上出现明显症状和体征的寄生虫感染称寄生虫病（parasitosis）。在相当多的情况下，人体感染寄生虫后并无明显的临床症状，但可作为传染源传播病原体，这些感染者称为带虫者（carrier）。带虫者在流行病学方面有重要意义。③寄生关系终止。由于宿主的免疫力极弱，不能有效控制寄生虫在体内的生长、繁殖，最终导致宿主死亡，寄生虫也随之死亡。

寄生虫与宿主的相互作用与宿主的遗传因素、营养状态、免疫力和感染寄生虫的种类、数量等因素有关。

第二节 寄生虫病的流行与防治

寄生虫病的流行是从群体水平研究寄生虫病的传播、分布和发展规律，了解寄生虫病流行的基本环节、因素及特点，对制定防治原则、消灭和控制寄生虫病有重要意义。

一、流行的基本环节

寄生虫病在一个地区流行必须具备三个基本环节，即传染源、传播途径和易感人群。

（一）传染源

寄生虫病患者、带虫者及保虫宿主构成寄生虫病的传染源。

（二）传播途径

寄生虫病经土壤、水、食物、接触、媒介生物、空气、胎盘等传播。

（三）易感人群

寄生虫病的易感人群是指对寄生虫普遍易感者，而一些特定人群，即以前未曾接触过该病原的人群，如儿童从非流行区进入流行区尤其易感染。

二、流行的影响因素

寄生虫病能否在一个地区流行并成为该地区的流行病或地方病，取决于一定的环境因素，包括自然因素、生物因素和社会因素。

（一）自然因素

影响寄生虫病流行的自然因素包括地理环境、温度、湿度、光照、雨量等因素。

（二）生物因素

寄生虫发育所涉及的保虫宿主、中间宿主和媒介昆虫或媒介植物，甚至包括这些生物的天敌和致病微生物，构成了影响寄生虫病的复杂生态系统。生物因素也可被视为自然因素。

（三）社会因素

社会的经济发展，文化、卫生水平以及生产方式、生活习惯等都直接或间接影响寄生虫病流行。另外，对寄生虫病的人为介入，如防治工作的开展，也是重要影响因素。

三、流行的特点

（一）地方性

有些寄生虫病的流行有明显的地方性，主要与寄生虫病流行的自然因素、生物因素以及当地居民的生活饮食习惯和生产方式有关。如某些寄生虫因其中间宿主的分布受气候（温度、湿度、雨量、光照）、地理环境的影响，具有明显的地方性，该寄生虫病的流行也相应地具有地方性，如日本血吸虫病、疟疾、黑热病等。广东珠江三角洲的人群喜食生鱼片和鱼生粥，因此该地区是肝吸虫病流行区。

（二）季节性

寄生虫病的流行常有明显的季节性，特别是某些寄生虫以媒介昆虫为传播媒介，因而该寄生虫病的流行季节常与媒介昆虫的季节消长密切相关。如我国间日疟与中华按蚊出现的季节一致。有些寄生虫病的流行与生产方式和季节有关，如日本血吸虫病或钩虫病的流行与下水或下地务农有关，因此该病多流行于夏季。

（三）自然疫源性

有些寄生虫不仅可寄生于人体内，还可寄生于其他脊椎动物体内，在人与脊椎动物之间自然传播着的寄生虫病称为人畜共患寄生虫病（parasitic zoonoses）。此类疾病在全球有 70 多种，我国已知有 30 余种，如血吸虫病、华支睾吸虫病（肝吸虫病）、并殖吸虫病（肺吸虫病）、旋毛虫病、弓形虫病等。在人迹罕至的原始森林或荒漠，一些人畜共患寄生虫病在脊椎动物之间自然流行，人一旦进入该地区，这些寄生虫病便可从脊椎动物传播给人，这种地区称自然疫源地。这类不需人参与而存在于自然界的人畜共患寄生虫病具有明显的自然疫源性，称为自然疫源性寄生虫病，如马来丝虫病。寄生虫病的这种自然疫源性，增大了对寄生虫病预防和控制的复杂性和难度。

四、防治原则

（一）控制传染源

通过治疗患者，普查普治带虫者，适当处理保虫宿主，达到控制和消灭传染源。

（二）切断传播途径

采取综合措施，搞好环境卫生，加强粪便和水源管理，消灭和控制媒介昆虫及中间宿主。

（三）保护易感人群

对特定易感群体和个体，以及初次进入流行区的、来自非流行区人群采取必要的保护措施，如应用防护用品和驱避剂及预防用药，并对寄生虫病的防治进行健康教育，提高防病意识。

知识链接

我国寄生虫病疾病谱发生变化

由于经济发展、交通便捷、食物来源多样化及病原体进化等因素的作用，目前食源性寄生虫病、新发或再现寄生虫病和输入性寄生虫病正成为我国严重的公共卫生问题。如广州管圆线虫病、肝吸虫病、包虫病、囊虫病等食源性寄生虫病，隐孢子虫病、弓形虫病等机会致病寄生虫病的患病率在我国呈明显上升趋势，而肠道寄生虫病的感染率明显下降，我国寄生虫病疾病谱正在发生明显的变化。

小结	1. 寄生现象包括偏利共生、互利共生和寄生。 2. 寄生虫与宿主。寄生虫在不同发育阶段所寄生的宿主主要包括以下几种：中间宿主、终宿主、保虫宿主、转续宿主。寄生虫种类繁多，根据其寄生的部位可分为体表寄生虫、体内寄生虫、兼性寄生虫、机会性致病寄生虫。

小结	3. 寄生虫对宿主的作用有夺取营养、机械性损伤、毒性及免疫损伤。 4. 寄生虫病流行的基本环节包括传染源、传播途径、易感人群。 5. 寄生虫病流行的影响因素有自然因素、生物因素、社会因素。 6. 寄生虫病流行的特点有地方性、季节性、自然疫源性。 7. 寄生虫病防治原则包括控制传染源、切断传播途径、保护易感人群。

思考题

1．寄生虫病的研究方向是什么？
2．寄生虫病的流行特点是什么？
3．防治寄生虫病的措施有哪些？

（陈晓宁）

第二章

医学蠕虫

学习目标

1．掌握线虫、吸虫、绦虫的生活史特点及重要的病原学检测方法。
2．熟悉线虫、吸虫、绦虫的形态及致病特点。
3．了解医学蠕虫的分类及重要医学蠕虫的流行特点。

第一节 概 述

蠕虫（helminth）是低等的多细胞无脊椎动物，身体柔软，借其皮肌收缩而蠕动。在动物分类上，蠕虫包括扁形动物门、线形动物门和棘头动物门。种类繁多，分布广泛，寄生于人体的蠕虫有250余种，我国已发现40余种，可营自生生活和寄生生活。寄生人体的蠕虫称医学蠕虫。蠕虫可寄生于人体消化道、胆管、血管、肝、肺、脑、肾、肌肉和淋巴系统等。由蠕虫感染所导致的疾病称为“蠕虫病”。

一、蠕虫分类

蠕虫的生活史包括自卵经幼虫到成虫的发育过程，需要不同的外界环境条件。根据蠕虫在发育过程中是否需要中间宿主，可将蠕虫分为两大类型。

（一）土源性蠕虫

有的蠕虫在发育过程中不需要经历在中间宿主体内发育，虫卵可直接在外界适宜的环境中发育成具有感染性的虫卵或幼虫，经口或皮肤侵入终宿主，发育为成虫，此类蠕虫称土源性蠕虫（geohelminth），如肠道线虫多属此类蠕虫。

（二）生物源性蠕虫

有的蠕虫需要在中间宿主体内发育为感染期幼虫后再感染终宿主，此类蠕虫称生物源性蠕虫（bioheminth），如吸虫、大部分绦虫、组织内线虫属此类。

二、幼虫移行症

某些蠕虫的幼虫侵入非适宜宿主体内，不再发育为成虫，但长期在组织内移行，造成局部和全身的病变，称为幼虫移行症（larva migrans）。根据幼虫侵犯部位不同，可分为皮肤幼虫移行症和内脏幼虫移行症。

（一）皮肤幼虫移行症

以皮肤损害为主，幼虫在浅部皮肤内长期移行引起丘疹、疱疹及水肿，在皮肤深部移行可引起结节和包块，称为皮肤幼虫移行症（cutaneous larva migrans）。如犬钩口线虫幼虫、粪类圆线虫幼虫、棘口线虫幼虫等。

（二）内脏幼虫移行症

以脏器损害为主，幼虫在脏器内移行引起局部组织损伤及全身症状称为内脏幼虫移行症（visceral larva migrans）。如犬弓首线虫幼虫、广州管圆线虫幼虫、曼氏裂头蚴可引起内脏幼虫移行症。嗜酸性肉芽肿是内脏幼虫移行症的主要病理损害。

第二节 线 虫

线虫（nematodes）属于线形动物门、线虫纲（Nematoda），种类繁多、分布广泛，全球有 1 万余种线虫分布于水和土壤中。绝大多数虫种在淡水、海水、沙漠、土壤中营自生生活，仅少数寄生于植物、软体动物、环节动物、节肢动物及脊椎动物。寄生人体的线虫有 184 种，其中常见线虫有十余种，可寄生于人体并引起人体损害，导致严重的寄生虫病。寄生于人体最重要的线虫有蛔虫、钩虫、丝虫、旋毛虫等。

一、似蚓蛔线虫

似蚓蛔线虫（*Ascaris lumbricoides* Linnaeus，1758）简称蛔虫（roundworm），经典医著中称其为“蚘”，是人体最常见的寄生虫之一。成虫寄生于小肠内，可引起蛔虫病。

（一）形态

1. 成虫　寄生于人体肠内，活体成虫为粉红色，死后为灰白色。虫体圆柱形，体表有细小的横纹和两条明显的侧索，形似蚯蚓。雌虫长 20 ~ 35cm，个别虫体可达 49cm，最宽处直径为 3 ~ 6mm，尾端钝圆。雌性的生殖系统为双管型，盘绕在虫体后 2/3 部分的原体腔内，阴门位于虫体前、中 1/3 交界处的腹面。雄虫长 15 ~ 31cm，最宽处直径为 2 ~ 4mm，尾端向腹面卷曲，具有一对象牙状交合刺。雄性生殖系统为单管型，盘绕在虫体后半部的原体腔内。在泄殖腔前、后有多对乳突。口孔位于虫体顶端，其周有三个呈品字形排列的唇瓣，背唇瓣一个，较大；亚腹唇瓣两个，略小。唇瓣内缘有细齿，外缘有乳突。直肠短，雌虫消化道末端开口于肛门，雄虫则通入泄殖腔（图 2-2-1）。

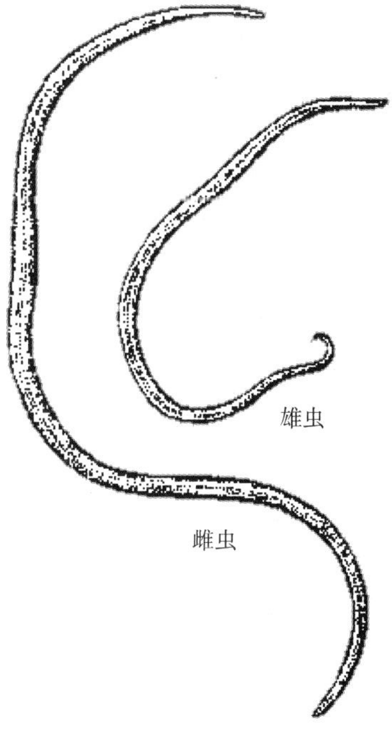

图 **2-2-1**　蛔虫的成虫

2. 虫卵　自虫体排出的虫卵有受精卵和未受精卵两种。

（1）受精卵：呈宽椭圆形，大小为（45 ~ 75）μm×（30 ~ 50）μm。卵壳厚而无色，由内向外为蛔苷层、壳质层、受精膜，光镜下可见厚而均匀的壳质层。卵壳外常有一层凹凸不平的蛋白质膜，因被胆汁染色，呈棕黄色。卵内含一个大而圆的卵细胞，卵细胞与卵壳两端常见新月形空隙。

（2）未受精卵：长椭圆形，大小为（88 ~ 94）μm×（39 ~ 44）μm，卵壳与蛋白质膜均较薄，无蛔苷层。卵内含许多大小不等的屈光颗粒。受精卵及未受精卵的蛋白质膜均可脱落，成为脱蛋白质膜卵。脱膜虫卵无色，应注意与钩虫卵鉴别。

（3）感染期卵：卵壳较薄，内含一条蜷曲的幼虫（图 2-2-2）。

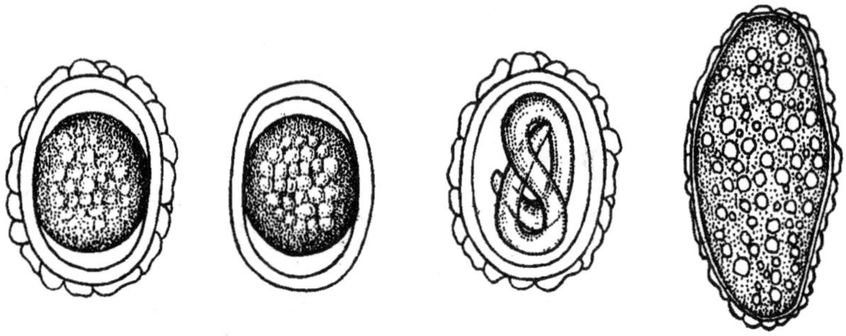

图 2-2-2　蛔虫卵

（二）生活史

1. 在外界发育　自人体内排出的受精卵污染土壤，在荫蔽、潮湿、氧气充足和适宜温度（21 ~ 30℃）的土壤中发育。约经 2 周，卵细胞发育成第 1 期幼虫，再经 1 周，卵内的幼虫第 1 次蜕皮发育为感染期卵。

2. 在人体内发育　感染期卵被人误食后，经胃到十二指肠内，卵内幼虫能分泌透明质酸酶和蛋白酶，再通过虫体的活动使之破壳而出。孵出的幼虫侵入小肠黏膜和黏膜下层，钻入肠壁小静脉或淋巴管，经静脉系统入肝，再经右心到肺，穿破肺泡毛细血管进入肺泡，在此幼虫进行第 2 和第 3 次蜕皮。然后，幼虫沿支气管、气管移行至咽，被宿主吞咽，经食管、胃到小肠，在小肠内进行第 4 次蜕皮后经数周发育为成虫。成虫以宿主半消化食物为营养。雌、雄成虫交配后，雌虫产卵，卵随粪便排出体外。

蛔虫通过其肠上皮细胞微绒毛吸收葡萄糖、氨基酸及脂肪酸。成虫的能量来源主要是通过厌氧糖酵解过程而获得。由于成虫的丙酮酸激酶活性低，因此只能将糖分解到磷酸烯醇式丙酮酸，再经过多种酶的作用，最后生成苹果酸。在线粒体内，其中一部分苹果酸进行替代途径的还原反应，经延胡索酸还原为琥珀酸。在这个反应中，多产生一分子的 ATP。这也是蛔虫适应低氧寄生环境的结果。

宿主体内的成虫数目一般为一至数十条，个别可达上千条。成虫寿命约为 1 年（图 2-2-3）。

（三）致病

蛔虫幼虫和成虫对人体均有致病作用，主要表现为机械性损伤、夺取营养、变态反应及肠功能障碍等。人感染蛔虫后所致的临床症状取决于感染蛔虫的数量和机体的免疫等。

1. 幼虫致病　幼虫侵入肠壁导致组织损伤。但受损明显的是肺，幼虫比肺的毛细血管粗，如有大量幼虫由毛细血管移入肺泡，会造成毛细血管破裂，引起点状出血。患者可出现发热、咳嗽、哮喘、血痰以及血中嗜酸性粒细胞比例增高等临床症状。部分患者肺部 X 线检查可见浸润性病变，病灶常有游走现象，并多在 1 ~ 2 周内自行消散。当重度感染时，幼虫也可侵入甲状腺、脾、脑、肾等器官，引起异位损害。幼虫通过胎盘，可进入胎儿体内寄生。

2. 成虫致病　蛔虫对人体的致病作用主要由成虫引起，可有以下几种表现。

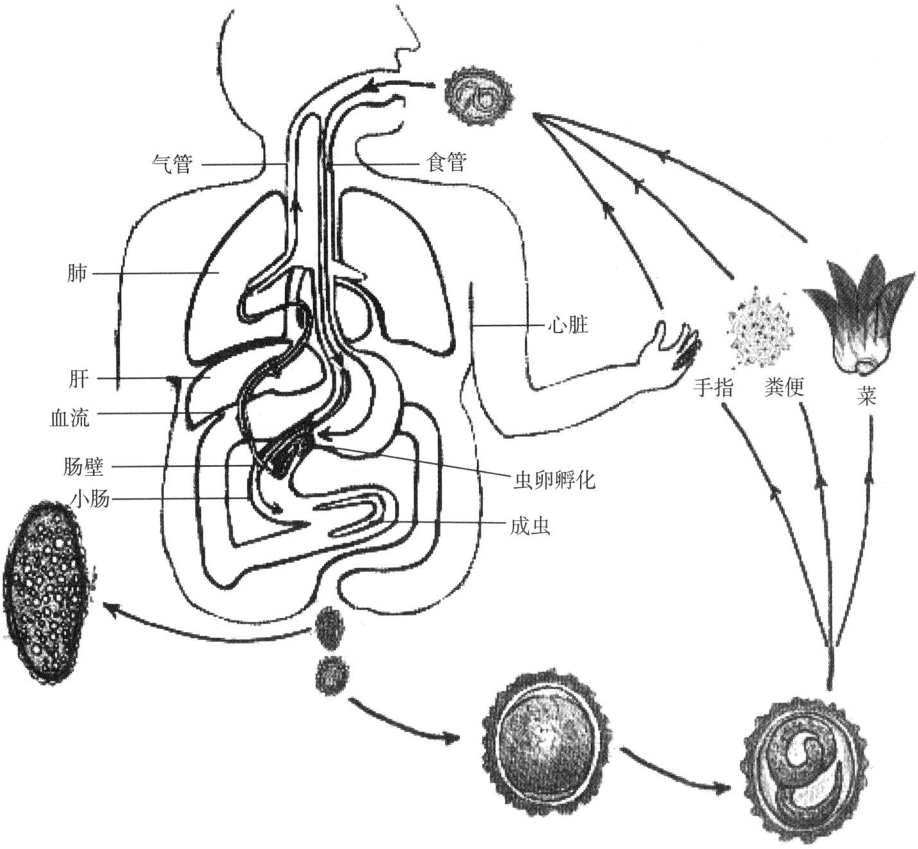

图 2-2-3 似蚓蛔线虫生活史

(1) 掠夺营养：蛔虫以人体肠腔内半消化物为食，不但掠夺营养，损伤肠黏膜，造成食物的消化和吸收障碍，而且影响机体对蛋白质、脂肪、糖类，以及维生素 A、B_2 和 C 的吸收，导致营养不良。患者常有食欲不振、恶心、呕吐以及间歇性脐周疼痛等表现。对于重度感染的儿童，甚至可引起发育障碍。

(2) 毒素作用：蛔虫病患者也可出现荨麻疹、皮肤瘙痒、血管神经性水肿以及结膜炎等症状。这可能是由于蛔虫变应原被人体吸收后，引起 IgE 介导的变态反应所致。

(3) 机械性损伤：蛔虫有钻孔习性，当寄生环境发生改变时，如人体发热、胃肠病变、食入过多辛辣食物以及不适当的驱虫治疗时，常可刺激虫体活动力增强，容易钻入开口于肠壁上的各种管道。如胆道、胰管、阑尾等，可分别引起胆道蛔虫症、蛔虫性胰腺炎、阑尾炎或蛔虫性肉芽肿等。胆道蛔虫症是临床较为常见的合并症，虫体侵入部位多在胆总管，主要症状是突发性右上腹绞痛，并向右肩、背部及下腹部放射。疼痛呈间歇性加剧，伴有恶心、呕吐等。如诊治不及时，虫体带入胆管的细菌造成严重感染，导致化脓性胆管炎、胆囊炎，甚至发生胆管坏死、穿孔等。

肠梗阻也是常见的并发症之一，梗阻是由于大量成虫纽结成团，堵塞肠管，寄生部位肠段发生蠕动障碍所致，阻塞部位多发生在回肠。临床表现为脐周或右下腹突发间歇性疼痛，并有呕吐、腹胀等，在患者腹部可触及条索状移动团块。个别患者甚至出现蛔虫性肠穿孔，引起局限性或弥漫性腹膜炎。国外曾报道一例 2 岁女孩因大量感染蛔虫而死亡，尸检发现回肠内有蛔虫团块，导致肠扭转和肠坏死，检获 908 条虫体。台湾一患者，男，11 岁，经手术取出蛔虫 1806 条，虫重 4kg。

（四）实验诊断

病原检查查见虫卵和虫体是确诊的依据。

1. 粪便直接涂片法　因蛔虫产卵量大，采用直接涂片法，一张涂片的检出率为 80% 左右，三张涂片可达 95%。对直接涂片阴性者，也可做进一步诊断。

2. 试验性驱虫和鉴定　对粪便中查不到虫卵，而临床表现疑似蛔虫病者，可用驱虫治疗性诊断，根据患者排出虫体的形态进行鉴别。

疑为肺蛔症或蛔虫幼虫引起的过敏性肺炎患者，可检查痰中蛔蚴确诊。

（五）流行

1. 分布　蛔虫呈世界性分布，全世界约有 1/4 的人口感染蛔虫，主要在温带、热带、经济不发达、温暖潮湿和卫生条件差的国家或地区流行更为广泛。目前，我国人群蛔虫感染率为 12.72%，蛔虫感染的特点是农村高于城市，儿童高于成人。个别地区农村人群的感染率仍较高。

2. 流行因素　粪便内含受精蛔虫卵的人是蛔虫感染的传染源。蛔虫感染的普遍原因包括以下几种。

（1）生活史简单：蛔虫卵在外界环境中无需中间宿主而直接发育为感染期卵。

（2）蛔虫产卵量大：自感染性虫卵进入人体，到雌虫开始产卵需 60 ～ 75 天。每条雌虫每昼夜排卵约 24 万个。

（3）虫卵对外界理化等不良因素的抵抗力强：在荫蔽的土壤中或蔬菜上，虫卵一般可存活数月至一年。蛔虫卵对一些化学品具有抵抗力，主要是由于卵壳蛔苷层的保护作用。如 10% 的硫酸、盐酸等溶液均不能影响虫卵内幼虫的发育，而对于能溶解或透过蛔苷层的有机溶剂或气体，如氯仿、乙醚、苯等有机溶剂，则很敏感，卵细胞或幼虫皆可被杀死。

（4）粪便未经无害化处理：如用新鲜粪便施肥。

（5）虫卵污染：儿童随地排便是造成蛔虫卵污染土壤、蔬菜或地面的主要方式。鸡、犬、蝇类的机械性携带也对蛔虫卵的散播起一定作用。人因接触被虫卵污染的泥土、蔬菜，经口吞入附在手指上的感染期卵，或者食用被虫卵污染的生菜、泡菜和瓜果等而受到感染。在国内，曾有人群因生食带有感染期卵的甘薯、胡萝卜及腌菜后，在一个地区引起暴发性蛔虫性哮喘的报道；也曾有因食用在干粪坑埋藏过又未经清洗的甘蔗，导致数十例由幼虫引起的过敏性肺炎的报告。人群感染蛔虫的季节与当地气候、生产活动等因素有关，一般认为主要在春、夏季节。

另外，蛔虫感染与经济条件、生产方式、生活水平以及文化水平和卫生习惯等社会因素也有密切关系。因此，发展经济、提高文化水平和养成良好的卫生习惯，可使人群的蛔虫感染率大为降低。

（六）防治

对蛔虫病的防治应采取综合性措施。包括查治患者和带虫者，处理粪便、管好水源和预防感染。

对患者和带虫者进行驱虫治疗是控制传染源的重要措施。驱虫治疗既可降低感染率，减少传染源，又可改善儿童的健康状况。驱虫时间宜在感染高峰之后的秋、冬季节，学龄儿童可采用集体服药。由于存在再感染的可能，所以最好每隔 3 ～ 4 个月驱虫一次。常用的驱虫药物有甲苯咪唑（安乐士）、阿苯达唑（肠虫清）、左旋咪唑（驱钩蛔）、枸橼酸哌嗪（驱蛔灵、六一宝塔糖）、三苯双脒肠溶片（力卓）等，驱虫效果都较好，并且副作用少。由于蛔虫在人体内寄生存活时间一般为 1 年左右，所以如果能避免再感染，1 年左右蛔虫病可“自愈”。

案例 2-2-1

患儿男，5 岁，信丰县人。反复脐周疼痛半年。半年前患儿无明显诱因出现脐周隐痛，间断发作，可自行缓解。无恶心、呕吐，无发热。近几日疼痛加重来医院就诊。患儿自发病以来，精神尚可，食欲差，夜惊，大便不成形，体重明显减轻，中度贫血貌，营养差，皮肤弹性差，喜食生破麦粒，个人卫生习惯不好。血常规：嗜酸性粒细胞增多，红细胞及血红蛋白减少，粪便查到蛔虫卵。

问题与思考：

1．结合所给材料，给出可能的诊断。

2．应如何治疗本病？如何预防本病的发生？

二、蠕形住肠线虫

蠕形住肠线虫（*Enterobius vermicularis* Linnaeus，1758）又称蛲虫（pinworm）。成虫寄生于人体回盲部，引起蛲虫病（enterobiasis）。本虫呈世界性分布，儿童感染较为普遍。

（一）形态

1. 成虫　虫体细小，乳白色。角皮具细横纹，头端角皮膨大形成头翼。口孔位于顶端，周围有三个小唇瓣。咽管末端膨大呈球形，称咽管球。雌虫大小为（8 ~ 13）mm×（0.3 ~ 0.5）mm，虫体中部膨大，尾端长而尖细，呈纺锤形或短线头状，生殖器官为双管型，阴门位于虫体前 1/3 处的腹侧，肛门位于虫体后 1/3 处。每一条雌虫的子宫内含卵量为 5000 ~ 17000 个。雄虫大小为（2 ~ 5）mm×（0.1 ~ 0.2）mm，尾端向腹面卷曲，有尾翼及数对乳突，末端具交合刺 1 根，生殖器官为单管型。

2. 虫卵　呈不对称椭圆形，一侧较平，一侧突起，大小为（50 ~ 60）μm×（20 ~ 30）μm，卵壳厚，无色，由一层脂层、两层壳质层组成，蛋白质膜光滑。虫卵排出时，卵内已含一卷曲的蝌蚪期胚胎，在外界与空气接触后，很快发育为感染期幼虫（图 2-2-4）。

（二）生活史

成虫寄生于人体的回盲部，多见于盲肠，盲肠重度感染时可到达小肠上段。虫体以肠内容物、组织或血液为食。雌、雄交配后，雄虫很快死亡。受精的雌虫子宫内充

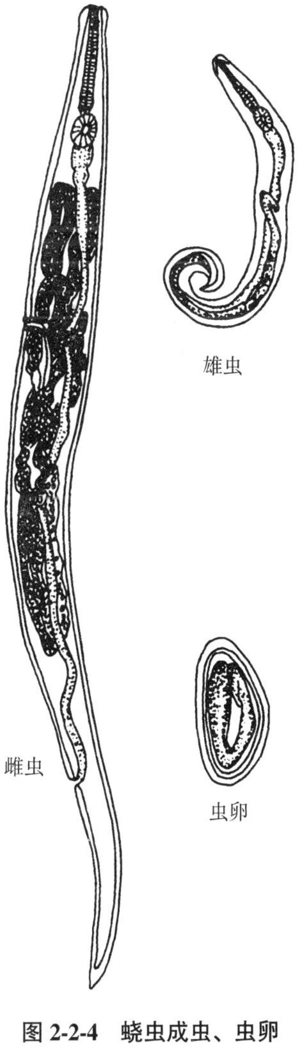

图 2-2-4　蛲虫成虫、虫卵

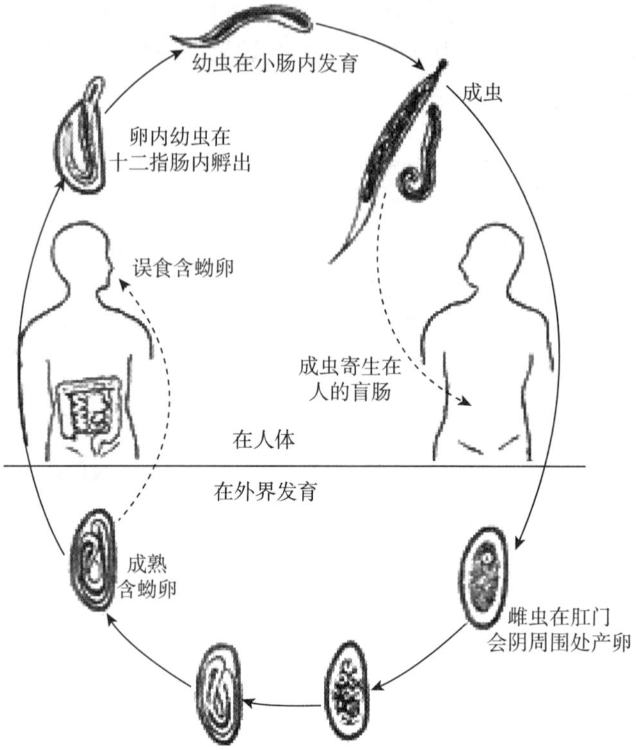

图 2-2-5 蛲虫生活史

满虫卵，向肠腔下段移行，当宿主入睡后，肛门括约肌松弛，部分雌虫移至肛门外，由于受温度、湿度改变及冷空气刺激，在肛门外皱襞处产卵。大部分雌虫产卵后干枯死亡，少数可逆行至肠腔。偶可移行进入女性阴道、子宫、输卵管、尿道、腹腔和盆腔等部位导致异位寄生。黏附在肛门周围皮肤上的虫卵，在适宜温度（34 ~ 36℃）、湿度（90% ~ 100%）及氧气充足的条件下，虫卵内的蝌蚪期胚蜕皮 1 次，约经 6 小时发育为幼虫，成为感染期虫卵。虫卵被人吞食后，在小肠内孵出幼虫，并沿小肠下行，途中蜕皮 2 次，行至回盲部，再蜕皮 1 次发育为成虫。自误食感染期虫卵至发育为成虫到产卵需 2 ~ 6 周。雌虫寿命一般为 2 ~ 4 周（图 2-2-5）。

（三）致病

蛲虫雌虫在肛周爬行、产卵刺激肛门及会阴部皮肤，引起皮肤瘙痒，是蛲虫病的主要症状。搔抓时抓破皮肤，常可引起继发感染。患者常有烦躁不安、失眠、食欲减退、消瘦、夜惊、夜间磨牙等症状。长期反复感染，会影响儿童的身心健康。

虫体附着可致肠黏膜轻度损伤，出现慢性炎症及消化功能紊乱。蛲虫可钻入阑尾，引起阑尾炎。若有异位寄生，侵入阴道可引起阴道炎，继而导致子宫内膜炎、输卵管炎；侵入尿道可出现尿道炎、膀胱炎；也有腹腔、腹膜、盆腔、肠壁组织、肝、肺、前列腺等处异位寄生的报道。

（四）诊断

根据蛲虫在肛门产卵的特点，检查虫卵应在肛门周围皮肤上取材。时间最好在清晨排便前进行。常用的方法有棉拭子法和透明胶纸法，其操作简便，检测率高。此外，在粪便内检获成虫或在患儿睡后 1 ~ 3 小时查看肛周附近有无爬出的成虫也可确诊。

（五）流行

蛲虫感染呈世界性分布。我国人群感染也较普遍，尤其在幼儿园等集体生活的儿童感染率更高。我国 12 岁以下儿童蛲虫感染率为 10.28%。

人是唯一的传染源，造成感染的主要方式是肛门 - 手 - 口的自体外重复感染。蛲虫卵的抵抗力较强，在室内可存活 3 周左右，因而也可通过虫卵污染玩具、用具等间接经口感染。此外还可通过吸入附在尘土上的虫卵而传播。有报告认为在肛周的虫卵可孵出幼虫，逆行入肠内发育为成虫并产卵，形成蛲虫的逆行感染。以上因素是造成人体自身反复感染和相互感染的主要途径和原因。

（六）防治

1. 加强卫生宣传教育　注意个人卫生，养成良好的卫生习惯，饭前、便后要洗手。夜间睡眠不穿开裆裤，定期烫洗被褥，或用 0.05% 碘液清洗玩具及其他用具 1 小时，即可杀死虫卵。

2. 普查普治　在驱虫的同时应防止再感染，对托儿所、幼儿园儿童应定期普查普治。常用的治疗药物有甲苯咪唑、噻嘧啶、丙硫咪唑等。用蛲虫膏、2% 白降汞软膏或龙胆紫涂于肛周有止痒与杀虫作用。

三、十二指肠钩口线虫和美洲板口线虫

寄生于人体的钩虫主要有两种：十二指肠钩口线虫（*Ancylostoma duodenale*，简称十二指肠钩虫）和美洲板口线虫（*Necator americanus*，简称美洲钩虫）。成虫寄生于小肠内，以吸食血液为食，造成人体的慢性失血，引起钩虫病。钩虫病是我国严重危害人体健康的五大寄生虫病之一。

（一）形态

1. 成虫　成虫体长 1cm 左右，活时为肉红色，死后灰白色。前端微向背侧仰屈，有发达的口囊，内有钩齿和板齿（图 2-2-6）。口囊之中为口孔。钩虫咽管长为体长的 1/6，其后端略膨大，咽管壁肌肉发达，肌细胞交替收缩，有利于吸取血液。

钩虫雌虫尾端呈圆锥状，阴门位于虫体腹面中部，十二指肠钩虫具尾刺。雄虫尾端角皮膨大，形成膜质交合伞，由肌肉性的辐肋所支撑，分为背肋、侧肋和腹肋，并有两根细长可收缩的交合刺。背辐肋的分支特点是鉴定虫种的重要依据之一。两种钩虫成虫鉴别要点见表 2-2-1。

表 2-2-1　寄生于人体的两种钩虫成虫的鉴别要点

鉴别要点	十二指肠钩虫	美洲钩虫
大小（mm）	♀（10 ~ 13）×0.6 ♂（8 ~ 11）×（0.4 ~ 0.5）	♀（9 ~ 11）×0.4 ♂（7 ~ 9）×0.3
体形	头端与尾端均向腹面弯曲 呈“C”形	尾端向背面弯曲呈“∫”形
口囊腹齿	腹侧前缘有 2 对钩齿	腹侧前缘有 1 对半月形板齿
交合伞形状	略呈圆形	扁圆形
背辐肋分支	远端分 2 支，每支再分 3 小支，“二分三支”	基部分 2 支，每支再分 2 小支，“二分二支”
交合刺	刺呈长鬃状，末端分开	一刺末端呈钩状，包于另一刺的凹槽中
尾刺	有	无

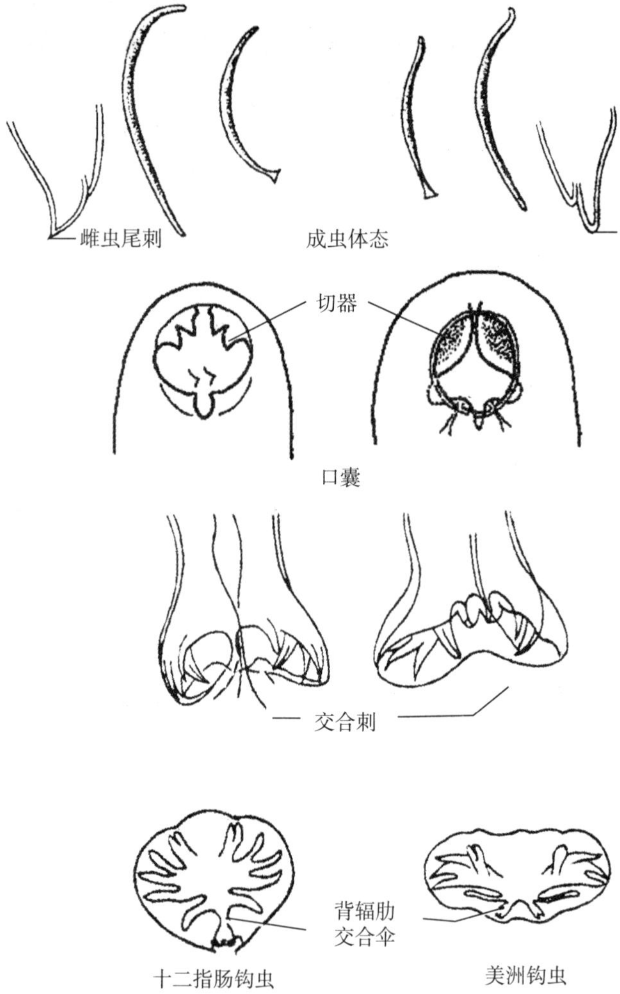

图 2-2-6 两种钩虫形态鉴别

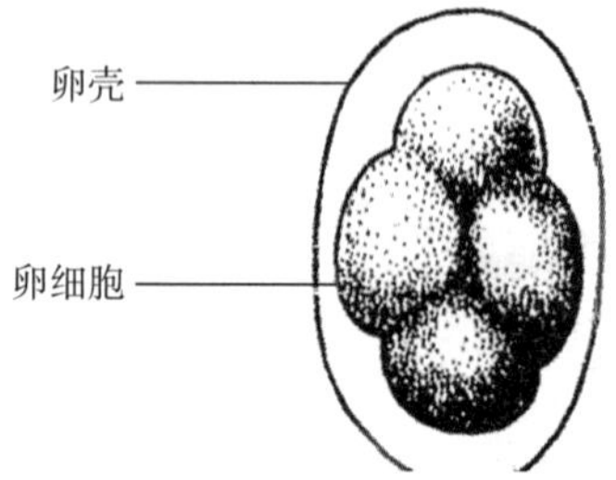

图 2-2-7 钩虫卵

2. 虫卵 短椭圆形，大小为（56 ~ 76）μm×（35 ~ 40）μm。卵壳薄，无色，卵内含卵细胞，新鲜粪便中的卵内可分裂为 4 ~ 8 个细胞，卵壳与细胞间有明显的空隙（图 2-2-7）。如患者便秘或粪便放置过久，卵内细胞可分裂为多细胞（桑椹期）或发育为幼虫。两种钩虫虫卵极相似，不易区分。

（二）生活史

1. 在外界土壤中的发育 成虫寄生于人体小肠上段，雌、雄交配后，雌虫产卵，卵随粪便排出体外。虫卵在潮湿、荫蔽、氧气充分、肥沃的土壤中，卵内细胞很快分裂，25 小时内孵出第一期杆状蚴；2 天内幼虫第 1 次蜕皮，发育为第二期杆状蚴；再经 5 ~ 6 天，虫体停止摄食，咽管变长，进行第 2 次蜕皮，成为丝状蚴，即感染期蚴。丝状蚴长 0.5 ~ 0.7mm，头端钝圆，尾端尖细，体表多有鞘膜，口孔封闭，咽管细长，约为体长的 1/5。丝状蚴主要生存于表层土壤内，十分活跃，可借助覆盖体表水膜的表面张力，沿地面植物向上移行高达20cm，常呈聚集性活动。丝状蚴具有向温、向湿、向上、向组织的特性，当接触到人的皮肤时，活动力增强，依靠机械性穿刺和酶的作用，从皮肤薄嫩处经30分钟至1小时侵入人体，也可经口腔黏膜进入人体。

2. 在人体内的发育 丝状蚴侵入皮肤后，在局部停留约25小时，然后进入小静脉或淋巴管，随血流经右心到肺，穿过肺微血管进入肺泡，再循支气管、气管上皮细胞的纤毛摆动，向上移行至咽，随吞咽动作被咽下，经食管、胃到达小肠。幼虫在小肠上段借口囊之齿吸附在肠黏膜上。经两次蜕皮发育为成虫。自丝状蚴经皮肤感染至成虫产卵，一般需5～7周（图2-2-8）。十二指肠钩虫日平均产卵量为10 000～30 000个，美洲钩虫为5 000～10 000个。成虫寿命一般为3～5年。也有十二指肠钩虫存活7年，美洲钩虫存活15年的报道。

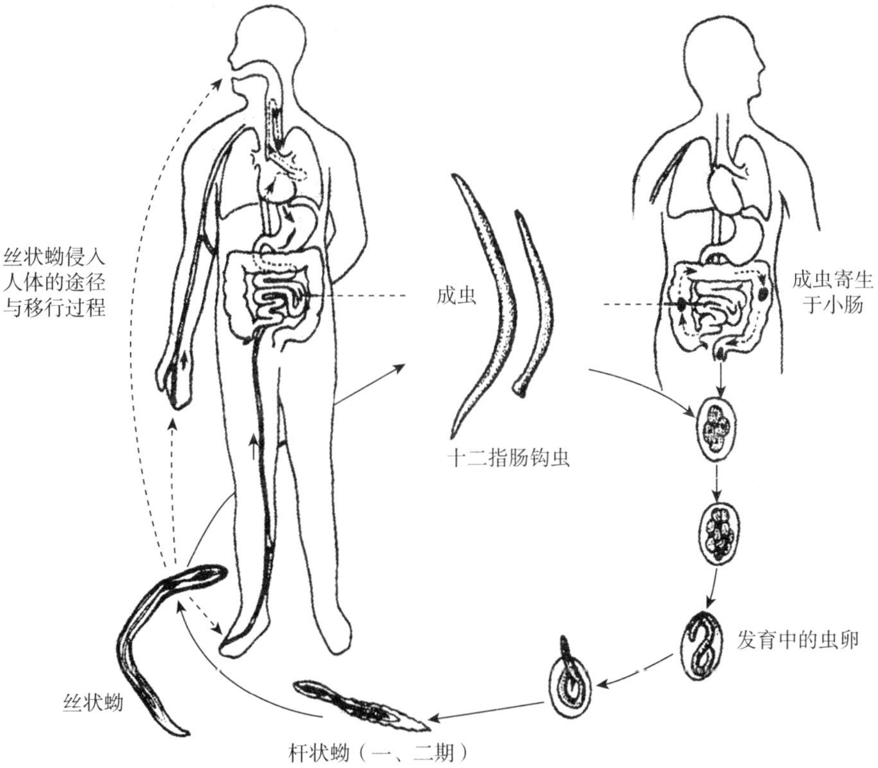

图2-2-8 钩虫生活史

钩虫丝状蚴主要经皮肤感染，但十二指肠钩虫也可经口感染。有报道十二指肠钩虫还可感染某些动物，并移行到肌肉中保持滞育状态。人若生食这些转续宿主的肉类，也可能导致钩虫感染。此外，十二指肠钩虫偶可通过母乳和胎盘感染。部分幼虫在进入小肠前，可滞留于某些组织中长达253天，暂停发育，当受到某些刺激后，虫体才陆续进入小肠发育为成虫，这种现象称幼虫的迁延移行。

（三）致病

人体感染钩虫后，可表现出不同的临床症状。症状轻重除与钩蚴侵入数量及成虫在小肠寄生数量有关外，也与人体的营养状况和免疫力有密切关系。

1. 幼虫所致病变及症状

（1）钩蚴性皮炎：丝状蚴钻入皮肤后，在1小时内手指、足趾间以及手背、足背、踝部、手腕等处出现钩蚴性皮炎。数十分钟内局部皮肤出现针刺、烧灼和奇痒感，继而出现充血斑点或丘疹。

（2）肺部症状：钩蚴移行至肺时，穿破微血管进入肺泡，引起局部出血及炎症病变。患者出现咳嗽、痰中带血，常伴畏寒、发热等全身症状。重者或过敏体质者可因变态反应出现持续干咳和哮喘及一过性肺炎。此外，还可出现外周血嗜酸性粒细胞明显增多。症状一般持续数日至十余日。

2. 成虫所致病变及症状

（1）消化系统症状：成虫以钩齿或板齿咬附于肠黏膜，并经常更换咬附部位，致肠黏膜点状出血及小溃疡，有时可形成片状出血性瘀斑，病变可累及黏膜下层，甚至肌层。初期患者主要表现为上腹部不适及隐痛、恶心、呕吐、腹泻等症状，食欲增加，体重却减轻。少数患者出现喜食生米、生豆，甚至泥土、煤渣、破布等异常症状，称为“异嗜症”，补充铁剂后，大多数患者此症状消失。

（2）贫血：成虫以血液为食，吸血时，头腺分泌抗凝素，使伤口不易凝血而利于其吸血。吸入的血液很快从消化道排出，造成血液丢失。钩虫成虫的吸血活动和咬附伤口的渗血导致人体长期慢性失血，铁和蛋白质不断丧失。因为缺铁，且血红蛋白合成速度慢于红细胞新生速度，故临床上出现的贫血为缺铁性、小细胞低色素性贫血。患者出现皮肤腊黄、黏膜苍白、头晕、乏力、劳动力减弱或丧失，严重者可有心慌、气促、面部及下肢浮肿等贫血性心脏病症状。

（3）婴幼儿钩虫病：临床表现为严重贫血、消化功能紊乱、发育迟缓及营养不良等。发病最早为出生后10天，常以柏油样黑便、腹泻、食欲减退等症状为主。感染严重的儿童可出现并发症，预后差，严重影响生长发育，以致出现侏儒症。

（4）妇女钩虫病：妇女感染钩虫可导致停经，孕妇感染可引起流产、早产。

（四）实验诊断

1. 粪便检查

（1）直接涂片法：常用的方法有直接涂片法，该法简便但易漏检。

（2）饱和盐水浮聚法：可提高检出率。其原理是因为钩虫卵比重（1.045 ~ 1.060）较饱和盐水比重（1.20）轻，虫卵易浮聚于饱和盐水表面。

（3）钩蚴培养法：此法检出率高于饱和盐水浮聚法，但粪便标本需培养5 ~ 6天才能孵出幼虫。此法可根据幼虫的形态特点确定虫种，有利于驱虫药物的选择，同时也可用于流行病学调查。此外，饱和盐水浮聚法和钩蚴培养法可作钩虫卵计数，进行定量检查以确定其感染度。

2. 免疫学检查　一般不常用，多用于钩虫产卵前，结合病史进行早期诊断。

（五）流行

1. 分布　钩虫感染和钩虫病呈世界性分布，多见于热带和亚热带地区。在我国，除少数西北地区外，多省均有流行。一般南方感染多于北方，南方以美洲钩虫为主，北方则以十二指肠钩虫占优势，大部分地区为两种钩虫混合感染。据2001—2004年全国人体寄生虫分布调查最新统计，我国钩虫感染率为6.12%，感染人数约为3930万。

2. 流行因素

(1) 传染源：患者和带虫者是钩虫病的传染源。虫卵随粪便排出体外，通过施肥、随地排便等方式污染土壤。

(2) 土壤及自然环境：土壤及自然环境适于钩虫卵的发育。在适宜的温度、湿度、荫蔽的环境下孵出幼虫。有感染期幼虫的土壤称为疫土。

(3) 生活方式及生产方式：人体与疫土接触而感染，如赤足在施过新鲜粪便的蔬菜、红薯、玉米、棉花地劳动更易感染。矿井阴湿、温暖，也有利于钩虫病的传播与流行。食生菜易致十二指肠钩虫感染。婴儿可通过使用被钩蚴污染的尿布或因穿“土裤子”或睡沙袋等方式感染。

感染季节各地不同，温暖的南方几乎全年均可感染。国内大部分地区以 5 ～ 8 月份为感染高峰，9 月份下降。

（六）防治

1. 普查普治　在流行区进行普查普治是预防钩虫病的重要环节。驱虫宜在每年冬、春季进行。常用驱虫药物有甲苯咪唑、左旋咪唑、丙硫咪唑、噻嘧啶等。联合用药可提高驱虫效果。

2. 加强粪便管理　不随地排便，不用新鲜粪便施肥，提倡用沼气池、三坑式沉淀密封粪池或堆肥法处理粪便，杀死虫卵后使用。

3. 加强个人防护　改良耕作方法，尽量减少手、足直接与泥土接触，必要时可涂用防护剂（1.5% 左旋咪唑硼酸酒精、15% 噻苯咪唑软膏）等预防感染。

四、毛首鞭形线虫

毛首鞭形线虫（*Trichuris trichiura* Linnaeus，1771）简称鞭虫（whipworm）。成虫寄生于人体盲肠，引起鞭虫病（trichuriasis）。

（一）形态

1. 成虫　雌雄异体，活体为乳白色。虫体前 3/5 细长，后 2/5 明显粗大。形似马鞭，故称鞭虫。鞭虫口腔小，咽管细长，其外由串珠状排列的杆细胞组成的杆细胞体包绕。雌虫长 35 ～ 55mm，尾端钝圆而直。雄虫长 30 ～ 45mm，尾端向腹面卷曲，交合刺 1 根，具交合刺鞘。雌、雄生殖器官均为单管型。

2. 虫卵　呈纺锤形，黄褐色，大小为（50 ～ 54）μm×（22 ～ 23）μm。卵壳较厚，两端各具一透明栓，内含 1 个未分裂的卵细胞（图 2-2-9）。

（二）生活史

鞭虫生活史简单，人是唯一的宿主。成虫寄生在盲肠，亦可在结肠、直肠，甚至回肠下段寄生。虫体前端钻入肠壁，以血液和组织液为营养。雌、雄交配后，产出的虫卵随粪便排出体外，雌虫每日产卵 5000 ～ 7000 个。卵随粪便排出体外，在适宜的温度（26 ～ 30℃）和湿度下，经 3 ～ 5 周，发育为感染期卵。人食入被感染期卵污染的食物或水而感染。幼虫在小肠内孵出，从肠腺隐窝处钻入肠黏膜，摄取营养，经 10 天左右，幼虫回到肠腔，移行至盲肠发育为成虫。自感染期卵经口感染至雌虫产卵需 1 ～ 3 个月。成虫自然寿命一般为 3 ～ 5 年。

（三）致病

成虫以其细长的前端插入肠黏膜乃至肠黏膜下层，从组织和血液中摄取营养，加之分泌物的刺激作用，肠壁黏膜组织呈现轻度炎症或点状出血，亦可见到上皮细胞变性、坏死。少

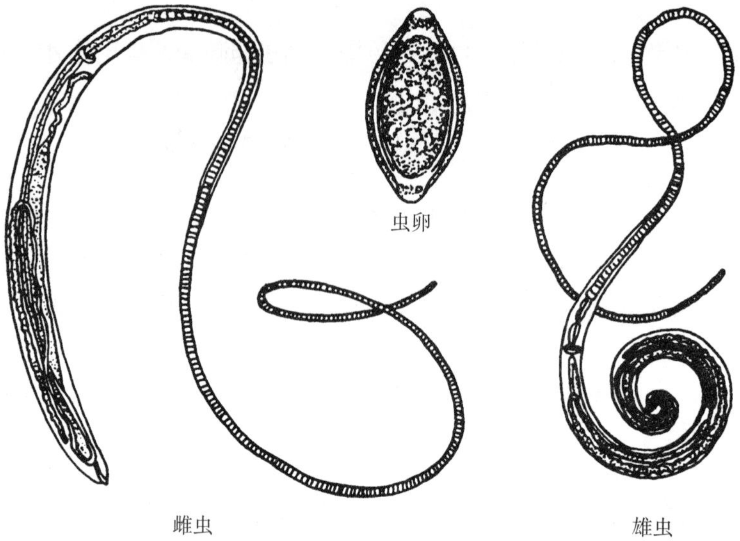

图 2-2-9 鞭虫成虫、虫卵

数患者由于肠壁炎症、细胞增生、肠壁增厚而形成肉芽肿。轻度感染患者一般不出现贫血症状，当重度感染时（即寄生虫数量超过 800 条），由鞭虫引起的慢性失血可导致缺铁性贫血的发生，临床表现为头晕、消瘦、贫血、腹痛、慢性腹泻，少数有下腹部阵发性疼痛，粪便隐血试验阳性。儿童重度感染可导致直肠脱垂。少数患者可出现全身症状，如荨麻疹、嗜酸性粒细胞增多、四肢水肿等。另外，免疫学研究表明，人体感染鞭虫后可产生一定免疫力。

（四）诊断

粪便中检获虫卵为诊断依据。可采用生理盐水直接涂片法，饱和盐水浮聚法和水洗自然沉淀法。为确定感染程度可应用定量板—甘油玻璃计数法（加腾改良法）。乙状结肠镜或纤维结肠镜检查时可见虫体附着于肠黏膜上，借助肠镜检查亦可作为鉴别诊断的手段，以便排除其他肠道疾病。

（五）流行

鞭虫的分布及流行基本与蛔虫相似，常与蛔虫感染并存，但感染率低于蛔虫。据报道，全世界鞭虫感染者有 13 亿，我国感染者有 2 亿多。2001—2004 年调查显示我国鞭虫感染率为 4.63%，南方高于北方，农村高于城市，儿童高于成人。

人是唯一的传染源。虫卵在适宜的环境中可保持感染力数月至数年，但对低温、干燥的抵抗力不及蛔虫卵强。

（六）防治

注意个人卫生，做好水源和粪便管理，患者和带虫者应定期驱虫。近年报道采用甲苯达唑、阿苯达唑效果较好，噻嘧啶与甲苯达唑合用效果更好。

五、班氏吴策线虫和马来布鲁线虫

丝虫是由吸血节肢动物传播的一类寄生性线虫，人体内的丝虫（filaria）有 8 种，寄生在脊椎动物终宿主的淋巴系统、皮下组织、腹腔、胸腔等处。我国仅有班氏吴策线虫（简称班氏丝虫）和马来布鲁线虫（简称马来丝虫），两种丝虫引起的丝虫病临床表现很相似，严重危害流行区的居民健康和经济发展。

（一）形态

1. 成虫 成虫细长如丝，乳白色，体表光滑。雌虫大于雄虫，尾端钝圆，生殖系统为双管型，阴门靠近头端的腹面，卵巢位于虫体后部，子宫粗大。近卵巢端含大量卵细胞，在向前移行中不断发育，成熟虫卵壳薄而透明，内含卷曲幼虫。近阴门时，幼虫伸直，卵壳随之伸展成为鞘膜包被于幼虫体表，雌虫为卵胎生，直接产幼虫，此幼虫称微丝蚴。雄虫尾端向腹面呈螺旋状卷曲 3 圈，生殖系统为单管型。班氏丝虫略大于马来丝虫。因成虫寄生于淋巴管、淋巴结中，一般不易见到。

2. 微丝蚴 虫体细长，头端钝圆，尾端尖细，外披鞘膜，活体呈蛇样运动。染色后的微丝蚴在光学显微镜下可见体内有很多圆形或椭圆形的细胞核，称体核。前端无体核处称头间隙。虫体前端 1/5 处的无核区为神经环，其后可见排泄孔。之后有一个排泄细胞。尾部有核或无核。两种微丝蚴的鉴别要点见表 2-2-2（图 2-2-10）。

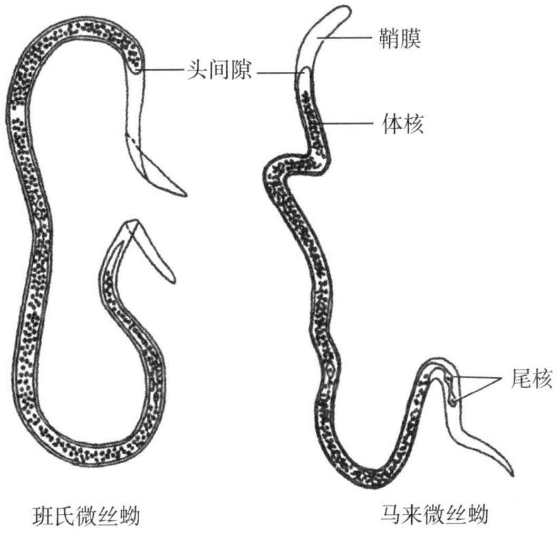

图 2-2-10 两种丝虫微丝蚴

表 2-2-2 班氏微丝蚴与马来微丝蚴鉴别要点

	班氏微丝蚴	马来微丝蚴
大小（μm）	（254 ~ 296）×（5.3 ~ 7.0）	（177 ~ 230）×（5 ~ 6）
体态	柔和，弯曲自然，无小弯	弯曲僵硬，大弯上有小弯
头间隙（长：宽）	较短（1 ：1 或 1 ：2）	较长（2 ：1）
体核	圆形或椭圆形，各核分开，排列整齐，清晰可数	形状不规则，大小不等，排列紧密，常重叠，不易分清
尾核	无	2 个，前后排列

（二）生活史

班氏丝虫和马来丝虫的生活史基本相似，完成生活史都需经过两个发育阶段，即幼虫在中间宿主蚊体内和成虫在终宿主人体内的发育过程。

1. 在蚊体内的发育 当蚊虫叮吸人时，外周血的微丝蚴随血液进入蚊的胃内，在胃内经

1 ~ 7 小时，脱去鞘膜，穿过胃壁，经血腔侵入胸肌。在胸肌内幼虫虫体缩短变粗，形成腊肠期幼虫，后蜕皮 2 次，发育为感染期幼虫，即丝状蚴。丝状蚴细长，离开胸肌，进入血腔，其中大多数到达蚊下唇。当蚊虫再次吸人血时，丝状蚴自蚊的下唇逸出，经皮肤进入人体。

2. 在人体内的发育　丝状蚴进入人体后可迅速进入附近的小淋巴管，再移至大淋巴管或淋巴结内寄生，2 次蜕皮发育为成虫。成虫以淋巴液为食。雌、雄虫交配后，雌虫产出微丝蚴，微丝蚴可停留在淋巴液中，但多数随淋巴液进入血循环。自感染丝状蚴至外周血液中查见微丝蚴的时间，班氏丝虫为 3 ~ 5 个月，马来丝虫大多为 2 ~ 3 个月。成虫寿命一般为 4 ~ 10 年，个别可长达 40 年。微丝蚴的寿命一般为 1 ~ 3 个月，最长可存活 2 年以上。两种丝虫成虫寄生于淋巴系统的部位有所不同，马来丝虫多寄生在上、下肢浅表淋巴系统，以下肢为多；班氏丝虫除寄生在浅表淋巴系统外，还寄生在深部淋巴系统。微丝蚴在外周血液中出现的时间，有周期型、亚周期型和无周期型。微丝蚴白天滞留于肺微血管，夜间出现在外周血液，在外周血液中夜多昼少的现象称为夜现周期性。我国的两种丝虫均有夜现周期性。两种微丝蚴出现于外周血液中的高峰时间略有不同，班氏微丝蚴为晚上 10 点至次晨 2 点，马来微丝蚴为晚上 8 点至次晨 4 点。微丝蚴出现夜现周期性的原因目前尚不清楚，可能与微丝蚴生物学特性有关，也与当地蚊媒叮吸人血活动的高峰时间相一致（图 2-2-11）。

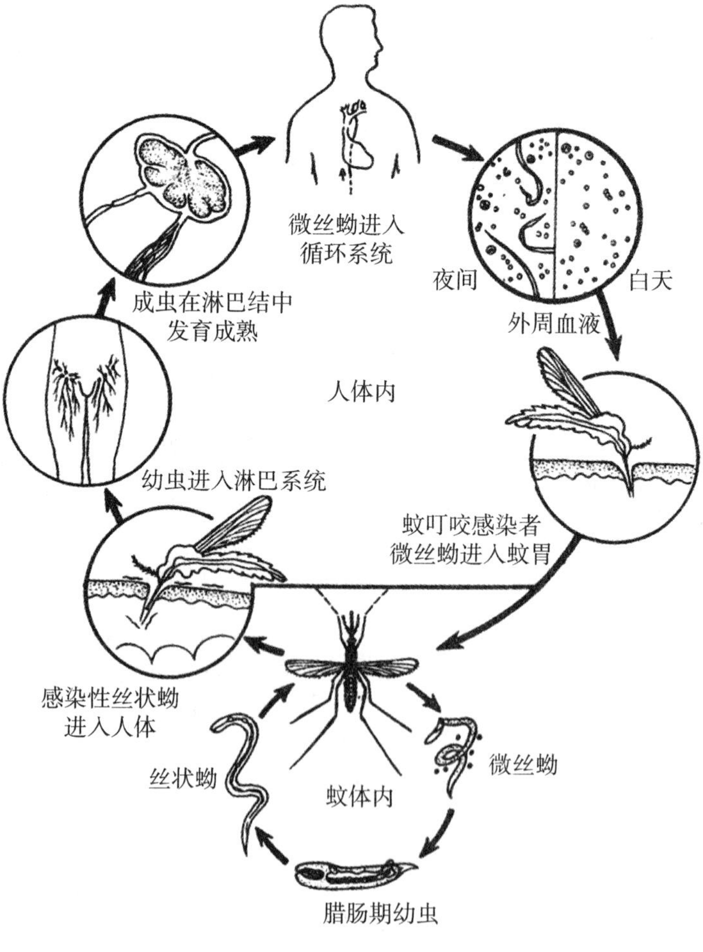

图 2-2-11　丝虫生活史

（三）致病

丝虫致病主要以成虫为主，特别是孕雌虫，人感染丝虫后是否出现临床表现取决于宿主的免疫力、侵入的虫量、寄生部位和有无继发感染等因素。丝虫病的潜伏期多为 4 ~ 5 个月，也有 1 年甚至更长者。丝虫病的发病过程大致可分为两期。

1. 急性期过敏和炎症反应　患者在感染早期，淋巴管可出现内皮细胞增生，炎症细胞浸润，导致淋巴管壁增厚，瓣膜功能损害，管内形成淋巴栓。浸润细胞中有大量嗜酸性粒细胞，而且病变的淋巴管、淋巴结中常找不到成虫及微丝蚴，提示急性炎症性病变与过敏反应有关。

临床症状表现为周期性发作的淋巴管炎、淋巴结炎和丝虫热等。发作时见一条红线自上而下离心性发展，以下肢为多见，俗称"流火"。当炎症波及小腿皮肤浅表淋巴管时，局部出现一片红肿，有灼热感，称丹毒样皮炎。淋巴结炎时局部淋巴结肿大，有压痛。出现局部症状的同时，患者常出现畏寒、发热、关节酸痛等全身症状、称丝虫热。

2. 慢性期阻塞性病变　随着急性炎症的反复发作，淋巴管内出现增生性肉芽肿，其周围被纤维组织包裹，中心为变性的成虫，并有大量的嗜酸性粒细胞、浆细胞和淋巴细胞浸润，最后导致淋巴管的部分或完全阻塞。由于阻塞部位以下的淋巴管内压增高，导致淋巴管曲张甚至破裂，淋巴液进入周围组织。由于阻塞部位不同，患者的临床表现也不同。

（1）象皮肿：淋巴管破裂，淋巴液积聚于皮下组织，刺激纤维组织增生，使局部皮肤明显增厚，弹性减弱，皮肤变粗、变硬，形似象皮，故称象皮肿，多见于下肢和阴囊，也可发生在上肢、阴茎、阴唇和乳房等部位，一般在象皮肿患者中不易查到微丝蚴。

（2）睾丸鞘膜积液：精索、睾丸淋巴管阻塞，淋巴液渗入鞘膜腔内，引起鞘膜积液。鞘膜积液多见于一侧，积液较多时有下坠感，以致行动不便。积液中可查见微丝蚴。

（3）乳糜尿、乳糜腹泻、乳糜腹水：主动脉前淋巴结或肠干淋巴结阻塞，致腰干淋巴压力增高，使从小肠吸收的乳糜液回流受阻，经侧支流入肾淋巴管，并经肾乳头黏膜破损处流入肾盂，混于尿中排出，尿液呈乳白色。有时肾毛细血管破裂，可出现乳糜血尿。淋巴液亦可流入肠腔、腹腔，出现乳糜腹泻、乳糜腹水。沉淀物中有时可查到微丝蚴。

（4）其他：女性乳房丝虫结节在流行区不少见。偶可见眼丝虫病，脾、胸、背、颈、臀等部位的丝虫性肉芽肿，以及丝虫性心包炎和乳糜胸腔积液等。

（四）诊断

1. 病原学检查　从患者的外周血液、乳糜尿、体液中查微丝蚴及淋巴结活检成虫，是诊断本病的依据。

检查方法有以下几种：

（1）微丝蚴

1）厚血膜法：取末梢血 3 大滴（约 60μl）涂成厚血膜，干后染色镜检。此法检出率高，也是最常用的方法。

2）新鲜血滴法：取末梢血 1 大滴于载玻片上的生理盐水中，加盖玻片后即镜检，观察活动的微丝蚴。

3）浓集法：取静脉血 1 ~ 2ml，经溶血后离心沉淀，取沉渣镜检。检出率高于厚血膜法。由于微丝蚴具有夜现周期性，采血时间应以夜间 9 点至次晨 2 点为宜。

4）海群生白天诱出法：对夜间取血不方便者，白天给口服海群生 2 ~ 6mg/kg 体重，30 ~ 90 分钟内采血检查，白天可查到微丝蚴。但低度感染者易漏检。

5）体液和尿液查微丝蚴：鞘膜积液、淋巴液、乳糜尿、乳糜腹水、乳糜胸腔积液及心包积液中可见微丝蚴，故可取上述体液或尿液离心沉淀作直接涂片、染色镜检，或用薄膜过滤浓集法检查。

（2）组织内活检成虫：对淋巴结肿大或乳房等部位有可疑结节的患者可用注射器从可疑淋巴结中抽取成虫镜检。

2. 免疫学检查　对感染早期、轻度感染及晚期丝虫病患者，血液及体液中不易查到微丝蚴，可用免疫学方法作辅助诊断。

（五）流行

1. 地理分布　丝虫病是全世界重点控制的六大热带病之一，也是我国重点防治的五大寄生虫病之一。班氏丝虫呈世界性分布，主要流行于热带和亚热带。马来丝虫仅限于亚洲，主要流行于东南亚。据 1992 年世界卫生组织统计，全世界受淋巴丝虫病威胁的人口逾 7 亿，主要在亚洲和非洲。

我国丝虫病流行于山东、河南、江苏、上海、浙江、安徽、湖南、湖北、江西、福建、四川、重庆、贵州、广东、海南、广西和台湾 17 个省、自治区、直辖市。除山东、海南、台湾省仅有班氏丝虫流行外，其余地区均有两种丝虫流行。2006 年有 16 个省、自治区、直辖市已全部达到了消灭丝虫病的标准，彻底阻断了丝虫病的传播。

2. 流行环节

（1）传染源：血中带有微丝蚴的患者和带虫者都是本病的传染源。

（2）传播媒介：我国传播班氏丝虫病的主要是淡色库蚊和致倦库蚊，其次为中华按蚊。传播马来丝虫病的主要是中华按蚊和嗜人按蚊。在东南沿海地区，东乡伊蚊可传播两种丝虫病。

（3）易感人群：人群对丝虫普遍易感，在流行区的人群感染率的高低视受蚊媒叮咬的概率而异，20 ~ 30 岁人群微丝蚴阳性率最高。

3. 流行因素　自然因素和社会因素对丝虫病的流行有重要影响。

自然因素主要为气温、湿度、雨量、地理环境等。这些因素影响蚊的孳生、繁殖和吸血活动，也影响丝虫幼虫在蚊体内的发育。我国 5 ~ 10 月气温高、雨量充沛、湿度较大，有利于蚊媒的繁殖和丝虫在蚊体内的发育，因而是丝虫病感染的主要季节。新中国成立后防治丝虫病取得了巨大进展，说明社会因素的重要性。

（六）防治

普查普治和防蚊灭蚊是防治丝虫病的两项重要措施。

1. 普查普治　普查对象以 1 岁以上人群为主，发现患者及带虫者及时治疗。治疗的药物以乙胺嗪（海群生）为主，对两种丝虫和微丝蚴均有杀灭作用，对马来丝虫的疗效优于班氏丝虫。大面积防治，可采取全民食用含乙胺嗪的食盐，500g 食盐含乙胺嗪 1 500mg，每日食用 50mg，连用 6 个月，总剂量约 9g，可使中度流行区的微丝蚴阳性率降到 1% 以下，具有较好的防治效果。

2. 防蚊灭蚊　大力开展爱国卫生运动，采取综合措施，清除蚊的孳生地，杀灭成蚊和幼虫。并采取防蚊措施，避免感染。

六、旋毛形线虫

旋毛形线虫（*Trichinella spiralis*）简称旋毛虫，成虫寄生于猪、犬、猫、鼠等动物小肠，幼虫寄生在同一宿主的肌细胞内，也可寄生于人体，引起旋毛虫病。旋毛虫病是一种危害很大的人畜共患寄生虫病。

（一）形态

1. 成虫 成虫细小，线状，乳白色，表皮光滑，虫体前端稍细。雌虫大小为（3 ～ 4）mm× 0.06mm，雄虫为（1.4 ～ 1.6）mm×0.04mm。消化道前端为圆形的口，肛门位于尾端。咽管毛细管状，占虫体长的 1/3 ～ 1/2。咽管后段的背侧面有一列呈圆盘状的杆细胞组成的杆状体，其分泌物可排入咽管，具有消化功能和强抗原性。两性成虫生殖系统均为单管型。雌虫尾端钝圆，阴门位于体前端 1/5 处，子宫内充满虫卵，近阴门处已孵化为幼虫。雄虫尾端有一对叶状交配附器，无交合刺。

2. 幼虫 刚产出的幼虫称为新生幼虫，大小为 125μm×6μm，寄生在横纹肌细胞内的幼虫长约 1mm，卷曲于横纹肌细胞内的囊包中，囊包梭形，纵轴与肌纤维平行，囊壁厚，由成肌细胞退变及结缔组织增生形成，大小为（0.25 ～ 0.50）mm ×（0.21 ～ 0.42）mm。囊包内常含 1 ～ 2 条卷曲的幼虫（图 2-2-12）。

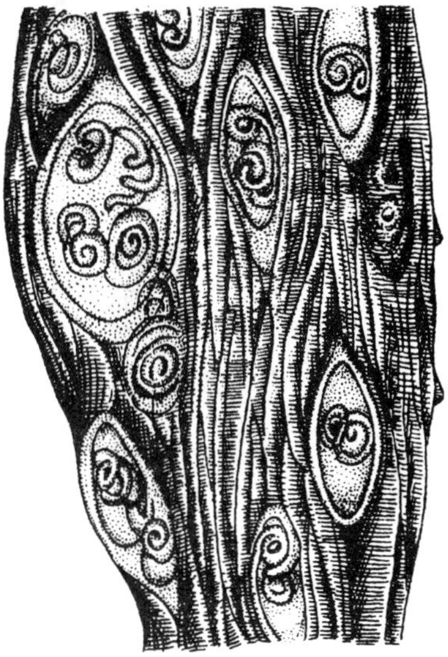

幼虫囊包（肌纤维内）

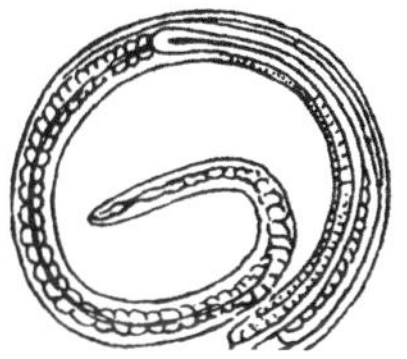

幼虫

图 2-2-12 旋毛虫囊包和幼虫

（二）生活史

成虫和幼虫寄生于同一宿主体内。虫体不需要在外界环境中发育，但完成生活史必须更换宿主。成虫寄生于小肠，幼虫寄生于横纹肌细胞中。被寄生的宿主既是终宿主，又是中间宿主。除人外，猪、各种鼠类、猫、犬及多种野生动物，如狼、狐、野猪、熊等均可作为本虫的宿主。

含有活旋毛虫囊包蚴的肉类被宿主摄入后，受胃液和肠液的作用，数小时内幼虫从囊包逸出，钻入小肠黏膜，经 25 小时发育后再返回肠腔，于 48 小时幼虫蜕皮 4 次发育为成虫。雌、雄虫交配后，雄虫大多死亡，雌虫重新侵入肠黏膜内寄生。于感染后的第 5 ～ 7 天产出幼虫，产于肠黏膜内的新生幼虫大多侵入局部肠黏膜淋巴管或小静脉，随淋巴和血液循环到达全身各器官、组织，但只有到达横纹肌内的幼虫才能继续发育。幼虫多侵入血液供应丰富的肌肉，如膈肌、舌肌、腹肌、胸肌、肋间肌、腓肠肌等处。幼虫穿破微血管，进入肌细胞内寄生并发育成熟。周围出现炎症细胞浸润，纤维组织增生，约在感染 1 个月内形成梭形囊包（图 2-2-13）。如无进入新宿主的机会，半年后囊包两端开始钙化，幼虫逐渐死亡，最后整个囊包钙化。但有时钙化囊包内的幼虫可继续存活数年，甚至长达 30 年。

（三）致病

旋毛虫对人体的致病阶段是幼虫，其致病作用取决于食入囊包的数量、幼虫的活力、幼虫侵入部位和宿主的免疫力等。根据旋毛虫侵犯的部位和临床表现，可将旋毛虫的致病过程分为三个时期。

1. 侵入期 旋毛虫侵入肠黏膜内寄生，破坏周围组织，引起该处的卡他性炎症，患者出现恶心、呕吐、腹痛、腹泻等消化道症状，并伴有乏力、低热等全身症状。

2. 幼虫移行期 幼虫移行期也称肌型期，感染后 2 ～ 6 周，幼虫至横纹肌内发育。患

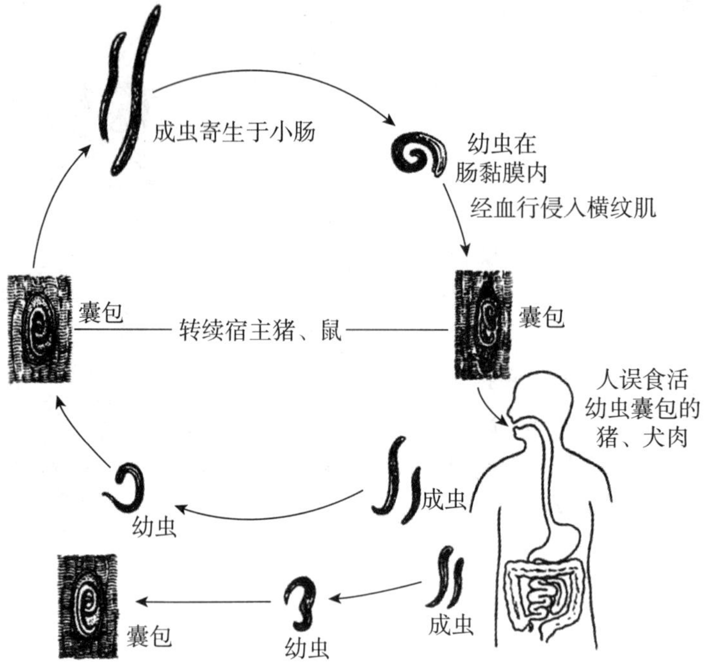

图 2-2-13 旋毛虫生活史

者可出现全身性血管炎、水肿、发热和血中嗜酸性粒细胞增多等。幼虫进入横纹肌后，致使肌纤维变性、肿胀、坏死、横纹消失，肌间质水肿及炎症细胞浸润。患者可出现高热，全身肌肉酸痛。严重者可有咀嚼、吞咽、语言障碍及呼吸疼痛。

3. 囊包形成期 囊包形成期为受损肌细胞的修复过程。经 4 ~ 16 周，随着幼虫长大，幼虫所寄生的肌细胞膨大，形成梭形肌腔包绕虫体，外周结缔组织增生形成囊壁。此时组织的急性炎症消退，患者全身症状日渐减轻，但肌痛可持续数月。重症患者也可出现心肌炎并发肺炎、脑炎等死亡。

（四）诊断

旋毛虫病临床表现复杂，可依据临床症状作出正确的诊断。诊断时应注意病史和流行病学调查，询问病史以及有无群体发病的特点，并以肌肉活检囊包蚴为确诊依据，血清学方法可作为辅助性诊断。

1. 病原学检查

（1）活组织检查：从患者的肌肉组织中取一小块肌肉进行压片或切片镜检囊包蚴。轻度感染或病程早期（感染 10 天内）均不易查到虫体。如尚有患者吃剩的肉类也应同时压片镜检或进行动物接种。

（2）人工胃液消化法：为提高检出率，也可采用人工胃液消化法。肌肉消化后，取沉渣检查有无幼虫，此方法多用于动物旋毛虫病的检查。

2. 免疫学诊断 应用免疫学方法检测患者血清中的特异性抗体是旋毛虫病的辅助性诊断。常用的方法有间接荧光抗体试验、酶联免疫吸附试验、免疫酶染色试验等。

（五）流行

1. 分布 旋毛虫病流行于世界各地，以欧美发病率最高。国内均有动物感染，我国自

1964年西藏首次发现人体旋毛虫病例以来，已在云南、贵州、甘肃、四川、河南、福建、江西、湖北、广东、广西、内蒙、吉林、辽宁、黑龙江、天津等省、自治区、直辖市及香港有人体感染的报道，云南、西藏、河南等地有过局部流行和暴发流行。近年来各地发病人数呈上升趋势。

2. 流行因素　人由于食入含囊包幼虫的生或半生的动物肉类而感染。囊包蚴虫抵抗力强，能耐低温，猪肉中的囊包蚴在 –15℃需储存20天才死亡，–12℃可存活57天，70℃时很快死亡，在腐肉中能存活2 ~ 3个月。凉拌、腌制、熏烤及涮食等方法常不能杀死幼虫。发病患者中吃生肉者占90%以上。此外，切生肉的刀或砧板如再切熟食，人食入污染囊包蚴虫的熟食而感染，也是传播的方式之一。

（六）防治

加强食品卫生管理与宣传教育，不食生的或未熟的哺乳动物肉及肉制品。猪肉在 –15℃冷藏20天，可将其中的囊包幼虫杀死。提倡科学养猪，保持猪舍清洁，饲料宜加温至55℃以上，消灭鼠等保虫寄主。

第三节 吸　虫

吸虫（trematode）属扁形动物门（Platyhelminthes）的吸虫纲（Trematoda）。已知感染人体的吸虫有210种，广泛寄生于软体动物和脊椎动物体内。生活史复杂，具有有性世代和无性世代交替的生活方式，无性世代在软体动物体内，有性世代大多在脊椎动物体内。

一、华支睾吸虫

华支睾吸虫［*Clonorchis sinensis*（Cobbold，1875）Looss，1907］首次被发现于印度华侨的肝胆管内，又称肝吸虫（liver fluke）。由该虫引起的疾病称华支睾吸虫病（简称为肝吸虫病）。

（一）形态

1. 成虫　背腹扁平，前端较窄，后端钝圆，似葵花子状。虫体长10 ~ 25mm，宽3 ~ 5mm。活体为肉红色，死后固定为灰白色。口吸盘位于虫体的前端，腹吸盘位于虫体前1/5处，口吸盘略大于腹吸盘。消化道分为口、咽、食管及分叉的肠支。雌雄同体，睾丸分支状前后排列于虫体的后1/3处。卵巢边缘分叶，位于睾丸之前，受精囊椭圆形，位于睾丸与卵巢之间。卵黄腺呈滤泡状，分布于虫体的两侧。子宫长袋状，盘曲在腹吸盘与受精囊之间，内含大量虫卵，开口于腹吸盘前缘的生殖腔。

2. 虫卵　形似芝麻籽，前端较窄有卵盖，盖周围卵壳增厚，形成肩峰；后端钝圆，有一疣状小突起，平均大小为29μm×17μm。卵呈黄色，卵内含一成熟的毛蚴（图2-2-14）。

（二）生活史

成虫寄生于人或哺乳动物（猫、狗）的肝胆管内。虫卵随胆汁进入消化道，随粪便排出体外。虫卵入水后，被第一中间宿主淡水螺（如豆螺）吞食，在螺的消化道孵出毛蚴，随后经胞蚴、雷蚴的发育，形成大量尾蚴，成熟尾蚴自螺体逸出在水中游动，若遇第二中间宿主淡水鱼、虾，则侵入其肌肉内发育成囊蚴。囊蚴圆形或椭圆形，大小约0.138mm × 0.115mm，囊内含活动的幼虫，可见口、腹吸盘和黑色的排泄囊。人或哺乳动物若生食或半生食含有活囊蚴的鱼、虾后，囊蚴在其十二指肠内脱囊，脱囊后的童虫经胆总管逆行至肝胆

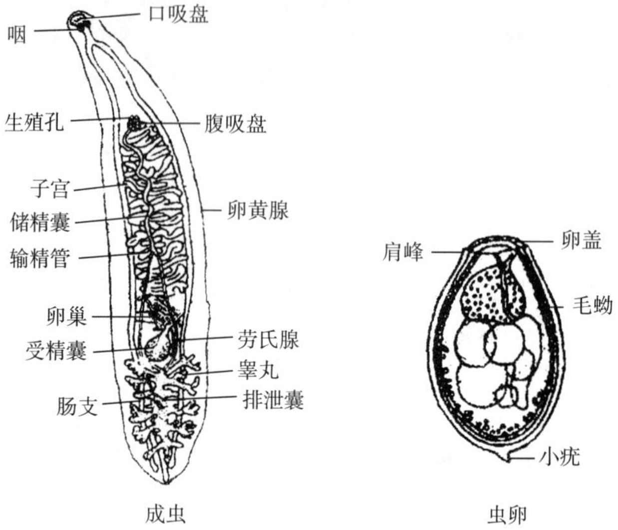

图 2-2-14 华支睾吸虫成虫、虫卵

管，经 1 个月左右发育为成虫。成虫的寿命为 20 ～ 30 年（图 2-2-15）。

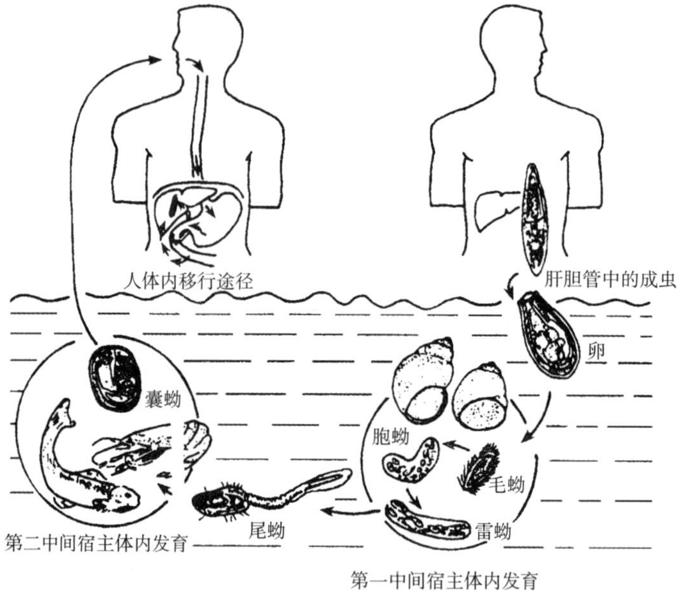

图 2-2-15 华支睾吸虫生活史

（三）致病

1. 致病机制 成虫寄生于肝胆管内，虫体对胆道上皮细胞产生机械性刺激及虫体分泌物、代谢产物的作用，使胆管上皮细胞脱落、增生、管壁增厚、管腔狭窄，加之虫体的阻塞作用，引起胆汁淤积或胆管扩张，导致阻塞性黄疸。胆汁引流不畅，易合并细菌感染，引起胆囊炎、胆管炎，胆石症。肝胆管周围结缔组织增生，可导致肝硬变。此外，国内外资料提示，华支睾吸虫感染与胆管上皮细胞癌和肝细胞癌有一定的关系。

2. 临床表现 华支睾吸虫病的临床表现依感染的虫量、病程及机体抵抗力不同而异。潜伏期一般为 2 ～ 3 个月。轻者无明显的临床表现，仅在粪便中查出虫卵，为带虫者。一般患者可有上腹部不适、腹痛、腹胀、消化不良、腹泻、肝区隐痛、肝轻度肿大等症状和体征。重度感染者急性期可出现寒战、发热、明显的胃肠道症状，肝大伴压痛、眩晕等。晚期患者可出现黄疸、肝硬化等。

儿童反复重度感染，可影响其生长发育，甚至导致侏儒症。

（四）诊断

对有肝胆疾病临床表现的患者询问其是否居住或到过流行区，有无生食或半生食鱼、虾史等，有助于确定诊断。本病应与病毒性肝炎、胆囊炎、胆石症及肝硬化相鉴别。

1. 病原学诊断 检获虫卵是确定本病的主要依据。一般在感染后 1 个月，粪便中可检出虫卵。常用粪便直接涂片法和集卵法粪检虫卵。十二指肠引流液内检查虫卵，可提高虫卵检出率。肝胆手术检获成虫也可确诊。

2. 免疫学诊断 患者血清华支睾吸虫抗原或抗体阳性可作为本病的辅助诊断依据。较为常用的免疫学诊断方法有皮内试验（IDT）、间接血凝试验（IHA）、间接荧光抗体试验（IFAT）、酶联免疫吸附试验（ELISA）等。

（五）流行

华支睾吸虫病主要流行于亚洲，如中国、日本、朝鲜和越南等东南亚国家。我国除西北地区外已有 27 个省、自治区、直辖市有不同程度流行，人群感染率为 1% ～ 30%。在华东、华南地区分布较为广泛。猫、犬以及鼠类、狐狸、貂、水獭及獾等均是该虫的保虫宿主，也是本病的传染源。

华支睾吸虫的第一中间宿主为淡水螺，在我国主要为纹沼螺、长角涵螺和赤豆螺。第二中间宿主为淡水鱼、虾。常见的有鲤鱼、草鱼、青鱼、鲫鱼及麦穗鱼等。囊蚴几乎可寄生于鱼的全身各处，以肌肉为主，其次为鱼皮。

人群对华支睾吸虫普遍易感，本病的传播主要与当地居民有生食或半生食鱼、虾的习惯有关。如珠江三角洲一带、香港、台湾居民，喜食“鱼生”和“鱼生粥”，东北朝鲜族居民喜生鱼佐酒等，使得感染本病的机率高于其他地区。如若生熟砧板不分，切过生鱼的刀和砧板未经处理再切熟食，也易造成人体感染。

（六）防治

1. 宣传教育 做好卫生宣传教育工作，提高群众对华支睾吸虫病传播途径的认识。改变饮食习惯和烹饪方法，不食生的或不熟的鱼、虾，不混用生、熟食砧板及器皿，把住“病从口入”这一关。管理保虫宿主，不用生鱼喂猫、犬等动物，以消灭传染源。

2. 加强粪便管理 避免未经无害化处理的粪便进入鱼塘，切断传播途径。

3. 药物治疗 积极治疗患者和感染者，以吡喹酮为首选药物。

知识链接

世界卫生组织首次评定华支睾吸虫致人类胆管癌证据充分

WHO“关于评估人类肿瘤危险因素专著100卷B，生物致癌因素审定工作会议”于2009年2月24日至3月3日在法国里昂国际肿瘤研究中心召开。会议对肝吸虫等10个生物因素致癌的可能性进行了充分讨论，根据有关标准逐一评定其使人类致癌的证据是否充分。泰国、韩国和中国3位专家负责收集和综述肝吸虫致胆管癌的证据，并在大会上陈述理由及回答与会专家提问。会议最后评定“华支睾吸虫致人类胆管癌证据充分”。这是WHO权威机构国际肿瘤研究中心第一次评定华支睾吸虫致癌证据充分。

二、卫氏并殖吸虫

卫氏并殖吸虫［*Paragonimus westermani*（Kerbert, 1878）Braun, 1899］成虫主要寄生于肺，又名肺吸虫（lung fluke），主要引起以肺部损害为主的并殖吸虫病（paragonimiasis）。

（一）形态

1. 成虫　虫体肥厚，椭圆形，背面隆起，腹面扁平，形似半粒黄豆。体长7.5～12mm，宽4～6mm，厚3.5～5.0mm。活虫呈红褐色，肉片状。口、腹吸盘大小相近，腹吸盘位于虫体中央略偏前。卵黄腺发达，分布于虫体两侧。消化器官包括口、咽、食管及两支弯曲的肠支。睾丸一对，呈指状分支，左右并列于虫体的后1/3处。卵巢与子宫并列于腹吸盘之后（图2-2-16）。

2. 虫卵　椭圆形，前端卵盖大而明显，常略倾斜；后端较窄，且卵壳增厚。大小为（80～118）μm×（48～60）μm，金黄色。卵内含一个卵细胞和数十个卵黄细胞（图2-2-16）。

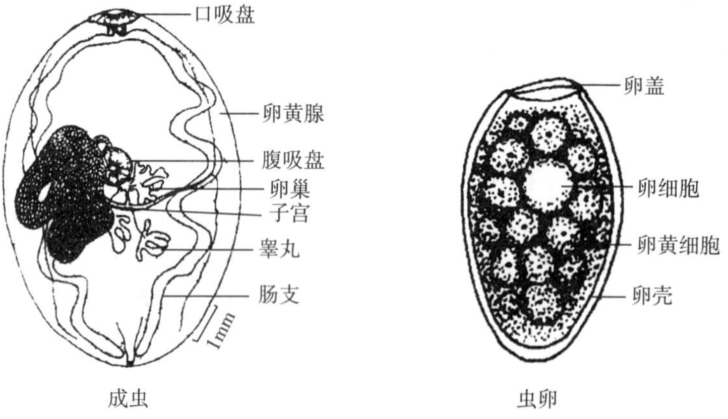

图2-2-16　卫氏并殖吸虫成虫、虫卵

（二）生活史

卫氏并殖吸虫成虫寄生于终宿主人或食肉动物（如犬、猫等）的肺。成虫产卵后经支气管随痰咳出或吞咽后随粪便排出。虫卵一旦入水，在适宜的条件下约经3周孵出毛蚴。毛蚴在水中活动，当侵入第一中间宿主川卷螺体内，可发育为胞蚴、母雷蚴、子雷蚴，最终形成许多短尾尾蚴。成熟的尾蚴从螺体逸出，侵入第二中间宿主淡水蟹或蝲蛄体内，在其肌肉或内脏中形成囊蚴。囊蚴呈球形，具有两层囊壁，直径300 ~ 400μm。人或食肉动物宿主食入含有活囊蚴的淡水溪蟹、蝲蛄，或饮用被囊蚴污染的溪水而感染。

囊蚴经口进入人体后，在消化液作用下尾蚴脱囊而出，发育为童虫。童虫活动力甚强，可穿过肠壁在腹腔内脏器间或邻近组织及腹壁游走、窜扰1 ~ 3周后，大部分虫体沿着肝的表面，穿膈肌进胸腔入肺。在移行过程中，虫体逐渐生长发育，最后在肺内发育为成虫并产卵。部分童虫及成虫在移行过程中还可侵入其他器官，如皮下、肝、脑、脊髓、眼眶等，引起异位寄生。自囊蚴进入人体至成虫产卵，约需2 ~ 3个月的时间。成虫在人体的寿命一般为5 ~ 6年，长者可达20年（图2-2-17）。

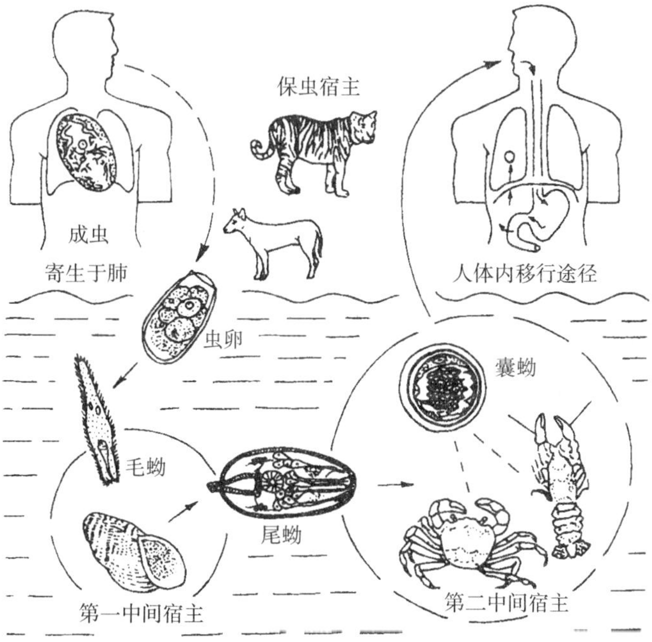

图2-2-17 卫氏并殖吸虫生活史

（三）致病

1. 致病机制 卫氏并殖吸虫的致病作用主要是童虫和成虫在人体组织和脏器内移行、窜扰、寄居造成的机械性损伤，以及虫体的分泌物、代谢产物等抗原物质引起的免疫病理反应。其基本病理过程一般分为三期：

（1）组织破坏期：虫体在人体组织和脏器内移行窜扰造成组织破坏，形成隧道、洞穴样病灶。此期周围组织反应尚不明显。

（2）囊肿期：病灶周围组织出现炎细胞浸润，局部组织坏死、液化，周围肉芽组织增生，形成纤维囊壁，囊肿形成，脓肿内容物逐渐变成赤褐色黏稠液体。囊内通常可见成虫寄生。

（3）纤维疤痕期：囊内虫体死亡或移行他处，内容物吸收或排出，肉芽组织和纤维组织增生填充囊腔，最后形成疤痕。以上三期病变常可同时出现于肺内。

2. 临床表现 患者感染肺吸虫后，由于童虫和成虫的游走、定居，可造成多组织的损坏，因此，该病的临床表现和体征复杂多样，病程发展可分为急性期和慢性期。

（1）急性期：急性期症状出现于食入囊蚴后数天至1个月左右，主要由童虫移行、窜扰所致。重度感染可于第2天即出现症状。轻者表现为食欲不振、乏力、消瘦、低热等非特异性症状，重者可出现全身过敏反应，如高热、胸闷、胸痛，伴肝大、腹痛、腹泻等。实验室检查，血嗜酸性粒细胞明显增多，一般为20% ~ 40%，甚至可达80%以上。

（2）慢性期：感染后发病缓慢，多在3 ~ 6个月内出现症状。卫氏并殖吸虫主要寄生于肺，也可移行窜扰并寄生于脑、腹腔、皮下、肝、脊髓、眼眶等，引起多组织和器官的损伤。临床根据主要受损部位可分为：①胸肺型，患者以咳嗽、胸痛、咳血痰或铁锈色痰为主要症状，痰中可查出虫卵、夏科—雷登结晶，易被误诊为肺结核病；②腹型，以腹痛、腹泻、大便带血为主要症状；③脑型，常出现头晕、头痛、呕吐、癫痫、偏瘫、视力障碍等；④皮肤型，以皮下游走性包块及结节为主要表现，伴痒感或略带刺痛，表面皮肤正常。

（四）诊断

肺吸虫病以痰或粪便中检获虫卵为确诊依据。对长期咳嗽、咳铁锈色痰，或有癫痫、头痛，或有皮下包块、结节等症状，伴有持续嗜酸性粒细胞增多的患者，特别是来自流行区、有生食或半生食溪蟹、蝲蛄或饮用溪水史者应考虑本病，并进行病原学和免疫学检查。

1. 病原学检查

（1）痰或粪便虫卵检查：可采用痰液直接涂片法或收集24小时痰液，经10%氢氧化钠溶液处理后，离心沉淀，取沉渣镜检，查到虫卵即可确诊。

（2）活组织检查：手术摘除皮下包块或结节，检获其童虫或根据典型的病理变化可作出诊断。

2. 免疫学诊断 对早期感染、无血痰者或脑型患者有辅助诊断价值。皮内试验、酶联免疫吸附试验、间接血凝试验等均可检测患者血清中循环抗原或抗体。

（五）流行

卫氏并殖吸虫分布广泛，亚洲、非洲、南美洲均有报道。如日本、朝鲜、菲律宾、马来西亚、印度、泰国等，在我国分布于浙江、江西、江苏、安徽、山东、福建、辽宁、黑龙江、广东、广西、四川、河南、吉林等25个省、自治区、直辖市。

1. 传染源 患者、带虫者和保虫宿主是本病的传染源。保虫宿主种类多，数量大，包括：①家畜，如犬、猫、猪等；②野生哺乳动物，如虎、豹、狐、野猫等。家猪、野猪、鼠、恒河猴、山羊、蛙、鸡、鸟等多种动物是该虫的转续宿主，其体内的童虫也可作为感染期传染源。

2. 中间宿主 第一中间宿主川卷螺类，孳生于平原或丘陵地带河流、沟渠中。第二中间宿主为淡水蟹和蝲蛄，如溪蟹、华溪蟹、石蟹等20多种蟹类。这些中间宿主共同栖息于同一自然环境中。如浙江流行区，川卷螺和溪蟹栖息于水质清澈、流速缓慢、河面较宽的河流中。东北流行区蝲蛄和川卷螺孳生于山间溪流。

3. 感染方式 生食或半生食溪蟹、蝲蛄是人感染肺吸虫病的主要方式。一些山区有生、腌、醉、烤、煮等方式食溪蟹，东北地区的山区居民则喜食蝲蛄酱、蝲蛄豆腐。此外，生食或半生食野猪、兔等转续宿主的肉也可因误食其幼虫而感染肺吸虫。中间宿主死后，囊蚴脱落于水中，终宿主人或动物也可因饮用含有囊蚴的溪水而受到感染。

（六）防治

1. 宣传教育 加强宣传教育，改变不良生活习惯，不生食或半生食溪蟹、蝲蛄，不饮用疫区生水是预防本病最有效的方法。

2. 加强管理 加强粪便管理，改善环境卫生，使用无害化处理的粪便施肥。

3. 药物治疗 治疗患者或带虫者，常用治疗药物有吡喹酮 25mg/（kg·d），分 3 次口服，连服 2 天为一个疗程。此药具有疗效好、毒性低、疗程短等优点。对于脑型或较重型肺吸虫病，可能需要两个或更多疗程。

三、日本裂体吸虫

日本裂体吸虫（*Schistosoma japonicum* Katsurada，1904），简称血吸虫（blood fluke），属扁形动物门，吸虫纲，复殖目，裂体科。其成虫寄生于人、畜体内的门静脉系统，引起血吸虫病（schistosomiasis）。寄生于人体的血吸虫有日本裂体吸虫、埃及裂体吸虫和曼氏裂体吸虫等。我国只有日本裂体吸虫。

（一）形态

1. 成虫 线状，雌雄异体。雄虫较粗短，呈圆柱状，乳白色或微灰白色，体长 12 ～ 20mm，宽 0.5 ～ 0.55mm，常向腹面弯曲呈镰刀状，有口吸盘与腹吸盘各 1 个，腹吸盘之后的虫体略扁平，其两侧向腹内面卷折，形成沟槽，称“抱雌沟”，用以夹抱雌虫。在腹吸盘之后的背部有睾丸 7 个，呈串珠状。雌虫纤细如丝线，暗褐色，口、腹吸盘不发达（不明显），体长 12 ～ 26mm，宽 0.3mm，生殖系统有卵巢、卵黄腺等（图 2-2-18）。

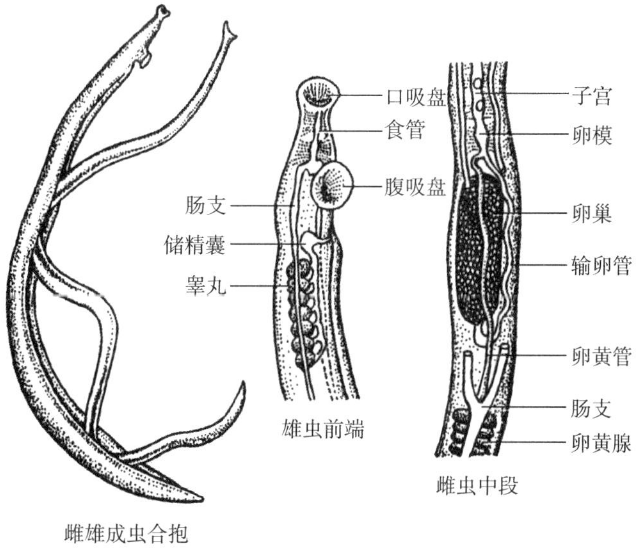

图 2-2-18 日本血吸虫成虫

2. 虫卵 椭圆形，淡黄色，大小（70 ～ 100）μm×（50 ～ 65）μm，无卵盖，卵壳的一侧有一指状棘突，位于卵的中横线与顶端之间，随粪便排出的虫卵，其壳周围常附有黏液与粪渣，卵内含胚胎或毛蚴（图 2-2-19）。

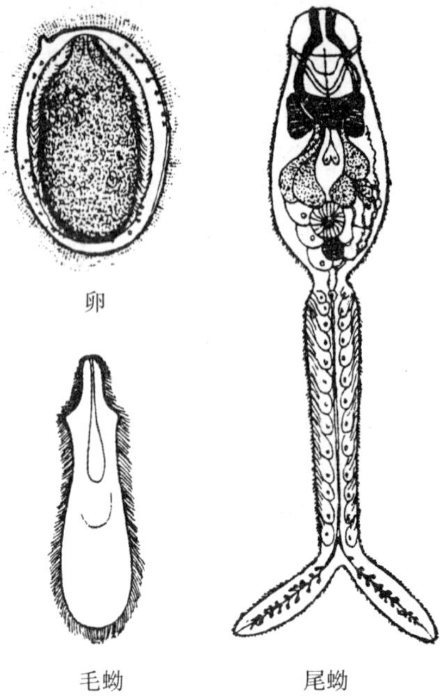

图 2-2-19 日本血吸虫虫卵、幼虫

（二）生活史

血吸虫的终宿主为人和其他多种哺乳动物，中间宿主为钉螺。成虫寄生于人或动物的门脉 - 肠系膜静脉系统，雌虫在肠壁附近产卵，虫卵可随坏死的肠组织落入肠道，随粪便排出体外。若虫卵随粪便被带入水中，在水中孵出毛蚴。毛蚴在水中自由游动，并钻入钉螺体内，发育成母胞蚴，进行无性的幼体繁殖后，产生大量的子胞蚴。子胞蚴再经过繁殖，产生大量尾蚴，尾蚴自钉螺逸出，在水中游动。人们因生产劳动、生活用水、游泳戏水等多种方式接触含有尾蚴的疫水后，尾蚴便钻入宿主的皮肤，脱去尾部转变为童虫，经过一定时间的移行、生长和发育，最终在肝、肠附近的血管内定居寄生，并发育为成虫。雌、雄成虫合抱，交配产卵，每条雌虫每日可产卵 2000 ~ 3000 个。完成生活史约需 1 个月的时间（图 2-2-20）。

（三）致病

1. 致病机制　血吸虫发育生活史中的不同阶段，如尾蚴、童虫、成虫和虫卵均可对宿主造成不同的损害和复杂的免疫病理反应。由于各期致病因子的不同，宿主受累的组织、器官和机体反应性也有所不同，引起的病变和临床表现亦各具特点。一般而言，尾蚴、童虫和成虫引起的病变较轻微或呈一过性，其虫卵所致病变较重。依虫卵沉积的部位、病程长短、感染程度以及人体免疫应答不同，其临床表现亦各异。

（1）尾蚴所致损害：尾蚴穿过皮肤时，其穿刺腺分泌的蛋白水解酶及童虫体表 C3 激活剂活化补体旁路，引发一过性的皮肤速发型和迟发型变态反应，表现为局部出现粟粒样的红色丘疹或荨麻疹，数小时至 2 ~ 3 日内消失，称尾蚴性皮炎。初次接触尾蚴者，反应较轻，再次接触时，反应加重。

（2）童虫所致损害：在血管内移行或经过肺部时，童虫的活动及代谢产物等可引起血管炎和肺炎、肺组织点状出血、白细胞浸润等。重度感染者，可发生出血性肺炎。当大量童

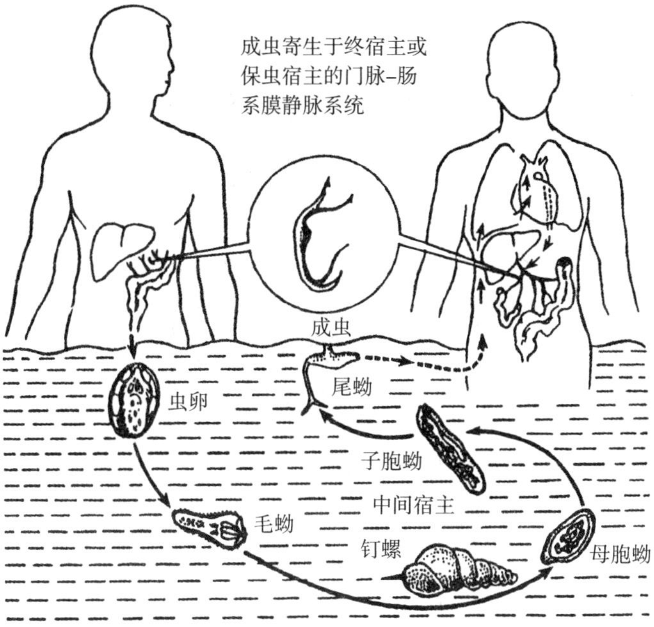

图 2-2-20　日本血吸虫生活史

虫在人体移行时，虫体代谢产物引发局部炎症及变态反应，患者可出现发热、咳嗽、痰中带血、嗜酸性粒细胞增多。

（3）成虫所致损害：成虫在门静脉和肠系膜静脉内定居，一般无明显致病作用，少数可引起轻微的机械性损害，如静脉内膜炎等。但虫体的代谢产物、分泌物、排泄物及更新脱落的外皮层表膜等，在宿主体内可形成免疫复合物，沉积在宿主的组织和器官产生相应的损害。

（4）虫卵所致损害：血吸虫的虫卵是其致病的主要阶段。虫卵沉积在宿主的肝及结肠肠壁等组织，释放可溶性虫卵抗原（SEA），引起以肉芽肿和纤维化为主要病变的血吸虫病。在肝内，虫卵肉芽肿位于门脉分支终端的窦前静脉，故肝的结构和功能一般不受影响。在重度感染患者，门脉周围出现广泛的纤维化，称干线型纤维化（pipestem fibrosis），是晚期血吸虫病的特征性病变。

虫卵肉芽肿的形成是宿主对致病因子的一种免疫应答。一方面通过肉芽肿反应将虫卵破坏清除，并能隔离和清除虫卵释放的抗原，减少血液循环中抗原抗体复合物的形成和对机体的损害；另一方面，肉芽肿反应破坏了宿主正常组织，不断生成的虫卵肉芽肿形成相互连接的疤痕，导致干线型肝硬化及肠壁纤维化等一系列病变。

2. 临床表现　根据患者的感染程度、免疫状态、营养状况、治疗是否及时等因素不同而异。一般可分为急性、慢性、晚期及异位损害等类型。

（1）急性血吸虫病：多发生于夏秋季，以 7 ～ 9 月为常见，男性青壮年与儿童居多。患者常因游泳、捕鱼摸蟹、湖边打草、防汛等大面积接触疫水而感染。当尾蚴侵入皮肤后，部分患者局部出现丘疹或荨麻疹，称尾蚴性皮炎。当雌虫开始大量产卵时，少数患者出现以发热为主的急性变态反应性症状，常在接触疫水后 1 ～ 2 个月出现，平均潜伏期为 40 天（2 周～ 3 个月）。起病多急，除发热外，伴有腹痛、腹泻、肝脾肿大及嗜酸性粒细胞增多，粪便检查血吸虫卵或毛蚴孵化结果阳性，称急性血吸虫病。病程一般不超过 6 个月，经杀虫治疗后，患者常迅速痊愈。如不治疗，则可发展为慢性或晚期血吸虫病。

（2）慢性血吸虫病：在流行区，90% 的居民自幼与河水接触，小量反复感染，绝大多数表现为慢性血吸虫病。多数患者无明显症状或不适，常于粪便普查或因其他疾病就医时被发现。也可不定期处于亚临床状态，表现为腹泻、腹痛，粪中带有黏液及脓血、肝脾肿大，早期以肝肿大为主，尤以左叶为主。随着病情进展，脾渐增大，一般在肋下 2 ～ 3cm，无脾功能亢进和门脉高压征象。但随病变进展，出现乏力、贫血和消瘦、劳动力减退，进而发展为肝纤维化。一般在感染后 5 年左右，部分重度感染患者开始发生晚期病变。

（3）晚期血吸虫病：晚期血吸虫病系指出现门静脉高压，肝硬化、腹水及严重生长发育障碍者，占此类患者的 5% ～ 10%。依临床表现不同可分为巨脾型、腹水型、结肠增殖型和侏儒型。

1）巨脾型：约占晚期血吸虫病患者的 70%。患者脾大甚至超过脐平线，或其横径超过腹中线，脾功能亢进，脾大常伴有胃底、食管下端静脉曲张，易发生上消化道大出血。

2）腹水型：患者腹胀，腹部膨隆。腹水是由门静脉高压、肝功能失代偿和水钠代谢紊乱等诸多因素引起。腹水随病情发展逐渐形成，亦可因并发感染、严重腹泻、上消化道出血、劳累及手术等而诱发。轻型（Ⅰ度）腹水患者，腹水可反复消长或逐渐加剧长达多年，其腹围多＜ 80cm，有自发性利尿反应，对利尿剂有良好效应，无低白蛋白血症或低钠血症。中等型（Ⅱ度）腹水患者腹水较明显（腹围 80 ～ 90cm），能耐受水但不耐钠，对间歇应用利尿剂反应尚好，部分患者有低白蛋白血症，少数患者有低钠血症。重型（Ⅲ度）患者腹围常＞ 90cm，腹水存在时间常在 3 个月以上，无自发性利尿，对利尿剂常无反应，多数有低白蛋白血症，半数以上患者有低钠血症，可能有功能性肾功能衰竭表现，对水与钠均不能耐受。

3）结肠增殖型：除有慢性和晚期血吸虫病的其他表现外，肠道症状较为突出。大量虫卵沉积肠壁，因虫卵肉芽肿纤维化、腺体增生、息肉形成，及反复溃疡、继发感染等，致肠壁有新生肿物形成、肠腔狭窄与梗阻。左下腹可触及肿块或条索状物。结肠镜检见黏膜增厚、粗糙、息肉形成或肠腔狭窄。易并发结肠癌。

4）侏儒型：儿童期反复感染血吸虫后，其性腺和垂体等内分泌腺可出现不同程度萎缩和功能减退，表现为垂体性侏儒。患者身材矮小，性器官不发育，第二性征缺如，但智力无减退。X 线检查示骨骼生长成熟显著迟缓。女性骨盆呈漏斗状等。经有效病原治疗后，大部分患者垂体功能可恢复。此型现已很少见。

此外，个别患者还可出现脑型、肺型等异位血吸虫病。

（四）诊断

1．病原学检查　从粪便中检出虫卵或孵出毛蚴可以确诊和考核疗效。但轻度感染或晚期患者，检出率较低，故粪检阴性不能排除血吸虫病。

（1）直接涂片法：可发现感染度较重的早期患者。挑取脓血黏液性粪便涂片，可提高检出率。

（2）沉孵法

1）自然沉淀法：以竹签挑取约 30g 粪便放入烧杯内，加少量清水，用玻璃棒调成糊状，再加较多清水稀释粪便。将铜网筛置于锥形量杯上，倾粪液入筛过滤，再以少量清水冲洗筛内粪渣 1 ～ 2 次，再加清水至锥形量杯杯口处，静置 20 分钟，倾去上层液体保留粪渣，如此反复换水至上液变清为止。倾去上层清液后，用吸管取少量粪渣作涂片 3 张，镜检虫卵。此法优于直接涂片法，但粪便中虫卵少的患者仍易漏诊。

2）毛蚴孵化法：自然沉淀法镜检阴性者可用此法。将粪渣全部倾入 250ml 或 125ml 三角烧瓶内，加清水距瓶口约 1cm（适宜的酸碱度为 pH7.2 ～ 7.6）。置烧瓶于 20 ～ 30℃有灯光的孵箱内，如室温高达 20℃以上，可置室内向光处孵化。经 4 小时后用肉眼或放大镜观察，毛蚴呈灰白色，点状，常在近水面处作直线运动。经 24 小时仍无毛蚴发现则可判断为阴性。

3）肠黏膜活体组织检查：用乙状结肠镜或直肠镜观察肠黏膜的改变。急性期以充血水肿为主，慢性期则表现为黏膜苍白、肥厚及瘢痕形成。各期均可见典型的小结节或斑点。然后钳取虫卵结节处黏膜组织，进行压片镜检。对未经治疗的患者，检出的虫卵不论是否存活，均有确诊价值。对有治疗史的患者，则只有查见活卵或近期变性卵才有诊断意义。

2. 免疫学检查

（1）皮内试验（intradermal test，IDT）：皮内试验与粪检虫卵阳性的符合率为 90% 左右，但可出现假阳性或假阴性反应，与其他吸虫病有较高的交叉反应，且患者治愈后多年仍可为阳性反应。此法简便、快速，通常用于现场筛选可疑病例。

（2）环卵沉淀试验（circumoval precipitin test，COPT）：血吸虫卵内毛蚴或胚胎分泌排泄的抗原物质经卵壳微孔渗出，与患者血清中的特异抗体结合，在虫卵周围形成特殊的沉淀复合物。粪检血吸虫卵阳性者，COPT 阳性率平均为 97.3%（94.1% ～ 100%）。取活卵悬液一滴于无菌玻片上，加等量的患者血清，加盖玻片石腊密封，置 37℃温孵 24 ～ 48 小时，于低倍镜下观察，可见虫卵周围出现球状、指状、丝状、菊花状等形态的沉淀物。观察 100 个成熟虫卵，计算沉淀物大于 10μm 的虫卵数所占的百分数，环沉率 5% 以上者为阳性。感染后 7 ～ 12 天出现反应，具有早期诊断价值。近年来已研制出一种可长期保存的干卵膜片，简化了操作规程。

（3）尾蚴膜反应：取患者血清 1 ～ 2 滴，置于载玻片上，加入活的或冻干的血吸虫尾蚴 5 ～ 10 条，再加生理盐水 2 ～ 3 滴，混合后，置 37℃温箱，3 ～ 4 小时后镜检，或置 25℃恒温中经 24 小时后镜下观察，尾蚴周围有胶状膜形成即为阳性反应，阳性率为 95% 以上。感染后 7 ～ 12 天即可出现阳性反应，偶有假阳性反应，有早期诊断价值。注意与肝吸虫和血吸虫有交叉反应。

（4）间接血凝试验（IHA）：采用血吸虫卵抗原致敏红细胞，测定患者血清中的抗体，明显凝集者为阳性，特异性与敏感性高，阳性率达 90% 以上，操作简便，用血量少，判断为阳性的血清稀释度≥ 1 ∶ 10，此法与粪检阳性符合率为 92.3% ～ 100%。本试验与肺吸虫有交叉反应。

（5）酶联免疫吸附试验（ELISA）：以纯化成虫或虫卵抗原与过氧化物酶或碱性磷酸酶结合，测定患者血清或尿中的血吸虫抗体，敏感性及特异性高，阳性率在 95% 以上，操作简便，适用于大规模现场使用。

（6）酶联免疫电泳试验：过氧化物酶标记纯化虫卵抗原后，作对流免疫电泳，检测血清特异性抗体，0.5 ～ 1 小时观察结果，阳性率达 80% 以上。

（7）免疫酶染色试验（IEST）：免疫印迹技术（immunoblotting or western blot）能对血吸虫抗原的限定组分蛋白进行分析和鉴定，可诊断患者和区分不同病期血吸虫病的血清学诊断方法。杂交瘤技术制备单克隆抗体（McAb），用于血吸虫病血清学诊断。也可应用 McAb 检测循环抗原，为血吸虫病诊断提供了新的途径。

（8）血吸虫循环抗原（CAg）：循环抗原是活虫体排放至宿主体内的、具有抗原特性的大分子微粒，如虫体排泄、分泌或表皮脱落物等，是日本血吸虫病患者普查的敏感性方法之一。CAg 的检测，不仅能反映活动性感染，而且可以评价疗效和估计虫种。

（五）流行

血吸虫病流行于世界上 76 个国家和地区，全球约 2 亿人遭受感染，而受到血吸虫病威胁的人口多达 6 亿。血吸虫在中国流行于长江流域及长江以南的上海、江苏、安徽、江西、湖南、湖北、四川、浙江、福建、台湾、广东、广西及云南 13 个省、自治区、直辖市，估计患者约 1000 万人，受威胁者 1 亿人口以上。近年来，由于洪水不断，残存的钉螺迅速繁殖，防疫体制不完善，血吸虫病的感染率在我国江西、湖南、湖北、四川等疫区明显上升，血吸虫病的预防和控制工作任务艰巨。据 1989 年报道，曾经的 373 个血吸虫病流行县，现已有 263 个县达到卫生部颁发消灭或基本消灭血吸虫病的标准，患者总数的 94% 已被治愈，原有钉螺面积减少了 80%。上海市和广东省、福建省已达到消灭血吸虫病的标准。目前我国血吸虫病患者仍有 150 万，其中晚期患者 5.5 万。

血吸虫病流行包括 3 个基本环节：

1. 传染源　血吸虫病患者及其动物保虫宿主，如黄牛、水牛、猪、狗、猫、羊、兔、鹿、鼠类、猴等，可因粪便中排出虫卵而成为传染源。其中以水牛及黄牛为重要的保虫宿主。

2. 传播途径　含虫卵的粪便入水，水中有钉螺孳生，人们有机会接触含尾蚴的疫水，构成了血吸虫病的传播途径。

3. 易感人群　不论何种年龄、性别和种族，对日本血吸虫皆有易感性。但以 15 ～ 44 岁感染率为最高。

（六）防治

1. 控制传染源　治疗血吸虫病患者及病畜，加强粪便管理，避免虫卵入水，可有效控制传染源。在动物实验研究中，日本血吸虫中国大陆株磷酸丙糖异构酶（SjCTPI）和 23kD 膜蛋白（SjC23）DNA 疫苗，二者的减虫率和减卵率均可达 50% 左右，达到了 WHO/TDR 要求的 40% 以上的标准，可显著增加免疫保护作用。

2. 消灭钉螺　灭螺应根据钉螺生态特点和地理条件，因地制宜，采取改变钉锞孳生环境，结合物理和化学药物的灭螺方法。物理灭螺方法有铲草、火烧、土埋等，化学灭螺药物有氯硝柳胺、五氯酚钠、烟酰苯胺等。

3. 加强个体防护　尽量避免与疫水接触，如必须在疫水中作业则需采取防护措施，皮肤涂抹防护药物，如氯硝柳胺或邻苯二甲酸二丁酯油膏、乳剂，或穿防水胶鞋、塑料防护裤等。

知识链接

吡喹酮是目前唯一被大规模使用的血吸虫病治疗药物。但随着该药的使用，日本血吸虫对该药的抗药性不断产生，因而开发新的血吸虫病治疗药物十分紧迫。我国学者研究发现，硫氧还蛋白谷胱甘肽还原酶（SjTGR）是日本血吸虫维持虫体氧化还原平衡的必需分子，SjTGR 蛋白酶具有独特的空间结构，与血吸虫的脊椎动物宿主的同工酶结构具有很大差异，抑制该酶的活性可以导致日本血吸虫死亡，同时对宿主副作用小，从而使该蛋白酶成为开发治疗日本血吸虫病新药的关键靶分子。

案例 2-2-2

患者男，36 岁。湖南人，渔民。近 2 年来，患者自感乏力，经常腹泻，有便血史。体检：较消瘦，腹部膨胀，腹壁静脉曲张，肝未触及，脾明显增大，下缘在季肋下 6cm，腹部移动性浊音（+）。粪便检查见日本血吸虫卵。

问题与思考：

1．结合病例材料，给出该患者的疾病诊断及依据。

2．该疾病是如何发展的？如何转归？

四、布氏姜片吸虫

布氏姜片吸虫［*Fasciolopsis buski*（Lankester，1857）Odhner，1902］俗称姜片虫，是一种寄生在人、猪小肠内的大型吸虫，又称肠吸虫（intestinal fluke），引起布氏姜片吸虫病（fasciolopsiasis）。

（一）形态

1. 成虫　椭圆形，背腹扁平，前窄后宽，形似姜片。虫体长 20 ～ 75mm，宽 8 ～ 20mm，厚 0.5 ～ 3mm，为人体最大的吸虫。活时肉红色，口吸盘小，位于虫体亚前端；腹吸盘大，呈漏斗状，位于口吸盘后，其肌肉发达，肉眼可见。咽和食管短，肠支呈波浪状弯曲，向后延伸至虫体末端。睾丸 1 对，高度分支，前后排列于虫体的后部。卵巢位于睾丸前，呈佛手状分支。子宫盘曲在卵巢与腹吸盘之间。

2. 虫卵　长椭圆形，淡黄色，大小为（130 ～ 140）μm ×（80 ～ 85）μm，是人体寄生虫中最大的虫卵。卵壳薄，卵盖不明显，卵内含 1 个卵细胞和 20 ～ 40 个卵黄细胞（图 2-2-21）。

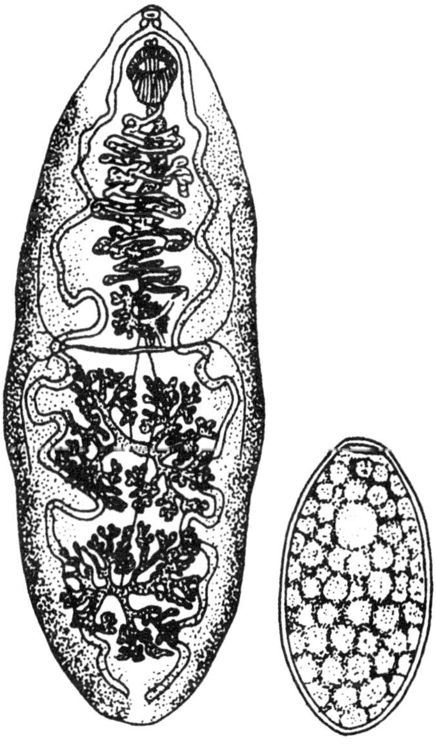

图 2-2-21　布氏姜片吸虫成虫、虫卵

（二）生活史

成虫寄生在人或猪的小肠上段，虫卵随宿主粪便排出，入水，在适宜温度（26 ～ 32℃）条件下，经 3 ～ 4 周发育成熟，孵出毛蚴。毛蚴在水中游动，遇第一中间宿主扁卷螺主动侵入，在螺体内经 1 ～ 2 个月完成胞蚴、母雷蚴、子雷蚴和尾蚴阶段的发育繁殖。成熟的尾蚴从螺体逸出，附着在荸荠、水红菱和茭白等水生植物或水中的其他物体表面，分泌成囊物质，形成囊蚴。囊蚴随生食的水生植物进入终宿主猪或人的小肠内，在消化液和胆汁的作用下脱囊，后尾蚴在小肠内经 1 ～ 3 个月发育为成虫（图 2-2-22）。成虫寿命为 2 年左右。每条成虫每日产卵量为 1.5 万～ 2.5 万个。

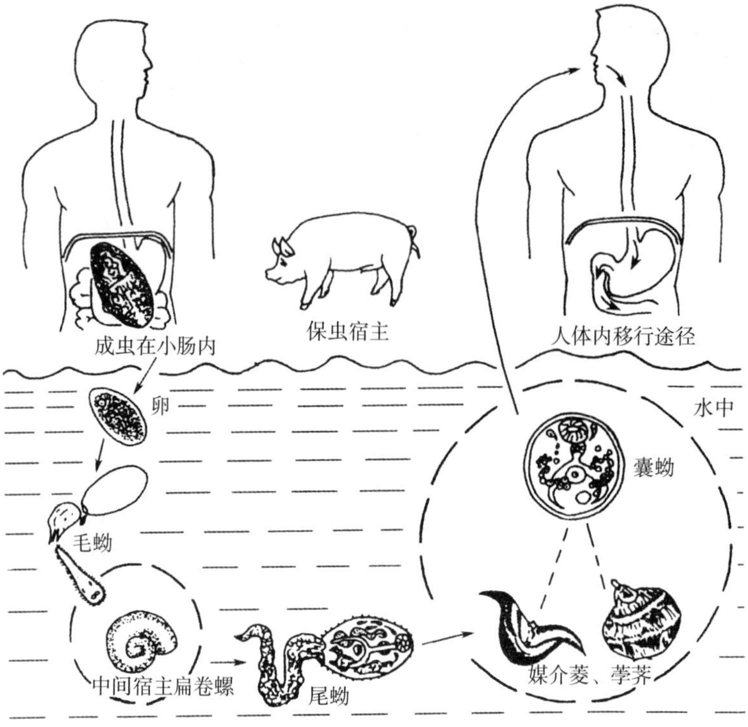

图 2-2-22 布氏姜片吸虫生活史

（三）致病

成虫寄生于十二指肠及空肠上段，借其吸盘吸附于肠壁上，造成机械损伤。虫体的代谢产物可引起机体的超敏反应。被吸附的黏膜及附近组织出现炎症、肠壁点状出血、水肿，甚至可形成脓肿。被吸附的肠黏膜可进一步坏死、脱落，形成溃疡。病理切片可见中性粒细胞、淋巴细胞及嗜酸性粒细胞浸润。若大量姜片虫覆盖肠黏膜，机体消化、吸收功能受影响，甚至可引起肠梗阻。临床症状常因年龄、体质和感染程度不同而异。轻度感染者，一般无明显临床表现，偶有轻度腹痛、腹泻等症状；中度感染者，可表现为明显的消化功能紊乱，营养不良，并有水肿和各种维生素缺乏的表现；重度感染者，上述症状加重，并出现消瘦、贫血、腹水、智力减退、发育障碍，甚至衰竭而致死。

（四）诊断

1. 病原学检查 粪检虫卵或虫体是确诊本病的依据。因虫卵较大，容易识别，常用直接涂片法，但轻度感染者易于漏检，应连查 2 ~ 3 张厚涂片或采用浓集法粪检虫卵。姜片虫卵与肝吸虫卵、棘口吸虫卵极为相似，应注意鉴别。

若从粪便或呕吐物中发现虫体，可根据形态特征进行鉴定并确诊。

2. 免疫学检查 采用姜片虫成虫及排泌抗原作 ID 或 ELISA，对早期感染或普查有较好的辅助诊断价值。

（五）流行

1. 分布 姜片虫病主要分布于亚洲的温带及亚热带地区。我国的人群感染率为 0.1% ~ 18.77%，平均为 1.69%，估计人群感染率以农民为高，中青年居多。

2. 流行因素

（1）传染源：患者、带虫者及保虫宿主均为传染源。猪是重要的保虫宿主。

（2）中间宿主及媒介植物的共同存在：中间宿主为扁卷螺，与媒介植物往往存在于藕田、池塘等同一水域范围。多数水生植物可作为姜片虫的传播媒介，主要有水红菱、大菱，其次是荸荠、茭白等，是人体感染的主要媒介。而作为青饲料的一些水生植物，如水浮莲、槐叶萍、日本水仙等，则为猪感染的重要媒介。此外，饮用含有囊蚴的水也可感染。

（六）防治

1．开展健康教育，使人们了解感染本病的主要方式是生食水生植物。

2．加强人畜粪便的管理，防止污染水体。

3．控制传染源，普查普治，积极治疗患者，吡喹酮为首选药。

第四节　绦　虫

绦虫（tapeworm）属于扁形动物门绦虫纲，有两个亚纲，即单节亚纲和多节亚纲。寄生于人体的绦虫属于多节亚纲中的假叶目和圆叶目。寄生于人体的绦虫主要有链状带绦虫（*Taenia solium*）、肥胖带绦虫（*Taenia saginata*），我国个别地区发现有亚洲带绦虫（*Taenia asiatica*）。

一、链状带绦虫

链状带绦虫（*Taenia solium* Linnaeus，1758）也称猪肉绦虫、猪带绦虫或有钩绦虫。成虫寄生于人体的小肠内，引起肠绦虫病。幼虫寄生于猪或人体的皮下、肌肉、眼、脑等部位，引起猪囊尾蚴病。

（一）形态

1. 成虫　背腹扁平，长带状，分节，雌雄同体，体长 2 ～ 4m，白色或乳白色。虫体由头颈部和链体两部分组成。头节近球形，直径 0.6 ～ 1mm，有顶突、四个吸盘和两圈小钩等固着器官。头节之后，颈部细小而不分节，长 5 ～ 10mm，具有很强的生长能力，可不断生长出节片。链体由 700 ～ 1000 个节片组成。依生殖器官的发育情况，可将链体的节片分为三类：连接颈部之后的节片，生殖器官尚未发育成熟，称为幼节；链体中部的节片，内部具有发育成熟的雌雄性生殖器官各一套，称为成节，成节内有 3000 ～ 4000 个滤泡状的睾丸分布于节片两侧的背面，卵巢分三叶；链体后部的节片，雌雄性生殖器官已大部分萎缩或消失，但子宫发达，充满虫卵，称为孕节。孕节内子宫的两侧各有 7 ～ 13 个侧支（图 2-2-23）。

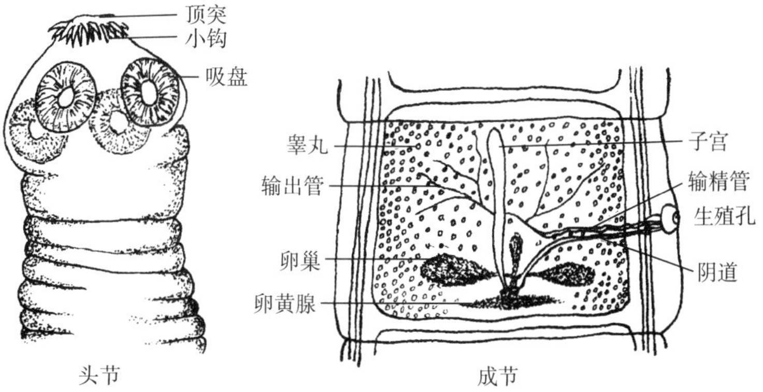

图 2-2-23　链状带绦虫头节和成节

2. 幼虫　称囊尾蚴，卵圆形，白色，半透明，大小为（8 ~ 10）mm×（3 ~ 5）mm，囊内充满囊液，其内有一向内翻卷的头节。

3　虫卵　圆球形，棕褐色，直径 31 ~ 43μm，卵的最外层是无色透明的卵壳，易脱落，其次是胚膜，胚膜较厚，其上有放射状条纹（图 2-2-24）。

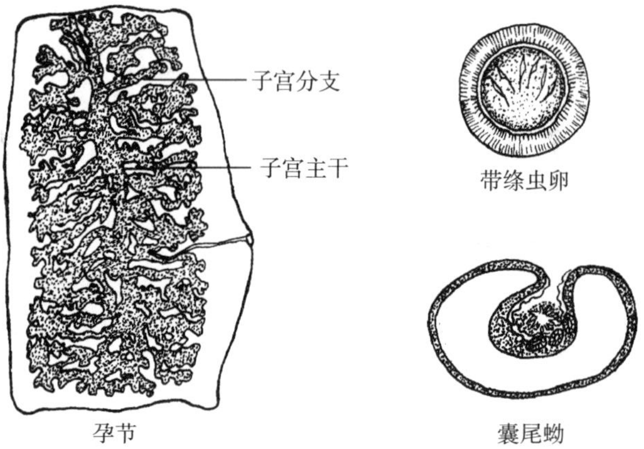

图 2-2-24　链状带绦虫的孕节、虫卵、囊尾蚴

（二）生活史

成虫寄生在人体的小肠内，以吸盘和小钩附着于肠壁。虫体末端的孕节脱落，随粪便排出体外。孕节或虫卵被中间宿主猪食入后，在小肠内经消化液的作用，胚膜破裂，六钩蚴逸出，钻入肠壁进入血管或淋巴管，随血循环到达猪的全身各部位，经 10 周左右发育为囊尾蚴。猪囊尾蚴在猪体内可存活数年。含囊尾蚴的猪肉称为“米猪肉”或“豆猪肉”。人可经食入含有活囊尾蚴的猪肉而感染。囊尾蚴到达人的小肠后，在肠内消化液的作用下，囊内的头节翻出，以小钩和吸盘附着在肠壁上，经 2 ~ 3 个月发育为成虫（图 2-2-25）。成虫在人体可存活 10 ~ 20 年，有的可长达 25 年。

人若误食虫卵，六钩蚴也可在人体组织中发育为囊尾蚴，但不能继续发育为成虫，此时，人为猪带绦虫的中间宿主。人误食虫卵的方式有三种：

1. 自体内感染　患者体内有成虫寄生时，由于肠道的逆蠕动，将小肠中脱落的孕节返入胃内，在胃消化液的作用下，释放出大量虫卵，造成严重感染。

2. 自体外感染　由于自身有成虫寄生，排出的虫卵污染食物或手指，误食后感染。

3. 异体感染　食入外界他人的虫卵污染的食物而感染。

（三）致病

猪带绦虫的成虫和囊尾蚴均可寄生于人体，成虫引起猪带绦虫病，囊尾蚴引起猪囊尾蚴病。

1. 成虫致病　成虫寄生多为一条，重度感染时也可有多条寄生，但个体较小。成虫寄生时常无明显症状。由于吸盘、小钩刺激肠黏膜引起炎症及虫体毒素和代谢产物的吸收，临床可出现腹部不适、腹痛、腹泻、消化不良、腹胀及消瘦等症状，偶尔可致肠梗阻、肠穿孔，导致腹膜炎等并发症。

2. 猪囊尾蚴致病　猪囊尾蚴寄生于人体引起猪囊尾蚴病，俗称囊虫病，其危害远大于成虫。猪囊尾蚴在人体的寄生部位有皮下、肌肉、脑、眼、心、肝、肺、腹膜等处。通过压

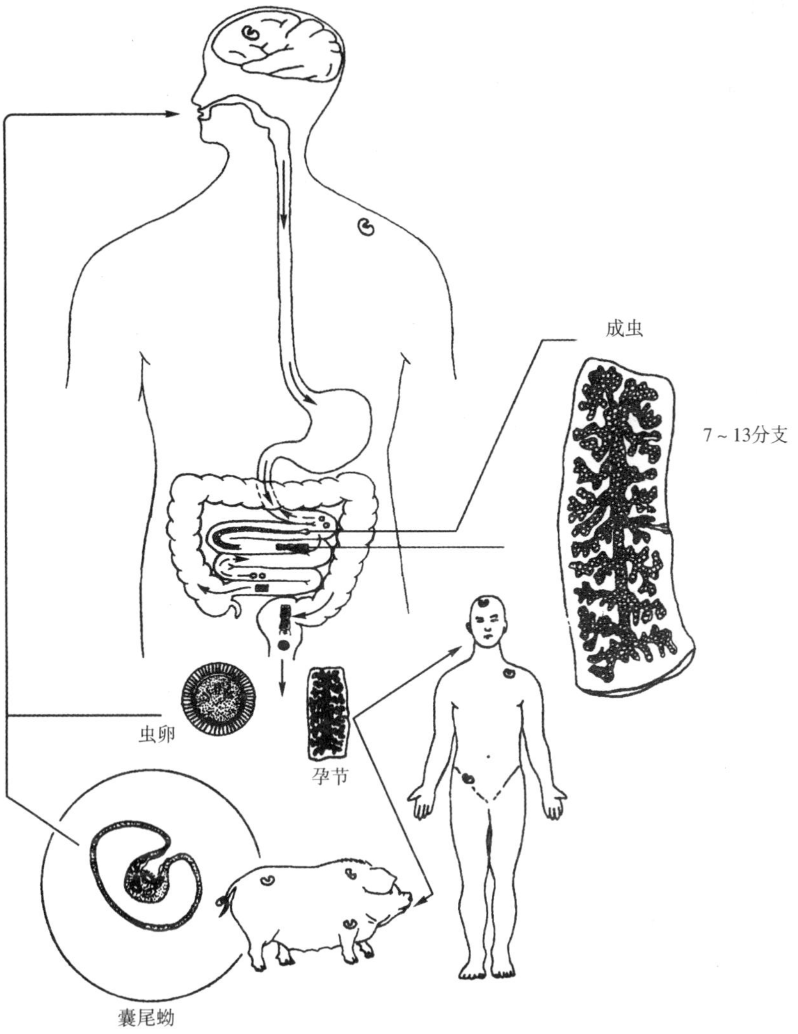

图 2-2-25 链状带绦虫生活史

迫周围组织、囊液渗出物及虫体死亡后崩解产物等，引起组织炎症和诱发变态反应，导致猪囊尾蚴病。根据囊尾蚴的寄生部位不同，猪囊尾蚴病可分为三种类型：

（1）皮下、肌肉囊尾蚴病：囊尾蚴寄生于皮下、肌肉，呈结节状，数目不等，较多见于头部及躯干，四肢较少。结节呈圆形或椭圆形，直径 0.5 ～ 1.5cm，硬度如软骨，皮下触诊时稍有移动，与皮肤无粘连，无压痛。寄生在肌肉时，可引起局部肌肉酸痛、发胀，轻者也可无症状。

（2）脑囊尾蚴病：对人体危害最为严重。其症状复杂，依据在脑的寄生部位、感染程度、人体的免疫力不同而异。有的可无症状，有的症状严重，甚至可突然死亡。一般病程较为缓慢，以癫痫发作最为常见，发作前可有一时性的记忆力丧失，发作时间可长可短，可伴有头痛、神志不清、视物模糊、颅压增高等症状，也可出现偏瘫、失语、眼底病变等，还可出现精神症状。

（3）眼囊尾蚴病：猪囊尾蚴可寄生于眼的任何部位，以眼球深部玻璃体及视网膜下最为常见。可出现视力障碍、视神经萎缩、继发白内障、青光眼，甚至可导致失明。

（四）诊断

1. 猪带绦虫病 有绦虫感染时，粪便中常可排出孕节，将孕节洗净，夹在两张载玻片之间，观察子宫侧支数目，即可确诊。但采用该方法时，操作者需注意预防感染。还可采用粪便直接涂片法、饱和盐水浮聚法或沉淀法检查虫卵。对可疑者，应连续数天进行检查。

2. 猪囊尾蚴病 检查方法视囊尾蚴寄生部位不同而异。皮下、肌肉囊尾蚴病，可以手术摘除囊尾蚴结节做活组织检查；眼囊尾蚴病，可用眼底镜检查，有时可看到囊虫头节的伸缩活动；脑囊尾蚴病，可用X线、CT、磁共振等辅助诊断。实验室检查患者的脑脊液有改变，其特点为白细胞显著增多，尤以淋巴细胞为多。也可结合免疫学检查，如酶联免疫吸附试验等。

（五）流行

1. 分布 除因宗教教规而禁食猪肉的国家和民族外，世界各地均有散发病例，尤以发展中国家较多，如中、南非洲，拉丁美洲、墨西哥、印度和南亚地区。国内本病分布较广，感染率各地差异较大。东北、华北、云南等少数地区感染率较高，常呈区域性流行。

2. 流行因素 食肉习惯及烹调方法不良、生食或食用未熟的含囊尾蚴猪肉是本病传播的重要因素。如广西、云南少数地区有食生肉或半生肉的习惯，把整猪在火上烧烤，剥去烧焦的皮毛，将肉切薄片，蘸调料生食，即“生皮”。国内大部分地区的感染，多因肉块过大，烹炒时间或火力不够，或刀和砧板的污染所致。

（六）防治

1. 加强卫生宣传 不食生肉或半生的肉，切生肉、熟肉或蔬菜的刀和砧板要分开。注意个人卫生和饮食卫生，饭前便后要洗手。如有节片排出，应尽早驱虫，防止自体内感染猪囊尾蚴病。

2. 改进养猪方法 改进养猪方法和条件。不用“连茅圈”，将厕所与猪圈分开，改仔猪散养为圈养等。

3. 加强肉食的检疫 严格肉类的检验，严禁出售“米猪肉”。

4. 治疗患者 控制传染源的重要手段。常用的药物有吡喹酮、灭绦灵、槟榔和南瓜子合剂等。槟榔作用于虫体前部，南瓜子作用于虫体后部，在泻药硫酸镁的协同下，可驱除绦虫。驱虫后应检查有无头节排出，若头节排出，表明虫体已驱净。如未检获头节，应继续随访2～3个月后复查，无孕节、虫卵发现可视为治愈，如有孕节、虫卵发现，还需进行复治。另外吡喹酮、阿苯达唑对绦虫病和猪囊尾蚴病均有较好的疗效。

二、肥胖带绦虫

肥胖带绦虫（*Taenia saginata* Goeze，1782）又称牛带绦虫、牛肉绦虫或无钩绦虫。成虫寄生于人体的小肠内，引起牛带绦虫病；幼虫寄生于牛的皮下、肌肉、眼、脑等处引起牛囊尾蚴病。

（一）形态

1. 成虫 与猪带绦虫相似，是寄生人体最大的寄生虫。主要区别是牛带绦虫体长4～8m，体节大而肥厚，整个虫体由1000～2000节组成。头节略呈方形，直径1.5～2.0mm，有4个吸盘，无顶突及小钩。成节内睾丸300～400个，卵巢分2叶。孕节子宫两侧各有15～30侧支，分支较整齐，每一孕节中含虫卵约8万个（图2-2-26）。两种绦虫的区别见表2-2-3。

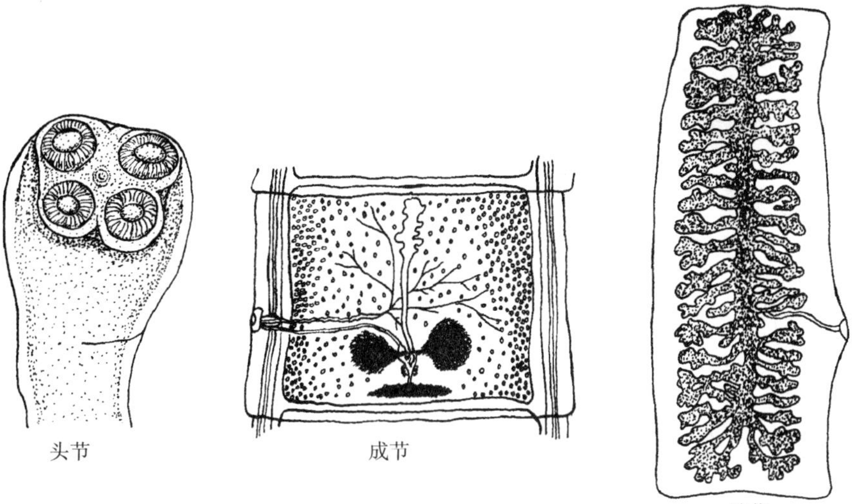

图 2-2-26 肥胖带绦虫头节、成节、孕节

2. 虫卵 牛带绦虫卵与猪带绦虫卵形态相似，不易鉴别，故统称带绦虫卵。

3. 牛囊尾蚴 略小于猪囊尾蚴。头节与成虫头节相似，有 4 个吸盘，无顶突及小钩。

表 2-2-3 两种带绦虫的区别

区别点	链状带绦虫	肥胖带绦虫
体长	2 ~ 4m	4 ~ 8m
节片	700 ~ 1000 节	1000 ~ 2000 节
头节	球形，有顶突和两圈小钩	方形，无顶突和小钩
成节	卵巢分叶为 3 叶	卵巢分叶为 2 叶
孕节	子宫分支 7 ~ 13 支	子宫分支 15 ~ 30 支
中间宿主	猪	牛
致病	虫卵感染引起人囊虫病	虫卵感染不引起囊虫病

（二）生活史

人是牛带绦虫的唯一终宿主。成虫寄生于人体的小肠上段，以吸盘吸附于小肠黏膜上，虫体末端的孕节不断脱落，随粪便排出体外。脱落的孕节具有较强的活动能力，也可主动自患者的肛门逸出。当孕节蠕动时虫卵从子宫排出，污染草地和水源，如被中间宿主牛食入，虫卵内的六钩蚴在牛的十二指肠孵出，钻入其肠壁，随血液循环到达牛的全身各处，经 60 ~ 70 天发育为牛囊尾蚴。

人因生食或半生食含有活囊尾蚴的牛肉而感染。囊尾蚴在小肠消化液的作用下头节翻出附着于肠壁上，经过 8 ~ 10 周发育为成虫。人不能作牛带绦虫的中间宿主。成虫寿命可达 20 年以上（图 2-2-27）。

（三）致病

成虫寄生于人体的小肠，多为 1 条，严重感染者可达 7 ~ 8 条或更多。患者一般无明显

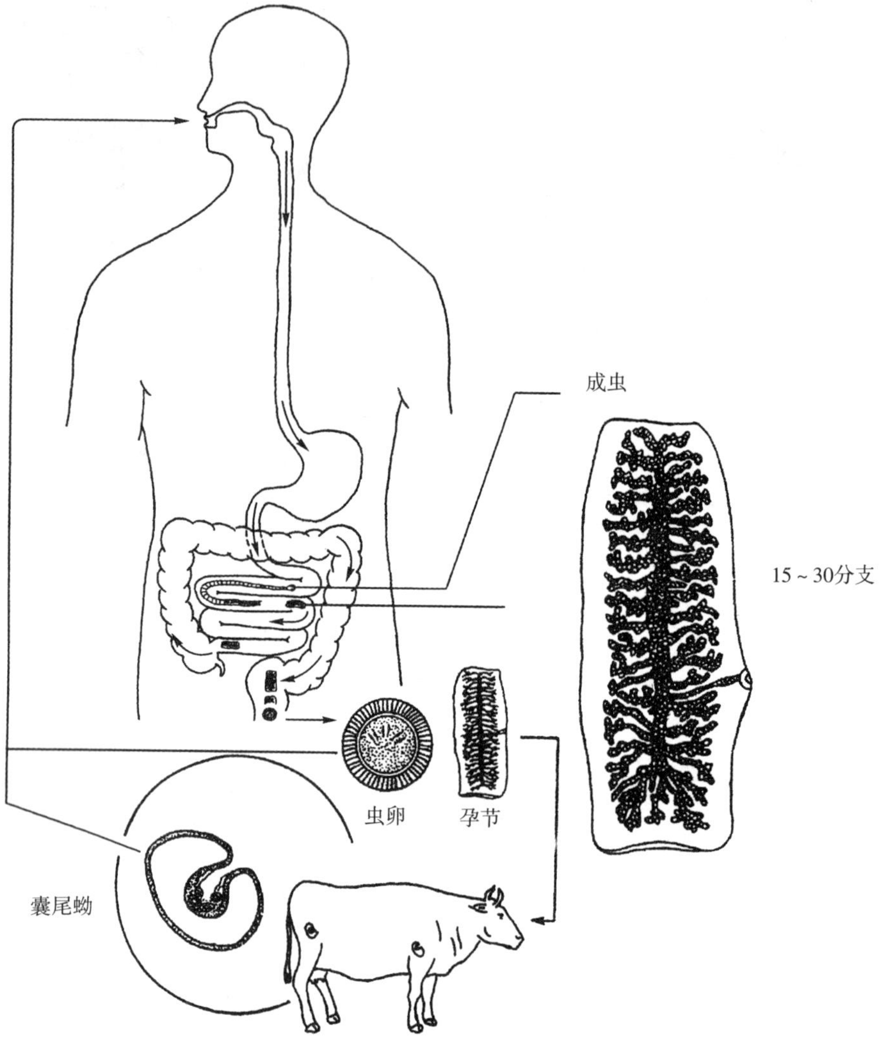

图 2-2-27　肥胖带绦虫生活史

症状，有时出现上腹不适，消化不良、恶心、腹胀、腹泻等。由于孕节常自肛门逸出，患者表现为肛门及会阴部的瘙痒和恐惧感。

人对牛囊尾蚴有自然免疫力，迄今世界上只有 13 例牛囊尾蚴寄生于人体的报道。

（四）诊断

询问病史非常重要。患者常因粪便中发现孕节或孕节主动自肛门逸出，散落在衣裤和褥单上而就诊。

检获孕节或虫卵为确诊的依据。将孕节夹在两张载玻片之间，根据子宫分支数确定虫种。也可用透明胶带粘贴法检查虫卵，或用饱和盐水浮聚法从粪便中检查虫卵，但不能确定虫种。

（五）流行

1. 分布　本虫为世界性分布，在牧区或以牛肉为主要肉食的地区多见，其他地区散在分布。在我国新疆、内蒙古、西藏、四川、云南、贵州、广西、甘肃及台湾的一些地区有地方性流行。

2. 流行因素 本病的流行主要与粪便污染环境及居民的饮食习惯有关。

(1)粪便污染环境：流行区多不使用厕所，粪便易污染牧场、水源及地面，放牧时，牛吃到虫卵而受染。在广西大苗山区，居民多居住木楼，楼上有厕所，楼下为牛圈，牛容易吃到含孕节或虫卵的粪便而受染。加上当地有生食牛肉的习惯，使得当地居民牛带绦虫感染率高达40%以上。

(2)居民饮食习惯：流行区少数民族有生食或半生食牛肉的习惯。烹调时肉块过大，温度不够，或用切过生肉的刀和砧板再切熟食等，皆可使人因食入活的牛囊尾蚴而患牛带绦虫病。

(六)防治

1. 控制传染源 治疗患者和带虫者，普查普治。治疗同猪带绦虫。
2. 加强粪便管理 注意牧场清洁，防止粪便污染。
3. 加强卫生宣教 注意饮食卫生，改变不良饮食习惯，不食生的或未煮熟的牛肉。
4. 加强肉类检查 禁止出售含牛囊尾蚴的牛肉。

知识链接

亚洲带绦虫(*Taenia asiatica*)

亚洲带绦虫由台湾学者定名，可以引起人畜共患绦虫病。虫体特征为成虫与牛带绦虫成虫相似，孕节内子宫有12～19个主侧支；幼虫与猪带绦虫的幼虫相似，大小为(0.4～2.5)mm×(0.7～2.5)mm。幼虫主要寄生于肝，偶见于网膜、肺及浆膜中。幼虫发育快，感染后16天可发现囊尾蚴，29天发育到感染期。生存期短(71～97天)，30天后开始分解、钙化。终末宿主为人，中间宿主主要是猪，其次是犊牛、山羊和猴。主要分布于中国台湾、菲律宾、印度尼西亚、缅甸、泰国和韩国。

三、细粒棘球绦虫

细粒棘球绦虫(*Echinococcus granulosus*)又称包生绦虫。成虫寄生于犬、狼等犬科食肉动物的小肠内，幼虫即棘球蚴或包虫寄生于牛、马、羊、兔、骆驼等食草动物的组织脏器内，亦可寄生于人体，引起棘球蚴病(echinococcosis)或称包虫病(hydatid disease, hydatidosis)。

(一)形态

1. 成虫 是绦虫中最小的虫种之一，虫体长2～7mm。成虫由头颈部、幼节、成节及孕节各一节组成。头颈部呈梨形，有可伸缩的顶突、4个吸盘及小钩。孕节内子宫不规则地向两侧分支或形成侧囊，内含200～800个虫卵。卵与猪、牛带绦虫卵难以区分(图2-2-28)。

2. 幼虫 即棘球蚴，直径几毫米至数十厘米的白色圆形或不规则形的囊。棘球蚴由囊壁和内含物组成。

囊壁分两层：外层为角皮层，乳白色，多层较脆易破，无细胞结构，由生发层细胞分泌而成；内层为具有生发作用的胚层，又称生发层，含有许多细胞核及少量的肌纤维。两层合称内囊，内囊外有宿主组织形成的包膜，称外囊。内、外囊间可以剥离。

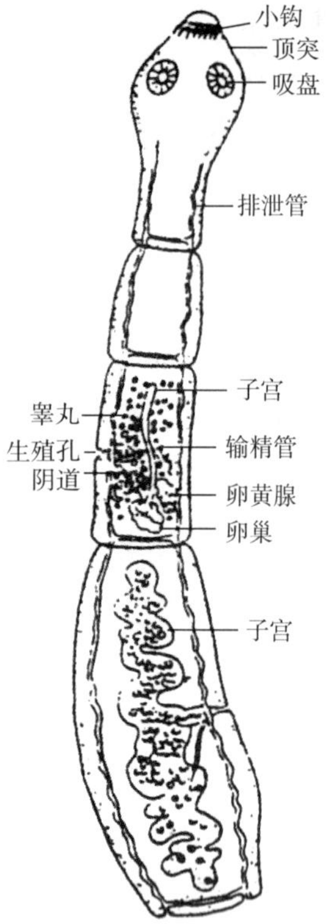

图 2-2-28　细粒棘球绦虫成虫

生发层向囊内长出头节，此种头节比成虫的头节小，称原头蚴。从生发层也可长出生发囊和子囊。生发囊是仅有生发层的小囊，内含原头蚴。子囊结构与母囊相似，其内长出与子囊结构相似的囊称孙囊。无原头蚴、生发囊和子囊的母囊称不育囊。

棘球蚴液内含数千万个原头蚴、生发囊和子囊。囊液无色透明或略黄，具抗原性。悬浮在囊液中的原头蚴、生发囊、子囊及生发层碎片统称为棘球蚴砂（hydatid sand）或囊砂（图 2-2-29）。

（二）生活史

成虫寄生于犬、狼等食肉动物的小肠内，孕节及虫卵随粪便排出体外，通过污染水源、牧草、食物等被牛、羊、骆驼等食草动物食入。卵内六钩蚴在肠道内孵出，并钻入肠壁随血流到达肝、肺等各组织脏器，3 ~ 5 个月后发育成棘球蚴。含有棘球蚴的牛、羊等牲畜内脏被狗、狼等动物吞食后，囊内原头蚴散出，吸附在肠壁上，经 48 ~ 61 天发育为成虫。孕节和虫卵随粪便排出，孕节活动力强，破裂后虫卵散出，污染环境。

人若误食虫卵，卵内六钩蚴在人肠道内孵出，并钻入肠壁随血流到达肝、肺等各组织脏器发育成棘球蚴（图 2-2-30）。

（三）致病

人体棘球蚴生长速度较慢，多在童年感染，成年后才出现症状。最常见的寄生部位为肝（以右叶多见），其次为肺。在肠系膜、胸腔、皮下、肌肉、脾、肾、骨、脑、乳腺、心脏等处均可寄生。

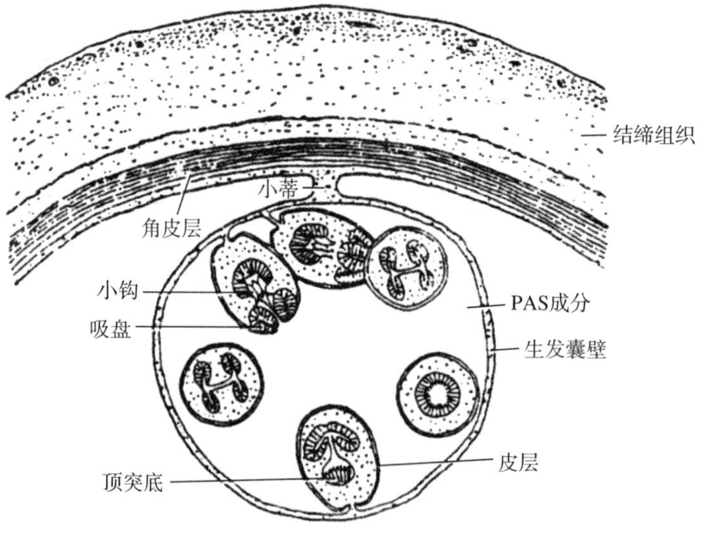

图 2-2-29　细粒棘球绦虫棘球蚴

患者临床表现及其严重程度依棘球蚴寄生的部位、数量、大小及机体的反应性而有差异。主要表现为局部压迫和刺激症状、过敏及中毒症状。因棘球蚴挤压寄生的器官及邻近器官，局部可有轻微疼痛和坠胀感。若寄生于肝，常有肝大、肝区痛、消化不良、恶心、呕吐

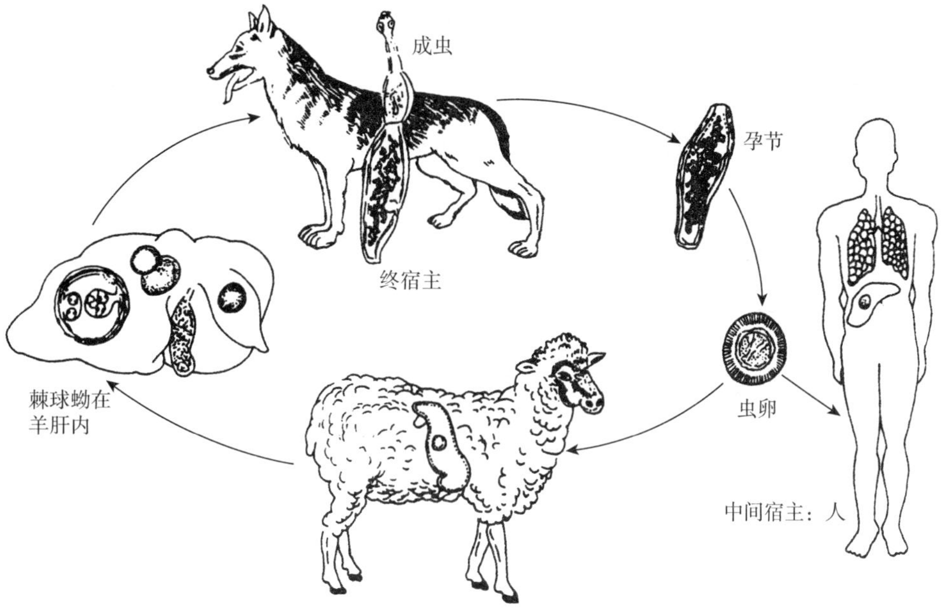

图 2-2-30　细粒棘球绦虫生活史

等症状。寄生于肺时可有呼吸急促、胸痛、咳嗽、咳血等症状。脑棘球蚴病可引起颅内压增高的症状，出现头痛、呕吐及癫痫等。骨棘球蚴病常见于盆骨、椎体中心和长骨干骺端等血管丰富的不规则骨，易造成骨折。棘球蚴液可渗出囊壁进入血流，引起荨麻疹、哮喘、嗜酸性粒细胞增多等。若囊壁破裂或手术不慎使囊液大量流出，可导致过敏性休克，甚至死亡。囊液内原头蚴、子囊、生发囊等棘球蚴砂可进入到体腔或经血进入其他组织内发育成新的棘球蚴，形成继发性播散病灶。寄生于浅表的棘球蚴，在体表可触到弹性包块，叩诊时可有震颤感。

（四）诊断

对疑似患者，应详细询问病史，是否来自或去过牧区，有无与羊、犬等动物或动物皮毛接触史等，有助于协助诊断。目前最主要的诊断方法为皮内试验（Casoni 试验），阳性率可达 78% ～ 100%，该方法简便、快速，但易出现假阳性或假阴性。ELISA、IHA、Dot-ELISA 因操作简便、敏感性高，适于临床使用。免疫学诊断一般要采集 2 ～ 3 项血清学试验结果综合分析，以提高诊断的准确率。B 超、CT 及 MRI 等影像学检查对本病诊断有很大帮助。

（五）流行

棘球蚴病几乎遍布世界各大洲。在我国主要分布于甘肃、宁夏、青海、新疆、内蒙、西藏、陕西、河北等地。在野生动物中该病流行于狼和多种反刍动物间，在牧区流行于牧羊犬和羊、牛之间。牧民随意丢弃病畜内脏或用病畜内脏喂狗，是导致该病在狗、狼与羊、牛之间流行的重要因素。

有成虫寄生的犬、狼等食肉动物是传染源，其含有虫卵的粪便若污染了牧草、水源或牲畜的皮毛，可通过污染的食物、水源、双手等，使人感染棘球蚴病或包虫病。

（六）防治

加强卫生宣传，培养良好的卫生习惯，饭前洗手，不喝生水或生奶。定期为牧犬驱虫，控制传染源。严格处理病畜内脏，提倡深埋或焚烧，严禁随意丢弃或喂犬。

治疗首选外科手术，术中应注意防止囊液外溢，取尽虫囊以防复发。早期的小棘球蚴可用丙硫咪唑或吡喹酮、甲苯达唑治疗。也可在 B 超引导下作穿刺治疗。

知识链接

包虫病元凶遗传密码“破译”

包虫病是人畜共患寄生虫病，在全世界 120 多个国家流行。经过中外科学家长达三年的协同努力，解析出细粒棘球绦虫的基因组和转录组，明确其基因组由 1.5 亿个碱基组成，编码基因 11329 个，其中有 1/5 的基因为寄生虫所特有。本次研究首次揭示细粒棘球绦虫胆酸盐调控双向发育的遗传基础。在细粒棘球绦虫基因组中，科学家发现了胆酸核受体基因（FXR 和 DVR），但没有膜受体基因。因此，原头蚴只有在终宿主（狗）肠道内高浓度胆酸作用核受体时才能发育为成虫。(科学中国—中国网）

案例 2-2-3

患者男，63 岁，牧民。反复咳嗽，咳白色粉皮样痰半年，经常服用甘草片止咳。1 天前右上腹部被外力撞击，约 1 小时后突然倒地，呼吸急促，面色苍白，四肢湿冷，在送往医院的途中死亡。尸检发现右肺下叶一囊腔，囊壁厚 3 ~ 8mm，内见淡黄色浑浊液体。囊壁界限清楚，与右下支气管相通。镜检可见囊壁内层为均质红染的物质，外层为纤维组织，见大量嗜酸性粒细胞和淋巴细胞及中性粒细胞浸润。腹腔内见大量白色浑浊液体，约 1200ml。其中可见米粒到花生米大小的乳白色颗粒和囊肿。肝右叶可见囊腔 1 个，直径约 8cm，内容物已流失，壁厚 3 ~ 5mm。镜检可见，囊腔最内层为单层排列的生发细胞，囊腔内表面附着小囊腔，可见原头蚴，其余改变与肺部相同。其余各脏器毛细血管高度扩张充血，在肾小球毛细血管查见透明血栓。

问题与思考：

1．结合病例，请给出可能的疾病诊断并分析患者的死因。

2．尸检中发现的米粒到花生米大小的乳白色颗粒和囊肿是什么？

小结	
	1. 蛔虫雌雄异体，主要寄生部位是小肠，感染阶段是感染期卵，感染方式为经口感染。 2. 蛲虫成虫寄生于人体的回盲部，人是唯一的传染源。蛲虫感染的主要方式是肛门－手－口的自体外重复感染。 3. 钩虫以吸食血液为食，造成人体的慢性失血，引起钩虫病。 4. 丝虫的成虫细长如丝，乳白色。雌虫生殖系统为双管型，雄虫生殖系统为单管型。成虫寄生于淋巴管、淋巴结，微丝蚴分布于外周血。

小结	
	5. 旋毛虫对人体的致病阶段是幼虫。 6. 华支睾吸虫主要寄生于人体或哺乳动物的肝胆管内。成虫似葵花子状，雌雄同体，有口吸盘和腹吸盘。 7. 卫氏并殖吸虫成虫寄生于终宿主人或食肉动物的肺，引起以肺部损害为主的并殖吸虫病。 8. 日本裂体吸虫成虫为线状，雌雄异体。虫卵沉积在宿主的肝及结肠肠壁等组织，引起肉芽肿和纤维化等主要病变。 9. 细粒棘球绦虫又称包生绦虫，人若误食虫卵可引起棘球蚴病或称包虫病。

思考题

1. 蛔虫卵的发育有几个时期，哪个时期是感染人的主要阶段？
2. 简述两种常见的寄生于人体的钩虫成虫形态的主要鉴别要点。
3. 简述旋毛虫的生活史和对人体的致病过程。

（陈晓宁）

第三章

医学原虫

学习目标

1. 掌握医学原虫的生活史、致病要点和主要病原学诊断方法。
2. 熟悉医学原虫的形态特点。
3. 了解重要医学原虫的流行特点与防治原则。

原虫是单细胞的真核生物，目前已发现65 000余种，多数营自生或腐生生活，少数营寄生生活。医学原虫是寄生在人的体腔、体液、组织或细胞内的致病或非致病性的原虫，有40余种。致病性原虫，如疟原虫，溶组织内阿米巴可对人体造成严重危害。一些医学原虫可作为机会致病性寄生虫，如弓形虫在人体免疫力低下时引起致命性损害。

第一节 疟原虫

疟原虫（*Plasmodium*）是疟疾的病原体，广泛寄生于脊椎动物体内，种类有130多种。疟原虫的宿主特异性很强，其中寄生于人体的疟原虫主要有4种，即间日疟原虫（*Plasmodium vivax*）、恶性疟原虫（*Plasmodium falciparum*）、三日疟原虫（*Plasmodium malariae*）和卵形疟原虫（*Plasmodium ovale*）。在我国，主要有间日疟原虫和恶性疟原虫两种。

一、形态

寄生人体的4种疟原虫基本结构相同，包括细胞膜、细胞质与细胞核。但不同的发育阶段其形态又有所不同，尤其是在红细胞内寄生的阶段。疟原虫在红细胞内的发育可分为三个阶段（图2-3-1）。

（一）滋养体

侵入红细胞内的裂殖子首先发育为早期滋养体，又称环状体，胞质呈纤细的环状，核较小，位于环的一侧。环状体继续发育，核增大，胞质增多可伸出伪足，同时胞质中出现疟色素，称大滋养体或晚期滋养体。被间日疟原虫寄生的红细胞体积变大，颜色变淡，胞膜上出现染成红色的薛氏点；被恶性疟原虫寄生的红细胞体积无明显变化或变小，胞膜上可见粗大的茂氏点。

（二）裂殖体

大滋养体发育成熟后，核开始分裂即形成裂殖体。只有核的分裂而胞质未分裂，称未成熟裂殖体。伴随核的不断分裂，胞质也开始分裂并包绕在已分裂的核周围，形成裂殖子，疟色素亦集中成团，发育为成熟裂殖体。

（三）配子体

经过数次的裂体增殖，部分裂殖子侵入红细胞内不再进行裂体增殖，核增大，质增多，发育为圆形、卵圆形或新月形的雌、雄配子体。雌配子体较大，胞质、胞核致密，疟色素多而粗大；雄配子体较小，胞质、胞核疏松，疟色素少而细小。

4 种疟原虫红细胞内各期形态特征见表 2-3-1。

表 2-3-1 4 种疟原虫红细胞内各期形态特征

	间日疟原虫	恶性疟原虫	三日疟原虫	卵形疟原虫
环状体	较大，约为红细胞直径的 1/3，核多为 1 个，红细胞内多见 1 个环状体	较小，约为红细胞直径的 1/5，核 1 ～ 2 个，红细胞内可见多个环状体，虫体多位于红细胞边缘	环粗壮，约为红细胞直径的 1/3，核 1 个，红细胞内常见 1 个环状体	似三日疟原虫的环状体
大滋养体	虫体增大，有伪足，胞质内空泡明显，核 1 个，疟色素棕黄色，细小，分布于胞质内	集中于内脏毛细血管，少见于外周血。体小，胞质深蓝色，疟色素黑褐色，集中	体小，圆形、带状或大环状。核 1 个，疟色素深褐色，粗大，位于虫体边缘	似三日疟原虫但较大，圆形，疟色素细小
未成熟裂殖体	核开始分裂，虫体渐呈圆形，疟色素开始集中	外周血中难以见到。虫体似大滋养体，核分裂成数个，疟色素集中	体圆形或宽带状，核分裂成多个，疟色素集中较迟	体圆形，核分裂成多个，疟色素集中较迟
成熟裂殖体	裂殖子 12 ～ 24 个，排列不规则，占满红细胞，疟色素集中	外周血中难以见到。裂殖子 8 ～ 36 个，排列不规则，疟色素集中成团	裂殖子 6 ～ 12 个，环行排列，疟色素常集中在中央	裂殖子 6 ～ 12 个，环行排列，疟色素常集中在中央或一侧
雌配子体	圆形，虫体略大于正常的红细胞，胞质蓝色，核小致密，深红色，常偏位，疟色素分散	新月形，两端较尖，胞质色蓝，核深红色，位于中央，疟色素黑褐色，分布于核周	圆形，大小如正常的红细胞，胞质深蓝色，核小，深红色，偏于一侧，疟色素多而分散	似三日疟，疟色素似间日疟
雄配子体	圆形，胞质浅蓝色，核淡红色，位于中央，疟色素分散	腊肠形，两端钝圆，胞质色蓝或略带红色，核淡红色位于中央，疟色素棕黄色，分布于核周	圆形，小于正常的红细胞，胞质浅蓝色，核较大，淡红色，位于中央，疟色素分散	似三日疟，疟色素似间日疟
被寄生的红细胞	除环状体外，其他各期均胀大，色淡，胞膜上可见红色细小的薛氏点	大小正常或变形，可见数个粗大的茂氏点	大小正常，有时可缩小，颜色无改变，可见齐氏点	略胀大，色淡，多数卵圆形，边缘锯齿状，可见粗大的薛氏点，且环状体期就可出现

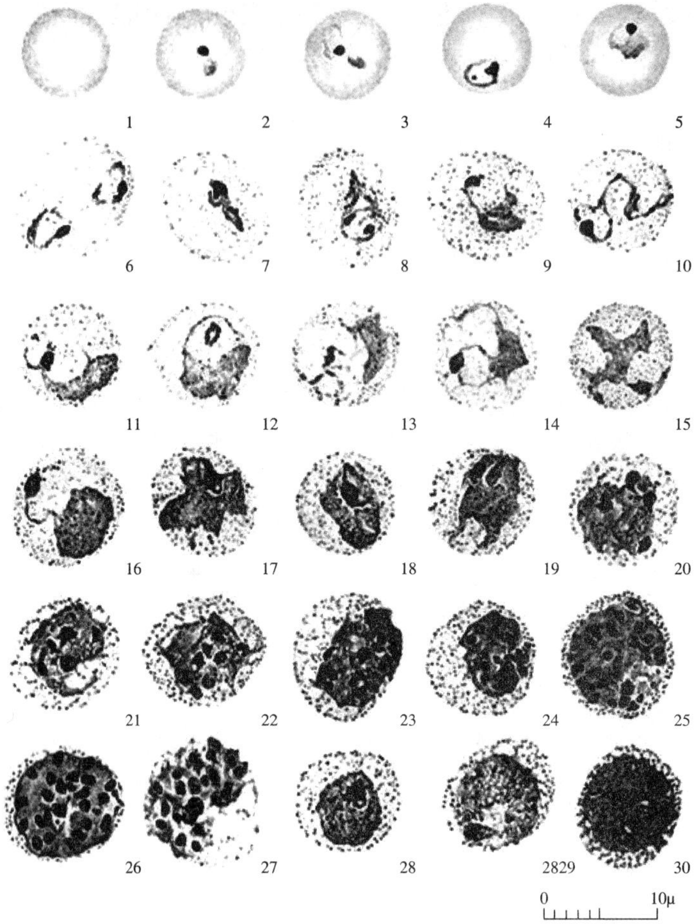

图 2-3-1 间日疟原虫红内各期形态

二、生活史

寄生人体的疟原虫需要人和雌性按蚊两个宿主来完成世代交替的生活史，包括在人体肝细胞内（红外期）的裂体增殖与在红细胞内（红内期）的裂体增殖及配子体形成过程和在蚊体内的配子生殖与孢子生殖的过程（图 2-3-2）。

（一）在人体内的发育

1. 红细胞外期 雌性按蚊叮人吸血时，其唾液腺内的子孢子会随蚊的唾液进入人体血液，约经 30 分钟随血流侵入肝细胞并开始裂体增殖，产生数以万计的裂殖子。当裂殖体发育成熟后胀破寄生的肝细胞，裂殖子释放进入血液，一部分被吞噬细胞吞噬，一部分侵入红细胞，开始红细胞内的发育。4 种疟原虫完成红细胞外期所需时间不同，间日疟原虫为 8 天，恶性疟原虫为 6 天，三日疟原虫为 12 天，卵形疟原虫为 9 天。目前认为，间日疟原虫和卵形疟原虫的子孢子具有两种不同的遗传类型，即速发型子孢子和迟发型子孢子。速发型子孢子侵入肝细胞后即开始红外期的裂体增殖，而迟发型子孢子侵入肝细胞后则需经过一段或长或短的休眠期后，才开始红外期的裂体增殖并释放裂殖子进入血液，引起疟疾的复发。

2. 红细胞内期 红细胞外期释放的裂殖子侵入红细胞内，经过环状体、滋养体、裂殖体的发育，成熟的裂殖体胀破红细胞释放出裂殖子，部分裂殖子侵入红细胞重复上述的发育

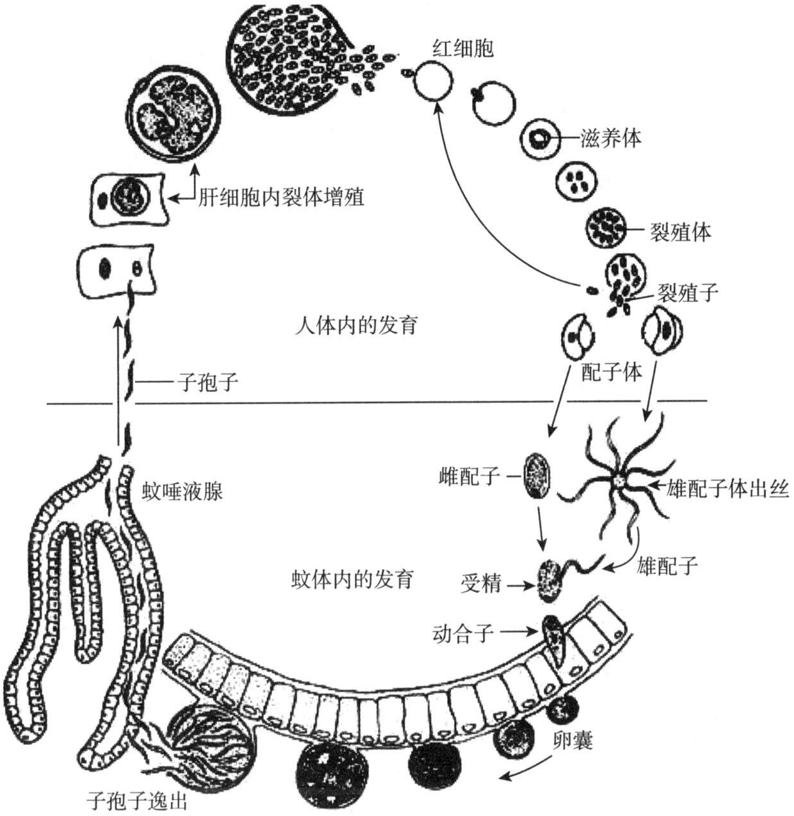

图 2-3-2 疟原虫生活史

过程（红内期裂体增殖）。数个裂体增殖周期后，侵入红细胞内的裂殖子不再进行裂体增殖的过程而发育为雌、雄配子体。完成一代红内期裂体增殖需要的时间在间日疟原虫和卵形疟原虫为 48 小时，恶性疟原虫为 36 ～ 48 小时，三日疟原虫为 72 小时。

（二）在雌性按蚊体内的发育

1. 配子生殖 当雌性按蚊刺吸疟疾患者或带虫者时，红内期疟原虫的各期随血液进入蚊胃内，除成熟的配子体外，其他各期疟原虫均被消化掉。在蚊胃内，雌、雄配子体分别发育为雌、雄配子，雌、雄配子结合，形成圆形的合子，合子发育成动合子，动合子穿过蚊胃上皮细胞间隙，在蚊胃壁弹性纤维膜下发育成球形的卵囊。

2. 孢子生殖 卵囊发育长大，囊内的核与胞质反复分裂，形成成千上万个梭形的子孢子，即孢子生殖。成熟的子孢子释放出来后进入蚊血腔，随蚊血淋巴进入蚊唾液腺内。含子孢子的雌性按蚊再次叮人吸血时，子孢子随蚊唾液进入人体。

三、致病

疟原虫红细胞内的裂体增殖期是主要致病阶段。致病力与侵入的虫种、虫株、原虫数量及人体的免疫状态有关。

（一）潜伏期

指子孢子侵入人体到疟疾发作前所需时间，包括红外期的发育时间和几代红内期裂体增殖所需时间。潜伏期长短与进入人体的疟原虫虫株、子孢子数量和人体免疫力等因素有关。

（二）发作

疟疾的一次典型发作包括寒战、发热和出汗热退三个连续阶段。发作是疟原虫的红内期裂体增殖所致。红内期成熟裂殖体胀破红细胞，疟原虫的裂殖子和代谢产物、残余和变性的血红蛋白以及红细胞碎片等一并进入血流，一部分被巨噬细胞和中性粒细胞吞噬，刺激这些细胞产生内源性热原质，内源性热原质与疟原虫代谢产物共同作用于下丘脑的体温调节中枢，引起发热。

（三）再燃与复发

疟疾初发停止后，无再感染的情况下，因残存的红内期疟原虫在一定条件下大量增殖，引起疟疾的再次发作，称为疟疾的再燃。若由于肝细胞内的迟发型子孢子在某种条件下结束休眠，开始裂体增殖，产生大量裂殖子释放入血，引起疟疾的再次发作，称为复发。

间日疟和卵形疟既有再燃又有复发，而恶性疟和三日疟只有再燃。

（四）贫血

疟疾发作数次后，患者可出现贫血，尤以恶性疟为重。贫血的原因除疟原虫直接破坏红细胞外，还包括：①脾大，脾功能亢进；②免疫溶血；③骨髓造血功能受到抑制。

（五）脾大

初发患者可在发作 3 ～ 4 天后，因脾充血、巨噬细胞增生而致脾大，反复感染者脾可达脐下。

（六）凶险型疟疾

主要由恶性疟原虫引起，多见于对恶性疟原虫无免疫力的人群。其特点是来势汹猛、病情险恶、病死率高。临床上可分为脑型、超高热型等，前者常有剧烈头痛、高热、痉挛和昏迷等表现。

四、诊断

（一）病原学检查

厚、薄血膜染色法：从受检者外周血中检出疟原虫是疟疾确诊的依据。采受检者耳垂或指尖血制作血涂片，吉氏或瑞氏染色后镜检查找疟原虫。寒战早期恶性疟患者的血液涂片中较常发现环状体，发作数次后可发现配子体。除重症患者外，因大滋养体及裂殖体均在内脏毛细血管中发育，故很难在外周血中查到恶性疟的这两个阶段。间日疟红细胞内的各期在外周血涂片中均可看到。间日疟在发作后的十余小时采血，此时原虫已发育到晚期滋养体或裂殖体，有利于种属的鉴别。

（二）其他实验室诊断方法

1. 免疫学检测　如间接荧光抗体试验、酶联免疫吸附试验和间接血凝试验等。
2. 分子生物学技术　PCR 和核酸探针已用于疟疾的诊断，灵敏度高。

五、流行

在我国，疟疾的流行区分为：①高传播地区，包括云南的边境地区、海南的中南部山区，流行较严重，流行间日疟、恶性疟；②疫情不稳定地区，包括安徽、湖北、河南、江苏、贵州等省的部分地区，时有局部或点状暴发；③疫情基本控制地区，包括除上述地区以外的地区，疫情已得到控制，仅有间日疟散在发病。近年来，由于我国经济的迅猛发展，流动人口增加，导致疟疾输入病例增多，是值得引起注意的问题。

六、防治

疟疾的防治必须采取综合措施，即治疗患者和带虫者，控制传染源；防蚊灭蚊，切断传播途径；保护易感者，预防感染。

主要的抗疟药有以下几类：

1. 杀灭红外期裂殖子及迟发型子孢子　伯氨喹、乙胺嘧啶，可防止发作及复发。
2. 杀灭红内期裂体增殖期　氯喹、奎宁、青蒿素、蒿甲醚等，可控制临床发作。
3. 杀灭配子体　伯氨喹，可切断传播。
4. 杀灭孢子增殖期　乙胺嘧啶，可抑制蚊体内的孢子增殖发育。

在防治疟疾流行方面，除积极治疗现症患者外，可对流行区人群进行药物预防（一般采用氯喹或乙胺嘧啶加磺胺多辛）和疫苗预防，加强流动人口疟疾的管理，做好疟疾的监测工作。

知识链接

2007年5月，第六十届世界卫生大会通过决议，决定自2008年起将每年4月25日或个别成员国决定的一日或数日作为“世界疟疾日”。我国结合实际情况，将每年4月26日定为“全国疟疾日”。随着国际交往日益频繁，我国赴非洲、东南亚等高疟区劳务输出、商务、旅游、学习、维和等出入境人员数量大量增加，近年来在境外疟疾流行区感染、到国内发病的输入性疟疾病例呈现不断上升趋势。到2013年，全国共报告境外输入性疟疾病例3984例，约占全国报告疟疾病例总数的99%，在全国31个省、自治区、直辖市均有分布，其中死亡20例。

第二节　溶组织内阿米巴

溶组织内阿米巴（*Entamoeba histolytica*）寄生在人的结肠，引起肠阿米巴病，也可侵犯肝、肺、脑等器官，引起肠外阿米巴病。

一、形态

溶组织内阿米巴有滋养体和包囊两个阶段。

（一）滋养体

大小在10～60μm，从患者组织中分离出来时，胞质内常见被摄入的红细胞。滋养体内外质界限分明，外质透明、凝胶状，内质颗粒状。内质含一泡状核，直径4～7μm，核仁居中或稍偏位，在核膜内缘有排列整齐的核周染色质粒。虫体运动时，外质向外伸展形成伪足，然后内质流入其内，从而使虫体做定向移动（图2-3-3）。

（二）包囊

圆球形，直径10～20μm，囊壁光滑、折光、不着色。在单核包囊、双核包囊内可见到棒状拟染色体和糖原泡，成熟的四核包囊内拟染色体大多消失，糖原泡不可见（图2-3-4）。

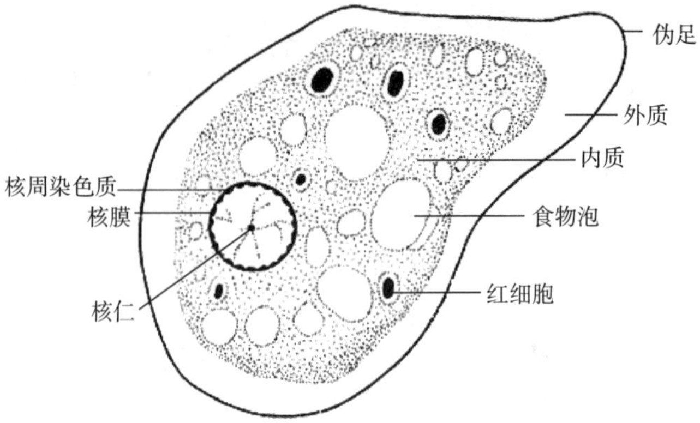

图 2-3-3 溶组织内阿米巴滋养体

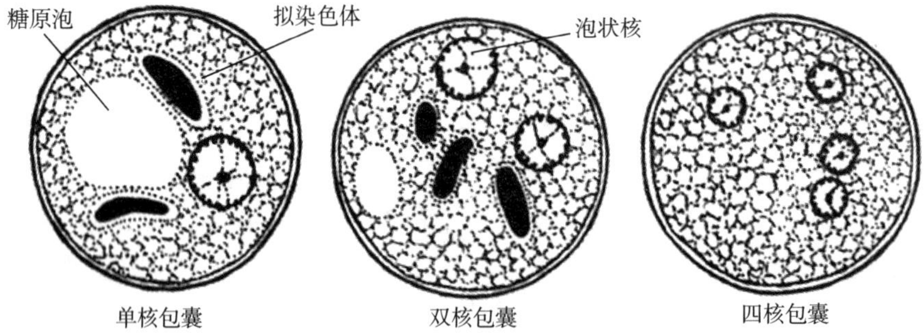

图 2-3-4 溶组织内阿米巴包囊

二、生活史

溶组织内阿米巴的生活史简单，包括滋养体和包囊两个阶段。滋养体是溶组织内阿米巴的致病阶段，四核包囊是其感染阶段。

四核包囊污染食物或饮水，经口进入人体，在小肠内碱性环境下，囊内虫体开始活动，囊壁变薄、破裂，随后虫体脱囊而出，经 1 次核分裂和 3 次胞质分裂形成 8 个滋养体，随之向结肠移动，并以二分裂增殖。在下行过程中因肠内环境的改变，滋养体排出未被消化的食物，虫体缩小、变圆，停止活动，并分泌囊壁形成包囊。早期形成的包囊是单核，经两次分裂形成四核包囊。包囊随粪便排出，完成其生活史。

在某些情况下，滋养体可侵入人体的肠黏膜，破坏肠壁组织，也可进一步侵入肠壁血管，随血行播散到肝、肺、脑等其他器官，引起肠外组织的损害。部分滋养体可随溃破的肠壁组织落入肠腔，最后随粪便排出（图 2-3-5）。

三、致病

（一）致病机制

溶组织内阿米巴的致病受虫株毒力、虫体寄生环境、宿主的免疫力等多因素的影响。在组织侵入过程中通过接触性溶解作用，滋养体接触肠黏膜并侵入肠壁组织，最后形成口小底

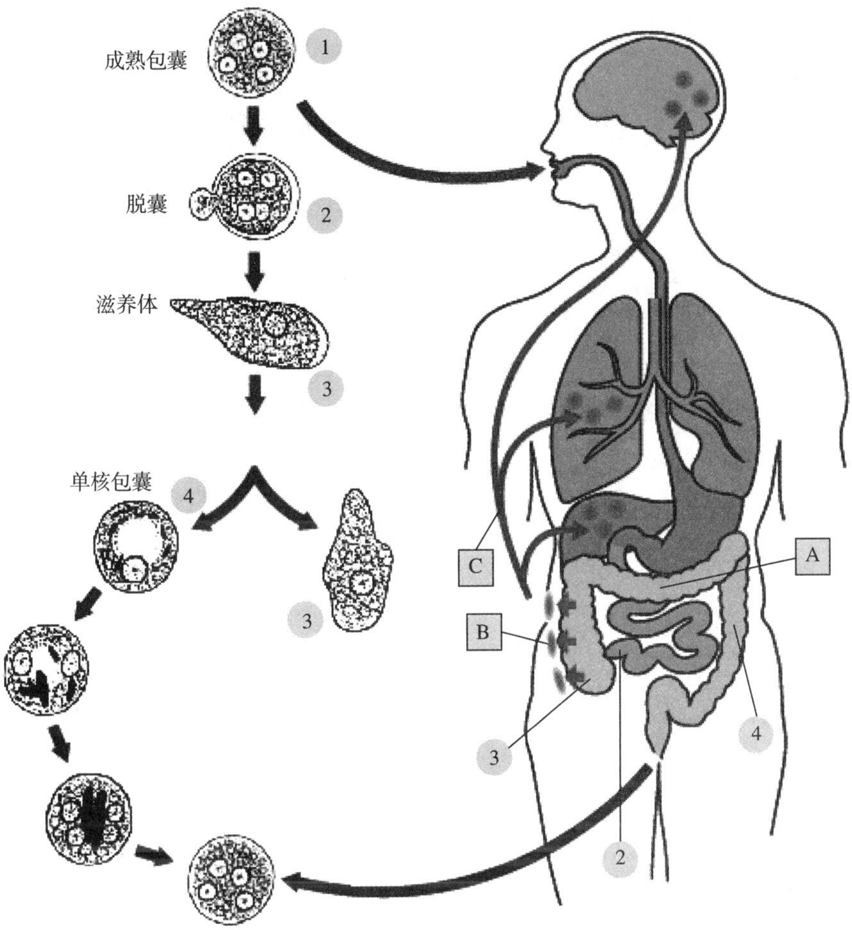

图 2-3-5 溶组织内阿米巴生活史

大的“烧瓶”状溃疡。病情严重时，滋养体可穿破浆膜层，造成肠出血和肠穿孔，或随血液、淋巴液播散至其他器官（如肝、肺、脑等），引起相应部位的脓肿。

（二）临床表现

1. 无症状的带虫者　感染者无明显的临床症状或仅出现轻微的胃肠道不适，可作为传染源。

2. 肠阿米巴病　滋养体侵及肠壁，常累及盲肠和升结肠。轻者表现为腹部不适、慢性或间歇性水样腹泻；严重者出现急性直肠结肠炎，又称阿米巴痢疾，典型的症状有腹痛、腹泻、里急后重、黏液血便，每日 4 ～ 6 次，粪便含黏液脓血，腥臭明显，病灶可深达肌层，并与邻近溃疡融合而致大片黏膜脱落。常见的并发症有肠阿米巴肿、中毒性巨结肠和阿米巴性腹膜炎。

3. 肠外阿米巴病　以阿米巴肝脓肿为多见，常见于青壮年男性，多累及肝右叶，患者有畏寒、发热、食欲缺乏，右上腹或肝区疼痛，有时向右肩放射。阿米巴肺脓肿常因肝脓肿的滋养体穿过横膈侵入肺部，或因肠阿米巴病经血行播散所致，多累及右下肺叶，临床表现为发热、胸痛、咳嗽、咳巧克力色脓痰。阿米巴脑脓肿常呈中枢皮质单一性脓肿，临床症状有头痛、头晕、恶心、呕吐和精神异常。

四、诊断

（一）粪便检查

用洁净容器采集新鲜的粪便标本，粪便不要与尿液混合，立即送检，检查时应注意保温。

1. 生理盐水直接涂片法　适用于急性阿米巴痢疾患者，检查滋养体。用竹签挑取脓血和黏液部分，生理盐水直接涂片镜检。

2. 碘液染色法　对慢性患者或带虫者的成形粪便，用碘液涂片染色以检查包囊。每份标本应查3张涂片，以提高检出阳性率。

（二）肝脓肿穿刺液检查

滋养体主要存在于脓肿边缘的坏死组织中，在脓肿液中一般不易查到。

（三）活组织检查

粪检阴性者，用乙状结肠镜在溃疡边缘钳取活组织或刮片直接涂片，亦可作切片检查，检出率较高。

五、流行

溶组织内阿米巴主要流行于热带和亚热带地区，尤其是经济和卫生条件落后的地区。我国溶组织内阿米巴的平均感染率为0.949%，以西藏、云南、新疆、贵州、甘肃五省区的感染率为高。在欧美，高发人群主要集中在男同性恋者和旅游者。

六、防治

1．注意饮食及个人卫生，不饮生水，不吃未洗净的瓜果蔬菜。

2．加强粪便管理，保护水源，消灭蝇、蟑螂等传播媒介。

3．查治患者和带虫者，控制传染源。

4．肠阿米巴病和肠外阿米巴病的治疗首选药物均为甲硝唑，对于较大的脓肿一般采用穿刺和手术引流排脓。

知识链接

致病性自生生活的阿米巴

自生生活的阿米巴广泛分布于水和土壤内，现已证明耐格里属（*Naegleria spp.*）和棘阿米巴属（*Acanthamoeba spp.*）的某些种可侵入人体致病。其中，福氏耐格里阿米巴可引起原发性阿米巴脑膜脑炎，受染者大多为健康的青年人，潜伏期5～8天，病程1～6天，发病突然，病情严重，发热、头痛、恶心、呕吐，1～2天后出现昏迷症状，多数于未确诊前在发病第5、6天死于呼吸及心力衰竭。棘阿米巴则可感染角膜，引起棘阿米巴角膜炎。目前，由于隐形眼镜的普遍使用，其发病率逐渐增高。患者表现为眼部异物感、视物模糊、流泪、羞明，并常有严重疼痛，有的病例甚至可导致失明。

案例 2-3-1

患者男，46 岁。反复腹泻半年，近 20 余日排便呈红色果酱样，排便次数明显增多，每日可达数十次。查体：T38℃，一般情况较差，精神萎靡，下腹部压痛阳性，肝大，表面不光滑，有波动感。腹部 X 线片见横膈抬高，以右侧为甚。患者于拍片后下楼时，不慎摔倒，突然面色苍白，四肢厥冷，经抢救无效，1 小时后死亡。尸检：心包显著扩大，18cm × 17cm × 12cm，内含暗红色液体约 1500ml。肝左叶中部可见一 12cm × 9cm × 8cm 单房性囊腔，内含咖啡色黏稠液体，有腐臭味。囊腔膈面肝组织及膈肌菲薄，与心尖部心包紧密粘连，并见一通向心包腔的穿孔（直径 1cm）。回肠末端有数个溃疡，形状、大小不一，最大者 6cm，边缘呈潜行性。腹腔内含草黄色液体约 700ml，肠系膜淋巴结普遍肿大，质软。镜检于肝囊腔及肠溃疡周边部查见阿米巴滋养体。

问题与思考：

1．死者生前患有什么疾病？死亡原因是什么？

2．死者所患疾病是怎样发生、发展的？

第三节　蓝氏贾第鞭毛虫

蓝氏贾第鞭毛虫（*Giardia lamblia*）简称贾第虫，为人体肠道寄生虫之一。

一、形态

蓝氏贾第鞭毛虫生活史中有滋养体和包囊两个阶段。滋养体长 9 ~ 21μm，宽 5 ~ 15μm，厚 2 ~ 4μm，呈倒置的半个梨形，腹面前半部凹陷成吸盘，吸附在宿主肠黏膜上。由基体复合器发出 4 对鞭毛，分别为前侧鞭毛、后侧鞭毛、腹鞭毛和尾鞭毛各 1 对。染色虫体可见 1 对在吸盘底部的泡状细胞核，纵贯虫体中部的 1 对轴柱，不伸出体外，轴柱中部可见 2 个弧形的中体。包囊椭圆形，大小为（10 ~ 14）μm ×（7.5 ~ 9）μm。碘染后呈黄绿色，囊壁厚，囊壁与虫体间有明显空隙，未成熟包囊有 2 个核，成熟包囊有 4 个核，多偏于一端。囊内可见到丝状物、轴柱等结构（图 2-3-6）。

二、生活史

成熟的四核包囊是感染阶段。包囊污染食物或饮水进入人体，在十二指肠内脱囊形成 2 个滋养体。滋养体寄生在人的十二指肠内，以吸盘吸附于肠黏膜上，纵二分裂方式繁殖。感染严重时，滋养体也可寄生在胆囊内。滋养体到达回肠下段或结肠腔后，因环境变化形成包囊，随粪便排出（图 2-3-7）。

三、致病

无临床症状者称带虫者。贾第虫病患者的主要症状是腹痛、腹泻、腹胀、呕吐等，典型患者表现为水样泻，量大、恶臭、无脓血，含脂肪颗粒。该病在旅游者中发病率较高，故又

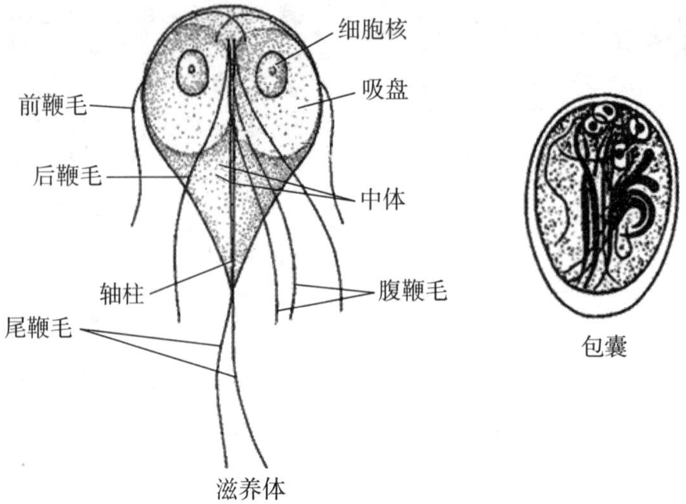

图 2-3-6 蓝氏贾第鞭毛虫滋养体和包囊

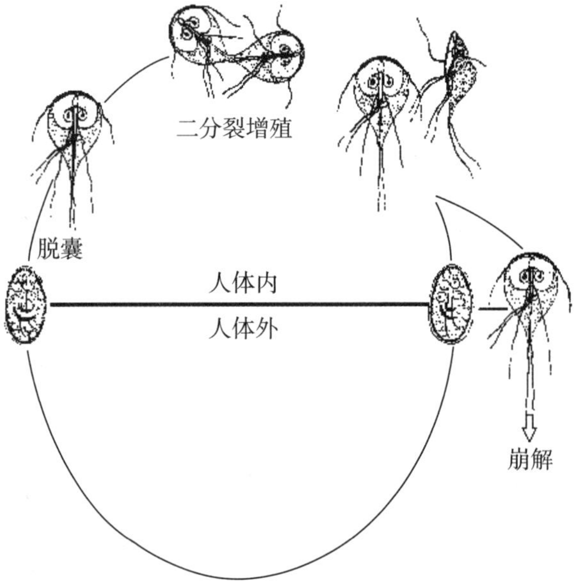

图 2-3-7 蓝氏贾第鞭毛虫生活史

称旅游者腹泻，儿童患者可引起贫血等营养不良。虫体寄生在胆道系统时，可引起胆囊炎或胆管炎。在免疫力低下的患者，其致病力增强。

四、诊断

（一）粪便检查

生理盐水涂片法检查滋养体，碘液染色涂片检查包囊。通常在成形粪便中检查包囊，而在水样便中查滋养体。

（二）十二指肠引流

粪便检查阴性者可用此法。

五、流行与防治

蓝氏贾第鞭毛虫呈世界性流行，以热带和亚热带为多。人是主要的传染源，尤其带囊者，常一人带囊全家感染。人因吞食被包囊污染的水和食物而感染，蝇、蟑螂可成为传播媒介。治疗蓝氏贾第鞭毛虫病的常用药物有甲硝唑、阿苯达唑等。

第四节 阴道毛滴虫

阴道毛滴虫（*Trichomonas vaginalis*）是寄生在人体阴道和泌尿道的鞭毛虫，主要引起滴虫阴道炎和尿道炎，是以性传播为主的一种寄生虫性传染病。阴道毛滴虫生活史中只有滋养体阶段，滋养体以纵二分裂繁殖。虫体梨形或椭圆形，大小（10 ~ 30）μm×（10 ~ 20）μm。虫体前端有 1 个泡状核，4 根前鞭毛，1 根后鞭毛，1 根轴柱纵贯虫体，自后端伸出体外。虫体外侧前 1/2 处，有一波动膜，其外缘与后鞭毛相连。

阴道毛滴虫主要寄生在女性的阴道和尿道，也可寄生于男性的泌尿生殖器官内，通过直接或间接接触方式在人群中传播，引起滴虫阴道炎或尿道炎。悬滴法是检查阴道毛滴虫最简单的方法，治疗药物首选甲硝唑。

小结

1. 寄生于人体的四种疟原虫形态及生活史基本相同，均要经过人体内红外期裂体增殖、红内期裂体增殖、配子体形成及蚊体内的配子生殖和孢子生殖的生长发育。典型的疟疾发作具有周期性的特点，随着感染次数的增加或混合感染的存在，这种周期性会消失。疟原虫红内期裂体增殖所致红细胞大量破坏是疟疾患者贫血的主要原因。

2. 溶组织内阿米巴是人体肠道内寄生的唯一致病的内阿米巴属原虫，生活史有滋养体和包囊两个阶段。包囊只能在肠腔中形成，滋养体和包囊均可随粪便排出体外，但只有四核包囊可以在体外存活，是感染阶段。蝇或蟑螂可机械性传播包囊。治疗肠阿米巴病或肠外阿米巴病可首选甲硝唑。

3. 贾第虫和阴道毛滴虫是感染人体的鞭毛虫，前者可引起贾第虫病，后者可引起滴虫阴道炎、尿道炎，治疗的首选药物均为甲硝唑。

思考题

1. 人感染疟疾的途径有哪些？
2. 阿米巴痢疾与细菌性痢疾的鉴别要点有哪些？
3. 阴道毛滴虫的生活史有哪些阶段？

（陈晓宁　邴玉艳）

第四章

医学节肢动物学

学习目标

1. 掌握医学节肢动物的概念、特征、分类及主要危害。
2. 熟悉我国常见虫媒病种类。
3. 了解医学节肢动物的防制方法。

节肢动物属于动物界节肢动物门的一类无脊椎动物，占动物种类的 87% 以上。节肢动物的虫体左右对称，身体及对称分布的附肢均分节，体表骨骼化，称外骨骼，由几丁质及无机盐硬化而成，内附肌肉，循环系统开放式，体腔称为血腔，含无色或不同颜色的血淋巴，发育过程中大多有蜕皮和变态现象。医学节肢动物（medical arthropod）是指危害人类健康的节肢动物，常通过骚扰、刺螫、吸血、毒害、寄生或作为虫媒对人体造成不同程度危害。医学节肢动物学是研究医学节肢动物的形态、分类、生活史、生态、地理分布及与传染病的关系及防制的科学。

一、医学节肢动物的分类

医学节肢动物涉及 6 个纲，即昆虫纲、蛛形纲、甲壳纲、唇足纲、倍足纲和五口纲，最重要的是昆虫纲的双翅目和蛛形纲的蜱螨亚纲。

（一）昆虫纲

虫体分头、胸、腹三部分。头部有触角 1 对，胸部有足 3 对。与人类疾病有关的常见种类有蚊、蝇、白蛉、蠓、虻、蚋、蚤、虱、臭虫、蜚蠊、毒隐翅虫等（图 2-4-1）。

（二）蛛形纲

虫体分头胸部和腹部，或头胸腹愈合成一体，成虫有足 4 对，无触角，无翅。与医学有关的有蜱、疥螨、蠕形螨、恙螨、尘螨、粉螨、蜘蛛和蝎子等（图 2-4-2）。

（三）甲壳纲

虫体分头胸部和腹部，有触角 2 对，步足 5 对，生于头胸部两侧，多数种类水生，有些可作为某些人体寄生虫的中间宿主。常见的类群有蝲蛄、溪蟹、淡水虾、剑水蚤、镖水蚤等。

（四）唇足纲

虫体窄长，背腹扁平，分为头和躯体两部，头部有触角 1 对，躯体由若干相似的体节组成，每一体节各有足 1 对。第一体节有 1 对毒爪，蜇人时，毒腺排出有毒物质伤害人体，如

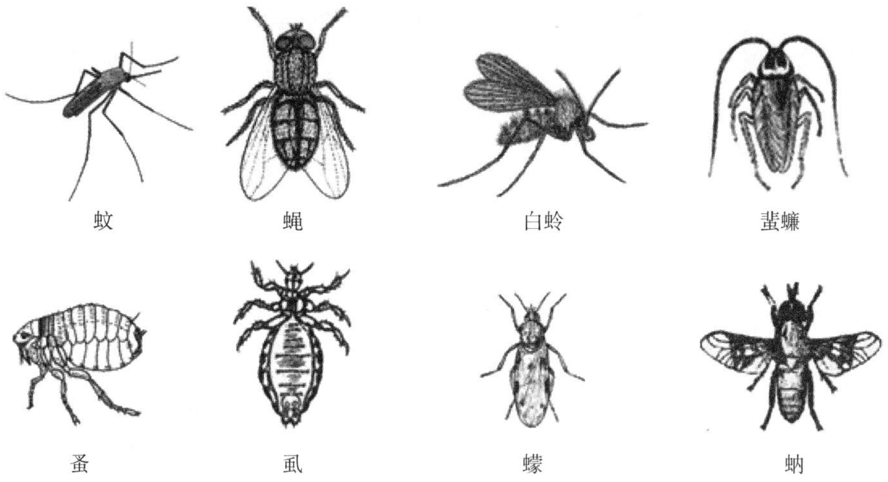

图 2-4-1 昆虫纲医学节肢动物

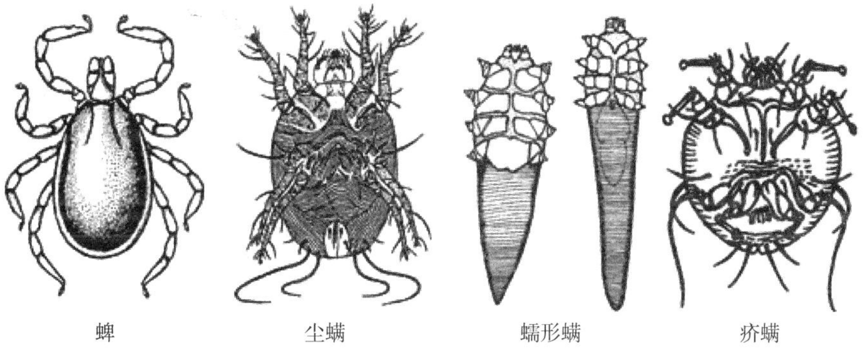

图 2-4-2 蛛形纲医学节肢动物

蜈蚣。

（五）倍足纲

虫体长管形，多节，分头和躯体两部，躯体由若干形状相似的体节组成。头部有触角 1 对，无翅，除第一体节外，每节有足 2 对（倍足），虫体的分泌物常引起皮肤过敏，如马陆。

（六）五口纲

体长形，头胸腹不能区分，口器简单，成虫无附肢，幼虫有足 2 对，如舌形虫。

表 2-4-1 常见医学节肢动物及其生物学特性

纲别	种类	重要虫种	生活史	食性	生态习性
昆虫纲	蚊	中华按蚊 大劣按蚊 嗜人按蚊 微小按蚊 三带喙库蚊 淡色库蚊 白纹伊蚊	完全变态： 生活史分为卵、幼虫、蛹、成虫四个阶段	嗜吸畜血 嗜吸人血 嗜吸人血 嗜吸畜血 嗜吸畜血 嗜吸人血 嗜吸人血	卵、幼虫、蛹生活于水中，成蚊生活于陆地，仅雌蚊嗜血，雄蚊吸食植物汁液，嗜阴暗、潮湿处栖息，繁殖受环境温度、湿度、降水量影响，越冬方式因蚊种而异
	白蛉	中华白蛉	完全变态	嗜吸人、畜血	卵及各期幼虫生活于土中，雌蛉多在吸血前交配，吸血时间从黄昏至次日黎明，雄蛉吸食植物汁液，成虫常择阴暗避风处栖息，繁殖受环境温度影响，四龄幼虫在浅表土层越冬
	蝇	家蝇 丝光绿蝇 黑尾麻蝇 大头金蝇 巨尾阿丽蝇	完全变态	杂食性	成蝇一生多交配一次，可数次产卵，蝇主要孳生于粪便、腐败有机物等处，其活动受温度影响，有趋光性，不同种类的蝇季节消长不同，多以蛹越冬
	蚤	印度客蚤 致痒蚤 具带病蚤 犬栉首蚤 猫栉首蚤	完全变态	嗜吸人、畜血	蚤为体表寄生虫，对宿主的体温反应敏感，雌雄蚤均吸血，多以啮齿类动物为宿主，耐饥力很强，雌蚤多在宿主皮毛或窝巢内产卵
	蜚蠊	德国小蠊 美洲大蠊	不全变态： 生活史包括卵、若虫、成虫三个阶段	杂食性	蜚蠊喜群居，白天喜息于温暖阴暗处，常夜间取食活动，喜含糖及发酵食物，需常饮水，耐饥力强，虫体各期均可越冬
蛛形纲	蜱	全沟硬蜱 草原革蜱 亚东璃眼蜱 乳突钝缘蜱	生活史包括卵、幼虫、若虫、成虫四个阶段	兼吸人、畜血	硬蜱多生活于森林、草原、灌木丛等地，软蜱多栖息在宿主的巢穴，雌蜱产卵后死亡，雄蜱一生可交配数次，蜱有更换宿主的现象，在栖息地越冬，越冬虫期因蜱种而异
	螨	恙螨	生活史包括卵、前幼虫、幼虫、若蛹、若虫、成蛹和成虫七个阶段	吸食液化的组织、淋巴液	螨分布广泛，可滋生于多种环境及人体的毛囊、皮脂腺内或身体的薄嫩处，多经过直接或间接接触等方式感染
		疥螨	生活史包括卵、幼虫、前若虫、后若虫和成虫五个阶段	摄食角质组织、淋巴液	
		蠕形螨	生活史包括卵、幼虫、前若虫、若虫和成虫五个阶段	摄食毛囊上皮细胞或皮脂腺细胞的内容物	
		尘螨	生活史包括卵、幼虫、第一若虫、第三若虫和成虫五个阶段	以粉末性物质为食物	

二、医学节肢动物对人体的危害

医学节肢动物对人体的危害包括直接危害和间接危害。医学节肢动物直接对人体造成的损害叫做直接危害。当医学节肢动物作为传播媒介，传播病原体，从而导致人体感染某种疾病时，对人体造成间接危害。间接危害往往比直接危害严重。

（一）直接危害

1. 骚扰、叮刺和吸血　蚊、白蛉、蠓、虻、蚋、蚤、臭虫、虱、蜱、螨等都能叮刺吸血，造成骚扰，影响工作和休息，重者还可出现丘疹样荨麻疹。

2. 蜇刺与毒害　某些医学节肢动物通过分泌毒性物质或叮刺时将毒液注入人体造成危害，轻者局部红、肿、痒、痛，重者可致全身症状，甚至死亡。如松毛虫的毒毛及毒液可引起皮炎、结膜炎，硬蜱叮刺后可使机体出现蜱瘫痪，毒隐翅虫的体液接触皮肤可致线状皮炎。

3. 过敏反应　节肢动物的唾液、分泌物、排泄物和脱落的表皮等作为过敏原，接触敏感体质的人，可导致人体发生局部或全身性的过敏反应，如尘螨引起的哮喘、鼻炎等。

4. 寄生　有些医学节肢动物可作为体表或体内寄生虫引起损害。如蝇类幼虫寄生引起的蝇蛆病，疥螨寄生引起的疥疮，蠕形螨寄生引起的蠕形螨病等。

（二）间接危害

医学节肢动物携带病原体在人与动物之间传播，这种由医学节肢动物传播的疾病称虫媒病。传播疾病的医学节肢动物称传播媒介或病媒昆虫。

根据病原体与医学节肢动物的关系，将医学节肢动物传播虫媒病的方式分为两大类：

1. 机械性传播　医学节肢动物在传播虫媒疾病时，病原体在媒介节肢动物体内或体表没有形态或数量变化，医学节肢动物在病原体传播过程中只起携带播散的作用，这种传播方式称为机械性传播。病原体可以附着于其体表、口器上或通过消化道散播。如蝇和蟑螂传播肠阿米巴病。

2. 生物性传播　病原体在医学节肢动物体内经历发育和（或）增殖的阶段，才具有感染性，感染新的宿主完成其生活史，这种传播方式称为生物性传播。根据病原体在医学节肢动物体内发育、增殖的情况，生物性传播分为以下 4 种传播方式：

（1）发育式：病原体在医学节肢动物体内只发育（形态结构或生理特性的变化）而无繁殖（无数量增加）的过程。例如，丝虫的微丝蚴在蚊体内的发育。

（2）繁殖式：病原体以医学节肢动物作为繁殖场所，在其体内不断增加数量，但无形态的变化。例如，登革病毒在伊蚊体内、鼠疫耶尔森菌在蚤体内的繁殖。

（3）发育繁殖式：病原体在医学节肢动物体内必须经历发育和繁殖两个过程，既有形态的变化，又有数量的增加。例如，疟原虫在雌性按蚊体内的发育。

（4）经卵传递式：有些病原体，不仅在医学节肢动物体内增殖，而且侵入雌虫的卵巢，经卵传递，以致医学节肢动物的下一代也具感染性，这种传播方式也称垂直传播。经卵传递式多见于蜱、螨类及蚊和白蛉等。如蜱体内的森林脑炎病毒、贝氏立克次体等，蚊体内的乙型脑炎病毒和登革病毒，都可经卵传递。

医学节肢动物对人类最大的危害是传播虫媒病。虫媒病不但能在人与人之间传播，也能在动物与动物以及动物与人之间传播，引起人畜共患寄生虫病。医学节肢动物既是某些疾病的传播媒介，也是某些病原体的长期保虫宿主。

三、我国主要虫媒病

虫媒病是指通过医学节肢动物叮咬易感脊椎动物而引起的自然疫源性疾病或人畜共患病。我国虫媒病种类很多，这里仅择其中较重要、流行较广、危害大，尤其是在我国有流行报告的病种做简要的介绍（表 2-4-2）。

表 2-4-2 我国主要虫媒病

分类	疾病名称	主要媒介	病原体	感染方式	疾病属性
蚊媒病	流行性乙型脑炎	三带喙库蚊	乙型脑炎病毒	吸血感染	病毒病
	黄热病	埃及伊蚊	黄热病病毒		
	登革热	埃及伊蚊 白纹伊蚊	登革病毒		
	疟疾	中华按蚊 嗜人按蚊 微小按蚊 大劣按蚊	疟原虫		寄生虫病
	班氏丝虫病	淡色库蚊 致倦库蚊	班氏丝虫		
	马来丝虫病	中华按蚊 嗜人按蚊	马来丝虫		
蜱媒病	森林脑炎	全沟硬蜱	森林脑炎病毒	吸血或基节液污染创口感染	病毒病
	新疆出血热	亚东璃眼蜱	新疆出血热病毒		
	莱姆病	全沟硬蜱	伯氏疏螺旋体		螺旋体病
	地方性回归热	钝缘蜱	伯氏疏螺旋体 拉氏疏螺旋体		
	Q 热	微小牛蜱 亚东璃眼蜱 铃头血蜱	贝氏立克次体	呼吸道吸入或经消化道感染	立克次体病
	北亚蜱媒斑疹伤寒	硬蜱 软蜱	西伯利亚立克次体	吸血、蜱粪吸入或污染创口	立克次体病
螨媒病	恙虫病	地里纤恙螨 小盾纤恙螨	恙虫病东方体	吸血感染	立克次体病
	流行性出血热	小盾纤恙螨	汉坦病毒		病毒病
	疥疮	人疥螨	人疥螨	接触感染	寄生虫病
	螨虫病	蠕形螨	毛囊蠕形螨 皮脂蠕形螨		

续表

分类	疾病名称	主要媒介	病原体	感染方式	疾病属性
蚤媒病	鼠疫	印度客蚤 致痒蚤	鼠疫耶尔森菌	吸血感染	细菌病
	地方性斑疹伤寒	印度客蚤	莫氏立克次体		立克次体病
虱媒病	流行性斑疹伤寒	人体虱	普氏立克次体	虱粪或碾碎的虱体经创口进入人体	立克次体病
	流行性回归热	人体虱	回归热疏螺旋体	碾碎的虱体经创口进入人体	螺旋体病
蛉媒病	黑热病	中华白蛉	杜氏利什曼原虫	吸血感染	寄生虫病
蝇媒病	菌痢	家蝇、绿蝇、麻蝇、厕蝇等	痢疾杆菌	经口感染	细菌病
	伤寒		伤寒杆菌		
	霍乱		霍乱弧菌		
	肠阿米巴病		溶组织内阿米巴		寄生虫病
	蛔虫病		蛔虫		
	眼蝇蛆病	羊狂蝇	羊狂蝇幼虫	接触感染	
	皮肤蝇蛆病	纹皮蝇 牛皮蝇	纹皮蝇或牛皮蝇一龄幼虫		

四、医学节肢动物的防制原则

医学节肢动物种类繁多，生态习性复杂，应贯彻综合防制的原则并结合当地的实际情况以达到有效防制的目的。医学节肢动物综合防制的方法包括环境治理、物理防制、化学防制、生物防制、遗传防制及法规防制等方面。

（一）环境治理

根据医学节肢动物的生态习性，通过改变环境达到减少医学节肢动物孳生的目的，从而预防和控制虫媒病，这是最有效的防治方法。如搞好环境卫生、清除无用积水、修整沟渠、平整土地以消除蚊蝇孳生地。此外，改善人们的居住条件，减少或避免人、医学节肢动物、病原体三者的接触机会，以此切断虫媒病的传播途径。

（二）物理防制

利用各种机械、热、光、声、电等手段，捕杀、隔离或驱赶害虫。如安装纱窗纱门防止蚊蝇等进入居室、挂蚊帐防蚊、高温灭虱、捕蝇纸诱捕蝇等。

（三）化学防制

使用天然或合成的对医学节肢动物有毒的物质，诱杀、毒杀或驱避医学节肢动物。该方法见效快，使用简单，但易造成环境污染及耐药性的产生。常用的化学杀虫剂有以下几类：

1. 有机氯类　一般称为第一代杀虫剂，包括DDT、六六六和氯丹等。由于化学性质稳定，能在自然界和人、动物体内蓄积，并且污染环境，已被禁止或限制使用。

2. 有机磷类　目前使用较多的一类杀虫剂，具有快速触杀和胃毒作用，有的兼具熏杀、空气触杀或内吸作用。有机磷杀虫剂的代表品种有敌敌畏、美曲磷酯、马拉硫磷、辛硫磷、倍硫磷、毒死蜱等。主要用于公共场所、疫区以及垃圾处理场等地，该类杀虫剂易降解，对环境污染较小。

3. 拟除虫菊酯　具有强烈的触杀作用，蒸汽有熏蒸和驱赶害虫的作用，高效广谱，对人畜低毒，降解快，不污染环境，对害虫能快速击倒。适合于家庭、畜舍及仓储害虫的防制。主要产品包括溴氰菊酯、胺菊酯、丙烯菊酯、苄呋菊酯、二氯苯醚菊酯等。

4. 昆虫生长调节剂　人工合成的类昆虫激素样物质，通过阻碍或干扰节肢动物的正常发育而致死亡。优点是生物活性高，特异性强，对非靶标生物无毒或毒性小。如甲氧保幼激素和灭幼脲。

（四）生物防制

利用其他生物（如节肢动物的天敌、寄生物）或生物的代谢产物防制害虫。生物防制不污染环境，对害虫有长期抑制作用。包括生物杀虫剂，如苏云金杆菌等；捕食性生物，如养鱼捕食蚊幼虫等；致病性生物，如真菌、原虫（微孢子虫）等。

（五）遗传防制

通过改变昆虫的遗传物质，降低其繁殖势能或生存竞争力，达到控制或消灭整个种群的目的。如辐射法、化学杂交不育法等方法处理雄虫达到绝育目的，促使其种群自然递减。

（六）法规防制

利用法律或条例规定，对某些重要害虫实行监管，防止其传入，或采取强制性措施消灭某些害虫，包括检疫、卫生监督和强制防制三方面。

小结

1. 医学节肢动物主要包括昆虫纲、蛛形纲、甲壳纲、唇足纲、倍足纲和五口纲，以昆虫纲和蛛形纲与人类疾病的关系最为密切。

2. 医学节肢动物对人类的危害包括直接危害和间接危害，前者指医学节肢动物对人的刺蜇、吸血、毒害等，后者指作为病原体的传播媒介引起虫媒病。因医学节肢动物传播的虫媒病种类繁多，包括病毒性疾病、细菌性疾病、立克次体病、螺旋体病和寄生虫性疾病等类别，因此做好医学节肢动物的防制意义重大。

3. 医学节肢动物在防制中应结合本地区实际情况坚持环境治理、物理防制、化学防制、生物防制、遗传防制与法规防制相结合的综合防制原则。

思考题

1. 蚊可传播哪些疾病？
2. 机械性传播与生物性传播的区别是什么？举例说明。
3. 蜱虫对人体可造成哪些损害？
4. 医学节肢动物的防制原则有哪些？

（陈晓宁　郈玉艳）

第三篇 免疫学

第一章

免疫器官和免疫细胞

学习目标

1. 掌握免疫细胞的种类，T、B 淋巴细胞的表面分子及主要作用。
2. 熟悉中枢免疫器官和外周免疫器官的组成及功能。
3. 了解淋巴细胞的归巢和再循环。

第一节 免疫器官

免疫器官包括中枢免疫器官和外周免疫器官，二者通过血液和淋巴循环相互联系构成免疫网络系统。

一、中枢免疫器官

中枢免疫器官（central immune organ）是免疫细胞发生、分化、发育和成熟的场所，人和其他哺乳类动物的中枢免疫器官包括骨髓和胸腺。鸟类的中枢免疫器官还包括腔上囊（法氏囊），是 B 细胞分化成熟的场所。

（一）骨髓

骨髓（bone marrow）是造血器官，可产生多能造血干细胞和各种血细胞，也是人或哺乳动物 B 细胞发育成熟的场所和机体发生再次体液免疫应答的主要场所。

1. 骨髓的结构　骨髓位于骨髓腔内，包括红髓和黄髓。其中红髓是由骨髓基质细胞、多能造血干细胞和毛细血管网络构成的海绵状组织，具有造血功能。

2. 骨髓的功能

（1）诱导造血干细胞分化发育：造血干细胞在骨髓造血微环境中可增殖分化为各种功能不同的血细胞。

（2）诱导 B 细胞分化成熟：人或哺乳动物的 B 细胞在骨髓造血微环境的作用下发育成熟。

（3）诱导产生再次体液免疫应答：记忆 B 细胞再次接受相应抗原刺激后可经血液和淋巴

循环返回骨髓，分化发育为浆细胞后持续合成分泌大量抗体，因此骨髓也是引发再次体液免疫应答的主要场所之一。

（二）胸腺

胸腺（thymus）是T细胞分化发育成熟的场所。胸腺最早出现于胚胎第9周，在胚胎第20周发育成熟。新生期胸腺重15～20克，幼年期后迅速增大，青春期达到高峰（30～40克），青春期后胸腺随年龄增长而逐渐萎缩退化，老年期胸腺明显萎缩被脂肪组织取代，其功能衰退导致机体免疫功能下降。

1. 胸腺的结构　胸腺为实质性器官，表面有结缔组织被膜包裹，被膜伸入胸腺实质，将其分为若干小叶，小叶由皮质和髓质组成（图3-1-1）。胸腺皮质分为浅皮质和深皮质两个区域。浅皮质区主要包括胸腺皮质上皮细胞（又称抚育细胞）和大淋巴细胞，即始祖T细胞。始祖T细胞在胸腺皮质上皮细胞及其产生的激素和细胞因子的作用下进一步分化发育。深皮质区主要含树突状细胞和小淋巴细胞即未成熟T细胞。这些未成熟T细胞在胸腺皮质内大多死亡，只有约5%进入胸腺髓质继续分化成熟。胸腺髓质主要包括巨噬细胞、并指状细胞和中等大小的T淋巴细胞，即成熟T细胞。

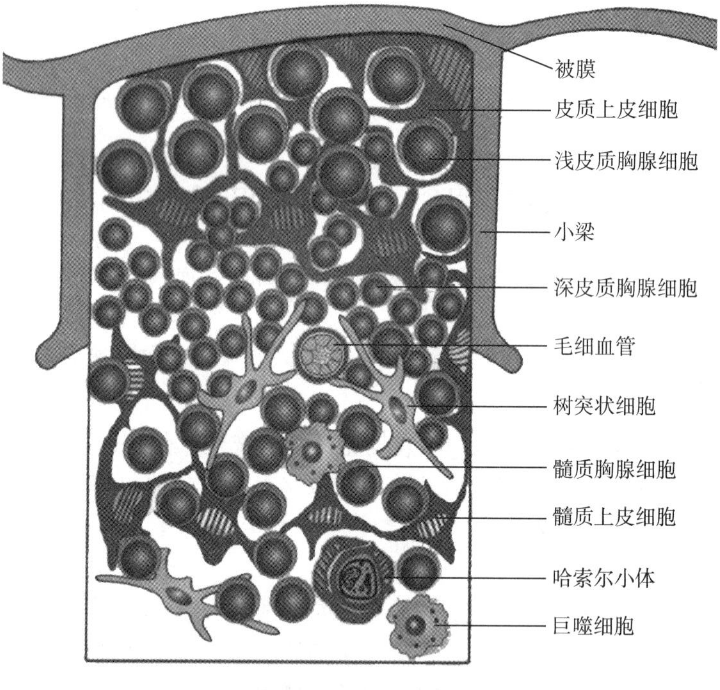

图3-1-1　胸腺的结构及其细胞组成示意图

2. 胸腺的功能

（1）诱导T细胞分化发育和成熟：胸腺是诱导早期胸腺细胞，即始祖T细胞分化发育成熟的主要场所。

（2）清除自身反应性T细胞，建立自身免疫耐受：胸腺内能与胸腺树突状细胞表面自身抗原肽-MHC分子复合物高亲和力结合的自身反应性T细胞可发生凋亡而被清除，使机体对自身抗原形成天然免疫耐受。

二、外周免疫器官

外周免疫器官（peripheral immune organ）是成熟 T、B 细胞寄居和接受抗原刺激后产生免疫应答的主要场所，也是滤过清除淋巴和血液中病原微生物等有害物质的重要免疫器官，主要包括淋巴结、脾和黏膜免疫系统。

（一）淋巴结

淋巴结（lymph nodes）广泛分布于全身非黏膜部位的淋巴通道交汇处。身体浅表部位的淋巴结通常位于颈部、腋窝、腹股沟等处，肺门淋巴结等内脏淋巴结多成群聚集在器官门部附近。这些部位也是易受病原微生物和其他抗原性异物侵入的部位。

1. 淋巴结的结构　淋巴结为实质性器官，表面有结缔组织被膜包裹，位于淋巴结被膜和实质之间的被膜下窦与输入淋巴管相连。淋巴管中树突状细胞经输入淋巴管进入被膜下窦后，可定向迁移到淋巴结深皮质区与 T 细胞结合相互作用，发挥抗原提呈作用（图 3-1-2）。

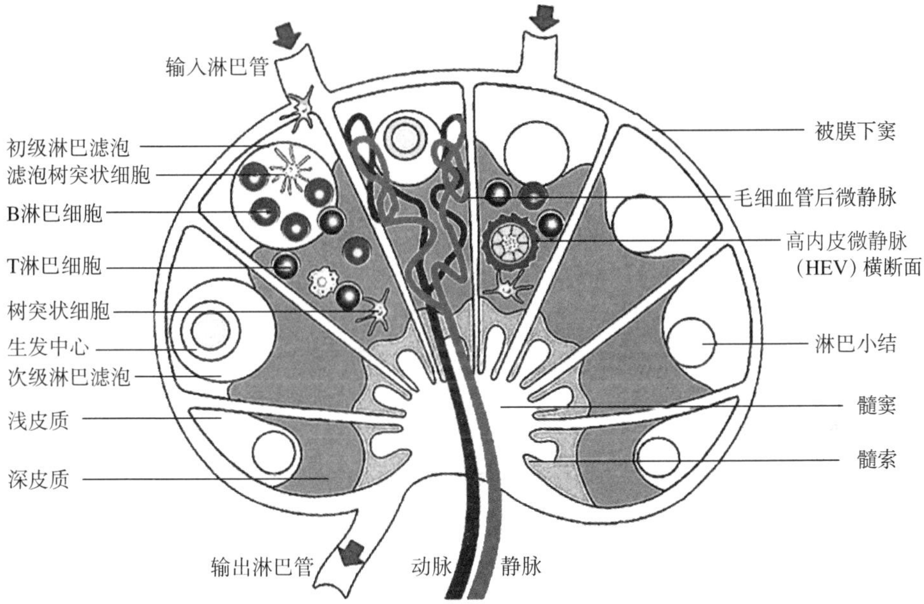

图 3-1-2　淋巴结的结构示意图

2. 淋巴结的主要功能

（1）产生适应性免疫应答的场所：淋巴结是成熟 T、B 细胞主要寄居的场所，也是机体发生适应性免疫应答的场所。

（2）淋巴细胞再循环的主要场所：血液中 T、B 细胞通过高内皮微静脉进入淋巴结相应区域后，可通过各自的迁移“路线”汇入髓窦，然后经输出淋巴管进入淋巴循环系统，最终汇入胸导管并经左锁骨下静脉返回血液完成淋巴细胞再循环。

（3）滤过清除作用：淋巴结髓窦内富含巨噬细胞，能有效吞噬、清除淋巴液中的病原微生物及其代谢产物或其他有害物质，具有净化淋巴液、防止病原体扩散的作用。

（二）脾

脾（spleen）是人体最大的外周免疫器官，也是产生抗体的主要器官之一，同时具有贮血和滤过除菌作用。

1. 脾的结构　脾为实质性器官，主要由白髓、红髓和边缘区组成，其表面有结缔组织构成的被膜包裹，被膜向实质内延伸形成脾小梁，可将脾分为若干小叶。脾不与淋巴管相连，但有脾动脉入脾，其分支伴随脾小梁延伸形成小梁动脉，后者继续分支深入脾实质形成中央动脉，中央动脉侧支末端位于边缘区，血管内 T、B 细胞可从该区进入白髓。血窦靠近边缘区，白髓内 T、B 细胞可从边缘区进入血窦，再经髓微静脉汇入小梁静脉后，通过脾静脉离开脾，参与淋巴细胞再循环（图 3-1-3）。

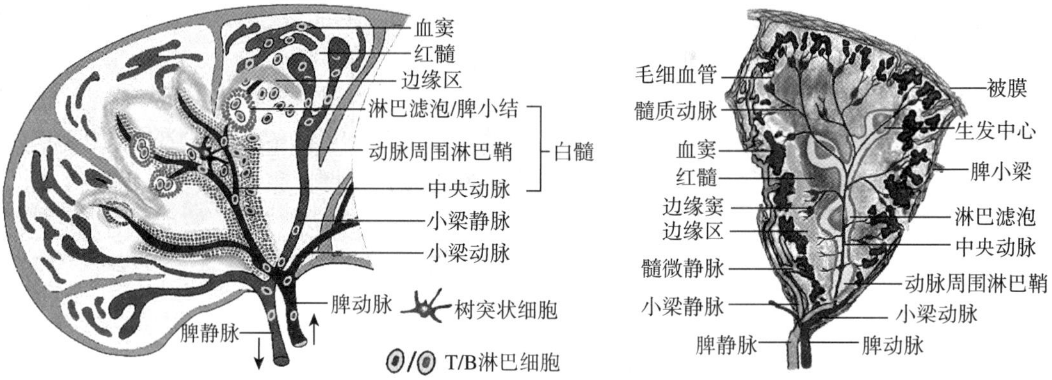

A. 脾示意图　　B. 脾小叶示意图

图 3-1-3　脾结构示意图

2. 脾的功能

（1）产生适应性免疫应答的场所：脾是成熟 T、B 细胞主要寄居的场所，也是机体发生适应性免疫应答的场所。

（2）滤过清除病原体等抗原性异物：脾内富含巨噬细胞，可有效吞噬清除血液中的病原体、循环免疫复合物、衰老死亡的血细胞及其他异物，使血液得到净化。

（三）黏膜免疫系统

黏膜免疫系统（mucosal immune system，MIS）又称黏膜相关淋巴组织（mucosal-associated lymphoid tissue，MALT），指广泛分布于呼吸道、胃肠道、泌尿生殖道黏膜下及一些外分泌腺体处的淋巴组织，主要由呼吸道、肠道、泌尿生殖道黏膜固有层中弥散淋巴组织或细胞及含有淋巴滤泡或生发中心的淋巴聚集体，如扁桃体、派尔集合淋巴结和阑尾等组成，是发生黏膜免疫应答的主要场所，在黏膜局部抗感染免疫防御中具有重要作用。

（四）淋巴细胞归巢与再循环

淋巴细胞归巢是指 T、B 细胞离开中枢免疫器官后，经血液循环定向迁移并寄居于外周免疫器官或组织某些特定区域的过程。

淋巴细胞再循环是指 T、B 细胞通过血液循环进入外周免疫器官与局部树突状细胞等抗原提呈细胞（APC）相互作用后，通过淋巴和血液循环或直接通过血液循环返回外周免疫器官的循环过程。

淋巴细胞再循环的生物学意义：①使体内 T、B 细胞在外周免疫器官和组织中的分布更合理；②增加 T、B 细胞对抗原和抗原提呈细胞接触识别的机会，有利于初次或再次免疫应答的产生；③使全身免疫器官和组织形成一个有机的整体，并将免疫信息传递至全身各处的淋巴细胞和其他免疫细胞，有利于动员各种免疫细胞和效应细胞迁移至病原体、肿瘤或其他抗原性异物所在部位发挥免疫效应。

第二节 免疫细胞

免疫细胞是指参与免疫应答或与免疫应答相关的细胞，主要包括参与固有免疫应答的单核巨噬细胞系统、中性粒细胞、树突状细胞、NK 细胞、NKT 细胞、γδ T 细胞、B1 细胞、嗜碱性粒细胞、肥大细胞和嗜酸性粒细胞等，以及参与适应性免疫应答的 T 细胞和 B 细胞。

一、固有免疫应答细胞

固有免疫应答细胞不表达特异性抗原识别受体，可通过模式识别受体对病原体及其感染细胞或衰老损伤和畸变肿瘤细胞表面某些共有特定表位分子的识别结合，产生非特异性抗感染、抗肿瘤等免疫保护作用，同时参与适应性免疫应答的启动和效应过程。

（一）单核巨噬细胞系统

单核巨噬细胞系统包括血液中的单核细胞和组织中的巨噬细胞。单核细胞（monocyte）占血液中白细胞总数的 3% ～ 8%，胞质富含溶酶体颗粒，其内含过氧化物酶、酸性磷酸酶和溶菌酶等多种酶类物质，具有较强的变形运动和吞噬功能。巨噬细胞（macrophage）由定居和游走两类细胞组成。定居巨噬细胞可因所处组织器官的不同而有不同的命名，如在肝中称库普弗细胞、在中枢神经系统中称小胶质细胞、在骨组织中则称破骨细胞；游走巨噬细胞广泛分布于结缔组织中，体积数倍于单核细胞，寿命较长（可存活数月），其胞质内富含溶酶体颗粒及其相关的酶类物质，具有很强的变形运动和吞噬杀伤、清除病原体等抗原性异物的能力。作为专职抗原提呈细胞，巨噬细胞还具有摄取、加工提呈抗原，启动适应性免疫应答的功能。

（二）中性粒细胞

中性粒细胞（neutrophil）是外周血白细胞中数量最多的一种，占白细胞总数的 60% ～ 70%，其产生速率高（1×10^7 个 / 分），存活期短，仅 2 ～ 3 天。在中性粒细胞初级和次级颗粒中不仅含有与巨噬细胞颗粒中类似的酶类和杀菌物质，如酸性磷酸酶、碱性磷酸酶、溶菌酶和防御素等，还有中性粒细胞所特有的髓过氧化物酶（myeloperoxidase，MPO）。因此，中性粒细胞除可通过氧依赖和氧非依赖系统杀伤病原体外，还可通过由 MPO 与过氧化氢和氯化物组成的 MPO 杀菌系统对病原体产生强大杀伤作用。

（三）树突状细胞

树突状细胞（dendritic cell，DC）因其成熟时表面具有许多树状突起而得名。根据来源、表型和功能差异可将 DC 分为两类：髓样 DC 和浆细胞样 DC。此外，在外周免疫器官淋巴滤泡中还有一种来源尚未确定的滤泡 DC（follicular dendritic cell，FDC）。树突状细胞的主要功能是摄取、加工和提呈抗原，同时具有免疫调节作用，是体内诱导初始 T 细胞活化能力最强的抗原提呈细胞，也是引发适应性免疫应答的始动细胞。

（四）自然杀伤细胞

自然杀伤（natural killer，NK）细胞来源于骨髓淋巴样干细胞，其分化、发育依赖于骨髓微环境，主要分布于骨髓、外周血、肝、脾、肺和淋巴结。NK 细胞不表达特异性抗原识别受体，通过表面杀伤活化受体和杀伤抑制受体对“自身”与“非己”进行识别，并直接杀伤某些肿瘤和病毒感染等靶细胞。NK 细胞表面具有 IgG Fc 受体，也可通过 ADCC 作用杀伤肿瘤和病毒感染等靶细胞。

（五）NKT 细胞

自然杀伤 T（NKT）细胞是指既表达 NK 细胞表面标志 CD56，又表达 T 细胞表面标志 TCRαβ-CD3 复合体的固有样淋巴细胞。NKT 细胞在胸腺或胚肝分化发育，主要分布于骨髓、肝和胸腺，在脾、淋巴结和外周血中也有少量存在。活化 NKT 细胞可通过分泌穿孔素、颗粒酶或经 Fas/FasL 途径杀伤某些肿瘤和病原体感染的靶细胞，也可通过分泌 IL-4 或 IFN-γ，分别诱导初始 T 细胞向 Th2 或 Th1 细胞分化，参与体液或细胞免疫应答，增强机体抗感染和抗肿瘤作用。

（六）γδT 细胞

γδT 细胞在胸腺中分化发育，主要分布于肠道、呼吸道及泌尿生殖道等黏膜和皮下组织，是皮肤黏膜局部参与早期抗感染、抗肿瘤免疫的主要效应细胞。γδ T 细胞表面 TCR 为有限多样性抗原识别受体，可直接识别结合某些多肽抗原，而不识别 MHC 分子提呈的抗原肽。γδT 细胞识别抗原后迅速活化，可通过释放穿孔素、颗粒酶、TNF-β 和表达 FasL 等作用方式杀伤病毒感染细胞和肿瘤细胞，还可分泌 IL-17、IFN-γ 和 TNF-α 等细胞因子介导炎症反应或发挥免疫调节作用。

（七）B1 细胞

B1 细胞分化发育与胚肝密切相关，也可由成人骨髓产生，主要分布于胸膜腔、腹膜腔和肠道固有层中，是具有自我更新能力的 $CD5^+$、$mIgM^+$ B 细胞。B1 细胞表面 BCR 缺乏多样性，可直接识别多种病原体或某些变性自身成分所共有的抗原表位分子，并迅速活化产生泛特异性抗体，发挥抗感染或清除变性自身抗原等免疫效应。

（八）嗜碱性粒细胞和肥大细胞

嗜碱性粒细胞（basophil）主要分布于外周血中，肥大细胞（mast cell）主要分布于皮肤、呼吸道、胃肠道黏膜下结缔组织和血管壁周围结缔组织中。二者都是参与 I 型超敏反应的主要效应细胞。细胞表面均具有高亲和力 IgE Fc 受体（FcεR），其胞质中颗粒内含组胺和酶类物质等多种生物活性介质。变应原特异性 IgE 抗体与其表面 FcεR 结合后可使之处于致敏状态。变应原与上述致敏靶细胞表面相应 IgE 抗体桥联结合后，可使之脱颗粒释放组胺、酶类物质，同时合成、分泌白三烯、前列腺素 D_2、血小板活化因子和细胞因子等生物活性介质，引发 I 型超敏反应。

（九）嗜酸性粒细胞

嗜酸性粒细胞（eosinophil）主要分布于呼吸道、消化道和泌尿生殖道黏膜下结缔组织中，外周血中数量较少，占白细胞总数的 1% ～ 3%。嗜酸性粒细胞胞质颗粒内含主要碱性蛋白、过氧化物酶和胶原酶等多种对寄生虫具有毒杀作用的物质。在发生寄生虫感染和 I 型超敏反应的情况下，嗜酸性粒细胞活化后通过释放碱性蛋白和过氧化物酶等物质对寄生虫和某些病原体产生毒杀作用，或通过合成、分泌白三烯和血小板激活因子（PAF）等脂类炎性介质参与和促进过敏性炎症反应。

二、适应性免疫应答细胞

适应性免疫应答细胞是一类表面具有特异性抗原识别受体（TCR/BCR）的高度异质性的淋巴细胞群体，主要包括 αβ T 细胞、B2 细胞，即通常所说的 T 细胞和 B 细胞。

（一）T 细胞

T 细胞是骨髓淋巴样干细胞进入胸腺后，经过有序分化发育形成的具有免疫功能的成熟 T 细胞，故称胸腺依赖性淋巴细胞（thymus dependent lymphocytes），简称 T 细胞。

1. T 细胞表面分子及其主要作用

（1）TCR-CD3 复合体：T 细胞表面 T 细胞受体（T cell receptor，TCR）与 CD3 分子非共价结合形成的复合体。其中 TCR 是 T 细胞表面特异性识别抗原的受体，CD3 是传递细胞活化信号的免疫分子，也是所有 T 细胞的特征性表面标志。T 细胞表面 TCR 是由 α 和 β 两条肽链通过链间二硫键连结组成的 TCRαβ 异二聚体，其结构如图 3-1-4 所示。TCR αβ 链的胞内区短小，没有传递细胞活化信号的作用，但可与 CD3 分子的多肽链非共价结合组成 TCR αβ-CD3 复合体。CD3 分子由 γ、δ、ε、ζ 和 η 五种肽链组成，分子胞内区均含免疫受体酪氨酸激活基序（ITAM），参与启动细胞活化信号的转导。

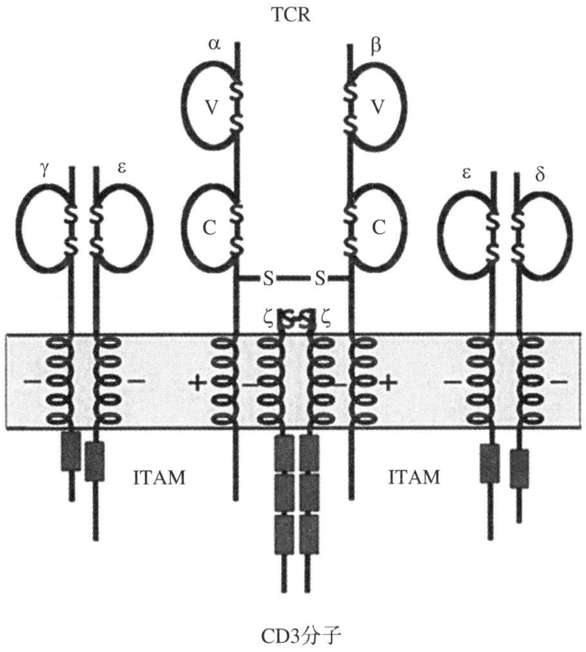

图 3-1-4 TCR-CD3 复合体示意图

（2）TCR 辅助受体：CD4 分子和 CD8 分子是 T 细胞表面的 TCR 辅助受体。CD4 分子是识别结合 MHC Ⅱ类分子的受体，其胞外区能与 MHC Ⅱ类分子 β 链 Ig 样区的 β2 结构域结合，参与胞内活化信号的转导。CD4 分子也是人类免疫缺陷病毒（HIV）壳膜蛋白 gp120 的受体，因此 HIV 可选择性感染 $CD4^+$T 细胞，引发获得性免疫缺陷综合征。CD8 分子是识别结合 MHC Ⅰ类分子的受体，其胞外区能与 MHC Ⅰ类分子 α 链 Ig 样区的 α3 结构域结合，参与胞内活化信号的转导。

（3）CD28：T 细胞表面的黏附分子，也是最重要的共刺激分子，能与 APC 表面的 B7-1/B7-2（CD80/CD86）互补结合，可诱导 T 细胞产生共刺激信号（T 细胞活化第二信号），导致 T 细胞活化。

（4）细胞毒性 T 细胞抗原 -4（cytotoxic T lymphocyte antigen-4，CTLA-4）：同源二聚体，主要表达于活化 T 细胞表面，静息 T 细胞不表达。CTLA-4 与 CD28 分子有一定的同源性，其胞外区结构域也能与 APC 表面 B7-1/B7-2 共刺激分子互补结合，且二者间亲和力显著高于 CD28 与 B7 分子间的亲和力，其胞内区含免疫受体酪氨酸抑制基序（ITIM），可传递活化抑制信号。

（5）CD40 配体（CD40L）：是表达于活化 $CD4^+$T 细胞和部分活化 $CD8^+$T 细胞表面的共刺激分子。活化 T 细胞表面的 CD40L 与 B 细胞表面 CD40 分子结合相互作用，可诱导 B 细胞产生共刺激信号（B 细胞活化第二信号），导致 B 细胞活化、增殖分化和发生 Ig 类别转换。

（6）淋巴细胞功能相关抗原 -2（lymphocyte function associated antigen-2，LFA-2）：主要表达于成熟 T 细胞和部分 NK 细胞表面。LFA-2（CD2）是 T 细胞表面的黏附分子，能与 APC 表面相应黏附分子 LFA-3 结合相互作用，促进 T 细胞对 APC 表面抗原肽 -MHC 分子复合物识别结合和共刺激信号（T 细胞活化第二信号）的产生。

（7）淋巴细胞功能相关抗原 -1（LFA-1）：主要表达于成熟 T 细胞表面，是 T 细胞表面的黏附分子，能与 APC 表面的细胞间黏附分子 -1、2（intercellular adhesion molecules-1、2，ICAM-1、2）结合相互作用，促进 T 细胞对 APC 表面抗原肽 -MHC 分子复合物的识别结合和共刺激信号（T 细胞活化第二信号）的产生。

（8）丝裂原受体：T 细胞表面具有植物血凝素受体（PHA-R）、刀豆蛋白 A 受体（ConA-R）和与 B 细胞共有的美洲商陆受体（PWM-R）。T 细胞接受相应丝裂原刺激后可发生非特异性有丝分裂，转化为淋巴母细胞。在体外用 PHA 刺激人外周血 T 细胞，观察其增殖分化程度可检测机体细胞免疫功能状态，此即淋巴细胞转化试验。

（9）细胞因子受体：T 细胞可表达多种与其活化、增殖、分化密切相关的细胞因子受体（如 IL-2R、IL-4R、IL-6R、IL-12R、IFN-γR）和诱导活化 T 细胞凋亡的 Fas 等受体。

2. T 细胞亚群及功能

（1）初始 T 细胞、效应 T 细胞和记忆 T 细胞：初始 T 细胞是指离开胸腺进入外周后，从未与其特异性抗原相遇，即对相应抗原尚未产生应答的成熟 T 细胞。效应 T 细胞是指接受抗原刺激后，经克隆扩增和分化形成的能够发挥免疫效应的终末 T 细胞。记忆 T 细胞（Tm）是指接受抗原刺激后，在增殖分化过程中停止分化，成为静息状态的具有免疫记忆功能的长寿 T 细胞。记忆 T 细胞在与相应抗原相遇后可迅速活化、增殖分化为效应 T 细胞并产生新的记忆 T 细胞。

（2）$CD4^+$Th、$CD8^+$CTL 和 $CD4^+$Treg：$CD4^+$ Th1 主要分泌 IFN-γ、IL-2 和 TNF-β 等 Th1 型细胞因子，参与细胞免疫应答，具有抗胞内病原体感染的免疫作用，也参与某些自身免疫性疾病，如类风湿关节炎（RA）的发生发展和病理损伤。$CD4^+$ Th2 主要分泌 IL-4、IL-5、IL-10 和 TGF-β 等 Th2 型细胞因子，参与体液免疫应答，可诱导 B 细胞增殖分化产生抗体，具有抗胞外病原体感染的免疫作用，也参与哮喘等变态反应性疾病的发生发展和病理损伤。$CD4^+$ Th3 主要分泌 TGF-β，具有免疫负调节作用，可抑制细胞和体液免疫应答。Th3 功能过高或过低与肿瘤或自身免疫性疾病的发生发展相关。$CD4^+$ Th17 主要分泌 IL-17、IL-21 和 IL-22 等促炎细胞因子，具有抗真菌和抗胞外细菌感染的免疫作用，也参与某些炎症性疾病，如炎症性肠炎、银屑病的发生发展和病理损伤。$CD4^+$ Tfh 是新近发现的一种称之为滤泡辅助性 T 细胞（T Follicular helper cell，Tfh），能促进 B 细胞增殖分化产生抗体和发生 Ig 类别转换。Tfh 功能过高可诱导产生大量自身抗体，引发系统性红斑狼疮（SLE）等自身免疫性疾病；功能过低则可引发以抗体缺失或功能低下为特征的免疫缺陷病。

细胞毒性 T 细胞（cytotoxic T lymphocyte，CTL）的主要作用是特异性杀伤某些肿瘤和病毒感染的靶细胞，通过表面 TCR-CD3 复合体与靶细胞表面相应抗原肽 -MHC Ⅰ类分子复合物特异性结合后，可通过如下作用机制产生细胞毒作用：①脱颗粒释放穿孔素和颗粒酶，使靶细胞溶解破坏或发生凋亡；②高表达 FasL 和分泌大量 TNF-α 诱导靶细胞凋亡。

调节性 T 细胞（regulatory T cell，Treg）是一类具有负向调节作用的 $CD4^+T$ 细胞，包括自然调节 T 细胞和诱导性调节 T 细胞。此类 T 细胞占外周血 $CD4^+T$ 细胞总数的 5% ~ 10%，对抗原的识别具有特异性，但活化后对其他免疫细胞的抑制作用是非特异性的，且不受 MHC 限制。

（二）B 细胞

B 细胞是由人和哺乳动物骨髓或禽类法氏囊中始祖 B 细胞分化成熟而来，故称骨髓 / 囊依赖性淋巴细胞，简称 B 细胞。

1. B 细胞表面分子及其主要作用

（1）B 细胞受体（B cell receptor，BCR）：B 细胞表面特异性识别抗原的受体，也是所有 B 细胞的特征性表面标志，其化学本质是膜表面免疫球蛋白（mIg）。BCR 胞内区短小，没有传递细胞活化信号的功能，但可与 Igα/Igβ 异二聚体非共价结合组成 BCR-Igα/Igβ 复合体。Igα/Igβ 异二聚体是由 CD79a 和 CD79b 两条肽链通过链间二硫键连接组成的跨膜蛋白，其胞内区含 ITAM 结构域，参与细胞活化信号的传递（图 3-1-5）。

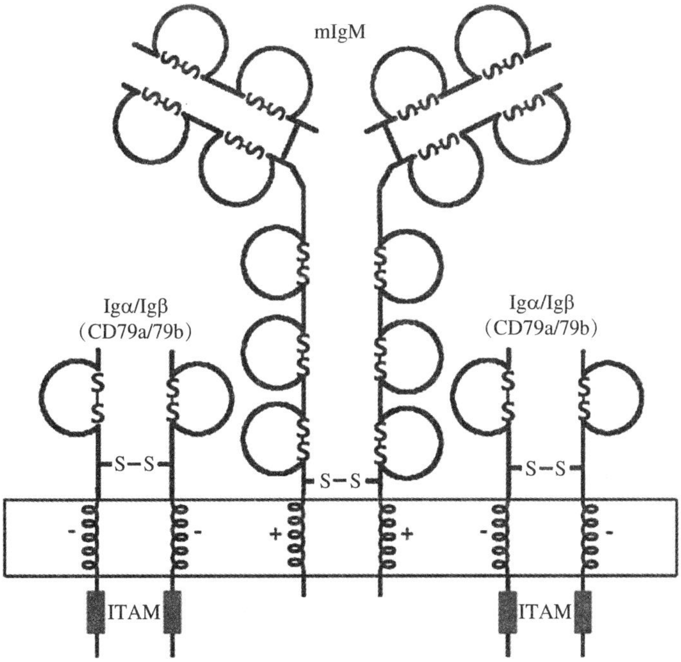

图 3-1-5 BCR-Igα/Igβ 复合体示意图

（2）BCR 辅助受体：CD19-CD21-CD81 复合体是 B 细胞表面的 BCR 辅助受体，其中 CD19 分子是 B 细胞特有的表面标志，CD21 分子是补体 C3 裂解产物 C3d 的受体，CD19 与

CD21 紧密相连，参与 B 细胞活化信号的转导；CD81 为跨膜蛋白，具有稳定 CD19-CD21-CD81 复合体的作用。

（3）CD40 分子：B 细胞表面最重要的共刺激分子，B 细胞在接受抗原刺激产生活化第一信号基础上，通过表面 CD40 与活化 $CD4^{+}$Th 表面 CD40L 结合相互作用，可诱导产生共刺激信号（B 细胞活化第二信号）使 B 细胞活化。

（4）ICAM-1 分子：表达于 B 细胞表面的黏附分子，与活化 $CD4^{+}$Th 表面相应黏附分子 LFA-1 结合可诱导产生共刺激信号，促进 B 细胞活化第二信号的产生。

（5）IgG Fc 受体Ⅱ（FcγRⅡ）：表达于 B 细胞、巨噬细胞和朗格汉斯细胞表面，包括 FcγRⅡ-A 和 FcγRⅡ-B 两种类型。FcγRⅡ-A 为活化性受体，B 细胞通过表面 FcγRⅡ-A 与抗原抗体复合物中 IgG Fc 段结合，不仅有助于 B 细胞对抗原的捕获，而且能促进 B 细胞活化。FcγRⅡ-B 是 B 细胞表面抑制性受体，其胞质区含 ITIM 结构域，可转导 B 细胞活化抑制信号，下调体液免疫应答。

（6）B7 分子：B7-1/B7-2 分子（CD80/CD86）是表达于 B 细胞表面的共刺激分子。B 细胞作为专职 APC，通过 B7-1、2 与 $CD4^{+}$Th 表面 CD28 相应配体分子结合发生相互作用，可诱导产生共刺激信号（T 细胞活化第二信号）导致 B 细胞活化。

（7）丝裂原受体：B 细胞表面具有脂多糖受体（LPS-R）、葡萄球菌 A 蛋白受体（SPA-R）和美洲商陆受体（PWM-R）。B 细胞接受相应丝裂原刺激后可发生非特异性有丝分裂，转化为淋巴母细胞。

（8）细胞因子受体：静息 B 细胞接受抗原或丝裂原刺激后，可表达多种与其活化、增殖、分化密切相关的 IL-1R、IL-4R、IL-5R、IL-6R、IL-10R 和 IFN-R 等细胞因子受体，相关细胞因子与不同分化阶段 B 细胞表面相应细胞因子受体结合后，可诱导 B 细胞活化、增殖，最终分化为合成分泌不同类型抗体的浆细胞。

2. B 细胞亚群及功能　根据 B 细胞发生、分布、表面标志和功能特征，可将其分为执行固有免疫应答的 B1 细胞和执行适应性体液免疫应答的 B2 细胞，即通常所指的 B 细胞。

（1）B1 细胞：在个体发育过程中出现相对较早，其产生与胚肝密切相关。B1 细胞是具有自我更新能力的 $CD5^{+}$、$mIgM^{+}$ B 细胞，主要分布于腹膜腔、胸膜腔和肠道固有层中。B1 细胞表面 BCR 较少多样性，主要识别细菌多糖类 TI 抗原和某些变性自身抗原。B1 细胞产生抗体无需 Th 协助，接受抗原刺激后 48 小时即可产生相应低亲和力 IgM 类抗体。此类抗体可识别结合病原体表面共有多糖抗原表位，对多种病原体产生非特异性免疫作用。

（2）B2 细胞：在个体发育过程中出现相对较晚，由骨髓多能造血干细胞分化而成。B2 细胞是没有自我更新能力的 $CD5^{-}$、$mIgM^{+}/IgD^{+}$ B 细胞，主要分布于外周免疫器官。B2 细胞表面 BCR 具有高度多样性，对可溶性蛋白质抗原的识别具有高度特异性，接受抗原刺激后需在 $CD4^{+}$Th2 协助下才能产生相应抗体。B2 细胞介导的体液免疫应答与 B1 细胞相比有如下特点：①抗体产生潜伏期较长；②产生以 IgG 类为主的高亲和力抗体；③产生记忆 B 细胞，可引起再次免疫应答。

小结

1. 免疫器官：包括中枢免疫器官和外周免疫器官。人和哺乳动物的中枢免疫器官包括骨髓和胸腺，鸟类还包括腔上囊，是免疫细胞发生、分化、发育和成熟的场所。外周免疫器官包括淋巴结、脾和黏膜免疫系统，是免疫细胞定居和发生适应性免疫应答的场所。

2. 固有免疫应答细胞：包括单核巨噬细胞系统、中性粒细胞、树突状细胞、NK 细胞、NKT 细胞、γδT 细胞、B1 细胞、嗜碱性粒细胞、嗜酸性粒细胞和肥大细胞，主要发挥抗感染免疫和抗肿瘤作用，也可参与对机体损伤、衰老和畸变的细胞进行清除，同时参与适应性免疫应答的启动。

3. 适应性免疫应答的细胞：包括 T 细胞和 B 细胞。T 细胞表面的分子主要有 TCR、CD3、CD4、CD8、CD28、CTLA-4、CD40L、LFA-1、LFA-2、丝裂原受体和细胞因子受体。T 细胞可分为不同的亚群，根据 T 细胞接受抗原刺激后的分化情况分为初始 T 细胞、效应 T 细胞和记忆 T 细胞。根据 T 细胞的表面标志和功能特性分为 $CD4^+$ Th、$CD8^+$ CTL 和 $CD4^+$ Treg。B 细胞表面的分子主要有 BCR、Igα/Igβ、CD19-CD21-CD81、CD40、ICAM-1、IgG Fc 受体Ⅱ、B7、丝裂原受体和细胞因子受体。根据 B 细胞的表面标志和功能特性分为 B1 细胞和 B2 细胞。

思考题

1．简述中枢免疫器官和外周免疫器官的组成和功能。
2．简述固有免疫细胞的组成及主要功能。
3．试述与 T 细胞和 B 细胞活化相关的表面分子有哪些？
4．简述 T 细胞的亚群及功能。

（吕跃山　吴　平）

第二章

抗　原

学习目标

1. 掌握抗原的概念及特性、抗原表位、抗原的分类。
2. 熟悉抗原的异物性和特异性、影响抗原免疫原性的因素。
3. 了解超抗原的概念和特点、佐剂的概念和特点、免疫佐剂的作用机制。

抗原（antigen，Ag）是指能与T细胞抗原受体（TCR）和B细胞抗原受体（BCR）特异性结合，使其活化、增殖、分化产生抗体和（或）效应T细胞，同时又能在体内外与相应免疫应答产物特异性结合，产生免疫效应或反应的物质。

抗原具有两种基本特性：①免疫原性（immunogenicity）是指抗原能够刺激机体产生特异性免疫应答，即诱导B细胞产生抗体和（或）T细胞分化为效应T细胞的能力；②抗原性（antigenicity）或免疫反应性（immunoreactivity）是指抗原能与免疫应答产物，即相应抗体和（或）效应T细胞特异性结合，产生免疫效应或反应的能力。既有免疫原性又有抗原性的物质称为完全抗原（complete antigen），如病原微生物和动物血清等。通常所说的抗原均指完全抗原。只有抗原性而无免疫原性的物质称为半抗原（hapten）或不完全抗原（incomplete antigen），如某些多糖、脂类和药物等。半抗原单独作用无免疫原性，当与蛋白质载体结合形成完全抗原后可获得免疫原性，能够刺激机体产生针对半抗原的特异性抗体。

第一节　抗原的异物性和特异性

一、抗原的异物性

一般情况下，抗原性异物免疫原性的强弱与宿主亲缘关系的远近有关，二者亲缘关系越远（异物性强），其抗原的免疫原性就越强；二者亲缘关系越近（异物性弱），其抗原的免疫原性就越弱。例如，鸡卵蛋白对哺乳动物是强抗原，对鸭则是弱抗原。免疫学中的“非己抗原性异物”不仅包括来自体外的非己抗原物质，如各种病原体、动物蛋白和同种异体移植物，还包括某些结构改变的自身物质和机体发育过程中未与免疫细胞接触的正常自身物质（如眼晶状体蛋白和甲状腺蛋白等），在外伤或感染情况下，当上述隐蔽自身物质释放后，即可被自身免疫系统视为“非己抗原性异物”而对其产生免疫应答。

二、抗原的特异性

抗原特异性是指抗原刺激机体产生免疫应答及其与免疫应答产物发生反应所显示的专一性，即某一特定抗原只能刺激机体产生特异性的抗体和（或）效应T细胞，且仅能与该抗体和（或）效应T细胞发生特异性结合。决定抗原特异性的物质基础是存在于抗原分子中的抗原决定簇。

（一）抗原决定簇的概念

抗原决定簇（antigenic determinant）是指抗原分子中决定抗原特异性的特殊化学基团，又称表位（epitope）。一个抗原决定簇通常由5～17个氨基酸残基或5～7个多糖残基/核苷酸组成。抗原表位是T细胞（通过TCR）、B细胞（通过BCR）与抗体特异性识别结合的基本结构单位。抗原分子表面能与相应抗体结合的功能性抗原表位的数目称为抗原结合价（antigenic valence）。一个半抗原相当于一个抗原表位，仅能与抗体分子的一个部位结合，为单价抗原。天然抗原一般是大分子物质，含多种、多个抗原表位，是多价抗原，可以和多个抗体分子结合。

（二）抗原表位的分类

1．根据抗原表位的结构特点，可将其分为顺序表位和构象表位（见图3-2-1）。

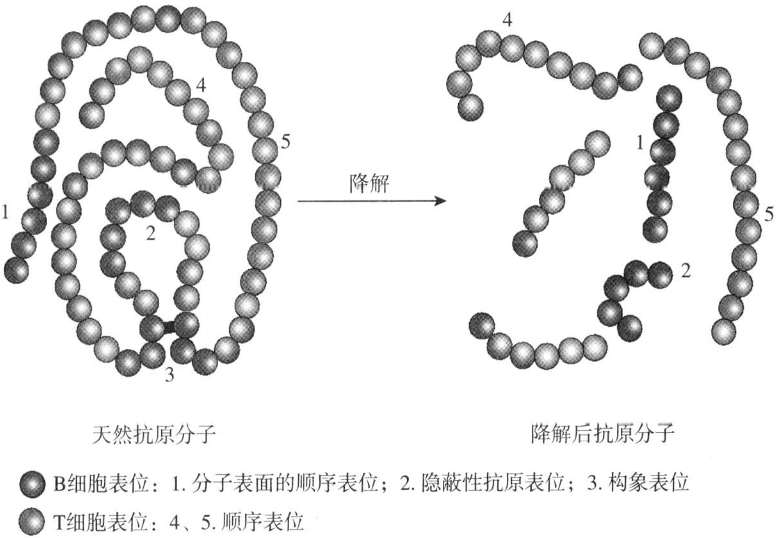

图3-2-1 顺序表位和构象表位示意图

（1）顺序表位：指肽链上由一段序列相连续的氨基酸残基所形成的表位，又称线性表位。该种表位是T细胞识别结合的抗原表位，又称T细胞表位。

（2）构象表位：指多肽或多糖链上由空间位置相邻，而序列上不相连续的氨基酸或多糖残基所形成的表位，又称非线性表位。该种表位是B细胞和抗体识别结合的抗原表位，又称B细胞表位。

2．根据抗原表位的位置和功能，可将其分为功能性抗原表位和隐蔽性抗原表位。

（1）功能性抗原表位：指位于抗原分子表面，能被B细胞或抗体直接识别结合的抗原表位，包括构象表位和线性表位。

（2）隐蔽性抗原表位：指位于抗原分子内部不能被 B 细胞或抗体识别结合的抗原表位。此种抗原表位可因理化因素而暴露于抗原分子表面，成为功能性表位；也可因酶解或修饰，而产生新的功能性表位。若体内隐蔽性抗原决定簇成为功能性表位，则有可能作为自身抗原诱发自身免疫性疾病。

（三）影响抗原特异性的因素

抗原表位对抗原特异性的影响是通过人工结合抗原证实的，方法简述如下：①将已知特殊化学基团（半抗原 / 表位）分别与同一种载体蛋白结合组成人工结合抗原，免疫动物获得抗血清；②将载体蛋白吸收后的抗血清（含半抗原特异性抗体）分别与上述已知特殊化学基团（半抗原 / 表位）进行反应。结果如表 3-2-1 所示，具有不同酸基的特殊化学基团只能与其相应抗血清结合（+++），而不能与他种抗血清结合（–）。这表明抗原分子中某些特殊的化学基团（表位）可决定抗原的特异性。

表 3-2-1　不同酸基对抗原表位特异性的影响

	半抗原（表位）			
	苯胺	对氨基苯甲酸	对氨基苯磺酸	对氨基苯砷酸
免疫血清（抗体）	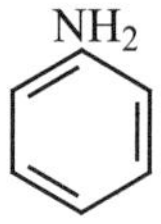	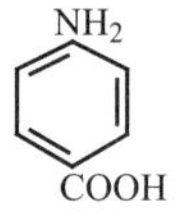	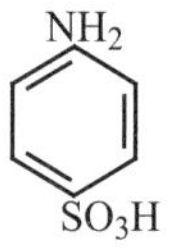	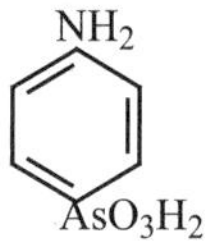
苯胺抗体	+++	–	–	–
对氨基苯甲酸抗体	–	++++	–	–
对氨基苯磺酸抗体	–	–	++++	–
对氨基苯砷酸抗体	–	–	–	++++

用氨基苯甲酸邻位、间位、对位三种异构体所做的实验进一步证实，特殊化学基团（表位）的空间位置可决定抗原的特异性。结果如表 3-2-2 所示，氨基苯甲酸邻位、间位、对位三种异构体与其相应抗血清（抗体）可发生强免疫反应（+++），而与其他抗血清（抗体）只产生微弱的免疫反应（±）。此外，用三种立体构象异构体所做的实验证实，特殊化学基团（表位）的立体构象也可影响抗原的特异性。

表 3-2-2　羧基空间位置对抗原表位特异性的影响

	半抗原（表位）			
	苯胺	邻位氨基苯甲酸	间位氨基苯甲酸	对位氨基苯甲酸
免疫血清（抗体）	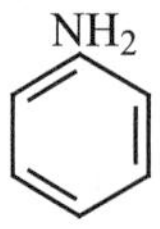	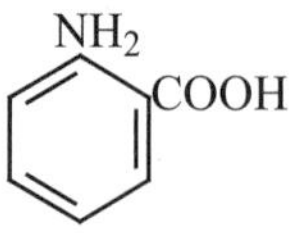	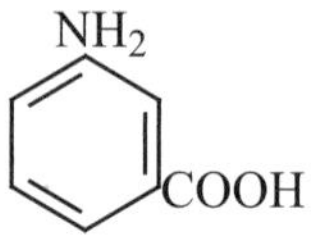	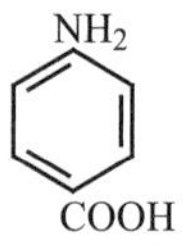
苯胺抗体	+++	–	–	–
邻位氨基苯甲酸抗体	–	+++	±	±
间位氨基苯甲酸抗体	–	±	++++	±
对位氨基苯甲酸抗体	–	±	±	++++

（四）共同抗原和交叉反应

天然抗原为多价抗原，有多种功能性抗原表位。理论上，每种B细胞表位都能诱导机体产生一种与之相对应的抗体。因此，天然抗原免疫机体后，可产生多种抗体。如果两种不同的抗原分子具有某种相同或相似的抗原表位，那么由这两种抗原刺激机体产生的抗血清（抗体）不仅能与诱导其产生的抗原特异性结合，而且能与含有相同或相似抗原表位的其他抗原发生反应，但反应强度明显减弱（图3-2-2）。免疫学中，将上述含有相同或相似抗原表位的抗原称为共同抗原（common antigen），将某种抗原刺激机体产生的抗体与具有相同或相似抗原表位的他种抗原发生的反应称为交叉反应（cross reaction）。

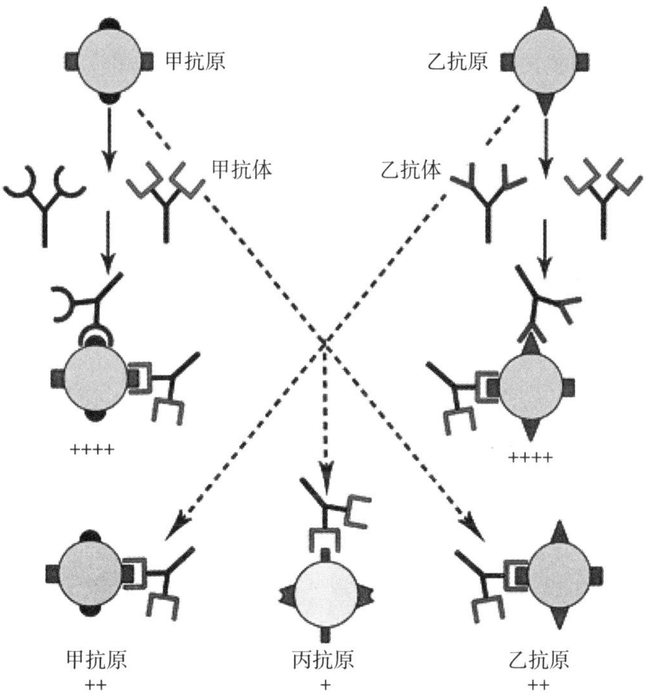

图3-2-2　交叉反应示意图

第二节　影响抗原免疫原性的因素

某种物质是否具有免疫原性、能否诱导机体产生免疫应答，主要取决于物质本身的理化性质及其与机体的相互作用。

一、抗原理化性质

（一）化学性质

具有免疫原性的物质通常是大分子有机物质，无机物没有免疫原性。一般来说蛋白质是良好的抗原。糖蛋白和脂蛋白免疫原性强，多糖和多肽有一定的免疫原性，脂类与核酸正常情况下难以诱导免疫应答。

（二）分子量大小

具有免疫原性的物质分子量一般大于 10kD，通常分子量越大，免疫原性越强。以蛋白质为例，当其分子量大于 10kD 时具有较强的免疫原性，小于 10kD 时免疫原性较弱，低于 4kD 则几乎无免疫原性。

（三）化学组成

大分子有机物质并不一定都具有良好的免疫原性，如明胶分子量可达 100kD，但因其由直链氨基酸组成，在体内易被降解，故免疫原性很弱。若在明胶分子上连接少量酪氨酸等含苯环的芳香族氨基酸，则能显著增强其免疫原性。胰岛素分子量只有 5.7kD，但其序列中含芳香族氨基酸，因此具有较强免疫原性。

（四）物理状态

化学性质相同的抗原物质可因其物理状态不同而呈现不同的免疫原性。一般而言，聚合状态抗原的免疫原性较其单体显著增强，颗粒性抗原的免疫原性强于可溶性抗原。因此常将免疫原性弱的抗原吸附于某些大颗粒物质表面或使其聚合，以增强其免疫原性。

（五）易接近性

接近性系指抗原分子中抗原表位与淋巴细胞抗原受体所接近的程度。如图 3-2-3 所示，抗原分子由多聚赖氨酸骨架和以多聚丙氨酸与酪氨酸、谷氨酸构成的外侧链组成。①当酪氨酸和谷氨酸残基位于多聚丙氨酸外侧时，抗原具有较强免疫原性；②当酪氨酸和谷氨酸残基位于多聚丙氨酸内侧时，抗原免疫原性明显减弱或消失；③加大抗原分子外侧链间距，即使酪氨酸和谷氨酸残基位于多聚丙氨酸内侧，抗原也具有较强的免疫原性。

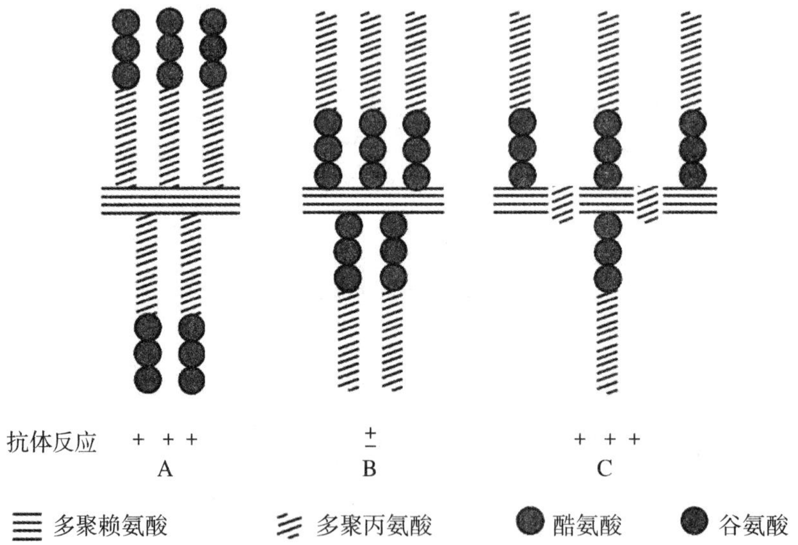

图 3-2-3 抗原分子中抗原表位所处位置与其免疫原性的关系

二、宿主因素

（一）遗传因素

机体对抗原性异物的应答能力受遗传因素控制，如多糖抗原对小鼠具有免疫原性，而对豚鼠则无免疫原性。同种不同品系动物接受同一种抗原刺激后，产生免疫应答的情况也不尽相同。如人工合成抗原（二硝基苯 - 多聚 - 左旋 - 赖氨酸）对品系 2 豚鼠具有免疫原性，能使之产生免疫应答，而对品系 3 豚鼠则无免疫原性。

（二）年龄、性别和健康状态

正常情况下，青壮年个体对抗原的免疫应答能力强于幼年和老年个体。如新生儿和新生动物对多糖类抗原不应答，成年后可对此类抗原产生应答；雌性动物产生抗体的能力高于雄性动物；身体虚弱、健康状态不佳或感染情况下，也能使机体对抗原的免疫应答能力显著下降。

三、免疫方法

抗原剂量、免疫途径、免疫次数及其间隔时间等因素，均可影响机体对抗原的免疫应答能力。通常抗原剂量要适中，太低和太高均易诱导产生免疫耐受。免疫途径以皮内最佳，皮下次之，腹腔和静脉效果较差，口服则可能诱导产生全身免疫耐受。减毒活疫苗所需免疫次数少，死疫苗和其他抗原所需免疫次数多。免疫间隔时间要适当，过频和间隔过长均不利于获得良好的免疫效果。

第三节 抗原的种类

抗原种类繁多，可根据不同标准对其进行分类。

一、根据抗原与机体的亲缘关系分类

（一）异种抗原

异种抗原（xenogenic antigen）是指来自其他物种的抗原性物质，如病原微生物、异种动物血清、植物花粉等。

1. 病原微生物 细菌、病毒、立克次体和衣原体等病原微生物化学组成复杂，是含有多种抗原表位的蛋白复合体。病原微生物对人体有很好的免疫原性，将其制成疫苗进行预防接种，可诱导机体对相应病原体感染产生有效免疫保护作用。

2. 外毒素、类毒素和抗毒素 外毒素（exotoxin）是某些细菌在生长代谢过程中分泌到菌体外的毒性蛋白物质，对机体某些特定组织细胞有极强的细胞毒作用，因此不能直接用外毒素制备抗毒素。外毒素经 0.3% ～ 0.4% 甲醛溶液处理后，丧失毒性作用，仍保留原有免疫原性，即成为类毒素（toxoid）。临床常用的类毒素有破伤风类毒素和白喉类毒素等。用类毒素给人接种，可预防由相应外毒素引起的疾病；用类毒素免疫动物，可获得相应抗体即抗毒素（antitoxin）。临床上治疗用的动物血清，如马血清抗毒素，作为抗体能与相应外毒素特异性结合，具有防治疾病的作用；作为异种蛋白有可能诱导机体产生超敏反应，因此临床应用此类生物制剂前，必须做皮肤过敏试验。

（二）同种异型抗原

同种异型抗原（allogenic antigen）是指同一种属不同个体间所具有的抗原性物质。人类同种异型抗原主要包括两种。

1. ABO 血型抗原 根据红细胞表面所含 A、B 抗原的不同，可将人类血型分为 A、B、AB 和 O 四种类型（表 3-2-3）。每个人的血清中不含与其本人相对应的 IgM 类天然血型抗体。ABO 血型物质不仅存在于人红细胞膜上，也存在于胃、十二指肠、胰腺、胆囊等组织细胞上，在唾液、精液和胆汁等体液中也可检出。

表 3-2-3 人类红细胞 ABO 血型系统的分类

表型	基因型	红细胞表面抗原	血清中天然抗体
A	A/A，A/O	A	抗 B
B	B/B，B/O	B	抗 A
AB	A/B	A 和 B	无抗 A，无抗 B
O	O/O	H（无 A、无 B）	抗 A 和抗 B

2. Rh 血型抗原 Landsteiner 和 Wiener（1840 年）发现恒河猴（Rhesus macaque）红细胞抗血清能与多数人的红细胞发生凝集，表明在人类红细胞和恒河猴红细胞表面具有某种相同的血型物质，称之为 Rh 血型抗原。红细胞表面表达 Rh 抗原者，其血型为 Rh 阳性；不表达 Rh 抗原者，其血型为 Rh 阴性。正常情况下，人体血清中不存在针对 Rh 抗原的抗体。当 Rh 阳性红细胞进入 Rh 阴性个体时，可刺激机体产生针对 Rh 抗原的 IgG 类免疫血型抗体。此类血型抗体可通过胎盘，当体内产生 Rh 抗体的妇女妊娠，且胎儿血型为 Rh 阳性时，就有可能引起胎儿流产或发生新生儿溶血症。

（三）自身抗原

自身抗原（autoantigen）是指能引起机体发生免疫应答的自身成分，通常自身抗原可诱导机体对其产生天然免疫耐受，其中有些如结构改变的自身物质或与免疫系统相对隔绝的正常自身物质释放，则可刺激机体免疫系统产生免疫应答。

1. 隐蔽抗原 指正常情况下，体内与免疫系统相对隔绝，即从未与 T、B 淋巴细胞接触过的某些正常自身组织成分，如眼晶状体蛋白、甲状腺球蛋白、精子和脑组织等，在外伤、感染或手术不慎等情况下，上述隐蔽的自身抗原释放，即可被体内免疫细胞视为“非己物质”，从而产生自身免疫应答，重者可引发自身免疫性疾病。

2. 改变 / 修饰的自身抗原 在病原微生物感染和某些物理（如辐射）和化学（如药物）因素影响下，可使自身组织结构发生改变，形成新的抗原表位或使隐蔽性抗原表位暴露成为功能性表位。此种改变 / 修饰的自身抗原可刺激机体产生免疫应答，重者可引发自身免疫性疾病。

（四）异嗜性抗原

异嗜性抗原（heterophilic antigen）是指一类与种属特异性无关，存在于人、动物、植物和微生物之间的共同抗原。此类抗原可引发某些疾病，如溶血性链球菌表面某些成分与人肾小球基底膜和心肌组织具有共同抗原。因此，溶血性链球菌刺激机体产生的抗体有可能与人肾和心肌组织中的共同抗原发生交叉反应，引起肾小球肾炎或心肌炎。大肠埃希菌 O14 型脂多糖与人结肠黏膜有共同抗原存在，有可能引发溃疡性结肠炎。

二、根据诱导抗体产生是否需要 Th 参与分类

（一）胸腺依赖性抗原

胸腺依赖性抗原（thymus dependent antigen，TD-Ag）是指刺激 B 细胞产生抗体需要 Th 辅助的抗原，又称 T 细胞依赖性抗原，简称 TD 抗原。绝大多数天然抗原都是 TD 抗原，

此类抗原既有 T 细胞表位又有 B 细胞表位，如各种病原体、异种或同种异体细胞和血清蛋白等。

（二）胸腺非依赖性抗原

胸腺非依赖性抗原（thymus independent antigen，TI-Ag）是指刺激 B 细胞产生抗体无需 Th 辅助的抗原，又称 T 细胞非依赖性抗原，简称 TI 抗原。此类抗原具有单一重复 B 细胞表位而无 T 细胞表位，可分为以下两类：① TI-1 抗原，如细菌脂多糖（LPS）等，可刺激成熟或未成熟 B 细胞产生免疫应答；② TI-2 抗原，如细菌荚膜多糖和聚合鞭毛素等，只能刺激成熟 B 细胞产生免疫应答。

三、根据抗原是否在抗原提呈细胞内合成分类

（一）内源性抗原

内源性抗原是指在抗原提呈细胞内新合成的、存在于胞浆内的抗原性物质，如病毒感染细胞生成的病毒蛋白和肿瘤细胞内生成的肿瘤抗原等。此类抗原在细胞内酶解后，能以抗原肽 -MHC-Ⅰ类分子复合物的形式表达于抗原提呈细胞表面，供 $CD8^+T$ 细胞识别。

（二）外源性抗原

外源性抗原是指抗原提呈细胞通过吞噬、吞饮等作用从外界摄入胞内的抗原性物质，如细菌和某些可溶性蛋白等。此类抗原在细胞内酶解后，能以抗原肽 -MHC-Ⅱ类分子复合物的形式表达于抗原提呈细胞表面，供 $CD4^+T$ 细胞识别。

四、其他分类方法

根据抗原理化性质的不同，分为颗粒性抗原和可溶性抗原；根据化学性质的不同，分为蛋白质抗原和多糖抗原；根据抗原获得方式的不同，分为天然抗原和人工抗原。

第四节 超抗原、丝裂原和佐剂

一、超抗原

超抗原（superantigen，SAg）是一类只需极低剂量（1 ～ 10ng/ml）就能非特异多克隆激活 T 细胞，产生大量细胞因子，引发强烈免疫反应的大分子蛋白物质。T 细胞超抗原作用方式如图 3-2-4 所示，其一端可直接与 APC 表面 MHC- Ⅱ类分子抗原肽结合槽外侧某些保守氨基酸结合，另一端能与 T 细胞表面抗原受体 β 链可变区结构域（Vβ）外侧结合。因此，T 细胞超抗原在多克隆激活具有相同 Vβ 族的 T 细胞时，虽需 APC 参与，但其作用不受 MHC 限制。T 细胞超抗原主要包括金黄色葡萄球菌肠毒素 A-E、A 族链球菌 M 蛋白和致热外毒素及某些反转录病毒合成产物，如小鼠乳腺肿瘤病毒蛋白等，它们可能与细菌性食物中毒、某些自身免疫病和某些肿瘤的发生有关。

二、丝裂原

丝裂原（mitogen）又称有丝分裂原，是能够非特异多克隆刺激 T、B 细胞发生有丝分裂的物质。此类物质可直接与静息 T、B 细胞表面相应受体结合，使之发生母细胞转化和有丝分裂。据此建立的淋巴细胞转化试验，已广泛用于机体免疫功能的检测。丝裂原通常来自植

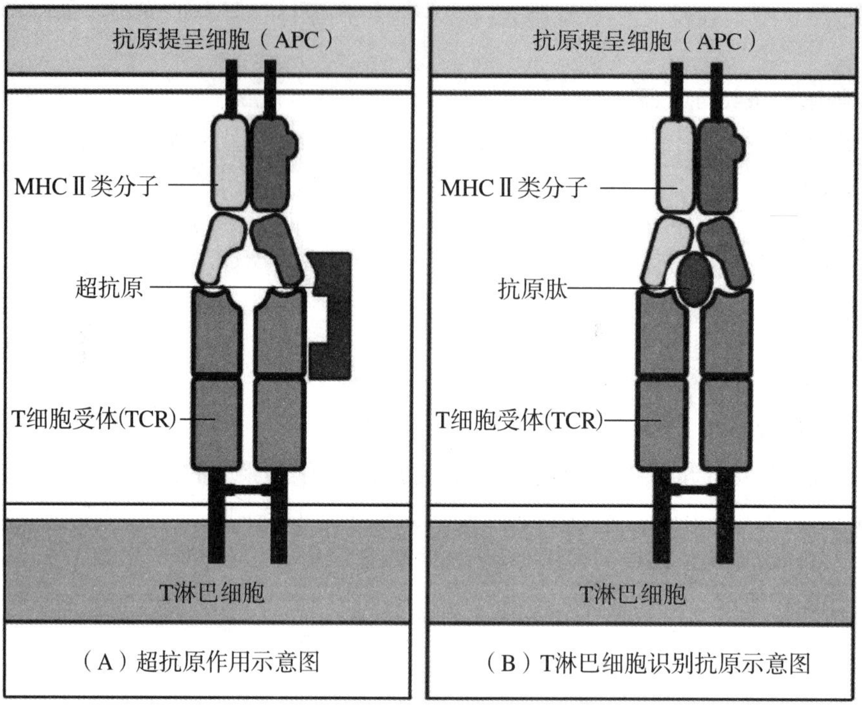

图 3-2-4　超抗原对 T 细胞作用示意图

物种子中的糖蛋白和某些细菌的结构成分或产物（表 3-2-4）。

表 3-2-4　作用于人和小鼠 T、B 细胞的丝裂原

	人		小鼠	
	T 细胞	B 细胞	T 细胞	B 细胞
刀豆蛋白 A（ConA）	+	−	+	−
植物血凝素（PHA）	+	−	+	−
美洲商陆（PWM）	+	+	+	−
脂多糖（LPS）	−	−	−	+
葡萄球菌蛋白 A（SPA）	−	+	−	−

三、佐剂

佐剂（adjuvant）是指预先或与抗原同时注入体内后，能够增强机体对该抗原的免疫应答能力或改变免疫应答类型的物质。佐剂的种类很多，目前在人体疫苗中添加的佐剂主要包括氢氧化铝、磷酸钙等。动物实验中最常使用的佐剂是弗氏不完全佐剂和弗氏完全佐剂。弗氏不完全佐剂是由液体石蜡（或植物油）和羊毛脂（或吐温）混合而成，使用时与水溶液抗原充分乳化，使抗原与佐剂形成油包水乳剂。在上述不完全佐剂中加入灭活分枝杆菌或卡介苗即成为弗氏完全佐剂。

小结

1. 抗原是指能与T细胞抗原受体和B细胞抗原受体特异性结合，使其活化、增殖、分化产生抗体和（或）效应T细胞，同时又能在体内外与相应免疫应答产物特异性结合，产生免疫效应或反应的物质。免疫原性和抗原性是抗原的两个基本特性。抗原特异性是免疫应答中最重要的特点，即抗原刺激机体产生免疫应答及其与免疫应答产物发生反应所显示的专一性，其物质基础是存在于抗原分子中的抗原决定簇。

2. 多种因素可影响机体对抗原免疫应答的类型及强度，但主要取决于抗原物质本身的性质及其与机体的相互作用。影响抗原免疫原性的因素包括抗原的化学性质、分子量的大小、化学组成、物理状态、易接近性等。宿主方面的因素如遗传因素、年龄、性别和健康状态等也在很大程度上影响抗原的免疫效果。抗原免疫的剂量、途径、次数、间隔时间等均可明显影响机体对抗原的应答。

3. 抗原种类繁多，根据抗原与机体亲缘关系的远近，可分为异种抗原、同种异型抗原、自身抗原和异嗜性抗原；根据诱导抗体产生是否需要Th参与，可将抗原分为胸腺依赖性抗原和胸腺非依赖性抗原；根据抗原是否在抗原提呈细胞内合成，可将抗原分为内源性抗原和外源性抗原。

4. 除了传统意义上的抗原分子外，还有一些物质以抗原非依赖性、MHC非依赖性的方式激活淋巴细胞，称为非特异性免疫刺激剂。本章介绍了超抗原、丝裂原和佐剂。

思考题

1. 简述抗原的基本特性。
2. 试述决定抗原特异性的物质基础。
3. 试述影响抗原免疫原性的因素。

（于 洋 郭丽娜）

第三章

抗 体

学习目标

1. 掌握抗体和免疫球蛋白的概念，免疫球蛋白的基本结构，抗体的主要功能，各类抗体的特性与功能。
2. 熟悉免疫球蛋白的水解片段。
3. 了解人工制备抗体。

第一节 抗体的结构

十九世纪后期，Emil von Behring 及其同事 Shibasaburo kitasato 研究发现，用白喉或破伤风毒素免疫动物后可产生具有中和毒素作用的物质，称之为抗毒素（antitoxin），随后引入抗体一词来泛指抗毒素类物质。抗体（antibody，Ab）是 B 细胞接受抗原刺激后增殖分化为浆细胞所产生的球蛋白，主要存在于血清等体液中，是介导体液免疫的重要效应分子，能与相应抗原特异性结合，发挥免疫功能。1937 年，Tiselius 和 Kabat 用电泳方法将血清蛋白分为白蛋白、α_1、α_2、β 及 γ 球蛋白等组分，并发现抗体主要存在于 γ 区，因此抗体又被称为 γ 球蛋白。随后，经 1968 年和 1972 年世界卫生组织和国际免疫学会联合会讨论决定，将具有抗体活性或化学结构与抗体相似的球蛋白统一命名为免疫球蛋白（immunoglobulin，Ig）。Ig 可分为分泌型 Ig（secreted Ig，sIg）和膜型 Ig（membrane Ig，mIg）。sIg 主要存在于血液和组织液中，发挥抗体的各种功能；mIg 主要构成 B 细胞膜表面的抗原受体。

一、抗体的基本结构

经 X 射线晶体衍射结构分析发现，Ig 由四条多肽链组成，各肽链之间由数量不等的链间二硫键连接。Ig 可形成“Y”字型结构（图 3-3-1），称为 Ig 单体，是构成抗体的基本单位。

（一）重链和轻链

天然 Ig 分子含有四条异源性多肽链，其中，分子量较大的称为重链（heavy chain，H），而分子量较小的称为轻链（light chain，L）。同一 Ig 分子中的两条 H 链和两条 L 链的氨基酸组成完全相同。

1. 重链　分子量为 50 ～ 75kD，由 450 ～ 550 个氨基酸残基组成。重链恒定区的氨基酸组成和排列顺序不同，其抗原性也不同。据此，可将 Ig 分为 5 类（class），即 IgM、IgD、

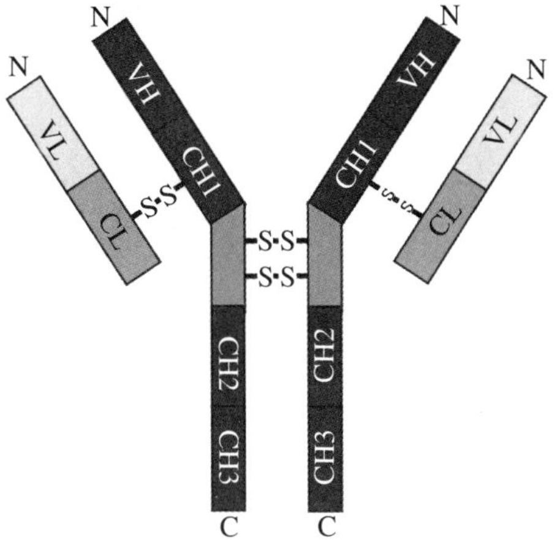

图 3-3-1 抗体的基本结构

IgG、IgA 和 IgE，其相应的重链分别为 μ 链、δ 链、γ 链、α 链和 ε 链。不同类的 Ig 具有不同的特征，如链内和链间二硫键的数量和位置、结构域的数量及铰链区的长度等均不完全相同。即使同一类的 Ig，其铰链区氨基酸组成和重链二硫键的数量、位置也有差别，据此可将同类 Ig 分为不同的亚类（subclass）。例如：人 IgG 可分为四个亚类，包括 IgG1、IgG2、IgG3 和 IgG4；人 IgA 可分为 IgA1 和 IgA2 两个亚类。

2. 轻链 分子量约为 25kD，由 214 个氨基酸残基构成。轻链可分为两种，分别为 κ 链和 λ 链。据此，可将 Ig 分为两型（type），即 κ 型和 λ 型。一个 Ig 分子上两条轻链的型别总是相同的。不同类 Ig 既存在 κ 型，也存在 λ 型。同一个体内可同时存在 κ 型和 λ 型的 Ig 分子，不同种属生物体内两型轻链的比例不同。正常人血清 Ig 的 κ ∶ λ 约为 2 ∶ 1，而在小鼠则为 20 ∶ 1。Ig 的 κ 与 λ 的比例异常可以反映免疫系统的异常。根据 λ 链恒定区个别氨基酸的差异，又可将 λ 链分为 λ_1、λ_2、λ_3 和 λ_4 四个亚型（subtype）。

（二）可变区和恒定区

通过分析不同 Ig 重链和轻链的氨基酸序列发现，重链和轻链靠近 N 端的约 110 个氨基酸序列变化很大，其他部分氨基酸序列相对恒定。因此，将 Ig 轻链和重链中靠近 N 端氨基酸序列变化较大的区域称为可变区（variable region，V），分别占重链和轻链的 1/4 和 1/2；将靠近 C 端的氨基酸序列相对稳定的区域称为恒定区（constant region，C），分别占重链和轻链的 3/4 和 1/2。

1. 可变区 重链和轻链的 V 区分别称为 VH 和 VL。VH 和 VL 中各含有 3 个氨基酸组成和排列顺序高度可变的区域，称为高变区（hypervariable region，HVR）或互补决定区（complementarity determining region，CDR），包括 HVR1（CDR1）、HVR2（CDR2）和 HVR3（CDR3），其中，HVR3（CDR3）变化程度更高。VH 的 3 个高变区分别位于 29 ～ 31、49 ～ 58 和 95 ～ 102 位氨基酸，而 VL 的 3 个高变区分别位于 28 ～ 35、49 ～ 56 和 91 ～ 98 位氨基酸。VH 和 VL 的 3 个 CDR 共同组成 Ig 的抗原结合部位（antigen-binding site），决定抗体的特异性，是抗体识别及结合抗原的部位。在 V 区中，CDR 之外区域的氨基酸组成和排列顺序相对保守，称为骨架区（framework region，FR）。VH 或 VL 各有四个骨架区，分别用 FR1、FR2、FR3 和 FR4 表示。

2. 恒定区 重链和轻链的 C 区分别称为 CH 和 CL。不同型（κ 或 λ）Ig 的 CL 长度基本一致，但是不同类 Ig 的 CH 长度不同。例如：IgG、IgA 和 IgD 包括 CH1、CH2 和 CH3，而 IgM 和 IgE 则包括 CH1、CH2、CH3 和 CH4。

（三）铰链区

铰链区（hinge region）位于 CH1 与 CH2 之间，富含脯氨酸，易伸展弯曲，从而改变与抗原结合部位之间的距离，有利于抗体与位于不同位置的抗原表位结合（图 3-3-2）。铰链区易被木瓜蛋白酶、胃蛋白酶等水解，产生不同的水解片段。不同类 Ig 的铰链区不尽相同，例如人 IgG1、IgG2、IgG4 和 IgA 的铰链区较短，IgG3 和 IgD 的铰链区较长，而 IgM 和 IgE 无铰链区。

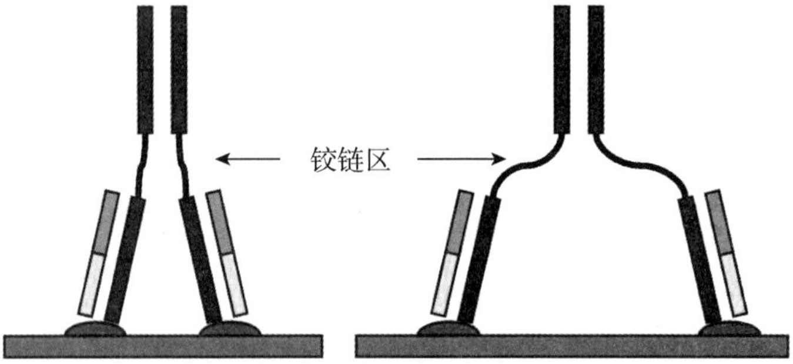

图 3-3-2 抗体铰链区的伸展性

二、抗体的结构域

Ig 分子的两条重链和两条轻链都可折叠成数个球形结构域（domain），每个结构域发挥其相应的功能。轻链有 VL 和 CL 两个结构域。IgG、IgA 和 IgD 的重链有 VH、CH1、CH2 和 CH3 四个结构域。IgM 和 IgE 的重链有五个结构域，多包括 CH4。每个结构域由约 110 个氨基酸组成，氨基酸序列具有相似性，其二级结构是由几条多肽链折叠形成的两个反向平行的 β 片层（anti-parallel β sheet）构成的，两个 β 片层中心的两个半胱氨酸残基由一个链内二硫键垂直连接，形成一个"β 桶状（β barrel）"或"β 三明治（β sandwich）"结构，这种折叠方式称为免疫球蛋白折叠（immunoglobulin folding）。许多膜型和分泌型的蛋白质分子也含有这类独特折叠的二级结构，因此，这类分子被统称为免疫球蛋白超家族（immunoglobulin superfamily，IgSF）。

三、J 链和分泌片

除上述基本结构外，某些类别的 Ig 还含有其他辅助成分，如 J 链和分泌片。

（一）J 链

J 链（joining chain）是一条富含半胱氨酸的多肽链，由浆细胞合成，其主要功能是将多个 Ig 单体连接为多聚体。两个 IgA 单体由 J 链相互连接形成二聚体，五个 IgM 单体由二硫键相互连接，并通过二硫键与 J 链连接形成五聚体。IgG、IgD 和 IgE 常为单体，无 J 链。

（二）分泌片

分泌片（secretory piece，SP）又称为分泌成分（secretory component，SC），是分泌型 IgA 分子上的一个辅助成分，为一种含糖的肽链，由黏膜上皮细胞合成和分泌，以非共价形式结合于 IgA 二聚体上，使其成为分泌型 IgA（SIgA），并一起被分泌到黏膜表面。分泌片能保护 SIgA 的铰链区不被蛋白水解酶降解。

四、抗体分子的水解片段

在一定条件下，Ig 分子肽链的某些部分易被蛋白酶水解为不同片段。木瓜蛋白酶（papain）和胃蛋白酶（pepsin）是最常用的两种 Ig 蛋白水解酶，并可借此研究 Ig 的结构和功能、分离和纯化特定的 Ig 多肽片段。

（一）木瓜蛋白酶水解片段

木瓜蛋白酶水解 Ig 的部位是在铰链区二硫键连接的两条重链的近 N 端，可将 Ig 裂解为两个完全相同的 Fab 段和一个 Fc 段（图 3-3-3）。Fab 段即抗原结合片段（fragment antigen binding，Fab），由一条完整的轻链与重链的 VH 和 CH1 结构域组成。一个 Fab 片段为单价，可与抗原结合但不产生凝集反应或沉淀反应。Fc 段即可结晶片段（fragment crystallizable，Fc），由 Ig 的 CH2 和 CH3 结构域组成，无抗原结合活性，是 Ig 与效应分子或细胞相互作用的部位。

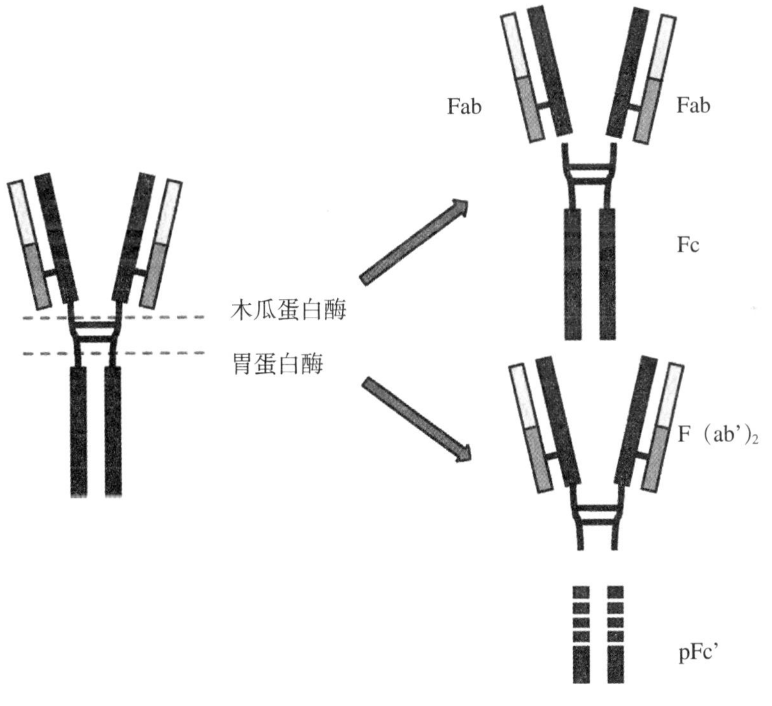

图 3-3-3 抗体分子的水解片段

（二）胃蛋白酶水解片段

胃蛋白酶作用于铰链区二硫键所连接的两条重链的近 C 端，水解 Ig 后可获得一个 F$(ab')_2$ 片段和一些小片段 pFc′。F$(ab')_2$ 是由两个 Fab 段及铰链区组成，由于 Ig 分子的两个臂仍由二硫键连接，因此 F$(ab')_2$ 片段为双价，可同时结合两个抗原表位，与抗原结合可发生凝集反应和沉淀反应。而且，由于 F$(ab')_2$ 片段保留了结合相应抗原的生物学活性，又避免了 Fc 段免疫原性可能引起的副作用，因而被广泛用于生物制品，如白喉抗毒素、破伤风抗毒素均是经胃蛋白酶消化后精制提纯的生物制品。而胃蛋白酶水解 Ig 后所产生的 pFc′ 最终被降解，无生物学作用。

第二节 抗体的主要功能

抗体的功能与其结构密切相关。同一抗体的 V 区和 C 区的氨基酸组成和顺序的不同，决定了其功能上的差异。不同抗体的 V 区和 C 区在结构变化上具有一定的规律，又使得其在功能上存在共性。V 区和 C 区的组成和结构，决定了抗体的生物学功能。

一、中和毒素和阻止病原体入侵

识别并特异性结合抗原是抗体的主要功能，执行该功能的结构是抗体的 V 区，其中 CDR 部位在识别和结合特异性抗原中起决定性作用。抗体有单体、二聚体和五聚体，因此结合抗原表位的数目也不相同。抗体结合抗原表位的个数称为抗原结合价。单体可结合 2 个抗原表位，为双价。SIgA 是二聚体，可结合 4 个抗原表位，为 4 价。IgM 是五聚体，理论上可以结合 10 个抗原表位，应该是 10 价，但由于立体构象的空间位阻，使 IgM 一般只能结合 5 个抗原表位，故为 5 价。

抗体的 V 区与抗原结合后，借助于 C 区的作用，在体外可发生各种抗原抗体结合反应，有利于抗原或抗体的检测和功能的判断；在体内可中和毒素，阻断病原入侵，清除病原微生物。B 细胞膜表面的 IgM 和 IgD 构成 B 细胞的抗原识别受体，能辅助 B 细胞特异性识别抗原分子。

二、激活补体产生攻膜复合物使菌细胞溶解破坏

人 IgG1 ~ IgG3 和 IgM 与相应抗原结合后，可因构象改变而使其 CH2 和 CH3 结构域内的补体结合位点暴露，从而通过经典途径激活补体系统，产生多种效应功能，其中 IgM、IgG1 和 IgG3 激活补体系统的能力较强，IgG2 较弱。IgA 本身难以激活补体，但在形成聚合物后可通过旁路途径激活补体系统。通常，IgD、IgE 和 IgG4 不能激活补体。

三、调理作用和抗体依赖性细胞介导的细胞毒作用

IgG 和 IgE 可通过其 Fc 段与表面具有相应受体的细胞结合，产生不同的生物学作用。

1. 调理作用（opsonization） 指抗体如 IgG（特别是 IgG1 和 IgG3）的 Fc 段与中性粒细胞、巨噬细胞表面的 Fc 受体结合，从而增强吞噬细胞的吞噬作用（图 3-3-4）。例如，细菌特异性的 IgG 抗体可通过其 Fab 段与相应的细菌抗原结合，以其 Fc 段与巨噬细胞或中性粒细胞表面相应的 Fc 受体结合，通过 IgG 的 Fab 段和 Fc 段的“桥联”作用，促进吞噬细胞对细菌的吞噬。

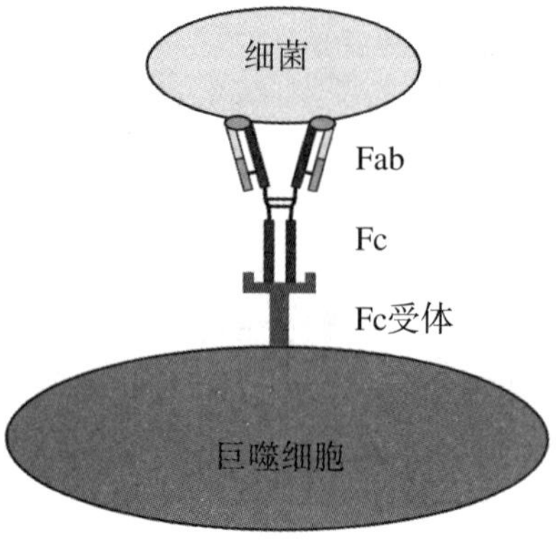

图 3-3-4 抗体的调理吞噬作用

2. 抗体依赖细胞介导的细胞毒作用（antibody-dependent cell-mediated cytotoxicity，ADCC） 指具有杀伤活性的细胞（如 NK 细胞）通过其表面的 Fc 受体识别包被于靶细胞（如病毒感染细胞或肿瘤细胞）上的抗体 Fc 段，直接杀伤靶细胞。NK 细胞是介导 ADCC 的主要

细胞。抗体与靶细胞上的抗原结合是特异性的，而表达 Fc 受体细胞的杀伤作用是非特异性的。

四、介导 I 型超敏反应

IgE 为亲细胞抗体，可通过其 Fc 段与肥大细胞和嗜碱性粒细胞表面的 IgE 高亲和力 Fc 受体结合，使其致敏。当相同的变应原再次进入机体时可以直接与致敏靶细胞表面的特异性 IgE 结合，促使这些细胞合成和释放生物活性物质，引起 I 型超敏反应。

五、穿过胎盘屏障和黏膜

在人类，IgG 是唯一能够通过胎盘的抗体。胎盘母体一侧的滋养层细胞表达一种特异性的 IgG 输送蛋白，称为 FcRn。IgG 可选择性地与 FcRn 结合，从而转移到滋养层细胞内，并主动进入胎儿的血循环中。IgG 穿过胎盘的作用是一种重要的自然被动免疫机制，对于新生儿抗感染具有重要意义。另外，SIgA 可通过呼吸道和消化道的黏膜，在黏膜局部免疫中发挥重要的作用。

第三节 各类抗体的主要特性和功能

一、IgG

IgG 于出生后 3 个月开始合成，3 ~ 5 岁接近成人水平，是血清和体液中含量最高的抗体，占血清总 Ig 的 75% ~ 80%。人 IgG 有 4 个亚类，根据其在血清中浓度的高低排序，分别为 IgG1、IgG2、IgG3、IgG4。IgG 的半衰期为 20 ~ 23 天，是再次免疫应答产生的主要抗体，其亲和力高，在体内分布广泛，具有重要的免疫效应，是机体抗感染的“主力军”。IgG1、IgG2 和 IgG3 可以穿过胎盘屏障，在新生儿抗感染免疫中起重要作用；能通过经典途径活化补体，并可与巨噬细胞、NK 细胞表面 Fc 受体结合，发挥调理作用、ADCC 作用等。人 IgG1、IgG2 和 IgG4 可通过其 Fc 段与葡萄球菌蛋白 A（SPA）结合，借此可纯化抗体，并用于免疫诊断。某些自身抗体如抗甲状腺球蛋白抗体、抗核抗体，以及引起Ⅱ、Ⅲ型超敏反应的抗体也属于 IgG。

二、IgM

IgM 占血清 Ig 总量的 5% ~ 10%，血清浓度约为 1mg/ml。单体 IgM 以膜结合型表达于 B 细胞表面，构成 B 细胞抗原受体，只表达膜结合型 IgM（mIgM）是未成熟 B 细胞的标志。分泌型 IgM 为五聚体，是分子量最大的 Ig，沉降系数为 19S，称为巨球蛋白（macroglobulin），一般不能通过血管壁，主要存在于血液中。五聚体 IgM 含有 10 个 Fab 段，具有很强的抗原结合能力；含有 5 个 Fc 段，比 IgG 更易激活补体。天然血型抗体为 IgM，血型不匹配的输血，可导致严重的溶血反应。IgM 是个体发育过程中最早合成和分泌的抗体，在胚胎发育晚期的胎儿即能产生 IgM，故脐带血 IgM 升高提示胎儿有宫内感染（如风疹病毒或巨细胞病毒等感染）。IgM 也是初次体液免疫应答中最早出现的抗体，是机体抗感染免疫的“先头部队”，血清中 IgM 升高，提示新近发生感染，可用于感染的早期诊断。

三、IgA

IgA 分为两型：血清型为单体，主要存在于血清中，仅占血清 Ig 总量的 10% ～ 15%；分泌型 IgA（SIgA）为二聚体，由 J 链连接，含内皮细胞合成的分泌片，经分泌性上皮细胞分泌至外分泌液中。SIgA 合成和分泌的部位在肠道、呼吸道、乳腺、唾液腺和泪腺，因此 SIgA 主要存在于胃肠道和支气管分泌液、初乳、唾液和泪液中。SIgA 是外分泌液中主要的抗体类别，参与黏膜局部免疫，通过与相应病原微生物结合，阻止病原体黏附到细胞表面，在局部抗感染中发挥重要作用。此外 SIgA 在黏膜表面也有中和毒素的作用。新生儿易患呼吸道、胃肠道感染可能与 IgA 合成不足有关。婴儿可从母亲初乳中获得 SIgA，这是一种重要的自然被动免疫。

四、IgD

正常人血清 IgD 浓度很低，仅占血清 Ig 总量的 0.2%。IgD 可在个体发育的任何时间产生。五类 Ig 中，IgD 的铰链区最长，易被蛋白酶水解，故其半衰期很短，仅为 3 天。IgD 分为两型：血清型 IgD 的生物学功能尚不清楚，膜结合型 IgD（mIgD）构成 BCR，是 B 细胞分化发育成熟的标志。未成熟 B 细胞仅表达 mIgM，成熟 B 细胞可同时表达 mIgM 和 mIgD，称为初始 B 细胞（naive B cell），活化的 B 细胞或记忆性 B 细胞表面的 mIgD 逐渐消失。

五、IgE

IgE 是正常人血清中含量最少的 Ig，血清浓度极低，约为 5×10^{-5} mg/ml。IgE 主要由黏膜下淋巴组织中的浆细胞分泌，其重要特征为糖含量较高。IgE 为亲细胞抗体，其 CH2 和 CH3 结构域可与肥大细胞和嗜碱性粒细胞上的 IgE 高亲和力 Fc 受体结合，引起 I 型超敏反应。此外，IgE 与机体的抗寄生虫免疫相关。

第四节　多克隆抗体和单克隆抗体

抗体独特的生物学活性使其在疾病的诊断、免疫防治及基础研究中发挥重要作用。早在十九世纪后期，人们就开始使用特异性抗原免疫动物制备相应的抗血清。1975 年，KÖhler 和 Milstein 建立了单克隆抗体（monoclonal antibody，mAb）技术，使规模化制备高特异性、均质性抗体成为可能。然而，鼠源性 mAb 在人体反复免疫后出现的人抗鼠抗体（human anti-mouse antibody，HAMA）很大程度上限制了 mAb 的临床应用。近年来，随着分子生物学的发展，人们已经可以通过抗体工程技术制备人 - 鼠嵌合抗体、人源化抗体或人抗体。

一、多克隆抗体

天然的抗原分子中常含有多种不同的抗原表位，以该抗原刺激机体的免疫系统可同时激活多种 B 细胞克隆，使产生的抗体中含有多种针对不同抗原表位的抗体，因此称之为多克隆抗体（polyclonal antibody，pAb）。多克隆抗体主要从动物免疫血清、恢复期患者血清或免疫接种人群的血清中获得。多克隆抗体的优势是来源广泛、制备简单、作用全面，具有中和抗原、免疫调理、补体依赖的细胞毒作用（CDC）、ADCC 等重要作用，其缺点是特异性不高，易发生交叉反应，不易大量制备，因而限制了其应用的范围。

二、单克隆抗体

解决多克隆抗体特异性不高的理想方法是制备单一表位特异性的抗体。如果能获得仅针对单一表位的浆细胞克隆，并使其在体外扩增分泌抗体，就有可能获得单一表位特异性的抗体。然而，浆细胞在体外的寿命较短，难以培养。为克服这一缺点，KÖhler 和 Milstein 将可产生特异性抗体但短寿的 B 细胞与不产生抗体但长寿的骨髓瘤细胞融合，获得了可以产生单克隆抗体的杂交瘤细胞，从而建立了单克隆抗体制备技术。通过该技术融合形成的杂交瘤（hybridoma），既具有骨髓瘤细胞大量扩增和永生的特性，又具有免疫 B 细胞合成和分泌特异性抗体的能力。每个杂交瘤细胞由一个 B 细胞融合而成，而每个 B 细胞克隆仅识别一种抗原表位，因此经筛选和克隆化的杂交瘤细胞仅能合成和分泌识别单一抗原表位的特异性抗体，称为单克隆抗体。其优点是结构均一、纯度高、特异性强、效价高、血清交叉反应少、制备成本低，缺点是鼠源性 mAb 对人具有较强的免疫原性，反复免疫人体后可诱导产生人抗鼠抗体，从而削弱了其作用，甚至导致机体组织细胞的免疫病理损伤，因此需要进一步通过抗体工程技术制备人 - 鼠嵌合抗体、人源化抗体或人抗体。

小结

1. 抗体是介导体液免疫的重要效应分子，由 B 细胞接受抗原刺激后增殖分化为浆细胞产生。具有抗体活性或化学结构与抗体相似的球蛋白统一命名为免疫球蛋白。Ig 由两条重链和两条轻链通过链间二硫键连接构成。Ig 可分为可变区、恒定区和铰链区。可变区决定抗体的特异性。恒定区具有激活补体、结合 Fc 受体和穿过胎盘及黏膜的功能。铰链区使 Ig 易伸展弯曲。Ig 分子经木瓜蛋白酶水解后可裂解为两个完全相同的 Fab 段和一个 Fc 段，而经胃蛋白酶水解后可获得一个 $F(ab')_2$ 片段和一些小片段 pFc′。

2. 各类抗体的功能特点：IgG 在血清和体液中含量最高，是再次免疫应答产生的主要抗体，可穿过胎盘屏障；IgM 是个体发育过程中最早合成和分泌的抗体，也是最早出现的抗体；SIgA 是外分泌液中的主要抗体，参与黏膜局部免疫；mIgD 构成 BCR，是 B 细胞分化发育成熟的标志；IgE 是正常人血清中含量最少的 Ig，与 Ⅰ 型超敏反应和机体抗寄生虫免疫有关。

3. 人工制备抗体是大量获得抗体的有效途径。

思考题

1．简述免疫球蛋白的基本结构。
2．试述各类抗体的特点。
3．简述人工制备抗体的方法。

（初　明　梁秀军　张　伟）

第四章

补体系统

学习目标

1. 掌握补体的概念及其生物学功能。
2. 熟悉补体系统的激活过程。
3. 了解补体系统的调控及其与疾病的关系。

补体（complement，C）是存在于血清、组织液和细胞膜表面的一组不耐热的、经活化后具有酶活性的蛋白质。现知补体是由30余种可溶性蛋白、膜结合性蛋白和补体受体组成的多分子系统，故称为补体系统（complement system）。根据补体系统各成分的生物学功能，可将其分为补体固有成分、补体调控成分和补体受体（CR）三类。补体系统通过三条途径（经典途径、旁路途径和MBL途径）被激活后具有多种生物学功能，如溶解细胞、调理作用、清除免疫复合物、介导炎症及调节免疫应答等。补体系统不仅参与机体的免疫防御及免疫自稳，而且也与多种免疫性疾病的发生发展关系密切。

知识链接

补体的发现

19世纪末比利时细菌学家和免疫学家Bordet发现给动物注射灭活的霍乱弧菌数周后，其血清就能凝集并杀死活菌。如果将此血清加热至55～60℃，即可丧失其溶菌和杀菌的能力，如果此时再加入未免疫的新鲜血清，已被凝集的细菌就会被溶解。因此Bordet认为此血清中含有两种物质：一种是耐热的特异性抗体，60℃时仍能使细菌发生凝集作用；另一种是不耐热的物质，可以辅助和补充抗体的效应，引起细菌的溶解，他将这种不耐热的物质命名为补体。

第一节　补体系统的概述

一、补体系统的组成及命名原则

补体系统是由 30 余种蛋白质组成的复杂系统，按其功能和存在形式可分为三组。

1. 补体固有成分　指存在于血浆和体液中，参与补体激活的成分，包括 C1（C1q、C1r、C1s）、C2 ~ C9、B 因子、D 因子、P 因子、甘露糖结合凝集素（mannan-binding lectin，MBL）以及 MBL 相关丝氨酸蛋白酶（MBL-associated serine protease，MASP）等。

2. 补体调节蛋白　指存在于血浆和细胞表面的蛋白质，可调控补体的适度反应，维持机体自稳状态。包括 C1 抑制物、C4 结合蛋白、S 蛋白、膜辅助蛋白（MCP）、促衰变因子（DAF）、同源限制因子（HRF）等。

3. 补体受体（complement receptor，CR）　指存在于不同细胞表面，能与补体活化后形成的活性片段结合，介导多种生物学效应的分子。包括 CR1 ~ CR5、C3aR、C4aR、C5aR 等。

补体系统的命名原则：①参与经典途径的固有成分依发现的先后顺序命名为 C1（C1q、C1r、C1s）、C2 ~ C9；②固有成分中的其他成分以英文大写字母命名，如 B 因子、D 因子、MBL 等；③补体调节蛋白按其功能命名，如 C1 抑制物、C4 结合蛋白等；④补体受体以其结合对象命名，如 C3b 受体（C3bR）、C4b 受体（C4bR）等；⑤补体活化后的裂解片段通常以该成分符号后附加小写英文字母 a 或 b 表示，如 C3a、C3b 等。一般情况下把小片段命名为 a，大片段命名为 b，唯有 C2 的大片段称 a 而小片段称 b，这一习惯已被各国沿用多年。⑥灭活的补体片段在其符号前加英文字母 i 表示，如 iC3b。

二、补体系统的理化特性

补体的化学组分为糖蛋白，且大多数是 β 球蛋白，少数几种属 α 或 γ 球蛋白。补体是血清中含量相对稳定的球蛋白，占血清总蛋白的 5% ~ 6%。但正常血清中补体各组分的含量相差较大，其中以 C3 含量最高，达 1300μg/ml，D 因子含量最低，仅 1 ~ 2μg/ml。此外补体各成分的分子量差别很大（25 ~ 390KD），其中 C1q 的分子量最大，C9 最小。补体性质很不稳定，易受各种理化因素影响，如加热、机械振荡、紫外线、酸碱、乙醇等均可使其失活。经 56℃ 加热 30 分钟可使血清中绝大部分补体丧失活性，称为灭活。在室温下补体亦会很快失活，在 0 ~ 10℃下活性只保持 3 ~ 4 天，冷冻干燥可较长时间保持其活性，故补体应保存在 -20℃以下。

三、补体系统的生物合成

机体多种组织细胞均能合成补体蛋白，包括肝细胞、单核巨噬细胞系统、内皮细胞、肠道上皮细胞和肾小球细胞等，其中肝细胞和单核巨噬细胞系统是产生补体的主要细胞。血浆中大部分的补体成分由肝细胞合成，所以肝的功能状况与补体系统关系紧密。但是在组织炎症部位，补体主要来源于单核巨噬细胞系统。

第二节 补体系统的激活

生理条件下血清中各补体成分大多以非活性状态存在，当补体被活化之后，才表现出各种生物学活性。补体系统的激活是一系列放大的级联酶促反应，在活化过程中产生各种活性物质，广泛参与机体的炎症反应和免疫调节。补体的激活过程按照起始顺序不同可分为经典途径（classical pathway）、旁路途径（alternative pathway）、MBL 途径（MBL pathway）三种。早年人们从抗原抗体复合物激活补体的过程来研究补体激活的机制时，发现补体系统是从 C1 开始激活的连锁反应，称之为经典途径。但从种系发生角度来看，最先出现和发挥作用的是不依赖抗体的旁路途径和 MBL 途径。对同一个体而言，在尚未形成获得性免疫之前经旁路途径激活补体，即可直接作用于入侵的微生物等异物，通过非特异性免疫而发挥效应。

一、经典途径

经典途径是抗体介导的体液免疫应答的主要机制，该途径最先被人们认识，故又称传统途径。

（一）激活物

lgG1、lgG2、lgG3 和 lgM 类抗体与相应抗原形成的免疫复合物（immune complex，IC）是经典途径的激活物。此外，细菌脂多糖（LPS）、C 反应蛋白、髓鞘脂及某些病毒蛋白也可作为激活物。

（二）激活过程

参与经典激活途径的补体成分为 C1 ~ C9。激活物与 C1q 结合后顺序激活 C1（C1q、C1r、C1s）、C4、C2、C3、C5 ~ C9。激活过程可分为识别、活化和膜攻击三个阶段。

1. 识别阶段 IC 识别并活化 C1。C1 是由 1 个 C1q、2 个 C1r 和 2 个 C1s 分子组成的多聚体复合物。C1q 为六聚体，呈球形，其头部的六个球形结构可直接与抗原抗体复合物中 lgG（lgG1、lgG2、lgG3）的 CH2 区和 lgM 的 CH3 区结合，启动补体的活化（图 3-4-1），因此 C1q 是补体系统的主要识别单位。但是 C1q 不能结合 lgG4、lgA、lgD 及 lgE。此外，一个 C1q 分子必须同时与两个以上补体结合位点结合才能被激活。lgM 分子为五聚体结构，故一个 lgM 分子与抗原形成 IC 后即可激活 C1q。而 lgG 为单体结构，需两个或两个以上 lgG

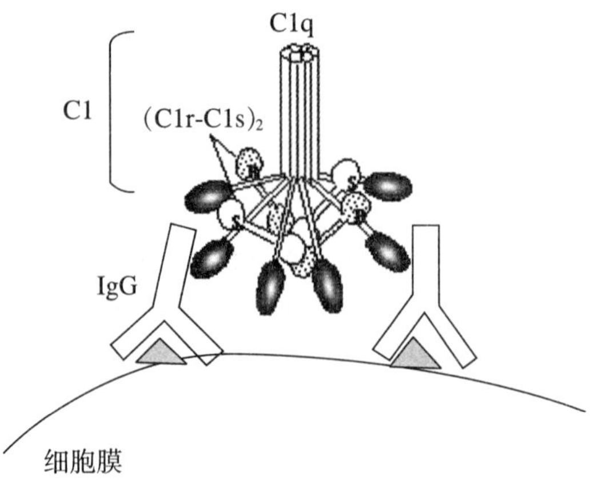

图 3-4-1 补体 C1q 结构示意图

分子与抗原结合并相互靠拢后才能活化 C1q。当 C1q 的两个以上球形结构被 IC 中的 lgM 或 lgG Fc 段结合固定后，C1q 的构象即发生改变，导致 C1r 活化，活化的 C1r 作用于 C1s 使之转变为具有丝氨酸蛋白酶活性的 C1 酯酶。活化的 C1s 的天然底物是 C4 和 C2。

2. 活化阶段　形成 C3 转化酶（C4b2a）和 C5 转化酶（C4b2a3b）。在 Mg^{2+} 存在下活化的 C1s 将 C4 裂解为 C4a 和 C4b，其中 C4a 游离于液相，C4b 迅速与邻近靶细胞膜或抗原抗体复合物结合。C2 与 C4b 结合，进而被活化的 C1s 裂解为 C2a 和 C2b。C2a 可与 C4b 形成 C4b2a，即 C3 转化酶，继而激活 C3。C3 是补体系统中含量最多的成分，在补体活化级联反应中起中心和枢纽作用。C3 转化酶可将 C3 裂解为 C3a 和 C3b。C3a 游离于液相中，具有过敏毒素的作用。C3b 与 C4b2a 形成 C4b2a3b 复合物，即 C5 转化酶，其天然底物是 C5，可以激活 C5（图 3-4-2）。

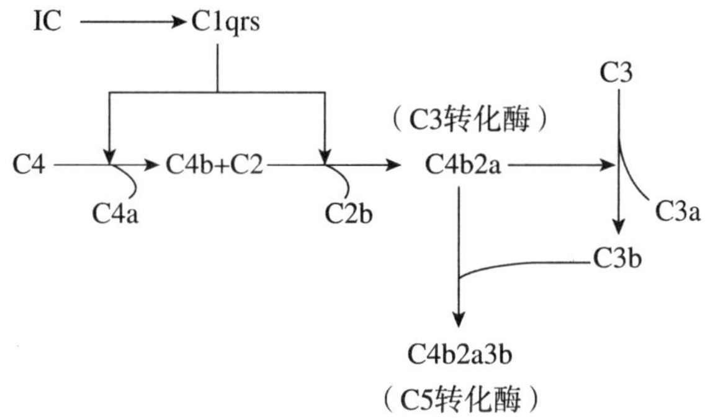

图 3-4-2　补体激活经典途径的前端反应

3. 膜攻击阶段　激活 C5 ~ C9 形成膜攻击复合物（membrane attack complex，MAC），致靶细胞裂解和死亡。C4b2a3b 将 C5 裂解为 C5a 和 C5b。C5a 游离于液相中，具有过敏毒素和趋化因子的作用。C5b 可吸附于靶细胞膜表面，并可依次与 C6、C7 和 C8 结合形成 C5b678 复合物，该复合物可牢固附着于细胞表面，但其溶细胞能力有限。C5b678 复合物可催化 12 ~ 15 个 C9 分子聚合，形成由 C5b6789 组成的 MAC，电镜下可见中空的多聚 C9 插入靶细胞的脂质双层膜，形成一个内径约 11nm 的跨膜管状结构（图 3-4-3）。MAC 导致靶细胞溶解的机制为 MAC 在胞膜上形成的小孔使得小分子可溶性离子及水分子大量进入，致使

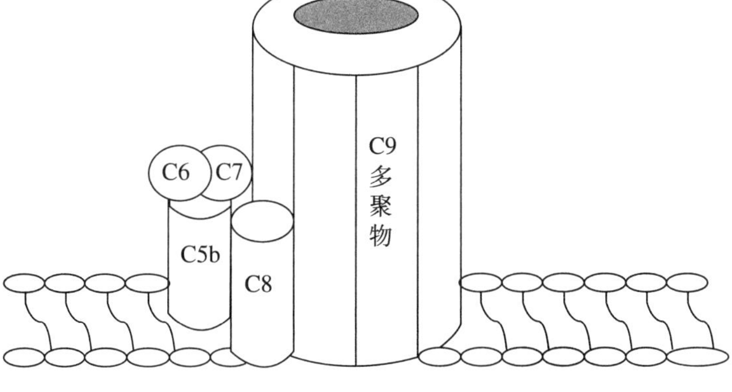

图 3-4-3　膜攻击复合物的结构示意图

胞内渗透压降低，细胞溶解破碎。此外，由于 MAC 插入细胞膜使致死量的钙离子被动向胞内弥散，最终可导致细胞死亡。

二、旁路途径

旁路途径又称替代途径，该途径与经典途径不同之处在于越过 C1、C4、C2 直接激活 C3，随后完成补体的级联反应，故也称为 C3 激活途径。旁路途径是最早出现的补体活化途径，是抵御微生物感染的非特异性防线。

（一）激活物

革兰氏阴性菌的内毒素、葡聚糖、酵母多糖、凝聚的 IgA 和 IgG4 等物质是旁路途径的激活物，这些激活物为旁路途径提供保护性微环境以及补体成分的接触表面。这种激活方式不依赖于抗体的产生，故在感染的早期，抗体形成之前即可发挥有效的抗感染作用。

（二）激活过程

参与旁路途径激活的补体成分包括 C3、C5 ~ C9、B 因子、D 因子、P 因子。

1. C3 转化酶（C3bBb）的形成及放大　旁路途径的活化从 C3 开始。生理条件下血清中的 C3 受蛋白酶的作用可缓慢自发水解产生低水平 C3b。自发形成的 C3b 多数在液相中迅速失活，少数可与附近的膜表面结构共价结合。旁路途径能够鉴别自身细胞和外来微生物，结合在自身细胞膜上的 C3b 均可被补体调节蛋白所灭活，从而终止补体活化的级联反应；而结合在激活物表面的 C3b 即可避免被灭活，并与 B 因子形成稳定的 C3bB。在 Mg^{2+} 存在下血清 D 因子将 B 因子裂解为 Ba 和 Bb，小片段 Ba 游离于液相中，大片段 Bb 与 C3b 形成 C3bBb 复合物，即旁路途径的 C3 转化酶。但 C3bBb 不稳定，可被迅速降解，血清中的备解素（P 因子）可与之结合形成更稳定的 C3bBbP。该 C3 转化酶裂解 C3 生成的 C3b 又可与 Bb 结合形成更多的 C3bBb。C3b 既是 C3 转化酶的组成部分，又是 C3 转化酶的裂解产物，这就是旁路途径的正反馈性放大机制（图 3-4-4）。

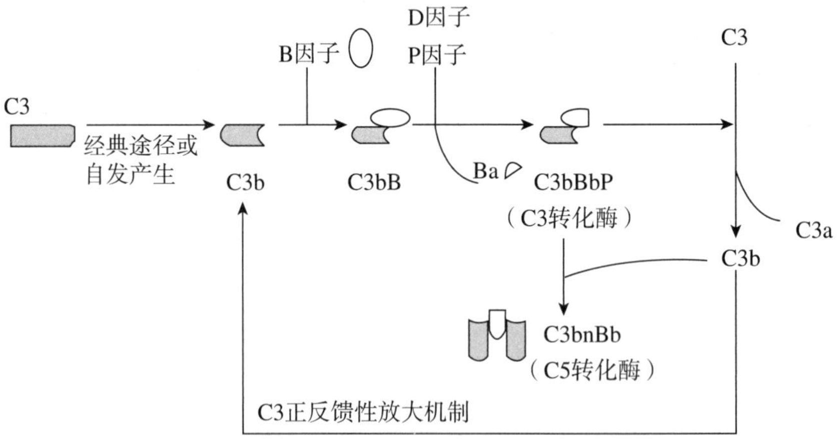

图 3-4-4　补体旁路途径 C3 正反馈性放大机制

2. C5 转化酶（C3bnBb）的形成　C3 转化酶裂解 C3 产生 C3a 和 C3b，C3b 与激活物表面的 C3bBb 结合形成 C3bBb3b 或 C3bnBb，此即旁路途径的 C5 转化酶，可将 C5 裂解为 C5a 和 C5b。此后的膜攻击阶段与经典途径相同。

三、MBL 途径

MBL 途径指血浆中的甘露糖结合凝集素（mannan-binding lectin，MBL）与病原微生物表面糖结构结合后启动的激活途径，又称凝集素途径（lectin pathway）。MBL 途径与经典途径的激活过程基本类似，但激活起始于感染早期产生的蛋白质（MBL 和 C 反应蛋白）与病原体的结合，无需依赖抗原抗体复合物。

（一）激活物

多种病原微生物（细菌、真菌及寄生虫）表面以甘露糖、*N*- 氨基半乳糖等为末端糖基的糖结构是 MBL 途径的激活物。

（二）激活过程

参与 MBL 途径激活的补体成分包括 MBL、MASP、C4、C2、C3、C5 ~ C9。

MBL 是一种钙依赖性糖结合蛋白，属于凝集素家族，结构与 C1q 相似，可与甘露糖残基结合，在病原微生物感染早期，由肝细胞合成和分泌，是急性期蛋白的一种。正常血清中 MBL 水平极低，在炎症急性期反应时其水平明显升高，可直接识别多种病原微生物表面的甘露糖或 *N*- 氨基半乳糖。MBL 能够把病原体上的寡糖（如甘露糖）和通常表达于哺乳动物上的唾液酸和半乳糖区分开来，故 MBL 不识别自身结构，但能识别并结合微生物细胞表面的糖结构。

正常情况下，血浆中的 MBL 与 MASP（包括 MASP1 和 MASP2）结合形成复合物。当机体发生感染时，在 Ca^{2+} 存在的条件下，MBL 可与病原体表面的糖结构结合使 MASP 被激活。活化的 MASP2 与活化的 C1q 具有相似的生物学活性，可水解 C4 和 C2 分子，继而形成 C3 转化酶 C4b2a，其后的反应过程与经典途径相同。此外，活化的 MASP1 可直接裂解 C3 形成旁路途径的 C3 转化酶 C3bBb 和 C5 转化酶 C3bnBb，激活补体旁路途径。因此，MBL 途径对经典途径和旁路途径均有交叉促进作用（图 3-4-5）。

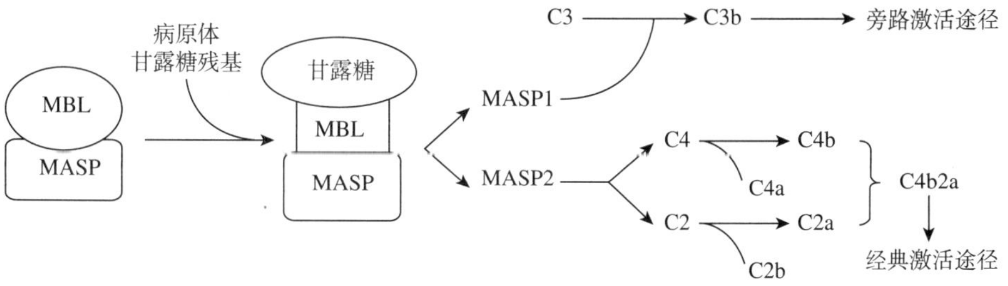

图 3-4-5 补体激活的 MBL 途径前端反应

补体系统的三条激活途径起点各异，但存在相互交叉，并且具有共同的末端通路（图 3-4-6）。其中旁路途径和 MBL 途径的活化不需要抗原抗体复合物参与，在感染早期即可发挥免疫效应。三条激活途径比较见表 3-4-1。

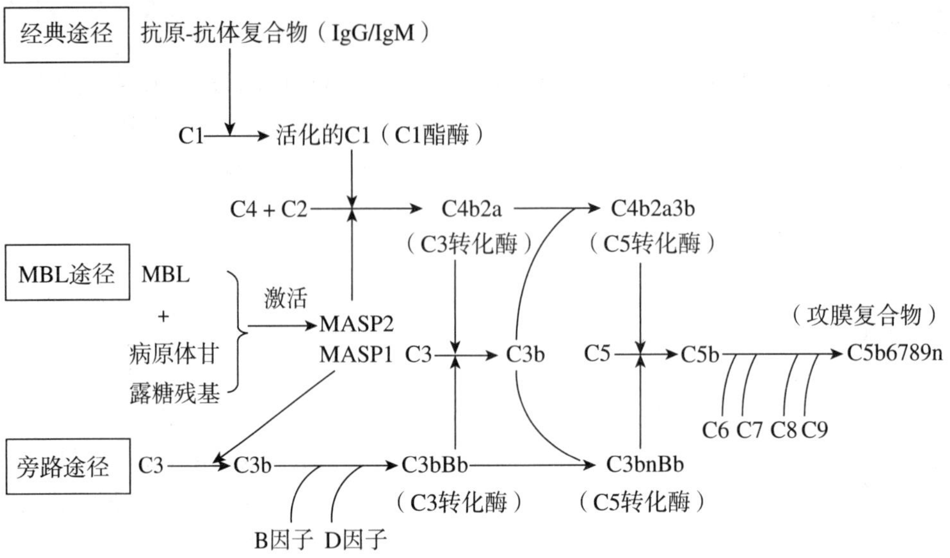

图 3-4-6　补体系统的三条激活途径示意图

表 3-4-1　补体三条激活途径比较

比较项目	经典途径	旁路途径	MBL 途径
激活物	IgM/IgG1 ～ 3 与抗原形成的免疫复合物	LPS、酵母多糖、葡聚糖、凝聚 IgG4/IgA 等	病原体表面的糖结构
参与成分	C1 ～ C9	C3、B 因子、D 因子、P 因子、C5 ～ C9	C2 ～ C9、MBL、MASP
所需离子	Ca^{2+}、Mg^{2+}	Mg^{2+}	Ca^{2+}
C3 转化酶	C4b2a	C3bBbP	C4b2a
C5 转化酶	C4b2a3b	C3bnBb	C4b2a3b
生物学作用	参与特异性体液免疫，感染后期发挥作用	参与非特异性免疫，在感染早期发挥作用	参与非特异性免疫，在感染早期发挥作用

第三节　补体系统的生物学功能

补体系统的生物学功能可分为两大方面：① 通过 MAC 介导细胞溶解；② 补体激活过程中裂解产生的蛋白片段的生物学作用。

一、补体介导的细胞溶解作用

补体系统被激活后能在靶细胞膜表面形成 MAC，随后在细胞膜上形成亲水性穿膜通道，导致靶细胞的溶解破坏。靶细胞包括细菌、寄生虫、红细胞、血小板及有核细胞等，也可损伤病毒包膜，这种效应是机体抵抗微生物感染的重要防御机制。此外，补体还可参与机体抗肿瘤免疫机制，但在某些病理情况下可引起机体自身细胞破坏，导致组织损伤与疾病。

二、调理作用

补体激活过程中产生的 C3b、C4b 以及 iC3b 等肽链的一端与靶细胞结合，另一端与中性粒细胞、单核巨噬细胞系统等表面的补体受体结合，促进吞噬细胞对抗原的吞噬清除（图 3-4-7），称为补体的调理作用。这种效应是机体抵御全身性细菌感染和真菌感染的重要机制。

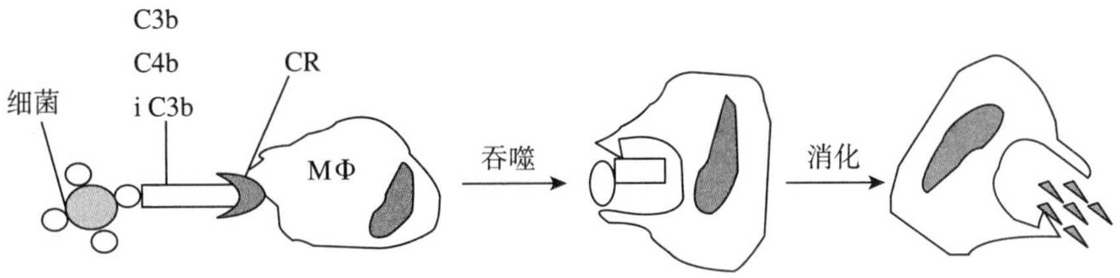

图 3-4-7 补体的调理作用示意图

三、清除免疫复合物

补体可参与清除免疫复合物，一方面补体与 Ig 的结合能在空间上阻碍 Fc 段之间相互作用，从而抑制新的 IC 形成，或使已形成的 IC 中的抗原和抗体解离，从而易于排除或降解；另一方面 IC 可与 C3b、C4b、iC3b 结合，通过这些补体片段黏附于有相应受体的红细胞、血小板等细胞上，形成较大的聚合物，经血流运送到肝和脾，被巨噬细胞吞噬清除，这种作用称为免疫黏附（immune adherent）。由于红细胞数量巨大，因此是通过免疫黏附清除 IC 的主要参与者。

四、炎症介质作用

补体活化过程中产生多种具有炎症介质作用的活性片段，如 C2a、C3a、C4a、C5a 等。C2a、C4a 具有激肽样作用，可使小血管扩张、通透性增强，引起炎症性充血和水肿。C3a、C4a、C5a 被称为过敏毒素，能与肥大细胞或嗜碱性粒细胞表面的相应受体结合，促使细胞脱颗粒释放组胺，导致毛细血管扩张，血管通透性增强以及平滑肌收缩和支气管痉挛。C5a 是一种有效的中性粒细胞趋化因子，可吸引吞噬细胞向炎症部位聚集，并可刺激中性粒细胞释放氧自由基、前列腺素和花生四烯酸等。这些作用共同导致对感染性和异物性颗粒有效的急性炎症反应。

五、免疫调节作用

补体可通过多种不同的机制参与免疫应答的调节作用：①通过 C3b、C4b 的调理作用，促进抗原提呈细胞摄取和提呈抗原；②与多种免疫细胞相互作用，调节细胞的增殖分化，例如 C3b 与 B 细胞表面 CR1 结合促进 B 细胞的活化，C3d、iC3b 等片段也可调节 B 细胞的功能；③通过溶解抗原靶细胞、免疫调理及免疫黏附等机制清除抗原，使体内抗原含量减少，从而降低适应性免疫应答的强度，参与免疫应答的调节。

第四节 补体系统的调控

补体系统被激活后，进行系统有序的级联反应，从而发挥广泛的生物学效应，参与机体的防御功能。正常情况下，补体系统的激活反应在体内受到一系列精细调节，以保持补体激活与灭活的动态平衡。但如果补体系统活化失控，可形成过多的膜攻击复合物而导致自身损伤，而且过多的炎症介质会造成病理效应。防止补体成分过度消耗和对自身组织的损伤，是机体自身稳定功能的主要表现之一。补体系统的调控包括以下几种机制。

一、补体的自身调控

补体激活过程中产生的一些中间产物极不稳定，易自行衰变，成为补体激活过程中的一种自身调控机制。C4b、C3b 及 C5b 等若不与细胞结合，会在很短时间内衰变。C3 转化酶 C4b2a 和 C3bBb 均易衰变，从而限制了 C3 的活化及其后的酶促反应。故正常机体内一般不会发生过强的自发性补体激活反应。

二、补体调节因子的作用

体内存在多种可溶性和膜结合的补体调节因子，可与不同的补体成分相互作用，使补体的激活与抑制处于精细的平衡状态。调节蛋白的缺失有时是导致某些疾病发生的原因（表 3-4-2）。

表 3-4-2 补体调节蛋白及其功能

调节蛋白	靶分子	功能
可溶性调节蛋白		
C1INH	C1r，C1s	丝氨酸蛋白酶抑制剂，可与 C1r、C1s 共价结合使其失去酶活性，C1INH 还可抑制 MASP，参与 MBL 途径的调控
C4bp	C4b	可与 C4b 结合加速 C4b2b 衰变，辅助 I 因子介导的 C4b 裂解
I 因子	C4b，C3b	裂解和灭活 C3b 与 C4b，使 C3 转化酶失活
H 因子	C3b	加速 C3bBb 衰变，辅助 I 因子介导的 C3b 裂解
S 蛋白	C5b67	干扰 C5b67 复合物与细胞膜结合，防止 MAC 插入细胞膜
SP40/40	C5b ~ 9	抑制 MAC 形成膜结合蛋白
膜型调节蛋白		
MCP	C3b，C4b	辅助 I 因子裂解 C3b 和 C4b
CR1	C3b，C4b，iC3b	加速经典途径和旁路途径 C3 转化酶解离，辅助 I 因子介导 C3b 和 C4b 降解
DAF	C4b2b，C3bBb	加速经典途径和替代途径 C3 转化酶解离
HRF	C8，C9	影响 C8 与 C9 结合及 C9 分子的聚合，阻止 MAC 的形成
MIRL	C7，C8	防止 C7、C8 与 C5b、C6 结合，抑制 MAC 形成

（一）经典途径的调节

C4b2a 是经典途径和 MBL 途径的 C3 转化酶。多种调节蛋白可通过阻断或分解作用抑制 C3 转化酶的形成，对补体活化发挥负调控作用，包括 C1 抑制物（C1 inhibitor，C1INH）、C4 结合蛋白（C4 binding protein，C4bp）、I 因子、膜辅助蛋白（membrane co-factor protein，MCP）、促衰变因子（decay-accelerating factor，DAF）等。

（二）旁路途径的调节

多种补体调节蛋白可抑制旁路途径 C3 转化酶（C3bBb）的形成或促进其解离，包括 H 因子、I 因子、MCP、CR1 和 DAF 等。此外，P 因子可发挥正调节作用。

（三）针对 MAC 的调节

多种补体调节蛋白可抑制补体激活途径的共同末端通路中 MAC 的形成和活性，从而保护机体正常细胞免受补体攻击，包括同源限制因子（homologous restriction factor，HRF）又称 C8 结合蛋白（C8-binding protein，C8bp）、膜反应性溶解抑制物（membrane inhibitor of reactive lysis，MIRL）、S 蛋白又称膜攻击复合物抑制因子（MACINH）、群集素（SP40/40）等。

第五节　补体系统与临床疾病

补体系统以两种方式与人类疾病相关：其一是补体编码基因的结构异常可使补体蛋白产物缺乏，导致补体异常活化，从而引发严重的病理性后果；其二是补体系统在异常刺激下被激活，也可导致某些感染和自身免疫病的发生。

一、补体异常与疾病

正常情况下，血清中补体含量相对稳定，但是在某些疾病时补体的含量会发生变化。

（一）补体先天缺陷

补体遗传性缺陷可导致多种疾病。C3 缺乏可导致严重的，甚至是致死性的化脓性细菌感染。C2 与 C4 缺乏时由于经典途径激活受阻，致使循环 IC 不能被有效清除，进而导致自身免疫性疾病。此外，补体调节蛋白缺陷可导致补体激活异常，并与许多疾病有关。如先天性缺乏 C1 抑制物时，会导致遗传性血管性水肿，属常染色体显性遗传；如红细胞表面缺乏 DAF、HRF 时，由于溶血反复发生，患者会出现阵发性睡眠性血红蛋白尿；I 因子或 H 因子缺乏的患者会因后续反应大量耗竭 C3b、B 因子而极易继发严重的病原微生物感染；CR1 表达减少可导致某些自身免疫性疾病（如系统性红斑狼疮）的发生。

（二）补体含量后天改变

1. 高补体血症　主要见于一般传染病、急性炎症及肿瘤患者。血清中补体总量往往较正常人增高 2 ~ 3 倍，多为 C4、C2、C3 和 C9 升高。

2. 低补体血症　常见于：①补体成分消耗增多，如免疫复合物病、血清病、链球菌感染后肾小球肾炎、类风湿关节炎、系统性红斑狼疮等，通常伴有补体总量下降及 C1q、C4、C2、C3、C5 含量降低；②补体大量丢失，主要见于大面积烧伤、创伤、肾病综合征等患者，由于血清蛋白大量丢失，引起补体成分含量降低；③补体合成不足，多见于肝病患者，如肝硬化、慢性活动性肝炎、急性肝炎等患者，由于患者肝受损，影响了肝细胞合成补体的能力。

二、补体系统与感染性疾病

补体系统在抗感染免疫中发挥重要作用。但是某些情况下，病原微生物可借助补体入侵细胞引起感染的发生。其机制为：①病原微生物与补体片段 C3b、iC3b、C4b 等结合，通过 CR1、CR2 侵入细胞，使感染扩散；②某些补体受体或调节蛋白可直接作为某些病原体侵入细胞的受体。如 CR2 是 EB 病毒的受体，MCP 是麻疹病毒的受体，DAF 是柯萨奇病毒和大肠埃希菌的受体，这些补体成分可介导病原体的感染和扩散。

三、补体系统与炎症性疾病

感染、创伤、缺血 - 再灌注、器官移植等均可激活补体系统，产生的活性片段如 C2a、C3a、C4a、C5a、C5b67 等可激活单核细胞、内皮细胞和血小板，使之释放炎症介质和细胞因子等介导炎症反应。此外，在炎症过程中，补体系统与血浆内凝血、纤溶、激肽系统相互反馈作用，影响各系统的血浆源性炎症介质的生成。这些炎症介质的作用交织在一起，形成极为复杂的炎性介质网络，参与炎症反应的病理生理过程。所以，适当地抑制补体功能可能成为治疗某些疾病的有效途径。

小结

1. 补体（complement，C）是存在于血清、组织液和细胞膜表面的一组不耐热的、经活化后具有酶活性的蛋白质。

2. 根据补体系统各成分的生物学功能，可将其分为补体固有成分、补体调控成分和补体受体（CR）三类。

3. 补体系统的激活途径包括经典途径、旁路途径和 MBL 途径三种。

4. 补体系统的生物学功能包括溶解细胞、调理作用、清除免疫复合物、介导炎症及调节免疫应答。

5. 补体成分含量失衡或异常激活与多种临床疾病的发生发展有关。

思考题

1. 什么是补体？简述补体系统的组成。
2. 简述补体的激活途径，并比较补体三条激活途径的异同。
3. 试述补体活化后的生物学功能。

（张　帆）

第五章

主要组织相容性复合体及其编码分子

学习目标

1. 掌握组织相容性、组织相容性抗原、主要组织相容性抗原、主要组织相容性复合体的概念。
2. 熟悉 HLA 复合体的基因结构，HLA-Ⅰ类和 HLA-Ⅱ类分子的结构、分布与主要生物学功能。
3. 了解 HLA 在医学上的意义。

人们在医学实践中发现，相同种属不同个体间进行组织移植时存在着排斥现象，于是把这种器官或组织移植时供者与受者之间相互接受的程度称为组织相容性（histocompatibility），相容则不排斥，不相容则出现排斥反应。

20 世纪 40 年代，科学家发现，移植成功与否是由供体与受体细胞表面组织抗原的特异性决定的，供体与受体组织抗原的特异性若相同，移植物易被受体相容而不发生排斥，否则，移植物则被排斥，这种代表个体特异性的同种异体抗原称移植抗原（transplantation antigen）或组织相容性抗原（histocompatibility antigen）。其中能引起强烈而迅速排斥反应的抗原称为主要组织相容性抗原（major histocompatibility antigen），编码主要组织相容性抗原的基因是一组紧密连锁的基因群，称为主要组织相容性复合体（major histocompatibility complex，MHC），由 MHC 编码的产物（即主要组织相容性抗原）简称为 MHC 分子。MHC 分子存在于人和哺乳动物细胞表面，不同动物的 MHC 分子有不同的名称，人类 MHC 分子因首先在人外周血白细胞表面发现，故称人类白细胞抗原（human leucocyte antigen，HLA）。编码 HLA 分子的基因群称为 HLA 复合体。HLA 分子广泛表达于多种有核细胞表面，在生理情况下，主要参与抗原提呈和 T 淋巴细胞的活化，在免疫应答的启动和免疫调节中发挥重要作用。

第一节　主要组织相容性复合体

人类 MHC 又称 HLA 复合体，是一组紧密连锁的基因群，结构十分复杂，位于人类第 6 号染色体短臂上。该区 DNA 片段全长 3600Kb，共 224 个基因座位，其中有产物表达的功能基因座位 128 个，其余的基因有些是假基因，有些功能不清楚。HLA 复合体根据其编码产物的结构、功能不同分成三个区，即远离着丝点Ⅰ类基因区、靠近着丝点Ⅱ类基因区和介于两者之间的Ⅲ类基因区（图 3-5-1）。

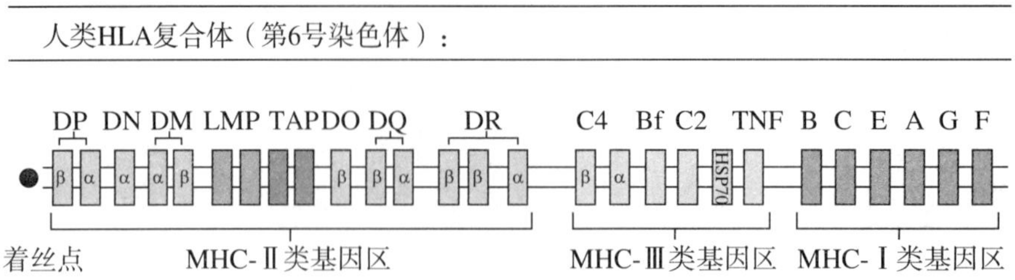

图 3-5-1 HLA 复合体结构示意图

一、MHC 的基因结构

（一）MHC-Ⅰ类基因

MHC-Ⅰ类基因区集中在远离着丝点的一端，内含数十个基因座位。其中 HLA-A、B、C 基因座位为经典 MHC-Ⅰ类基因，编码 MHC-Ⅰ类分子的重链（α 链）。HLA-E、F、G 等为非经典Ⅰ类基因，编码与免疫耐受有关的分子。

（二）MHC-Ⅱ类基因

MHC-Ⅱ类基因区位于近着丝点的一端，结构复杂。该区基因包含经典的 HLA-DP、DQ、DR 三个亚区和介于 HLA-DP、DQ 亚区之间的非经典基因 HLA-DO、DM、LMP 和 TAP 等。其中 HLA-DP、DQ、DR 每一亚区又包括两个或两个以上的功能基因座位，编码分子量相近的 α 链和 β 链。两者以异二聚体的形式构成经典 MHC-Ⅱ类分子，其余基因主要编码与抗原加工有关的分子，如 HLA-DM 分子、胞质溶胶中蛋白酶体 β 亚单位成分、抗原加工相关转运体（transporter associated with antigen processing，TAP）等。

（三）MHC-Ⅲ类基因

MHC-Ⅲ类基因区位于Ⅰ类与Ⅱ类基因区之间，具有多个与免疫功能相关的基因。该区基因主要编码补体系统的 C4、C2 和 B 因子（Bf）、肿瘤坏死因子（TNF）、淋巴毒素（LT）、热休克蛋白 70（HSP70）等免疫相关分子。

二、MHC 的遗传特征

（一）高度多态性

MHC 存在多个基因座位，每个基因座位上存在多个等位基因。对个体而言，染色体上任一基因座位最多只能有两个等位基因，分别来自父、母双方同源染色体。而在随机婚配的群体中，同一基因座位可存在多个等位基因，编码多种基因产物，此现象被称为多态性。多态性反映了群体中不同个体同一基因座位上基因间存在的差别。

1. 多态性的产生　MHC 多态性主要是多基因座、复等位基因的存在和基因共显性表达的结果。

（1）多基因座：经典的 MHC-Ⅰ类基因有 A、B、C 三个座位，经典的 MHC-Ⅱ类基因有 DP、DQ、DR 三个亚区。

（2）复等位基因：在群体中位于同一基因座位的不同基因系列即为复等位基因。MHC

的每一基因座位均存在众多复等位基因，此为形成 MHC 基因多态性的根本原因。HLA 复合体中发现的复等位基因已达 1695 个，其中等位基因数量最多的 HLA-B 和 HLA-DRB1 座位已分别鉴定出 537 个和 418 个等位基因。

（3）共显性：一对等位基因均显性表达，称为共显性表达。HLA 复合体上每一对等位基因均为显性基因，均能编码表达特异性 HLA 抗原分子。共显性表达极大地增加了人群中 HLA 表型的多样性，此为 HLA 表型多态性的重要原因。

2. 多态性的意义　MHC 多态性是生物体在长期进化过程中通过自然选择形成的，具有重要的生物学意义。

（1）赋予种群适应多变环境的能力：MHC 多态性使种群具有极大的基因储备，从而保证在群体水平上能应对环境的变化，抵御各种病原体的侵袭，利于种群的生存和延续。

（2）调控机体免疫应答的能力：MHC 基因的多态性决定了 MHC 分子的多态性，从而使不同个体对特定抗原的应答能力存在差异。因此 MHC 控制着机体对特定抗原是否应答以及应答的强度。

（3）个体的终身遗传标志：MHC 高度的多态性使 MHC 表型极富多样性，故无亲缘个体间出现 MHC 型别完全相同的概率极低。因此，MHC 型别可作为个体的终身遗传标志用于法医学的个体识别及亲缘鉴定。

（4）寻找同种器官移植供体的依据：目前，依据 HLA 配型结果筛选适宜供体，是寻找器官移植供体的唯一方法。由于 MHC 基因型和表型的高度多态性，在无血缘关系的人群中寻找 MHC 型别完全相同的个体相当困难，故通常是先在亲属当中寻找供体。建立和扩大 HLA 基因库，有助于在无关人群中发现并筛选出适合的供体，推动器官移植工作的进展。

（二）单元型遗传

HLA 复合体是一组紧密连锁的基因群，HLA 基因在一条染色体上的组合称为单元型。在遗传过程中，HLA 复合体是以单元型作为一个完整的遗传单位由亲代传给子代，即单元型遗传。人体细胞为双倍体细胞，子代的两个 HLA 单元型分别来自父母双方，故在亲代与子代之间必然有一个单元型相同，同胞之间 HLA 单元型的型别存在 3 种可能：①两个单元型完全相同的概率为 25%；②两个单元型完全不同的概率为 25%；③有一个单元型相同的概率为 50%。这一遗传特点在器官移植供者的选择以及法医学亲子鉴定中可得以应用。

（三）连锁不平衡

HLA 复合体各等位基因均有各自的基因频率，若 HLA 复合体各座位等位基因随机组合构成单元型，则在某一个群体中，某一单元型出现的频率应等于组成该单元型各基因频率的乘积。但实际上，某些基因较多地连锁在一起，而另一些基因在一起的概率较小，这种单元型非随机分布的现象称为连锁不平衡。同时这种基因型别能够显示人种和地理区域的特点，可能与某些自身免疫病的发生相关。

第二节　MHC 编码的分子

由 MHC 编码的蛋白分子称为 MHC 分子或 MHC 抗原，在人类也称为人类白细胞抗原（HLA）。

一、HLA 分子的结构

（一）HLA-Ⅰ类分子的结构

HLA-Ⅰ类分子由 α 和 β 两条多肽链以非共价键连接而成。α 链即重链，分子量为 44kD，是由第 6 号染色体上 HLA-Ⅰ类基因编码的产物，为多态性跨膜糖蛋白，由胞外区、跨膜区和胞内区组成，其胞外区含有 α_1、α_2 和 α_3 三个结构域。β 链即轻链，分子量为 12kD，又称为 β_2 微球蛋白（β_2 microglobulin，β_2m），是由第 15 号染色体非 HLA-I 类基因编码的产物。HLA-Ⅰ类分子根据氨基酸的顺序及三维结构分析可将其分为四个区（图 3-5-2）。

1. 抗原肽结合区　位于 α 链氨基端，是由 α_1 和 α_2 结构域组成的一个凹槽状结构，其两端封闭，可容纳 8 ～ 12 个氨基酸残基组成的抗原肽。该区是 HLA-I 类分子与内源性抗原肽结合的区域，也是决定 HLA-Ⅰ类分子多态性，即同种异型抗原决定基存在的部位。

2. 免疫球蛋白样区　包括重链 α_3 结构域和 β_2 微球蛋白，两者氨基酸序列高度稳定，与免疫球蛋白恒定区具有同源性，故称免疫球蛋白样区（Ig 样区）。α_3 结构域是 CTL 表面 CD8 分子识别结合的部位，β_2 微球蛋白本身无同种异型抗原特异性，与 α_3 结构域结合有助于 HLA-Ⅰ类分子的表达和结构的稳定性。

3. 跨膜区　含疏水性氨基酸残基，以 α 螺旋形式跨越脂质双层疏水区，并借此将 HLA-Ⅰ类分子锚定在细胞膜上。

4. 胞质区　I 类分子重链（α 链）羧基末端约 30 个氨基酸残基位于胞质中，其性质恒定，含有可形成磷酸化的氨基酸序列，可能与细胞内外信号的传递有关。

（二）HLA-Ⅱ类分子的结构

HLA-Ⅱ类分子由Ⅱ类基因编码的 α 链（34kD）和 β 链（29kD）以非共价键连接组成。α 链和 β 链均为跨膜蛋白，由胞外区、跨膜区和胞内区三部分组成。其胞外区各含两个结构域，即 α_1、α_2 和 β_1、β_2 结构域。HLA-Ⅱ类分子也分为四个区（图 3-5-2）。

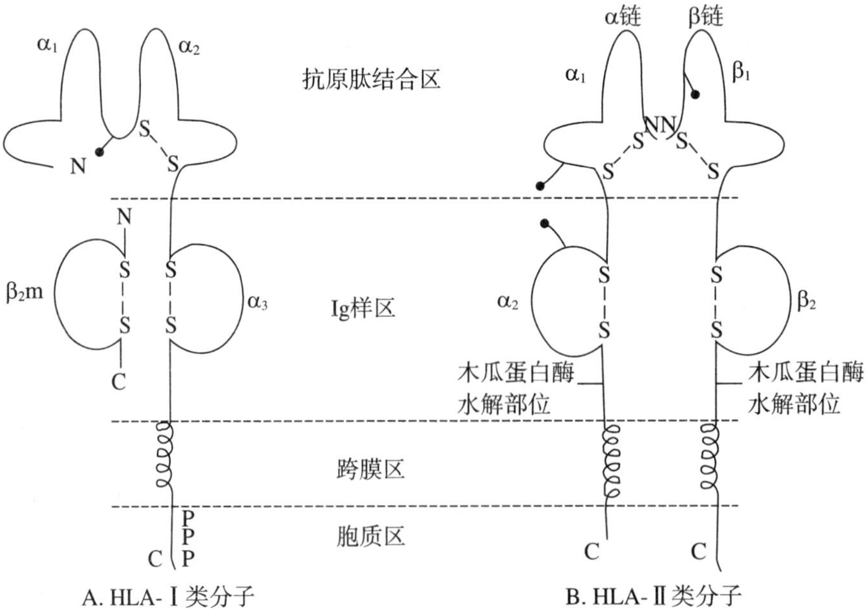

图 3-5-2　HLA-Ⅰ类和Ⅱ类分子结构示意图

1. 抗原肽结合区　位于α链和β链氨基端，是由α_1和β_1结构域组成的一个凹槽状结构，其两端开放，可容纳13～18个氨基酸残基组成的抗原肽。该区是HLA-Ⅱ类分子与外源性抗原肽结合的区域，也是决定同种异型抗原决定基存在的部位。

2. 免疫球蛋白样区　包括α_2和β_2结构域，该区氨基酸序列高度恒定，与免疫球蛋白恒定区具有同源性。HLA-Ⅱ类分子的β_2结构域是Th表面CD4分子识别结合的部位。

3. 跨膜区和胞质区　HLA-Ⅱ类分子α链和β链跨膜区氨基酸组成和功能与HLA-Ⅰ类分子类似，而胞质区内氨基酸残基数明显少于HLA-Ⅰ类分子，其功能可能与跨膜信号的传递有关。

二、HLA分子的分布

HLA-Ⅰ、Ⅱ类分子主要分布在细胞表面，但也可以可溶性的形式出现于体液中，如血清、尿液、唾液、精液及乳汁中均已检出游离的HLA-Ⅰ、Ⅱ类分子。

（一）HLA-I类分子的分布

HLA-Ⅰ类分子（HLA-A、B、C）广泛分布于体内各种有核细胞表面，包括血小板和网织红细胞。成熟的红细胞一般不表达HLA-Ⅰ类分子，但某些特殊血型的红细胞也能检出HLA-Ⅰ类分子。不同组织细胞表达HLA-Ⅰ类分子的密度也各不相同。外周血白细胞和淋巴结、脾淋巴细胞所表达的HLA-Ⅰ类抗原量最多，其次为肝、肾、肺、皮肤和肌肉细胞。神经细胞和成熟的滋养层细胞不表达HLA-Ⅰ类分子。

（二）HLA-Ⅱ类分子的分布

HLA-Ⅱ类分子（HLA-DP、DQ、DR）主要表达在B细胞、单核巨噬细胞系统、树突状细胞等抗原提呈细胞和活化的T细胞等表面，内皮细胞和某些组织的上皮细胞也可检出HLA-Ⅱ类分子。在不同类型细胞或同一类型细胞的不同分化阶段，各种HLA-Ⅱ类分子的表达情况也各不相同。

三、HLA分子的主要生物学功能

（一）引起移植排斥反应

在同种异体器官移植时，HLA-Ⅰ、Ⅱ类分子是引起移植排斥反应的主要抗原。HLA-Ⅰ、Ⅱ类分子能在体外直接诱导产生强烈的初次T细胞免疫应答，即可导致$CD4^+$ T细胞的活化和产生各种细胞因子，并能诱导$CD8^+$ T细胞介导的杀伤效应或部分$CD4^+$ T细胞对表面Ⅱ类抗原的靶细胞的杀伤效应。

（二）参与对抗原的加工与提呈

在免疫应答过程中，HLA-Ⅰ类和Ⅱ类分子均参与抗原加工和提呈过程，从而激活T细胞，参与适应性免疫应答。T细胞通常不识别游离的抗原，而识别APC提呈的抗原肽-HLA-Ⅰ类或Ⅱ类分子复合物。HLA-Ⅰ类分子参与内源性抗原的提呈，HLA-Ⅱ类分子一般参与外源性抗原的提呈，有时也提呈某些内源性抗原。另外，不同个体的HLA-Ⅰ类分子对同一大分子提呈的抗原片段可不同，从而使不同机体对同一抗原的免疫应答可表现出个体差异，或产生保护性免疫，或产生免疫耐受，或有自身免疫倾向，或表现出HLA相关疾病。

（三）约束免疫细胞间相互作用

在免疫应答过程中，T细胞抗原受体在识别APC或靶细胞抗原肽的同时，还必须识别与抗原肽结合成复合物的MHC分子，受MHC的限制。MHC限制性是指具有同一HLA表型的免疫细胞间才能有效地相互作用。在 TC- 靶细胞间，MΦ-Th、Th-B 细胞、Th-TC 间相互作用时必须识别细胞表面 MHC-Ⅰ类或Ⅱ类分子。巨噬细胞（MΦ）与 Th 间的相互作用受 MHC-Ⅱ类分子的限制，即 Th 只能被具有相同 MHC-Ⅱ类分子的抗原提呈细胞所激活。外来抗原进入机体，被 MΦ 摄取、处理，然后抗原的关键性片段与 MΦ 内 MHC-Ⅱ类分子的肽结合区形成复合物，后者转运至 MΦ 膜表面。TCR 识别并结合抗原片段的表位以及 MHC-Ⅱ类分子 α_2、β_2 功能区的非多态性决定簇，由此启动免疫应答。CTL 与病毒感染的靶细胞间相互作用受 MHC-Ⅰ类抗原的限制。TC 细胞 TCR 联合识别靶细胞表面的病毒抗原及 MHC-Ⅰ类分子 α_2 和 β_2 功能区的多态性决定簇。同时 CTL 表面的 CD8 分子识别 MHC-Ⅰ类分子 α_3 区的非多态性决定簇。但是，TC 细胞对同种异体靶细胞的杀伤作用不受自身 MHC 的约束。

（四）参与免疫应答的调节

1．MHC 分子、抗原肽、TCR 在提呈细胞或靶细胞与 T 细胞表面之间形成三元体结构，MHC-Ⅰ、Ⅱ类分子分别识别并结合表面的 CD8、CD4 分子，以稳定此三元体结构，使免疫应答能够启动。

2. MHC 限制性　免疫细胞相互作用时（T 细胞激活时或者免疫效应时），只有当双方的 MHC 分子一致时，免疫过程才能发生，这一现象称为 MHC 限制性（MHC　restriction）。在细胞毒性 T 细胞（Tc）与靶细胞和 T、B 细胞间相互作用过程中，均存在 MHC 限制性。

3. 对免疫应答强弱的调节　不同个体具有的不同 MHC 分子谱，控制着机体对不同特异性抗原应答的能力。例如，某个体的 MHC 分子抗原肽结合区与 HBsAg 具有高度亲和力，则该个体对于乙肝疫苗的免疫或者乙肝病毒的感染呈高应答；相反，如果两者结合疏松或者不结合，则表现为低应答或者不应答，疫苗注射后不能产生保护性抗体，病毒感染后容易形成慢性携带状态。此外，细胞表面 MHC 分子的密度亦影响免疫应答的强弱程度。

4．MHC 分子中一些与免疫功能相关的基因编码的产物参与对固有免疫应答的控制，如编码的补体分子、细胞因子等。

（五）参与 T 细胞分化过程

HLA 分子参与早期 T 细胞在胸腺中的分化过程，MHC-Ⅰ、Ⅱ类分子阳性细胞分别与 $CD8^+$ T 细胞和 $CD4^+$ T 细胞的分化发育有关。

（六）诱导同种异体移植排斥反应

正如最初发现 MHC 时所表现的特性，在同种异体间进行器官移植时 MHC-I/MHC-Ⅱ类分子是引起快速、强烈移植排斥反应的主要抗原。体外实验证实，MHC-I/MHC-Ⅱ类抗原能直接诱导产生初次 T 细胞免疫应答，导致 $CD4^+$ T 细胞的活化和产生各种细胞因子，并能诱导 $CD8^+$ T 细胞介导的杀伤效应。

综上所述，HLA 从多方面参与了机体免疫应答的发生和调节，尤其是参与对抗原的处理，与之结合并将其提呈给 T 细胞，这是免疫应答的诱导和调节的最基本点。以上是经典 HLA 分子的主要生物学功能。此外，非经典 HLA 还广泛参与固有免疫应答的调节，具有与抗原提呈相关等多种免疫功能。

第三节 HLA 与临床医学

一、HLA 与器官移植

器官移植是现代医学重要的治疗手段之一。HLA 是诱导移植排斥反应的主要抗原，移植排斥反应的本质是免疫应答，移植器官能否存活关键取决于供者和受者之间 HLA 的相容程度，即 HLA 各基因位点上相同的等位基因数目。确定组织相容性的程度，对供者和受者分别做 HLA 分型和交叉配合试验（cross-matching）。PCR 基因分型技术的普及、计算机网络的应用、无亲缘关系个体骨髓库和脐血库的建立，皆显著提高了 HLA 相匹配供受者选择的准确性和配型的效率。测定血清中可溶性 HLA 分子的含量，有助于检测移植物的排斥危象。在肾移植中，各 HLA 座位配合的重要性依次为 HLA-DR、HLA-B、HLA-A。在骨髓移植中，为预防移植物抗宿主反应，保证移植的成功，一般要求从同胞中选择 HLA 完全相同的个体作为供者。HLA 的分型鉴定是生物医学上重要的方法和技术，在器官移植前的组织匹配型、探索 HLA 与疾病的相关性、法医鉴定、输血前检测、遗传学研究乃至人类学研究各个领域中具有十分重要的意义。HLA 的分型鉴定方法主要包括：①血清学分型法，利用已知的 HLA 特异性分型标准，将血清与待测细胞混合，借助补体的生物学作用，观察待测细胞是否存活而加以判断；②细胞学分型法，通过混合淋巴细胞培养后观察细胞的增殖来判断 HLA 的型别，这种方法由于花费时间长，操作复杂，目前基本不采用；③分子生物学分型法，目前采用最多的 HLA 分型方法，其原理主要是设计一套 HLA 等位基因的序列特异性引物，对 HLA DNA 片段进行体外扩增，采用不同方法对扩增产物进行检测，从而对 HLA 进行分型。一般移植物存活率由高到低的顺序是同卵双胞胎＞同胞＞亲属＞无亲缘关系者。

二、HLA 与输血反应

临床上发现，多次接受输血的患者可发生非溶血性输血反应，主要表现为发热、白细胞减少与荨麻疹等。原因大多是由于患者多次接受输血后，体内产生抗白细胞和抗血小板的 HLA 抗体，从而发生因白细胞或血小板遭受破坏而引起的输血反应。供血者血液中如含较高效价的此抗体，亦可引起输血反应。因此，对于多次接受输血者应注意选择 HLA 抗原相同的供血者或不含有 HLA 抗体的血液，以免发生此类输血反应。

三、HLA 与疾病的相关性

不同个体对疾病的易感性的差异在很大程度上是由遗传因素所决定的，已发现多种疾病与 HLA 相关。例如，强直性脊椎炎（AS）中有 58% ～ 97% 以上患者携带 HLA-B27 抗原，而健康人群中只有 1% ～ 8%，由此确定 AS 的发生与 HLA-B27 抗原相关联，即带有 B27 等位基因的个体易患 AS。携带有 HLA-DR4 者易患类风湿关节炎。研究 HLA 与疾病的相关性，有助于对某些疾病进行诊断、预测、分类及预后判断。探讨 HLA 与疾病的关系，实质上是研究疾病发生发展的遗传倾向。

知识链接

HLA 与疾病的关系

群体调查研究发现，某些疾病的发生与一些特殊型别的 HLA 有关。同时还了解到 HLA 与细菌性、病毒性感染之间有一定的关系，这可能反映出 HLA 与针对这些抗原的免疫应答之间的关系。例如对于风疹病毒，当人接种风疹疫苗后，通过对抗血清的检测，发现 HLA-A28 型的人群表现为高应答，HLA-B17 型的人群表现为低应答。接受流感疫苗的人，其 HLA-B16 者表现为低反应。日本报道过接种乙肝疫苗不应答者与 HLA-B54、DR4、B53 相关。

HLA 与法医学鉴定

由于 HLA 的多态性远比红细胞血型更强，故更能区分个体的特异性。在无血缘关系的自然人群中，HLA 表型完全相同是极为罕见的，对案犯血渍 HLA 表型的鉴定很有价值。另外，根据 HLA 基因单倍型遗传的特点，对亲子关系的鉴定比 A、B、O 血型的鉴定更为有效和准确。

四、HLA 分子的异常表达与临床疾病

（一）HLA-Ⅰ类分子表达异常

在许多人类肿瘤及肿瘤衍生的细胞株上已发现，HLA-Ⅰ类分子表达缺失或密度降低，或特异性发生了改变，使 CTL 不能对其识别，逃避了 CTL 对肿瘤细胞的杀伤，从而导致肿瘤细胞的免疫逃逸。

（二）HLA-Ⅱ类分子表达异常

在正常情况下不表达 HLA-Ⅱ类抗原的细胞，可由于感染等因素的影响而往往导致自身免疫病。如 I 型糖尿病患者的胰岛 β 细胞、原发性胆管肝硬化患者的胆管上皮细胞等，均有 HLA-Ⅱ类分子异常表达。一旦启动自身免疫应答，将自身抗原提呈给自身反应的 T 细胞，激活的自身反应 T 细胞可分泌大量的细胞因子，诱导表达更多的 HLA-Ⅱ类抗原，加重和延续自身免疫应答，最终导致迁延不愈的自身组织损伤。

五、HLA 与亲子鉴定和法医学

依据 HLA 复合体的高度多态性和单元型遗传的特点，对 HLA 基因型或表型的检测分型已成为法医学上进行个体识别和亲子鉴定的重要依据。

HLA 分子是每一个体的特异性生物学遗传标志，且终生不变。同时，由于 HLA 系统的高度多态性，在无血缘关系的人群中，HLA 表型完全相同者是极其罕见的，在同一家庭内 HLA 的遗传是以单元为单位从亲代遗传给子代，子代的两个 HLA 单元型各来自双亲一方。因此，借助 HLA 基因型或表型的检测分型技术，可以鉴定亲子关系。在法医学上利用 HLA 检测亦能判断罪行与某个体间的关系。

知识链接

HLA 分型在人类学研究方面的应用

HLA 基因遗传连锁不平衡，导致不同人种、民族或不同地域的人群间 HLA 单元型基因表达特点不同，如 A1 在中国人和日本人中极少，在白种人中极多；黑种人独具 AW43，却无 A11 及 B27。

HLA 与肿瘤的关系

恶性肿瘤细胞 -HLA → Ⅰ类分子表达减少或缺乏，肿瘤细胞逃逸免疫监视。

实际应用：INF 促进肿瘤 HLA-Ⅰ类分子表达→增强 CD8 → CTL 细胞的特异性杀伤。

小结

1. 组织相容性是指器官或组织移植时供者与受者相互接受的程度。组织相容性（移植）抗原是两个遗传背景不同的个体之间进行移植（grafted）时，存在于组织或细胞上的决定排斥反应（rejection）的抗原。主要组织相容性抗原的基因分布在不同的染色体上，在组织不相容引起的移植排斥反应中起主要作用。编码主要组织相容性抗原的基因是一组紧密连锁的基因群，称为主要组织相容性复合体（MHC）。MHC 编码的产物（即主要组织相容性抗原）简称为 MHC 分子。

2. MHC-I 类分子是 MHC-A、B、C 编码的分子产物，由一条 α 链和一条 βm 链以非共价键形式结合而成，呈现高度多态性，广泛分布于体内各种有核细胞表面，有提呈内源性抗原的作用，是 CD8 分子识别的标志，也是诱导同种移植排斥反应的主要抗原。MHC-Ⅱ类分子是 MHC-DR、DQ、DP 编码的分子产物，由两条非共价键连接的异源多肽链 α 链和 β 链组成，主要表达在抗原提呈细胞以及激活的 T 细胞表面。参与外来抗原的提呈过程，是 CD4 分子识别的标志。

3. HLA 与临床医学的关系包括 HLA 与器官移植、输血反应、疾病的相关性，HLA 分子异常表达与临床疾病的发生以及 HLA 在亲子鉴定和法医学中的应用。

思考题

1．简述 MHC-Ⅰ类分子的结构。
2．简述 MHC-Ⅰ类和Ⅱ类分子在分布、结构、功能方面的区别。

（李　华　薛殷彤）

第六章

固有免疫

学习目标

1. 掌握固有免疫应答的概念、特点和组分，固有免疫应答的组织屏障和固有免疫应答细胞的作用。
2. 熟悉固有免疫应答分子的作用。
3. 了解固有免疫应答的作用时相及其与适应性免疫应答的相互关系。

固有免疫是机体在种系发育和进化过程中形成的天然免疫防御功能，即出生后就已具备的非特异性防御功能，也称为非特异性免疫或天然免疫。该免疫系统能够对入侵的病原生物迅速产生应答，发挥非特异性的抗感染作用，也可清除体内发生衰老、死亡、畸变的细胞，并参与适应性免疫应答。其特点包括：①遗传获得，生来就有；②正常情况下，人人皆有，个体差异不明显；③无特异性，作用范围广，对各种病原生物都有一定的抵抗力，并非针对某种特定的病原生物；④反应迅速，病原生物一旦接触机体，立即遭到机体的排斥和清除；⑤固有免疫应答是一切免疫应答的基础。适应性免疫应答是在固有免疫应答的基础上建立起来的。增强固有免疫是提高机体整体免疫力的一个重要方面。

第一节　固有免疫系统和作用

该系统主要是由组织屏障（皮肤和黏膜系统、血 - 脑屏障、胎盘屏障等）、固有免疫细胞（吞噬细胞、NK 细胞、树突状细胞等）、固有免疫分子（补体、细胞因子及具有抗菌作用的多肽、蛋白、酶类物质等）组成。

一、组织屏障

（一）皮肤与黏膜

宿主抵抗病原生物入侵的“第一道防线”或“机械防线”，其作用有三种：

1. 机械阻挡　由致密上皮细胞组成的皮肤和黏膜组织具有机械屏障作用，正常情况下能够有效阻挡病原体的入侵。黏膜的物理屏障作用相对较弱，但是黏膜上皮细胞的迅速更新、呼吸道黏膜上皮细胞纤毛的定向摆动及黏膜表面分泌液的冲洗作用，都有助于消除黏膜表面的病原生物。

2. 化学杀伤　皮肤和黏膜可分泌多种杀菌物质，如皮肤汗腺分泌的乳酸、皮脂腺分泌的脂肪酸、胃黏膜分泌的胃酸以及泪腺、唾液腺、呼吸道、消化道和泌尿生殖道黏膜分泌的溶菌酶、抗菌肽等都有一定的杀菌或抑菌作用。

3. 正常菌群的生物拮抗作用 寄居于皮肤和黏膜的正常菌群通过与病原生物竞争结合上皮细胞和营养物质，或通过分泌某些杀菌、抑菌物质对病原生物产生拮抗作用。如阴道乳酸杆菌分解阴道上皮细胞中的糖原，产生乳酸抑制白念珠菌的生长；肠道中的大肠埃希菌产生大肠埃希菌素和酸性产物，抑制金黄色葡萄球菌和志贺菌的生长。

（二）体内屏障

1. 血 - 脑屏障 主要由软脑膜、脉络丛、脑血管以及星形胶质细胞组成，是一种能够阻挡病原生物及其有毒产物或某些药物从血液进入脑组织或脑脊液的非专有解剖结构，具有保护中枢神经系统的功能。婴幼儿由于血 - 脑屏障未发育完善，容易发生流行性脑脊髓膜炎、乙型脑炎等传染病。

2. 胎盘屏障 由母体子宫内膜的基蜕膜和胎儿的绒毛膜滋养层细胞共同构成。正常情况下，可防止母体感染的病原生物及其有害产物进入胎儿体内，从而保护胎儿免遭感染，能够正常发育。但在妊娠早期（3 个月内），由于胎盘屏障尚未发育完善，感染母体的病原生物可经胎盘进入胎儿体内，干扰胎儿的正常发育，导致胎儿死亡或畸形。

二、固有免疫细胞

固有免疫细胞包括吞噬细胞（中性粒细胞、单核巨噬细胞系统）、淋巴细胞（NK 细胞、γδ T 细胞、B-1 细胞）和肥大细胞等。

（一）吞噬细胞

当病原生物一旦突破“第一道防线”后，就会遇到宿主固有免疫防御系统中的“第二道防线”的抵抗，吞噬细胞的吞噬作用在其中发挥重要作用。吞噬细胞是一类存在于血液、体液或组织中，能进行变形运动，并能吞噬、杀死和消化病原生物等异常抗原的白细胞。主要包括两类：一类是小吞噬细胞，主要是血液中的中性粒细胞；一类是大吞噬细胞，即单核巨噬细胞系统，包括血液中的单核细胞和组织中的巨噬细胞（详见本篇第一章第二节）。

当病原体侵入皮肤或黏膜后，首先主要被小吞噬细胞杀灭，少数未被吞噬的病原体由淋巴结中的巨噬细胞吞噬杀灭，极少数毒力强、数量多的病原体才有可能不被完全阻挡而侵入血流及其他脏器。但是在血液、肝、脾或骨髓等处的吞噬细胞会对病原体继续进行吞噬杀灭。

1. 吞噬过程 以病原菌为例，吞噬、杀菌过程分为三个阶段，即吞噬细胞和病菌接触、吞入病菌、杀死和破坏病原菌。

（1）接触：吞噬细胞与病原菌的相互接触可通过随机相遇，亦可通过趋化因子的吸引。趋化因子中肺炎链球菌、链球菌、白喉棒状杆菌等细菌的多糖物质，补体活化产物 C3a、C5a、C567 以及组织细胞损伤时释放的一些酶类，使吞噬细胞向感染部位移行集中。

（2）吞入：对于细菌，吞噬细胞与病原菌接触的细胞膜内陷，伸出伪足将其包围并摄入细胞内，形成吞噬体，即为吞噬；对于病毒等较小生物，只在其附着处的细胞膜向细胞质内陷形成吞饮小泡，将病毒微粒包裹在内，此为吞饮。

（3）杀灭：吞噬体形成后，细胞内的溶酶体向吞噬体靠近，形成吞噬溶酶体。溶酶体内的溶酶体酶（包括杀菌素、溶菌酶、髓过氧化物酶、碱性磷酸酶等）可杀死病原菌，而蛋白酶、多糖酶、酯酶、核酸酶等将蛋白、多糖等分解，最后吞噬细胞将不能消化的残渣排到细胞外（图 3-6-1）。

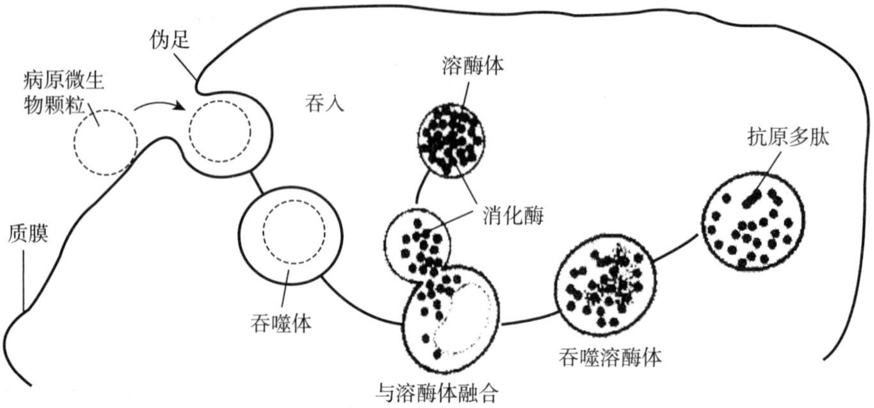

图 3-6-1　吞噬细胞清除异物颗粒的吞噬过程示意图

2. 吞噬结果　病原菌被吞噬细胞吞噬后，其结果根据病原菌类型、毒力和机体免疫力不同而表现不同：①完全吞噬，化脓性球菌被吞噬后，一般经 5 ~ 10 分钟死亡，30 ~ 60 分钟被破坏；②不完全吞噬，结核分枝杆菌、布鲁菌、伤寒沙门菌、军团菌等胞内寄生菌，虽然也可被吞噬细胞吞入，但不被杀死，反而在吞噬细胞内生长繁殖，使得吞噬细胞发生死亡裂解，未裂解的吞噬细胞成为这些病原菌的保护体，使病原菌免受机体体液中特异性抗体、非特异性抗菌物质或抗菌药物的杀伤作用，并可随游走的吞噬细胞经淋巴液或血流扩散到人体其他部位，引起广泛病变。

（二）NK 细胞

NK 细胞属于淋巴细胞，主要分布于外周血和脾中，具有无需事先致敏，无需其他辅助细胞或分子的参与而直接杀伤靶细胞的功能。NK 细胞通过释放穿孔素和颗粒酶造成靶细胞死亡，也可通过释放肿瘤坏死因子杀伤靶细胞。某些肿瘤细胞和微生物感染细胞可以成为 NK 细胞的靶细胞，而且 NK 细胞活性较其他杀伤细胞更早出现，因此在抗肿瘤、抗感染，特别是病毒感染中起重要作用。

（三）γδT 细胞

γδT 细胞是执行固有免疫的 T 细胞，是参与皮肤黏膜局部与早期抗感染免疫的主要效应细胞。其作用机制与 NK 细胞和 $CD8^+$T 细胞基本相同。活化的 γδT 细胞还可分泌多种细胞因子，增强机体适应性免疫防御功能，并参与免疫调节。

（四）B-1 细胞

B-1 细胞（$CD5^+$）分布于腹腔、胸腔、肠壁固有层中，主要针对 TI2 抗原，产生 IgM 抗体，主要参与腹腔、胸腔等体腔部位的非特异性免疫防御过程。

（五）其他参与固有免疫的细胞

其他参与固有免疫的细胞包括肥大细胞、嗜酸性粒细胞、嗜碱性粒细胞、树突状细胞等。肥大细胞、嗜酸性粒细胞及嗜碱性粒细胞通过释放活性介质和细胞因子引发炎症反应，参与机体的抗感染作用。未成熟的树突状细胞直接参与固有免疫，通过吞噬和胞饮作用直接摄取抗原，而成熟的树突状细胞的主要功能是抗原提呈作用。

三、固有免疫分子

固有免疫分子主要包括补体系统、细胞因子、抗菌肽和具有抗菌作用的酶类物质。

（一）补体系统

补体系统是参与固有免疫应答的最重要的免疫效应分子，具有多方面的生物学效应。

1. 细胞溶解作用 侵入机体的多种病原微生物可通过旁路途径或甘露糖结合凝集素（MBL）途径而迅速激活补体系统，并产生溶菌或病毒溶解作用。

2. 补体活化产物的作用 C3a/C5a 具有趋化和致炎作用，可吸引吞噬细胞到达感染部位，使之活化并增强其吞噬、杀菌作用；C3a/C5a 可直接激活肥大细胞，使其分泌一系列炎性介质和促炎细胞因子，引起和增强炎症反应；C3b/C4b 具有调理和免疫黏附作用，可促进吞噬细胞对病原体和抗原 - 抗体复合物的吞噬、清除作用。

上述作用可发生于特异性抗体产生之前，故在机体早期抗感染免疫中具有十分重要的意义。当针对病原体产生特异性抗体后，所形成的抗原 - 抗体复合物可激活补体经典途径，更能有效地发挥抗感染作用。

（二）细胞因子

细胞因子（cytokine）是指主要由机体多种细胞分泌的一类具有广泛生物学活性的小分子蛋白质。根据结构和功能的不同，可分为白细胞介素、干扰素、肿瘤坏死因子、集落刺激因子、趋化因子和生长因子等。

1. 白细胞介素（interleukin，IL） 白细胞介素最初是指由白细胞产生又在白细胞间发挥调节作用的细胞因子。后来发现，除白细胞外，机体多种细胞都能产生白细胞介素，如内皮细胞、淋巴细胞等。白细胞介素也可作用于其他的靶细胞，如内皮细胞、成纤维细胞和神经细胞等。目前发现的白细胞介素已有 30 余种（IL-1 ～ IL-35）。

2. 干扰素（interferon，IFN） 干扰素是宿主细胞在病毒或干扰素诱生剂刺激下产生的一种糖蛋白。由于其能干扰病毒的复制而命名。产生干扰素的细胞主要是巨噬细胞、单核细胞、淋巴细胞。干扰素具有相对的细胞种属特异性，即只有人干扰素才能用于人体，其他种类的干扰素在人体内无效。

干扰素对所有病毒都具有一定的抑制作用，但其本身对病毒无灭活作用，而是选择性地作用于病毒感染细胞，使其产生一种抗病毒蛋白，这种蛋白可干扰病毒 mRNA 的翻译，从而抑制新病毒的合成，起到抗病毒感染的作用。

根据干扰素产生的来源和理化性质不同，可分为Ⅰ型和Ⅱ型干扰素。Ⅰ型干扰素以抗病毒活性为主，而Ⅱ型干扰素的抗病毒活性较Ⅰ型为弱，但免疫调节作用更强。目前Ⅰ型干扰素中的 IFN-α、IFN-β 和Ⅱ型干扰素即 IFN-γ 已被成功应用于临床某些疾病的治疗。

干扰素具有多种生物活性：①具有广谱抗病毒作用，既能中断病毒感染细胞的病毒复制，又能抑制病毒增殖扩散；②免疫调节作用和抗肿瘤作用，可增强 NK 细胞、CTL 等活性，促进吞噬细胞的吞噬功能与抗原加工提呈作用。IFN-γ 能调节癌基因的表达，抑制肿瘤细胞的分裂增殖，从而发挥抗肿瘤作用。

3. 肿瘤坏死因子（tumor necrosis factor，TNF） 最初发现这种物质能造成肿瘤组织坏死而得名。根据其产生来源和结构不同，可分为 TNF-α 和 TNF-β 两类，前者由单核巨噬细胞系统产生，后者由活化 T 细胞产生，又名淋巴毒素（lymphotoxin，LT）。两类 TNF 基本的生物学活性相似，除具有杀伤肿瘤细胞的作用外，还有免疫调节、参与发热和炎症发生等功能。大剂量 TNF-α 可引起恶液质，因而 TNF-α 又称恶液质素（cachectin）。

4. 集落刺激因子（colony stimulating factor，CSF） 指能够刺激多能造血干细胞和不同发育分化阶段的造血祖细胞增殖、分化的细胞因子。不同 CSF 不仅可刺激不同发育阶段的造血干细胞和祖细胞增殖和分化，还可促进成熟细胞的功能。目前发现的集落刺激因子有粒细胞 - 巨噬细胞集落刺激因子（GM-CSF）、巨噬细胞集落刺激因子（M-CSF）、粒细胞集落刺激因子（G-CSF）。此外，干细胞因子（SCF）、促红细胞生成素（EPO）等也是集落刺激因子，以及多重集落刺激因子（Multi-CSF，又称 IL-3）等。

5. 趋化因子家族（chemokinefamily） 人类约有几十种趋化因子，可募集、活化吞噬细胞，增强机体抗感染免疫应答能力。

6. 其他生长因子 除了上述几种常见的细胞因子，免疫系统中还有许多其他的细胞因子，如表皮生长因子（EGF）、血小板衍生生长因子（PDGF）、成纤维细胞生长因子（FGF）、血管内皮细胞生长因子（VEGF）等。

（三）抗菌肽及酶类物质

1. 防御素（defensin） 一组耐受蛋白酶、富含精氨酸的小分子多肽，对细菌、真菌和某些有包膜病毒具有直接杀伤作用。主要由中性粒细胞和小肠潘尼（Paneth）细胞产生，可通过以下机制杀伤某些细菌和有包膜病毒：①通过静电作用与病原体 G^- 菌的脂多糖、G^+ 菌的磷壁酸和病毒包膜脂质等结合，使病原体膜屏障被破坏，通透性增加，导致病原体死亡；②诱导病原体产生自溶酶，干扰 DNA 和蛋白质合成；③致炎和趋化作用，增强吞噬细胞对病原体吞噬、杀伤和清除的作用。

2. 溶菌酶 一种不耐热的碱性蛋白质，广泛存在于各种体液、外分泌液和吞噬细胞溶酶体中。溶菌酶能够裂解 G^+ 菌细胞壁中 *N*- 乙酰葡萄糖胺与 *N*- 乙酰胞壁酸之间的 β-1，4 糖苷键，使细胞壁的重要组分肽聚糖被破坏，从而导致细菌溶解、破坏。G^- 菌的肽聚糖外还有脂多糖和脂蛋白包裹，故对溶菌酶不敏感。但在特异性抗体和补体存在下，G^- 菌也可被溶菌酶溶解、破坏。溶菌酶也存在于鸡蛋清和某些细菌中，可提纯并加工制成各种制剂，用于治疗中耳炎、咽喉炎、副鼻窦炎等慢性疾病。

3. 乙型溶素 血清中一种对热较稳定的碱性多肽，在血浆凝固时由血小板释放，故血清中乙型溶素浓度显著高于血浆中水平。乙型溶素可作用于 G^+ 菌细胞膜，产生非酶性破坏效应，但对 G^- 菌无效。

（四）炎症

炎症是机体受到有害刺激时所表现出的一系列局部和全身性防御反应，可以看做是固有免疫的综合作用结果，其作用为清除有害异物，修复损伤组织，保持自身稳定性。有害刺激包括各种理化因素，但以病原体感染为主。

病原体感染机体，机体组织和微血管受到刺激发生损伤时，迅速导致多种可溶性炎症介质释放，如被细菌 LPS 活化的血小板黏附于局部胶原和血管内皮基底膜，释放 5- 羟色胺、凝血因子等活性成分，引起凝血、激肽和纤溶系统级联反应。病原体经旁路途径激活补体，产生活化片段 C5a、C3a，后两者具有趋化因子和过敏毒素作用，使得血管扩张，毛细血管通透性增高，血流变缓，这些改变有利于血管内细胞和血清成分逸出。在趋化因子和黏附分子的作用下，各种白细胞向炎症部位迁移，吞噬、杀灭病原体，活化的补体攻击、溶解病原菌，其他血浆成分扩大炎症反应。细菌 LPS 外源性致热原和巨噬细胞分泌的内源性致热原共同作用于下丘脑导致发热。吞噬细胞的溶酶体酶释放或泄漏会损伤自身组织成分，死亡白细胞与破坏裂解的靶细胞共同导致脓液生成（化脓）。各种毒性产物与活性介质将导致正常机体组织死亡。因此，伴随炎症过程会有红、肿、热、痛和功能障碍的表现。炎症既是一种病理过程，又是一种机体积极防御病原体的方式，大量吞噬细胞被动员，聚集在炎症部位，血液中的抗菌因子和抗体发生局部浓缩，死亡宿主细胞的堆积可释放抗微生物物质，炎症中心氧浓度下降和乳酸积累，进一步抑制病原菌的生长，适度的体温升高可以加速免疫反应的进程。

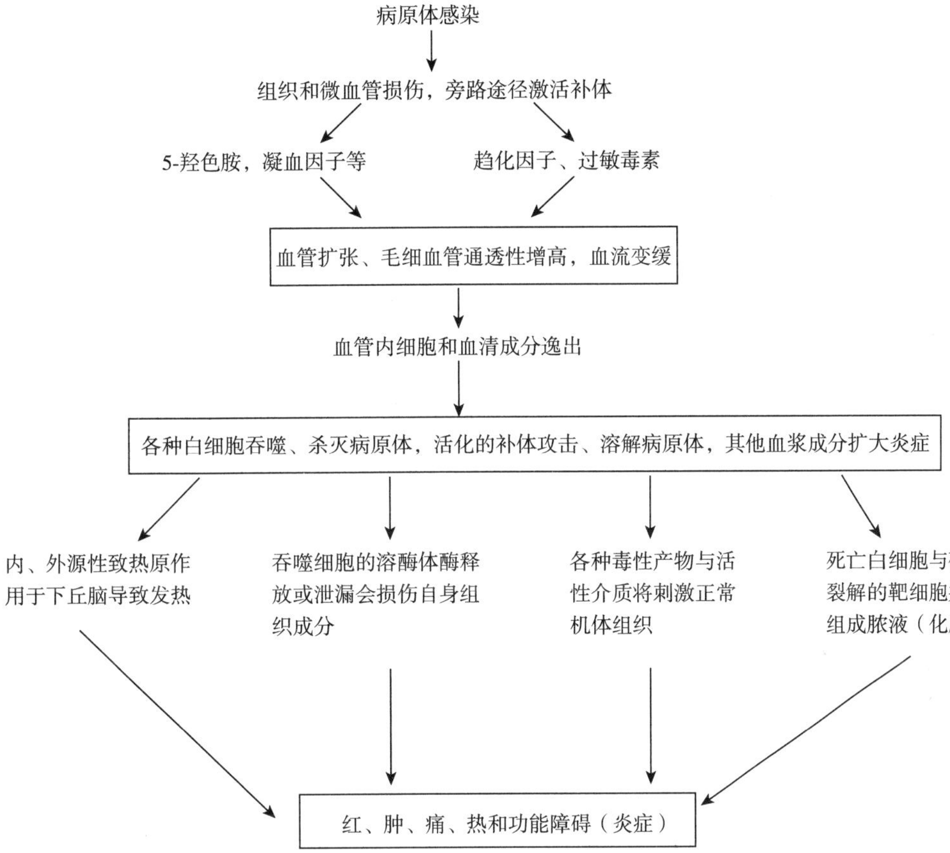

图 3-6-2　炎症反应示意图

第二节　固有免疫应答的作用时相

机体固有免疫应答分为三个时相，即瞬时固有免疫应答阶段、早期固有免疫应答阶段和适应性免疫应答诱导阶段。

一、瞬时固有免疫应答阶段

发生在感染后 4 小时内。参与成分包括屏障、补体活化产物、肥大细胞释放的血管活性胺类和炎症介质、促炎细胞因子及吞噬细胞等。皮肤黏膜及其分泌物中的抗菌物质和正常菌群作为物理、化学和微生物屏障，可阻挡外界病原生物对机体的入侵，具有即刻免疫防御作用。当少量病原体突破机体屏障结构，进入皮肤或黏膜下组织后，可及时被局部存在的巨噬细胞吞噬清除。有些病原体如 G^- 菌可通过直接激活补体旁路途径而被溶解破坏。补体活化产物 C3b/C4b 可介导调理作用，显著增强吞噬细胞的吞噬杀菌能力。C3a/C5a 则可直接作用于组织中肥大细胞，使之脱颗粒释放组胺、白三烯和前列腺素 D_2 等血管活性胺类物质和炎性介质，导致局部血管扩张，通透性增强。中性粒细胞是机体抗细菌、抗真菌感染的主要效应细胞，中性粒细胞浸润是细菌感染性炎症反应的重要特征。在感染部位组织细胞产生的促炎细胞因子（IL-8、IL-1 和 TNF 等）和其他炎性介质作用下，局部血管内中性粒细胞可被活化，并迅速穿过血管内皮细胞进入感染部位，发挥强大的吞噬杀菌效应，通常绝大多数病原体感染终止于此时相。

二、早期固有免疫应答阶段

发生在感染后 4 ～ 96 小时内。

1．巨噬细胞的募集　在细菌成分、趋化性细胞因子和促炎细胞因子作用下，巨噬细胞被募集到感染部位，增强抗感染免疫应答能力。巨噬细胞又产生大量促炎细胞因子和低分子量炎性介质，进一步扩大固有免疫应答能力和炎症反应。促炎细胞因子刺激发热，引起急性期反应。

2．B-1 细胞对细菌多糖抗原产生 IgM 抗体，在补体协同下溶解细菌。

3．NK 细胞、NKT 和 γδT 细胞可对某些病毒感染和胞内寄生菌感染的细胞产生杀伤破坏作用，在早期抗感染免疫过程中发挥作用。

三、适应性免疫应答诱导阶段

发生在感染 96 小时后。活化巨噬细胞和 DC 作为专职 APC，可将摄入的病原体等外源性抗原或内源性抗原加工为具有免疫原性的小分子多肽，并以抗原肽 -MHC 分子复合物的形式表达于细胞表面，同时表面共刺激分子（如 B7 和 ICAM 等）表达上调，为特异性免疫应答的启动做好准备，然后经淋巴、血液循环进入外周免疫器官，通过与抗原特异性淋巴细胞之间的相互作用，诱导产生特异性免疫应答。

表 3-6-1　固有免疫作用时相比较

	瞬时固有免疫应答阶段	早期固有免疫应答阶段	适应性免疫应答诱导阶段
作用时相	感染 4 小时内	感染 4 ～ 96 小时	感染 96 小时后
参与成分	组织屏障、吞噬细胞、固有免疫分子	在细胞因子作用下，巨噬细胞、中性粒细胞、NK 细胞等被活化，趋化到炎症部位，进一步释放细胞因子	APC 细胞进行抗原提呈，同时表面共刺激分子上调

第三节　固有免疫与适应性免疫应答的关系

一、启动适应性免疫应答

1．DC 对初始 T 细胞具有很强的抗原提呈能力。未成熟的 DC 摄取、加工、处理抗原能力较强，通过吞噬、吞饮作用摄取抗原。成熟 DC 高水平表达 MHC I/II 类分子，将摄入的抗原加工、处理为小分子抗原肽，并以抗原肽 -MHC 复合物形式表达于细胞表面，提供 T 细胞活化第一信号。

2．DC 和活化的巨噬细胞表面表达的共刺激分子可为 T 细胞活化提供第二信号。

二、影响适应性免疫应答的类型

1. 诱导细胞免疫　巨噬细胞接受胞内菌感染后分泌 IL-12、IFN-γ，诱导 Th1 细胞，产生细胞免疫。

2. 诱导体液免疫　NKT 和肥大细胞分泌 IL-4，诱导 Th2 细胞，产生体液免疫。

三、协助适应性免疫应答发挥免疫效应

1．抗体产生后，在补体、吞噬杀伤细胞参与下，通过调理吞噬、ADCC 作用，清除病原微生物。

2．Th1 产生 IL-2、IFN-γ 介导细胞免疫，通过活化巨噬细胞等发挥作用。

小结	1. 固有免疫是个体出生时就具有的天然免疫功能，通过遗传获得，是机体在长期进化过程中逐渐建立起来的，其针对外来异物的范围广，不针对某种特定的异物抗原，反应迅速。 2. 固有免疫系统是由机体的内、外屏障以及固有免疫细胞和固有免疫分子共同组成。 3. 吞噬细胞是机体最主要的抗感染效应细胞，可非特异吞噬和杀伤病原生物。NK 细胞、γδT 细胞等可直接杀伤某些肿瘤细胞和受病毒感染的细胞。上述免疫细胞可通过分泌各种不同的细胞因子产生不同的免疫调节作用或介导炎症反应。固有免疫分子在机体抗感染过程中发挥重要作用。 4. 初次感染时，固有免疫应答分为三个时相，即瞬时固有免疫应答阶段、早期固有免疫应答阶段和适应性免疫应答诱导阶段。在应答过程中，不形成免疫记忆。固有免疫应答启动适应性免疫应答，可影响适应性免疫应答的类型，并能协助适应性免疫应答发挥免疫效应。因此固有免疫与适应性免疫关系密切，固有免疫应答是适应性免疫应答的基础，发挥作用快，作用范围广，初次与外来异物接触时，即可发生反应，起着第一线的防御功能，之后随着特异性免疫应答的形成，固有免疫应答又可与之起协同作用。

思考题

1．简述固有免疫的组织屏障及其意义。
2．简述固有免疫的组成。
3．简述固有免疫应答和适应性免疫应答的相互关系。

（张海艳）

第七章

适应性免疫应答

学习目标

1. 掌握适应性免疫应答、抗原提呈细胞的概念，适应性免疫应答的类型、基本过程。
2. 熟悉抗体产生的一般规律，细胞免疫的效应。
3. 了解外源性抗原和内源性抗原的加工提呈过程。

适应性免疫应答是指体内特异性 T/B 细胞接受抗原刺激后，自身活化、增殖、分化为效应细胞，产生一系列生物学效应的全过程。适应性免疫应答的意义是通过识别“自己”与“非己”，有效排除体内抗原性异物，保持机体内环境相对稳定。但在某些情况下，免疫应答也可对机体造成损伤，引起过敏反应或其他疾病。

适应性免疫应答分为 B 细胞介导的体液免疫应答和 T 细胞介导的细胞免疫应答两种类型。在某些特定条件下，抗原也可诱导机体免疫系统对其产生特异性不应答状态，即形成耐受。

适应性免疫应答可分为三个阶段：①识别活化阶段，指抗原提呈细胞摄取、加工处理抗原，以抗原肽 -MHC 复合物形式表达于抗原提呈细胞表面，供抗原特异性 T/B 细胞识别结合，在共刺激分子协同作用下，启动活化的阶段，又称抗原识别；②增殖分化阶段，指抗原特异性 T/B 细胞接受相应抗原刺激后，在细胞间黏附分子和细胞因子协同作用下，活化、增殖、分化为免疫效应细胞，即效应 T 细胞和浆细胞的阶段；③效应阶段，浆细胞分泌抗体和效应 T 细胞释放细胞因子和细胞毒性介质后，产生免疫效应的阶段。

第一节　抗原提呈细胞

一、抗原提呈细胞的概念和分类

抗原提呈细胞（APC）泛指具有摄取、加工处理抗原，并将抗原肽提呈给 T 细胞启动特异性免疫应答的一类免疫细胞，可分为专职抗原提呈细胞和非专职抗原提呈细胞。

专职抗原提呈细胞是指能够组成性表达 MHC Ⅱ类分子和共刺激分子，具有显著的摄取、加工处理抗原的能力，并能向 CD4$^+$T 细胞提呈抗原肽的一组细胞。主要包括树突状细胞、巨噬细胞和 B 细胞。

非专职抗原提呈细胞包括内皮细胞、上皮细胞和成纤维细胞等，主要是指经诱导后可表达 MHC Ⅱ类分子，并具有加工处理和提呈抗原的能力，但相对于专职抗原提呈细胞，其抗原的处理和提呈功能较弱。表达 MHC Ⅰ类分子的靶细胞属于一类特殊的非专职抗原提呈细胞，如病毒感染细胞和肿瘤细胞等。此类细胞可通过 MHC Ⅰ类分子向 $CD8^{+}T$ 细胞提呈相应内源性抗原肽，启动特异性细胞免疫应答。

二、抗原提呈细胞对抗原的加工提呈

抗原提呈细胞加工提呈的抗原可分为以下两类：外源性抗原是通过吞噬或吞饮作用被 APC 从细胞外摄入胞内的抗原，如细菌和某些可溶性蛋白等；内源性抗原是在细胞内产生的抗原，如病毒感染细胞内产生的病毒抗原和肿瘤细胞内产生的肿瘤抗原等。

（一）外源性抗原的加工提呈过程（MHC Ⅱ类分子途径）（如图 3-7-1 所示）

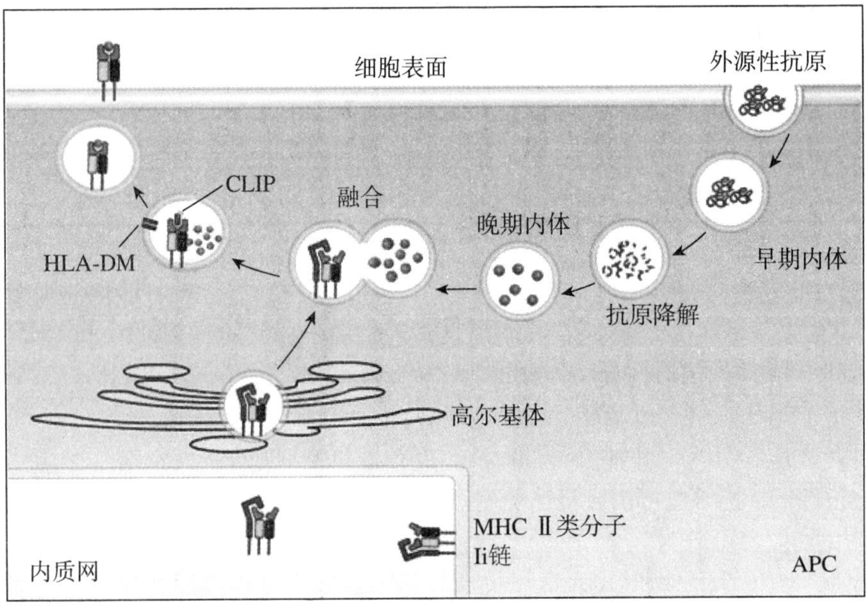

图 3-7-1 外源性抗原的加工提呈过程

1. 外源性抗原的加工处理　外源性抗原被 APC 摄入，在胞内形成膜性细胞器——内体，进入内体的蛋白质在酸性环境中被附着于内体膜上的蛋白酶水解为多肽片段，进而与溶酶体融合，溶酶体含组织蛋白酶和过氧化氢酶等多种酶，且为酸性环境，可将蛋白抗原降解为适合与 MHC Ⅱ类分子结合的抗原肽。

2. MHC Ⅱ类分子的合成与转运　在内质网中新合成的 MHC Ⅱ类分子通过其抗原肽结合槽与恒定链（Ii）中的Ⅱ类相关恒定链短肽（CLIP）结合形成恒定链 -MHC Ⅱ类分子复合体，可阻止进入内质网中的内源性抗原肽与 MHC Ⅱ类分子结合。在恒定链引导下，MHC Ⅱ类分子进入高尔基体形成恒定链 -MHC Ⅱ类分子复合物和相关酶类物质的酸化内噬囊泡，此种内噬囊泡在向内体 / 溶酶体移动过程中，其内恒定链逐渐降解，而 CLIP 片段仍留在 MHC Ⅱ类分子抗原肽结合槽内。在 HLA-DM 分子作用下，CLIP 与 MHC Ⅱ类分子解离，使外源性抗原肽与空载的 MHC Ⅱ类分子结合形成抗原肽 -MHC Ⅱ类分子复合物。

3. 抗原肽 -MHC Ⅱ类分子的提呈　抗原肽 -MHC Ⅱ类分子复合物与细胞膜融合，使抗原肽 -MHC Ⅱ类分子复合物表达于 APC 表面，供 $CD4^{+}Th$ 识别启动适应性免疫应答。

（二）内源性抗原的加工提呈过程（MHC Ⅰ类分子途径）（如图 3-7-2 所示）

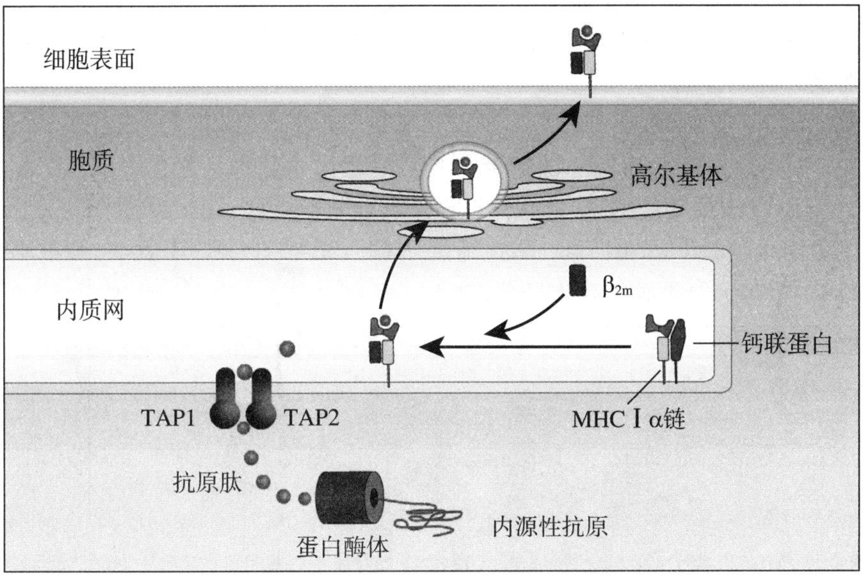

图 3-7-2 内源性抗原的加工提呈过程

1. 内源性抗原的加工、处理与转运　内源性抗原首先与泛素结合，在泛素引导下内源性抗原由胞质进入蛋白酶体。蛋白酶体是胞内一种大分子蛋白水解酶复合体，为中空的圆柱体结构，具有酶活性的组分主要是两种蛋白酶体 β 亚单位 -8、9（PSMB-8、9），泛素化内源性抗原经其降解后成为适合与 MHC Ⅰ类分子结合的抗原肽。此抗原肽与内质网上抗原加工相关转运体 1 和 2（TAP1/TAP2）组成的异二聚体结合，使之结构改变、孔道开放，抗原肽得以进入内质网腔。

2. MHC Ⅰ类分子的生成与组装　MHC Ⅰ类分子 α 链在内质网中合成后立即与钙联蛋白结合（保护 α 链不被降解），进而与 β_2 微球蛋白（β_2m）结合形成 MHC Ⅰ类分子。

3. 抗原肽 -MHC Ⅰ类分子的提呈　MHC Ⅰ类分子与抗原肽结合形成抗原肽 -MHC Ⅰ类分子复合体，并以分泌囊泡形式进入高尔基体，经高尔基体转运至细胞膜上，提呈给 $CD8^+T$ 细胞，识别启动适应性免疫应答。

第二节　T 细胞介导的细胞免疫应答

T 细胞介导的免疫应答也称细胞免疫应答，指 T 细胞接受抗原刺激后，活化、增殖、分化为效应 T 细胞，发挥清除抗原效应的全过程。可分为三个阶段：识别活化阶段、增殖分化阶段、效应阶段。

一、识别活化阶段

未与特异性抗原接触的成熟 T 细胞一般称之为初始 T 细胞。初始 T 细胞表面抗原识别受体 TCR 与 APC 的抗原肽 -MHC 分子复合物特异结合的过程称为抗原识别。

初始 T 细胞通过表面 TCR-CD3 复合体与 CD4/CD8 分子，与 APC 表面相应抗原肽 -MHC Ⅱ / Ⅰ类分子复合物结合相互作用，产生活化第一信号；通过表面 CD28、LFA-1

等共刺激分子与APC表面相应B-7、ICAM-1等共刺激分子相互作用，可获得活化第二信号。在双信号刺激下，初始T细胞增殖分化为CD4⁺Th0细胞，CD4⁺Th0细胞在IL-2和CD40等细胞因子作用下分化为CD4⁺Th1细胞，后者在IL-4和CD40等细胞因子作用下分化为CD4⁺Th2细胞。

Th1/CTL通过表面TCR-CD3复合体和CD4或CD8分子与APC表面相应抗原肽-MHC Ⅱ / Ⅰ类分子复合物特异性结合，产生活化第一信号；通过表面CD28、LFA-1等共刺激分子与APC表面相应B-7、ICAM-1等共刺激分子结合，诱导产生T细胞活化第二信号。在上述双信号刺激下，Th1/CTL活化高表达CD40L及IL-2R、IFN-γR等细胞因子受体，同时分泌IL-2、IFN-γ等细胞因子（如图3-7-3、3-7-4）。

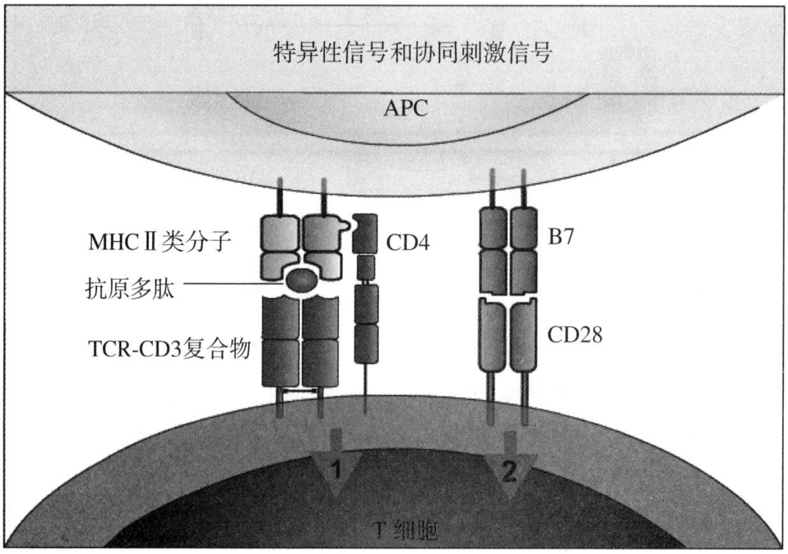

图3-7-3 CD4⁺T细胞活化的双信号示意图

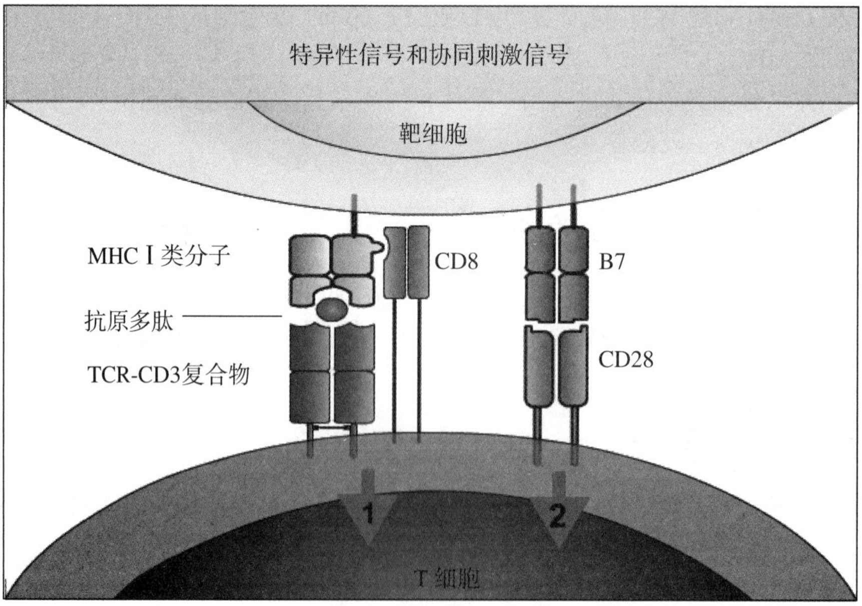

图3-7-4 CD8⁺T细胞活化的双信号示意图

二、增殖分化阶段

活化 Th1/CTL 细胞通过表面 CD40L 和 IL-2R，接受活化 APC 表面 CD40 及其分泌的 IL-2 刺激后，增殖分化 $CD4^+$ 效应 Th1/ $CD8^+$ 效应 CTL 细胞克隆。在细胞增殖分化过程中，有部分细胞停止分化，成为具有免疫记忆功能的长寿细胞。此类记忆 T 细胞参与淋巴细胞再循环，再次接受相同抗原刺激后可迅速增殖分化为效应 Th1/CTL 细胞和产生新的记忆细胞。

三、效应阶段

（一）Th1 的免疫效应

效应 Th1 通过表面 TCR-CD3 复合体和 CD40L 等共刺激分子与 APC 表面相应抗原肽 -MHC Ⅱ类分子复合物和 CD40 等共刺激分子相互作用后，可通过释放 IL-2R、IFN-γR 和 TNF-α/β 等细胞因子介导产生炎症反应。

1. Th1 对巨噬细胞的作用　Th1 在抗胞内病原体感染中起重要作用。Th1 对胞内寄生病原体可通过激活巨噬细胞及释放各种细胞因子而加以清除。效应 Th1 与感染部位巨噬细胞结合，诱导效应 Th1 高表达，合成分泌 IFN-γR 和 TNF-α/β 等 Th1 型细胞因子；同时反馈刺激感染部位巨噬细胞使之高表达 CD40、IFN-γR 和 TNFR-1。感染部位巨噬细胞通过表面 CD40、IFN-γR 与效应 Th1 表面 CD40L 及其分泌的 IFN-γ 结合而被激活，使其杀伤能力显著增强，从而导致胞内寄生病原体被彻底清除。

2. Th1 对淋巴细胞的作用　Th1 产生 IL-2 等细胞因子，可促进 Th1、Th2、CTL 和 NK 细胞等细胞的活化和增殖，从而放大免疫效应。另外，Th1 分泌的 IFN-γ 可促进 B 细胞产生具有调理作用的抗体，从而进一步增强巨噬细胞对病原体的吞噬。

3. Th1 对中性粒细胞的作用　Th1 产生的淋巴毒素和 TNF-α，可活化中性粒细胞，促进其杀伤病原体。

（二）CTL 的免疫效应

效应 CTL 通过表面 TCR-CD3 复合体和共刺激分子与病毒感染或肿瘤细胞表面相应抗原肽 -MHC Ⅰ类分子复合物和相应共刺激分子相互作用后，可通过分泌释放穿孔素、颗粒酶及 TNF-α/β 等细胞毒性介质和高表达 FasL，使病毒感染或肿瘤细胞溶解破坏或发生凋亡，而对周围正常组织细胞没有杀伤作用。效应 CTL 杀伤靶细胞后可与之分离，并以同样的作用方式在数小时内连续攻击杀伤相同抗原的靶细胞。效应 CTL 的主要作用是清除病毒感染或肿瘤细胞，对上述细胞的作用具有抗原特异性，并受 MHC Ⅰ类分子限制。

第三节　B 细胞介导的体液免疫应答

外来抗原进入机体后诱导抗原特异性 B 细胞活化、增殖，并最终分化为浆细胞，产生特异性抗体，存在于体液中，发挥重要的免疫效应，此过程称为特异性体液免疫应答。B 细胞识别的抗原包括 TD-Ag 和 TI-Ag。B 细胞对 TI-Ag 的应答无需 Th 和 APC 参与，而对 TD-Ag 的应答需要 Th 和 APC 辅助。

一、TD 抗原介导的体液免疫应答

体液免疫应答与细胞免疫应答过程类似，也可分为三个阶段：识别活化阶段、增殖分化阶段、效应阶段。

（一）识别活化阶段

B 细胞识别抗原是通过表面 BCR-Igα/Igβ 复合体和 BCR 辅助受体（CD19- CD21-CD81 复合体）与抗原 -C3d 复合物结合，并将抗原加工产物以抗原肽 -MHC Ⅱ类分子复合物形式表达于 B 细胞表面，供抗原特异性 $CD4^{+}$Th2 细胞识别，产生 B 细胞活化第一信号。

Th2 细胞通过表面 TCR-CD3 复合体和 CD4 辅助受体与 B 细胞表面抗原肽 -MHC Ⅱ类分子复合物特异性结合，诱导产生 T 细胞活化第一信号；通过表面 CD28 与 LFA-1 等共刺激分子与 B 细胞表面 B7 和 ICAM-1 等共刺激分子结合，诱导产生 T 细胞活化第二信号。Th2 细胞活化表达 CD40L 和 IL-2R 等细胞因子受体，同时分泌 IL- 4、IL- 5 和 IL-6 等细胞因子。

B 细胞通过表面 CD40 和 ICAM-1 等共刺激分子与活化 Th2 细胞表面 CD40L 和 LFA-1 等共刺激分子结合，诱导产生 B 细胞活化第二信号。在上述双信号作用下，B 细胞活化表达 IL-4R、IL-5R 和 IL-6R 等细胞因子受体，为其进一步增殖分化做准备（图 3-7-5）。

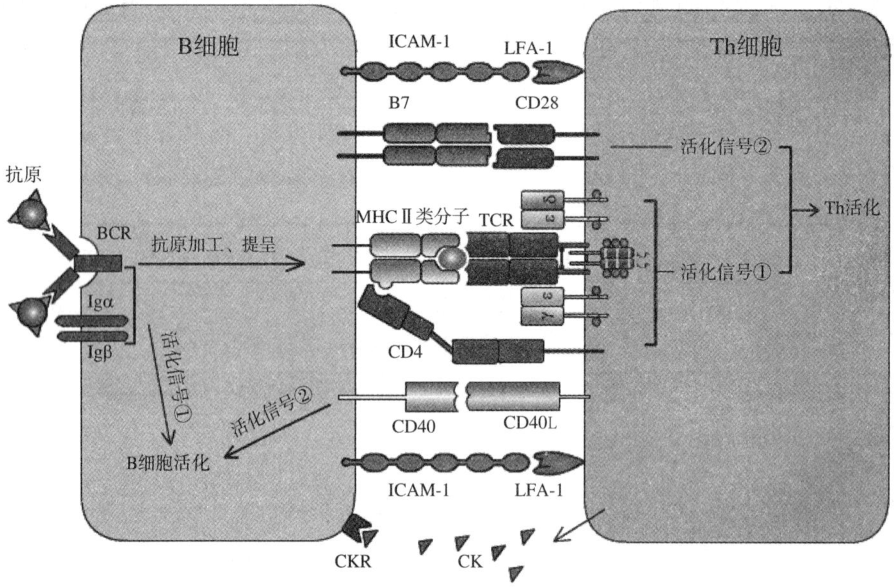

图 3-7-5 B 细胞与 Th 细胞间相互作用

（二）增殖分化阶段

B 细胞与 Th2 细胞结合，接受双信号刺激而被激活。活化 B 细胞表达 CD40 和 IL-4R、IL-5R 和 IL-6R 等细胞因子受体，通过表面 CD40 和 IL-4R 活化 Th2 细胞表面 CD40L 及其分泌的 IL-4 等细胞因子刺激后，增殖分化为 B 细胞克隆，进而在效应 Th2 细胞克隆产生的 IL-4、IL-5 和 IL-6 等细胞因子和局部微环境中 IL-2、IFN-γ 等细胞因子作用下，分化为浆细胞。在 B 细胞分化阶段，有部分 B 细胞停止分化，成为长寿记忆 B 细胞。该记忆 B 细胞再次与相同抗原接触后，可迅速增殖分化为浆细胞，合成分泌抗体产生免疫效应。

（三）效应阶段

浆细胞在不同细胞因子作用下，可合成分泌不同类型抗体，发挥中和作用、调理作用、溶菌效应和 ADCC 效应等体液免疫效应。

二、抗体产生的一般规律——初次应答和再次应答

抗体产生分为四个阶段：①潜伏期，指抗原进入体内到抗体产生之前的阶段，此期的长短与抗原的性质、进入途径和机体状况有关，短者几天，长者数周；②对数期，指抗体呈指数生长的阶段；③平台期，指抗体水平相对稳定的阶段；④下降期，指抗体合成速度慢于降解速度，血清中抗体水平逐渐下降的阶段（图 3-7-6）。

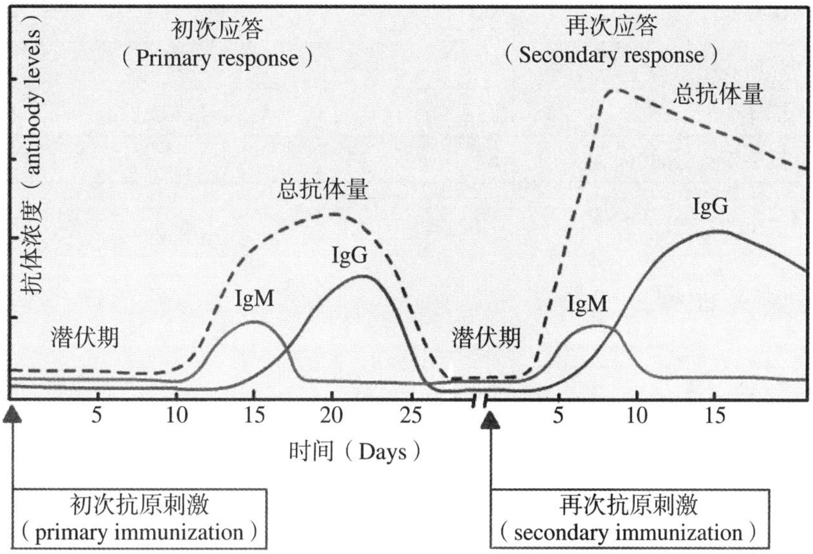

图 3-7-6 抗体产生的一般规律

（一）初次应答

抗原初次进入机体引起的体液免疫应答。初次应答特点：①潜伏期较长；②抗体含量低；③平台期持续时间较短，抗体水平下降迅速；④血清中以低亲和性 IgM 抗体为主，IgG 为辅，且 IgG 出现较晚。

（二）再次应答

机体再次接受相同抗原刺激产生的体液免疫应答。再次应答特点：①潜伏期明显缩短；②抗体含量大幅度上升；③平台期高浓度抗体持续时间较长，抗体水平下降缓慢；④血清中以高亲和性 IgG 类抗体为主。

小结	
小结	1. 适应性免疫应答是指体内特异性 T/B 细胞接受抗原刺激后，自身活化、增殖、分化为效应细胞，产生一系列生物学效应的全过程。包括 B 细胞介导的体液免疫应答和 T 细胞介导的细胞免疫应答。 2. 适应性免疫应答基本过程包括识别活化阶段、增殖分化阶段和效应阶段。 3. 抗原提呈细胞（APC）是指能够摄取、加工、处理抗原，并以抗原肽 -MHC 分子复合物的形式将抗原肽提呈给 T 细胞的一类细胞。 4. 细胞免疫指 T 细胞接受抗原刺激后，活化、增殖、分化为效应 T 细胞，发挥清除抗原效应的全过程。

小结

5. 体液免疫指抗原进入机体后诱导相应的抗原特异性B细胞活化、增殖并最终分化为浆细胞，产生特异性抗体进入体液，发挥免疫效应的过程。

6. 抗体产生的一般规律——初次应答和再次应答

	初次应答	再次应答
潜伏期	长	短
抗体含量	低	高
抗体类型	低亲和性 IgM 为主	高亲和性 IgG 为主
抗体维持时间	短	长

思考题

1. 简述适应性免疫应答基本过程。
2. 简述T细胞活化的双信号模型。
3. 比较初次应答和再次应答的特点。
4. 试述 CD4$^+$ 效应 Th1 和 CD8$^+$CTL 的主要生物学作用。

（张俊华　徐晓军）

第八章

超敏反应

学习目标

1. 掌握各型超敏反应的临床常见疾病。
2. 理解各型超敏反应的发生机制。
3. 了解Ⅰ型超敏反应的防治原则。

第一节　基本概念

一、超敏反应

超敏反应又称变态反应，是指机体再次接触相同抗原时发生的一种以生理功能紊乱或组织细胞损伤为主要表现的病理性免疫应答。

二、超敏反应的分型

1963年，Gell和Coombs根据超敏反应发生机制和临床特点的不同，将超敏反应分为四型：Ⅰ型超敏反应，又称速发型超敏反应；Ⅱ型超敏反应，即细胞毒型或细胞溶解型超敏反应；Ⅲ型超敏反应，又称免疫复合物型或血管炎型超敏反应；Ⅳ型超敏反应，即迟发型超敏反应。

第二节　Ⅰ型超敏反应

一、Ⅰ型超敏反应的特点

Ⅰ型超敏反应即速发型超敏反应，俗称过敏反应，是临床上最常见的一种超敏反应类型，其发病过程具有以下特点：①主要由IgE抗体所介导，补体不参与；②速发速止，一般在再次接触相同抗原后的几秒钟至几十分钟出现症状；③主要表现为生理功能紊乱，无明显组织损伤；④有明显的个体差异和遗传倾向。

二、Ⅰ型超敏反应的变应原、变应素和细胞

（一）变应原

引起Ⅰ型超敏反应的抗原称变应原或过敏原，其种类繁多，临床常见的变应原主要有吸

入性变应原，如植物花粉、真菌菌丝及其孢子、尘螨或其排泄物、昆虫及其毒液、动物皮屑及皮毛；食入性变应原，如牛奶、鸡蛋，鱼、虾等海产品，乙醇、芒果、杏仁等；药物及生物制剂类变应原，如青霉素、链霉素、磺胺、普鲁卡因、有机碘、破伤风抗毒素等。

（二）变应素

变应素是指能引起Ⅰ型超敏反应的 IgE 类抗体。正常机体血清的 IgE 含量低于 1μg/ml，Ⅰ型超敏反应患者血清 IgE 含量可超过 1000μg/ml。IgE 主要由位于呼吸道、消化道黏膜固有层的浆细胞分泌，这些部位是过敏反应的好发部位。IgE 是亲细胞抗体，能被肥大细胞和嗜碱性粒细胞膜上的高亲和力受体（FcεRⅠ）结合。

（三）细胞

主要参与Ⅰ型超敏反应的细胞包括肥大细胞、嗜碱性粒细胞和嗜酸性粒细胞。肥大细胞和嗜碱性粒细胞是人体中唯一含有组胺的两种细胞，也是在静息状态下唯一可表达高亲和力 IgE FcⅠ型受体的细胞，胞内含有类似的嗜碱性颗粒，细胞被激活后，可释放相同的生物活性介质。

三、Ⅰ型超敏反应的发生机制

Ⅰ型超敏反应的发生机制可分为致敏阶段和发敏阶段（图 3-8-1）。

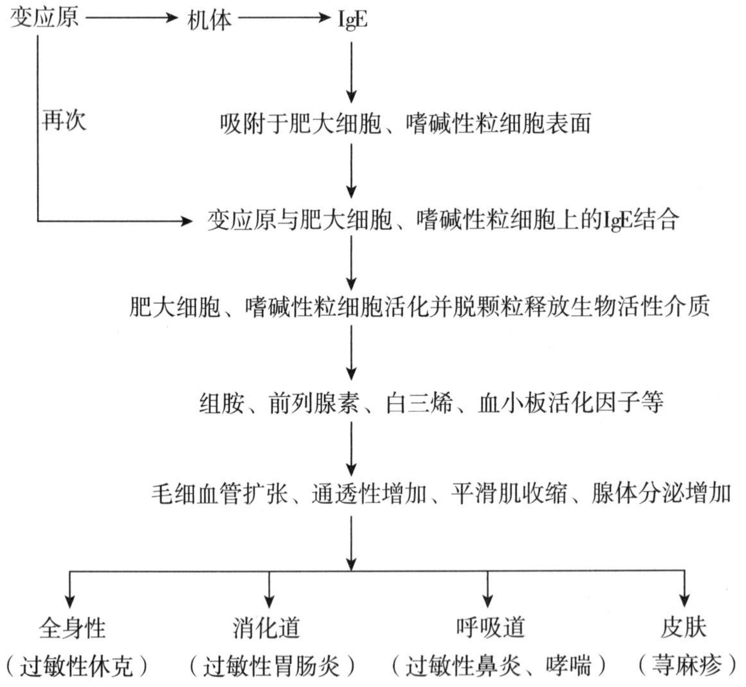

图 3-8-1 Ⅰ型超敏反应的发生机制

（一）致敏阶段

变应原进入机体后，可选择性诱导 B 细胞产生免疫应答，B 细胞在 Th2 细胞的辅助下产生 IgE 抗体。IgE 为亲细胞抗体，其 Fc 段与肥大细胞、嗜碱性粒细胞的细胞膜表面 IgE Fc 受体（FcεRⅠ）结合，使机体处于致敏状态。致敏状态一般在机体受变应原刺激后 10 ～ 12 天形成，并可持续半年至数年之久，可因变应原种类与个体差异而不同。若无相同变应原再次刺激，致敏状态将逐渐消失。

（二）发敏阶段

当相同变应原再次进入处于致敏状态的机体，即与吸附在肥大细胞和嗜碱性粒细胞表面的 IgE 特异性结合，引起 FcεR Ⅰ的交联，使肥大细胞、嗜碱性粒细胞活化，细胞膜的稳定性下降，通透性增强，导致肥大细胞和嗜碱性粒细胞脱颗粒，释放组胺、激肽原酶等贮存介质，同时肥大细胞和嗜碱性粒细胞迅速合成白三烯、前列腺素 D_2、血小板活化因子和细胞因子并释放。细胞脱颗粒反应是一种生理性分泌现象，脱颗粒后因颗粒耗竭，机体暂时处于脱敏状态，经 1 ～ 2 天后细胞又重新形成新的颗粒，使机体重新处于致敏状态。

肥大细胞、嗜碱性粒细胞释放的激肽原酶能使血浆中激肽原转化为缓激肽和其他激肽物质。组胺、缓激肽、白三烯和前列腺素 D_2 等生物活性介质作用于靶器官，引起非血管平滑肌收缩、小血管及毛细血管扩张、通透性增加、血浆外渗、局部组织充血等，其中组胺、白三烯还可使黏膜腺体分泌增加，从而出现速发相反应的临床症状。

四、临床常见的Ⅰ型超敏反应性疾病

（一）过敏性休克

患者多在接触变应原后数分钟内出现症状，如头皮、颈部、下腹部发痒，喉发干，结膜充血、肿胀，剧烈的喷嚏、刺激性咳嗽、声音嘶哑以至失音，继之出现全身皮肤，尤其是脸部高度充血，多处出现 1 ～ 2cm 大小的风团，有痒感，出现明显的吸气性呼吸困难、呕吐、腹痛、大量流涎等。重者血压下降，甚至出现昏厥、意识丧失，可能在 16 分钟～ 2 小时之间死亡。轻者心、肾功能始终正常，经 10 ～ 12 小时后症状消失。

引起过敏性休克的原因包括：①药物过敏性休克，如青霉素、链霉素、头孢菌素、有机碘、维生素 B_1 和 B_{12}、氨基比林和普鲁卡因等，这些药物常作为半抗原发挥作用；②血清过敏性休克，如破伤风抗毒素血清和白喉抗毒素血清，这些血清来源于异种动物，如马、牛等。因再次注射血清引起的过敏性休克，也称为再次注射血清病。

（二）呼吸道过敏反应

当变应原颗粒较小（1 ～ 2μm）时可被吸入气管造成支气管哮喘。临床上，将由明确变应原引起的哮喘称为外源性哮喘，而无明确变应原存在的哮喘称为内源性哮喘。当变应原颗粒较大（＞ 10μm）时，因受到鼻黏膜的阻挡，变应原停留于鼻腔，造成过敏性鼻炎。其中由季节性变应原（如花粉等）造成的过敏性鼻炎和眼结膜炎，称为花粉症。常年性过敏性鼻炎则多由动物毛屑、尘螨、真菌等变应原引起。

（三）消化道过敏反应

主要表现为过敏性胃肠炎。变应原为鱼、虾、蛋等高蛋白食物和某些药物，部分人群摄入这些食物或服用某些药物后，出现腹痛、腹泻等症状。

（四）皮肤过敏反应

1. 荨麻疹　以皮肤发红或发白、发痒、水肿为主要表现。可由药物、食物、肠道寄生虫等引起。另外，冷、热、光照等物理刺激和运动也可致局部出现荨麻疹，但与 IgE 产生无关，可能与体内某些生理活动异常有关。

2. 特应性皮炎　又称湿疹，在皮肤局部反复出现红斑、丘疹、水疱并伴有奇痒，继之出现干燥、过度角化等皮损，在儿童好发于颈部、腕部、膝盖部。湿疹患者的皮肤损伤主要是由嗜酸性粒细胞释放的主要碱性蛋白引起，病损部位也有变应原特异性 T 细胞浸润，特异性 T 细胞可作为效应细胞，也可通过释放细胞因子招募其他细胞。

五、I 型超敏反应的防治原则

（一）查明变应原，避免接触

可通过询问病史或进行皮肤试验查明变应原。对已确定的变应原，如青霉素等药物或食物，要避免接触。

（二）脱敏疗法

对于皮肤试验阳性、但又必须使用异种动物免疫血清者，可采用短期内小剂量多次注射的方法。其原理为短期小剂量变应原注射可引起肥大细胞和嗜碱性粒细胞脱颗粒，生物活性介质间断性少量释放，但不引起明显的症状。连续多次注射可导致体内致敏肥大细胞和嗜碱性粒细胞内颗粒耗竭，此时大剂量使用异种动物免疫血清则不会引起超敏反应。但这种脱敏是暂时的，机体致敏状态可以重建，若再次使用异种动物免疫血清时，仍需做皮肤试验。

若对其他难以避免接触的特异性变应原如花粉、尘螨等过敏时，则采取小剂量、间隔时间逐渐延长（每周 2 次至每周 1 次）、剂量逐渐加大、多次皮下注射方法脱敏。其作用机制是：①改变抗原进入途径，诱导机体产生大量特异性 IgG 类抗体，而使 IgE 抗体应答减少；② IgG 类抗体可作为封闭抗体与变应原结合，使之不能和肥大细胞表面的 IgE 分子发生交联。

（三）阻止生物活性介质的释放

色甘酸钠、肾上腺糖皮质激素可稳定肥大细胞膜，防止肥大细胞脱颗粒及释放生物活性介质。儿茶酚胺类药物和氨茶碱均能通过不同的作用环节提高细胞内 cAMP 浓度，抑制生物活性介质的释放。

（四）拮抗生物活性介质

苯海拉明、氯苯那敏、异丙嗪等药物能与组胺竞争靶细胞上的组胺受体而影响组胺的作用。阿司匹林为缓激肽拮抗药。多根皮苷酊具有拮抗白三烯的作用。

（五）改变效应器官的反应性

肾上腺素、麻黄碱不仅可解除支气管痉挛，而且可以减少腺体分泌。葡萄糖酸钙、氯化钙、维生素 C 等除可解痉外，还能降低毛细血管通透性和减轻皮肤和黏膜的炎症反应。

第三节 Ⅱ型超敏反应

Ⅱ型超敏反应是发生于组织细胞膜上的抗原抗体反应，其结果是导致组织细胞的溶解和局部组织损伤，故又称为细胞毒型或细胞溶解型超敏反应。

一、Ⅱ型超敏反应的发生机制

诱发Ⅱ型超敏反应的抗原有：①同种异型抗原，如 ABO、Rh 等血型抗原等；②感染或理化因素所致抗原性改变的自身抗原，即修饰的自身抗原；③病原微生物与组织细胞之间具有的共同抗原，即异嗜性抗原；④吸附在细胞表面的外源性抗原和半抗原，如药物、病原微生物等。

组织细胞表面的抗原（或半抗原）刺激机体产生相应的抗体（IgG、IgM），产生的抗体或针对体内组织细胞特定抗原成分的抗体与组织细胞上相应抗原（或半抗原）结合后，通过以下三种机制造成靶细胞裂解和组织损伤（图 3-8-2）：①激活补体，导致细胞溶解；②调理吞噬作用，吞噬细胞将靶细胞吞噬杀灭，或通过活化的吞噬细胞释放溶酶体酶、反应氧中间代谢产物等介质引起组织损伤；③ NK 细胞等效应细胞发挥 ADCC 杀灭靶细胞。另有一种特殊类型的Ⅱ型超敏反应，又称刺激型超敏反应，当抗体与细胞膜改变的自身抗原结合后，只引起细胞功能的改变，如细胞功能亢进或抑制，而不引起细胞裂解，如 Graves 病和重症肌无力等。

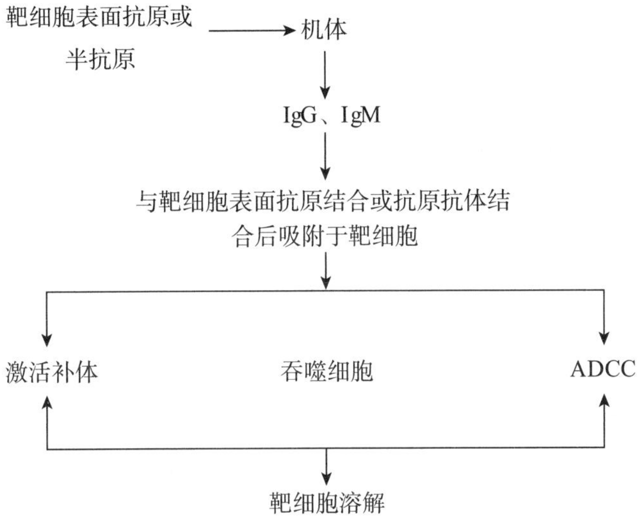

图 3-8-2　Ⅱ型超敏反应的发生机制

二、临床常见的Ⅱ型超敏反应性疾病

（一）输血反应

当供血者与受血者 ABO 血型不符时，受血者血清中血型抗体与输入的红细胞上相应抗原结合，通过激活补体导致红细胞溶解，引起溶血性输血反应。

（二）新生儿溶血症

多发生于母婴 Rh 血型不符的新生儿，母体为 Rh^-，胎儿为 Rh^+。当第一胎分娩时，胎儿 Rh^+ 红细胞进入母体，刺激母体产生抗 Rh 抗体（IgG）。再次妊娠时，母体内 IgG 型抗 Rh 抗体通过胎盘进入胎儿体内，与胎儿 Rh^+ 红细胞结合，通过激活补体等途径，导致红细胞破坏，引起新生儿溶血症，严重者可致死胎、流产等。若于母体首次分娩后 72 小时内注射抗 Rh 血清，可阻断胎儿 Rh^+ 红细胞对母体的致敏作用。

（三）药物过敏性血细胞减少症

某些药物与体内血细胞结合，致使血细胞抗原性改变引起超敏反应而致病。根据血细胞破坏的种类分为药物过敏性溶血性贫血、药物过敏性粒细胞减少症和药物过敏性血小板减少性紫癜。其发生机制为：

1. 半抗原型　青霉素、磺胺等半抗原药物与体内血细胞结合，刺激机体产生相应抗体。当再次使用同种药物时，吸附于血细胞上的药物与相应抗体结合，经激活补体和调理吞噬作用，使血细胞被破坏。

2. 免疫复合型 非那西丁、磺胺类药、奎尼丁等药物作为半抗原与血清蛋白结合后诱导机体产生相应抗体；相同药物再次进入机体，抗体与药物结合形成复合物，后者吸附于血细胞上，经激活补体和调理吞噬作用导致血细胞破坏。

3. 自身免疫型 病毒、支原体等感染或长期服用某些药物（如甲基多巴），可引起红细胞膜表面物质的抗原性发生改变，从而刺激机体产生自身抗体，导致自身免疫性溶血。

（四）毒性弥漫性甲状腺肿

毒性弥漫性甲状腺肿又称 Graves 病，患者产生抗促甲状腺激素（TSH）受体的自身抗体，此种自身抗体与 TSH 受体结合，持续刺激甲状腺上皮细胞分泌甲状腺素，导致甲状腺功能亢进，此即刺激型超敏反应。

第四节 Ⅲ型超敏反应

Ⅲ型超敏反应又称免疫复合物型超敏反应，由中等大小可溶性免疫复合物（immune complex，IC）沉积于毛细血管基底膜后引起。此类疾病的特征是与 IC 沉积的部位有关，而与抗原的来源无关，疾病常呈现全身性反应，无组织器官特异性。

一、Ⅲ型超敏反应的发生机制

（一）免疫复合物的形成、清除和沉积

免疫复合物的形成是机体清除抗原的主要途径。游离的可溶性抗原与相应的抗体所形成的免疫复合物，与抗原和抗体的含量、比例、性质以及抗体的亲和力相关。当可溶性抗原过量、抗体过量或抗体为低亲和力抗体时，形成小分子可溶性 IC，但不易沉积；当抗原与抗体比例适当、抗体为高亲和力抗体时，则形成大分子不溶性 IC，易被吞噬细胞吞噬清除；当抗原略过剩于抗体或抗体为中等亲和力抗体时，则形成中等大小可溶性 IC。正常情况下，小分子及中等大小分子的 IC 均可与红细胞表面的 C3b 受体结合形成大分子 IC，后者被运送至肝、脾，被单核巨噬细胞系统清除。当机体补体成分缺陷、红细胞 C3b 受体表达下降或 IC 持续存在时，单核巨噬细胞系统吞噬、清除功能相对缺陷，则中等大小可溶性 IC 在血循环中持续存在，容易沉积。

影响 IC 沉积的因素：①血管壁通透性增高是 IC 沉积的首要条件，IC 持续存在，激活补体，产生过敏毒素，作用于肥大细胞和嗜碱性粒细胞，使之释放血管活性介质，导致毛细血管扩张、通透性增加，IC 沉积于血管基底膜；②局部解剖和血流动力学因素，循环 IC 易沉积于血压较高、毛细血管迂回曲折、血流缓慢且易产生涡流的组织器官，如肾小球、关节、皮肤、心瓣膜等；③ IC 性质，沉淀性 IC 多存在于抗原组织局部（如 Arthus），循环 IC 多沉积于肾小球、关节滑囊、心肌等处血管壁；IC 含有阳离子的抗原可与带有负电荷的血管基底膜成分高亲和力结合，这种 IC 可产生典型的、严重而持久的组织损伤；④抗原与靶器官的亲和力，某些自身抗原与特定组织和器官具有较高的亲和力，如系统性红斑狼疮（SLE）的自身抗原通常沉积于肾，类风湿关节炎的自身抗原主要沉积于关节。

（二）免疫复合物引起的组织损伤机制

1. 补体的作用 沉积于局部组织的 IC 激活补体，产生 C3a、C4a、C5a，具有过敏毒素作用，可刺激肥大细胞、嗜碱性粒细胞脱颗粒，释放血管活性胺及趋化因子等，使血管扩张、通透性增加，引起局部充血、水肿，并进一步促进 IC 沉积于血管基底膜。血管通透性

增高是 IC 向组织沉积的最重要的触发因素。

2. 中性粒细胞的作用　C3a 和 C5a 同时吸引中性粒细胞聚集于 IC 沉积部位，中性粒细胞有利于局部 IC 的清除，但其通过 Fc 受体与 IC 结合可被活化，向胞外释放溶酶体酶，包括中性水解酶、酸性水解酶、胶原酶、弹力纤维酶等，导致血管壁及周围组织损伤。

3. 血小板的作用　C3b 和 IC 作用于血小板，导致血小板聚集和活化，促进血栓形成，造成局部出血、坏死。同时活化的血小板释放血管活性胺类物质，增强血管通透性，加重水肿。血小板还会产生多种生长因子，可刺激免疫复合物病的细胞增殖。

二、临床常见的Ⅲ型超敏反应性疾病

（一）局部免疫复合物病

1. Arthus 反应　一种实验性局部Ⅲ型超敏反应。1903 年 Arthus 将马血清经皮下反复免疫家兔数周后，当再次注射马血清时，在注射局部组织出现充血、水肿、血栓及缺血性坏死等剧烈炎症反应，此现象即称为 Arthus 反应。其原因为循环抗体与注入的抗原结合形成的 IC 沉积于注射局部的小动脉而引起局部皮肤坏死性血管炎。

2. 类 Arthus 反应　可见于胰岛素依赖型糖尿病患者，因局部反复注射胰岛素可刺激机体产生相应抗体，若此时再继续注射胰岛素，即可在注射局部出现红肿、出血和坏死等与 Arthus 反应类似的局部炎症反应。

（二）全身免疫复合物病

1. 血清病　初次大剂量注射异种动物抗毒素或抗病毒血清 7 ~ 14 天后，局部出现红肿、全身荨麻疹、发热、关节肿痛及淋巴结肿大等症状。一般病程较短，在停止注射上述血清后，患者可自行康复。其发病机制为：一次输入大剂量异种动物血清，刺激机体产生相应抗体，后者与存在于体内的异种血清蛋白结合，形成中等大小的 IC，超出机体清除的能力，即引起Ⅲ型超敏反应。

2. 免疫复合物型肾小球肾炎　占急性肾小球肾炎的 80%，常发生于 A 群链球菌感染 2 ~ 3 周后。由链球菌细胞壁抗原与相应抗体结合形成的中等大小的 IC 沉积于肾小球基底膜后，引起免疫复合物病。急性肾小球肾炎中尚有部分病例的发病机制为Ⅱ型超敏反应。其他持续感染的病原与相应抗体结合形成的 IC，也可沉积于肾小球、关节等组织而引起疾病，如麻风、疟疾、登革出血热、乙型肝炎、葡萄球菌感染性内膜炎等。

3. 系统性红斑狼疮　属自身免疫性疾病，机体产生大量自身抗体，自身 DNA 或核蛋白抗原与特异抗体形成的 IC 可沉积于皮肤、肾小球、关节、脑等全身各组织器官小血管壁，激活补体，造成广泛而严重的小血管炎症和组织细胞损伤。损伤细胞释放的核抗原物质又可刺激机体产生更多的自身抗体，结果形成更多的 IC，进一步加重病理损伤。故系统性红斑狼疮（SLE）患者可出现多器官、多系统的病变，如皮肤红斑、肾小球肾炎、关节炎、肝炎、脑炎等，若出现重要器官的衰竭可致死亡。

第五节　Ⅳ型超敏反应

Ⅳ型超敏反应又称为迟发型超敏反应（delayed-type hypersensitivity，DTH），是致敏 T 细胞与相应抗原作用后，引起的以淋巴细胞、单核巨噬细胞系统浸润和组织细胞损伤为主要特征的炎症反应。

一、Ⅳ型超敏反应的发生机制

引起Ⅳ型超敏反应的抗原包括病毒、胞内寄生菌（如结核分枝杆菌、麻风分枝杆菌等）、真菌、寄生虫、细胞抗原（如肿瘤细胞、移植细胞）等，经抗原致敏后，机体产生特异性致敏 T 细胞。参与Ⅳ型超敏反应的效应 T 细胞主要为 CTL 和 Th1 细胞。同种抗原再次刺激后，Th1 细胞释放 IL-2、IFN-γ 和 TNF-α/β 等多种细胞因子，引起以淋巴细胞、单核巨噬细胞系统浸润和组织细胞损伤为主要特征的炎症。进入炎症局部的巨噬细胞在 IFN-γ 的作用下活化，活化的巨噬细胞在吞噬和清除抗原的同时，释放溶酶体酶，产生反应氧中间代谢产物、NO、前炎症因子等，造成邻近组织的损伤和变性坏死。淋巴细胞到达炎症部位，在抗原和细胞因子的作用下，活化、增殖、分化为致敏 T 细胞并产生 TNF-α/β，进一步加强局部反应。T 细胞介导的组织损伤同时伴有机体对胞内寄生病原强烈的保护性免疫应答，尤其是胞内菌感染。CTL 发挥特异性杀伤作用，直接杀灭靶细胞，尤其是病毒感染的靶细胞，具体机制见图 3-8-3。

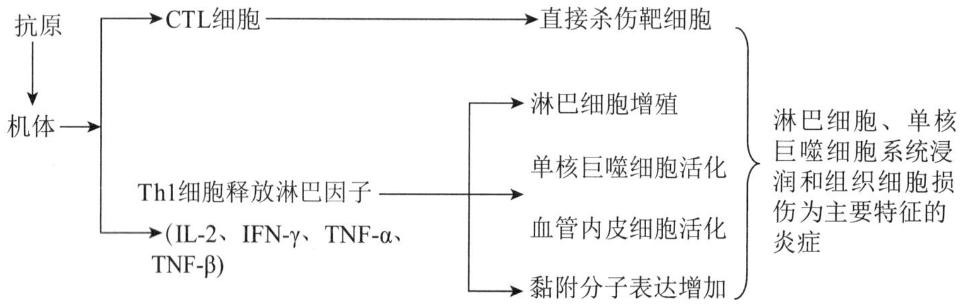

图 3-8-3　Ⅳ型超敏反应的发生机制

二、临床常见的Ⅳ型超敏反应性疾病

（一）感染性超敏反应

当胞内寄生菌（结核分枝杆菌、麻风分枝杆菌等）、病毒和某些真菌感染时，可诱导机体产生针对相应微生物的迟发型超敏反应，因其在感染过程中发生，故称为感染性超敏反应。有感染性超敏反应的个体，往往表示该机体对相应的病原体具有特异性细胞免疫力。如结核菌素阳性者，说明机体对结核分枝杆菌感染具有免疫力。临床上再次感染结核分枝杆菌时，病灶较初次感染局限，这是细胞免疫的作用。而局部的坏死、液化及空洞形成，则是感染性超敏反应的结果。

（二）接触性皮炎

变应原为某些小分子化学物质，如药物、染料、油漆、农药、化妆品等，某些个体皮肤与这些化学物质接触 24 小时后，发生皮炎，48 ～ 72 小时后达高峰，局部皮肤出现红肿、硬结、水疱等病变，重症者可出现剥脱性皮炎。其发生机制为小分子物质与皮肤角质蛋白结合形成完全抗原，刺激 T 细胞致敏，再次接触后，在局部诱发Ⅳ型超敏反应。病变局限于接触部位，除去病因后，1 周左右恢复。

小结

1. Ⅰ型超敏反应又称速发型超敏反应，Ⅱ型超敏反应即细胞毒型或细胞溶解型超敏反应，Ⅲ型超敏反应又称免疫复合物型或血管炎型超敏反应，Ⅳ型超敏反应又称迟发型超敏反应。

2. 四种类型的超敏反应均是机体免疫防御功能过强所致，均属于病理性免疫应答。

3. Ⅰ、Ⅱ、Ⅲ型超敏反应的发生机制均与抗体有关，属于体液免疫；Ⅳ型超敏反应的发生机制与T细胞有关，属于细胞免疫。

思考题

1. Ⅰ、Ⅱ、Ⅲ型超敏反应的发生机制及三者之间的区别。
2. 简述新生儿溶血的发生机制。

（魏秋芬　陈晓芹）

第九章

抗感染免疫及免疫相关疾病概述

学习目标

1. 掌握固有免疫、适应性免疫抗感染机制，自身免疫和自身免疫病的概念，自身免疫病的共同特征和分类，免疫缺陷病的概念、分类和临床特点。
2. 熟悉抗菌、抗病毒免疫机制，HIV 对免疫细胞的损伤机制。
3. 了解抗真菌、抗寄生虫免疫机制，自身免疫病的诱因和防治原则，免疫缺陷病的治疗原则。

第一节　抗感染免疫

抗感染免疫（anti-infection immunity）指机体免疫系统抵抗病原体感染的一系列防御功能，是三大免疫功能之一。病原体侵入机体导致感染，同时也被免疫系统识别，依次激发固有免疫应答和适应性免疫应答两类抗感染免疫应答。机体针对不同病原体的免疫应答类型各有侧重，而不同个体对相同病原体的易感性、应答类型及效应也不尽相同。先天或后天继发性抗感染免疫缺陷可导致持续性感染或致死性结局。

一、抗感染免疫机制

（一）固有免疫的抗感染作用

固有免疫系统由组织屏障、固有免疫细胞和固有免疫分子组成，在机体内分布范围广、反应迅速，能对病原体的侵入迅速做出应答，是机体第一道抗感染防线，在感染早期及局部有效控制病原体感染和播散，并参与启动和调节适应性免疫应答。

1. 组织屏障的抗感染作用　完整的皮肤黏膜及其附属结构通过物理屏障作用有效阻止病原体定植。化学屏障具有抑菌、杀菌作用。正常菌群的生物拮抗作用对病原体产生防御作用。

2. 吞噬细胞的作用　感染发生后，吞噬细胞迅速到达感染灶，通过胞吞等方式直接摄取病原菌或经受体介导方式摄取经抗体或补体 C3b 调理的病原菌，并在胞内溶酶体内清除病原体。同时，吞噬细胞可通过模式识别受体（PRR）识别病原菌的病原体相关分子模式（PAMP）而活化，进一步分泌炎性细胞因子，如 IL-1、IL-6 或趋化因子等促进炎症反应，增强抗感染效应。另外，吞噬细胞还可高表达共刺激分子和 MHC- Ⅱ类分子，提呈抗原，启动适应性免疫应答。

3. NK 细胞的作用　NK 细胞可被 IFN-α/β、IL-2、IL-12、IL-15 和 IL-18 等细胞因子激活，活化的 NK 细胞又可分泌 IFN-γ 和 TNF-α 等细胞因子，激活巨噬细胞等，增强机体抗感染效应。

4. 促炎细胞因子的作用　IL-1、IL-6 和 TNF-α 为促炎细胞因子（pro-inflammatory cytokine），主要来源于固有免疫细胞，其主要作用包括：①直接作用于下丘脑体温调节中枢，引起发热；②刺激肝细胞合成、分泌急性期蛋白，如甘露糖结合凝集素（MBL）和 C- 反应蛋白（C-reactive protein，CRP），急性期蛋白可通过激活补体 MBL 途径，提高机体抗感染免疫应答能力；③刺激骨髓干细胞增殖分化，释放大量中性粒细胞入血，提高机体抗感染免疫应答能力；④上述促炎细胞因子可使募集在感染部位的中性粒细胞和巨噬细胞活化，使其吞噬、杀菌能力显著增强，有效发挥抗感染免疫作用。适当的炎症反应可产生抗感染免疫保护作用，但严重感染时过量促炎细胞因子和其他炎性介质可产生有害的病理变化，引发感染性休克，严重者可因弥散性血管内凝血而导致死亡。

5. 补体系统的作用　感染早期，病原体成分（如 G^- 菌细胞壁脂多糖、G^+ 菌细胞壁肽聚糖、真菌酵母多糖等）通过旁路途径激活补体系统，随后，吞噬细胞吞噬病原体，分泌炎性细胞因子，诱导肝细胞产生急性期蛋白，通过 MBL 途径激活补体系统。补体激活产生的 MAC 可以直接溶解病原体。补体活性片段 C3b、C4b 等通过调理作用，促进吞噬细胞吞噬病原体。C3a、C4a、C5a 等具有趋化作用、过敏毒素作用，介导炎症反应，促进病原体的清除。

6. 其他体液因素的作用　①溶菌酶：能够裂解 G^+ 菌细胞壁中 *N*- 乙酰葡萄糖胺与 *N*- 乙酰胞壁酸之间的 β-1,4 糖苷键，使细胞壁的重要组分肽聚糖破坏，从而导致细菌溶解、破坏。在特异性抗体和补体存在下，G^- 菌也可被溶菌酶溶解、破坏。②防御素：对细菌、真菌和某些有包膜的病毒具有直接杀伤作用。③乙型溶素：可作用于 G^+ 菌细胞膜，产生非酶性破坏效应。

（二）适应性免疫的抗感染作用

适应性免疫包括 B 细胞介导的体液免疫和 T 细胞介导的细胞免疫两种类型，其抗感染效应的产生较固有免疫慢，是通过病原体及其代谢产物等抗原物质刺激后形成的，具有高度抗原特异性和免疫记忆性，并对固有免疫有增强作用。

1. 体液免疫的抗感染作用　包括全身性免疫和黏膜局部免疫。全身性免疫主要依靠 IgG、IgM 等循环抗体的保护作用：①抗毒素抗体中和细菌毒素；②抗体封闭病原体表面参与感染的主要表位，阻止病原体感染宿主细胞；③激活补体经典途径溶解病原体；④抗体的调理作用，能促进吞噬细胞吞噬病原体；⑤ IgG 通过 ADCC 效应促进 NK 细胞杀伤病原体；⑥ IgG 经 FcR 穿越胎盘，使胎儿及新生儿获得抗感染免疫力。黏膜免疫主要依靠黏膜局部 SIgA，后者发挥中和作用，阻止黏膜表面的病原体继续入侵。

2. 细胞免疫的抗感染作用　参与细胞免疫效应的主要有 Th17、Th1、CTL 等免疫细胞及效应分子。在病原菌感染早期，炎症微环境诱生 Th17，后者可通过分泌 IL-17、IL-22 等细胞因子发挥效应：IL-17 促进成纤维细胞、上皮细胞、角质细胞等分泌更多炎症因子和趋化因子，诱导中性粒细胞等浸润炎症灶；IL-22 通过与 IL-17 协同促进角质细胞合成抗菌肽。感染中后期，Th1 分泌细胞因子，激活巨噬细胞、中性粒细胞，促进其对胞内菌的吞噬和杀伤，并介导Ⅳ型超敏反应。CTL 可杀伤病原体感染的靶细胞。

二、针对不同病原体的抗感染免疫

（一）抗菌免疫

1. 抗胞外菌感染的免疫　胞外菌的致病性主要取决于侵袭力和毒素。病原菌侵入机体后，主要在细胞外组织间隙中繁殖扩散，引起化脓性炎症，或通过产生的内、外毒素导致组织细胞损伤。抗胞外菌的固有免疫效应主要包括：①皮肤黏膜及其附属结构的机械性阻挡和排出作用，分泌物的抑菌、杀菌作用抵抗胞外菌感染；②中性粒细胞、单核巨噬细胞系统对胞外菌有很强的吞噬清除作用；③补体介导的调理作用可有效增强吞噬细胞的吞噬效应，补体的溶细胞作用可溶解病原菌。抗胞外菌的适应性免疫效应主要是特异性抗体的作用：①抗毒素抗体可以有效中和毒素的毒性作用；②黏膜表面的特异性 SIgA 与病原菌结合，阻止病原菌黏附定植于组织细胞；③针对细菌荚膜的抗体发挥调理作用，有效促进吞噬细胞对病原菌的吞噬。

2. 抗胞内菌感染的免疫　胞内菌感染多引发慢性肉芽肿组织病变和迟发型超敏反应。胞内菌侵入机体后，大部分时间在宿主细胞内生长繁殖，抗体、补体等体液因素难以发挥作用。未被激活的巨噬细胞虽能吞噬胞内菌，但不能有效将其杀灭和消化。抗胞内菌感染以适应性细胞免疫效应为主，固有免疫发挥一定作用。固有免疫效应主要包括：①中性粒细胞在感染早期能吞噬、杀伤病原菌，但对慢性胞内菌感染的杀伤作用有限；静止状态的巨噬细胞对胞内菌杀伤作用微弱；② NK 细胞、γδT 细胞可杀伤被病原菌感染的靶细胞，或通过分泌细胞因子激活巨噬细胞，间接发挥抗菌作用。适应性细胞免疫的效应主要包括：① Th1 是抗胞内菌感染的主要效应细胞，Th1 产生 IFN-γ，激活巨噬细胞，活化的巨噬细胞产生多种杀菌物质，有效杀灭胞内菌；IFN-γ 激活 NK 细胞，促进杀伤被病原菌感染的靶细胞；Th1 分泌的细胞因子辅助 CTL 活化，共同参与抗感染免疫；② CTL 可杀伤被胞内菌感染的靶细胞，使胞内菌失去寄居环境。

（二）抗病毒免疫

病毒侵入机体后，通过与易感细胞表面的特异性受体结合导致感染。在感染早期，多种固有免疫效应机制参与抗病毒感染，干扰病毒复制，抑制病毒扩散。其中，干扰素和 NK 细胞的作用尤为重要。①干扰素的抗病毒作用：受病毒感染的细胞合成分泌 IFN-α、IFN-β，作用于邻近细胞，使其合成多种抗病毒蛋白，干扰病毒复制，抑制病毒扩散；IFN-α、IFN-β 诱导 NK 细胞产生 IFN-γ，激活巨噬细胞，NK 细胞、巨噬细胞杀伤病毒感染的细胞；IFN-γ 诱导巨噬细胞高表达 MHC Ⅰ/Ⅱ类分子，促进抗原提呈及后续的适应性免疫应答；② NK 细胞可以在病毒复制之前，直接杀伤病毒感染的靶细胞，或通过分泌 TNF、IFN 等细胞因子，发挥细胞毒效应破坏靶细胞。适应性免疫应答在清除病毒、预防再次感染中起主要作用：①病毒特异性循环抗体（IgG、IgM）和黏膜表面 SIgA 可以中和游离存在的病毒，阻止病毒吸附易感细胞，抑制感染发生；②抗体介导调理作用，促进吞噬细胞吞噬病毒；抗体介导 ADCC 效应，促使 NK 细胞杀伤病毒感染的靶细胞；③ CTL 识别病毒感染靶细胞表达的抗原肽 -MHC Ⅰ类分子复合物，通过释放穿孔素溶解杀伤靶细胞，分泌颗粒酶诱导靶细胞凋亡，表达 FasL 与靶细胞表面 Fas 分子结合，导致靶细胞凋亡。

知识链接

HBV 感染的固有免疫应答

通常，HBV 感染人体 4 ～ 8 周后病毒开始大量复制，此后的 1 ～ 2 周病毒量可达 10^9 ～ 10^{10}copies/ml，期间大部分肝细胞被病毒感染，固有免疫在此期间起重要作用。在感染初期的几分钟到几小时内，NK 细胞、NKT 细胞即可分泌 IFN-γ，杀死被 HBV 感染的肝细胞。而且，固有免疫在清除病毒过程中效率非常高，能清除复制高峰期 80% 的病毒。

（三）抗真菌免疫

真菌的致病性及感染特点主要表现为浅表真菌感染、深部真菌感染、机会性真菌感染、真菌毒素的致病作用和真菌超敏反应。机体抗真菌感染免疫以固有免疫和适应性细胞免疫为主，体液免疫也发挥一定作用。固有免疫抗真菌效应：①皮肤黏膜是机体抗真菌感染的重要屏障，完整致密的皮肤黏膜上皮细胞的机械阻挡作用可有效阻止真菌入侵，分泌的脂肪酸等化学杀菌物质有助于清除致病真菌；②吞噬细胞在抗真菌感染中发挥重要作用，激活的中性粒细胞释放髓过氧化物酶、卤化物系统杀伤致病真菌，促吞噬肽可提高中性粒细胞吞噬和杀菌活性；激活的巨噬细胞能吞噬杀伤致病真菌；③体液中的转铁蛋白有抑制真菌的作用。适应性免疫抗真菌效应：① Th1 细胞应答在清除胞内感染的真菌中发挥重要作用，Th1 产生 IFN-γ 等激活巨噬细胞，增强其对真菌的吞噬和杀伤活性；Th1 诱发迟发型超敏反应，可有效控制真菌感染扩散；②特异性 CTL 可直接杀伤酵母菌。

（四）抗寄生虫免疫

寄生虫与宿主在长期协同进化过程中形成一种相互适应关系，通过感染与抗感染达到既维持长期寄生又不危及宿主生命的平衡状态。寄生虫感染通常表现为慢性过程，并引起宿主病理学组织损伤和免疫调节异常。抗寄生虫感染的固有免疫效应包括：①黏膜的屏障作用，如肠黏膜屏障可阻止阿米巴的黏附；②吞噬细胞吞噬寄生虫，通过氧依赖和非氧依赖系统杀伤被吞入的寄生虫；③嗜酸性粒细胞在特异性 IgE 抗体存在下可抵御蠕虫的迁移。抗寄生虫感染的适应性免疫效应包括：①适应性体液免疫效应，特异性抗体与寄生虫结合，阻断其侵入靶细胞；特异性抗体与寄生虫抗原结合形成免疫复合物，激活补体经典途径，溶解虫体；抗体、补体发挥调理作用，促进中性粒细胞吞噬、杀死虫体；特异性 IgE 介导巨噬细胞、嗜酸性粒细胞通过 ADCC 效应杀灭血吸虫幼虫、旋毛虫早期幼虫；②适应性细胞免疫效应，CTL 杀伤被寄生虫感染的靶细胞，在抗寄生虫感染中发挥重要作用；对于在巨噬细胞中存活的原虫，主要依靠 Th1 释放细胞因子激活巨噬细胞，杀灭寄生虫。

第二节 自身免疫病概述

一、自身免疫和自身免疫病

免疫系统在正常情况下，具有区分“自己”和“非己”的能力，对侵入机体的病原微生物和其他外来抗原能够产生多层次的免疫应答，对自身抗原物质则处于免疫无应答或微弱应答状态，即自身免疫耐受。在某些内因或外因诱导下，自身免疫耐受状态被打破，将导致自身免疫病。

（一）自身免疫

在免疫耐受状态下，免疫系统可对自身抗原产生低水平应答，正常机体外周免疫器官中普遍存在一定量的自身反应性 T 细胞和自身抗体，此即自身免疫（autoimmunity）。自身免疫有助于清除体内衰老、损伤、畸变或凋亡的组织细胞和成分，具有维持机体生理平衡和自身稳定的作用。

（二）自身免疫病

在某些因素诱导下，自身免疫应答的质或量发生异常，自身免疫耐受被破坏，自身抗体和自身反应性 T 细胞攻击并破坏自身组织细胞，使其产生病理改变或出现功能障碍，出现临床病症，此即自身免疫病（autoimmune disease）。自身免疫病实际上是自身抗体、自身反应性 T 淋巴细胞或二者共同针对自身抗原引起的超敏反应性疾病，其发病机制与超敏反应的发病机制基本相同。

二、自身免疫病的共同特征

自身免疫病诱因各不相同，种类很多，其临床表现和诊断标准也不尽相同，但有如下共同特征：①患者体内可检出高效价的自身抗体和（或）自身反应性 T 细胞；②自身抗体和（或）自身反应性 T 细胞作用于表达靶抗原的组织细胞，造成相应组织器官病理性损伤和功能障碍；③多呈反复发作和慢性迁延趋势；④病情转归与自身免疫应答强度密切相关，应用免疫抑制剂治疗有效；⑤女性发病率高于男性，初发多在育龄阶段，老年人发病率较高；⑥有明显的遗传倾向。

三、自身免疫病的分类

自身免疫病临床表现复杂多样，尚无统一分类标准。根据自身抗原的组织器官分布及其分布范围，可将自身免疫病分为器官特异性自身免疫病（organ specific autoimmune disease）和系统性自身免疫病（systemic autoimmune disease）。

（一）器官特异性自身免疫病

患者自身抗原是某一器官的特定成分，病理损伤和功能障碍通常只局限于存在该种自身抗原的器官，很少累及其他组织器官，如桥本甲状腺炎、毒性弥漫性甲状腺肿和艾迪生病等。

（二）系统性自身免疫病

系统性自身免疫病又称为全身性自身免疫病，患者自身抗原是多种组织器官所共有的成分，如细胞核或线粒体，故病变累及全身多个组织和器官，如系统性红斑狼疮和类风湿关节炎等。

上述分类方法并不十分严格，临床有些自身免疫病患者病变以某个器官为主，同时不同程度累及其他几个器官，或出现疾病重叠现象。临床常见自身免疫病见表 3-9-1。

表 3-9-1 临床常见自身免疫病

自身免疫病	自身抗原
器官特异性自身免疫病	
桥本甲状腺炎	甲状腺球蛋白、微粒体
毒性弥漫性甲状腺肿（Graves 病）	甲状腺刺激素受体
艾迪生病（Addison 病）	肾上腺细胞
胰岛素依赖性糖尿病（IDDM）	胰岛 β 细胞
自身免疫性贫血	红细胞膜表面蛋白
恶性贫血	胃壁细胞、内因子
男性自发性不育症	精子
重症肌无力（MG）	乙酰胆碱受体
多发性硬化（MS）	髓磷脂碱性蛋白
系统性自身免疫病	
硬皮病	DNA 异构酶
类风湿关节炎（RA）	变性 IgG、关节滑膜等
系统性红斑狼疮（SLE）	细胞核 DNA、核蛋白等

四、自身免疫病的诱发因素

自身免疫病是由于机体自身免疫耐受机制被破坏，使体内自身反应性 T 和（或）B 淋巴细胞活化或过度活化所致。诱发自身免疫病的因素很多，除个体遗传因素外，还与自身抗原及其改变以及各种理化和微生物感染等因素密切相关。

（一）自身抗原的出现

隐蔽抗原释放、自身抗原性质改变、外来微生物分子模拟以及表位扩展等均可激活自身反应性淋巴细胞发生免疫应答，或因免疫应答产物引起交叉反应，造成自身组织细胞损伤，最终导致自身免疫病。

（二）免疫自稳功能异常

机体免疫自稳机制失控，导致自身耐受终止或破坏，从而引发自身免疫病，其机制为：①自身反应性 T/B 细胞中枢耐受障碍；②超抗原等多克隆激活剂使自身反应性 T/B 细胞异常激活，或使自身反应性 Th 细胞旁路活化；③免疫调节功能异常，如 MHC- Ⅱ类分子及共刺激分子异常表达、细胞因子产生失调、Th1/Th2 功能失衡、调节性 T 细胞异常等。

（三）遗传因素

很多研究表明，自身免疫病的易感性与遗传因素密切相关，尤其与 HLA 型别关联。如重症肌无力、胰岛素依赖性糖尿病、系统性红斑狼疮、弥漫性甲状腺肿与 HLA-DR3 关联，强直性脊柱炎与 HLA-B27 关联等。

（四）其他因素

①性别因素：一些自身免疫病的易感性与性激素相关，如女性多发性硬化和系统性红斑狼疮的发病率比男性高 10 ～ 20 倍，类风湿关节炎发病率约为男性的 3 ～ 4 倍，强直性脊柱

炎男性发病率约为女性的 9 倍；②年龄因素：自身免疫病发病率随年龄增长而升高，儿童发病非常少见。

知识链接

性别差异与自身免疫病

据统计，系统性红斑狼疮、自身免疫性甲状腺疾病、类风湿关节炎、多发性硬化和重症肌无力等在女性的患病率明显高于男性，这种现象使得性别差异与自身免疫病的基础研究得到了关注，如研究雌激素、孕激素和睾酮对免疫应答的影响。怀孕也许可以给我们一些启示，在怀孕期间，雌激素和孕酮的水平显著增加。MS 和 RA 患者在整个怀孕过程中，此类疾病的活动性呈下降趋势；产后伴随着雌激素和孕酮水平的下降，其疾病的活动性可骤然增加。SLE 则正好相反，SLE 患者在怀孕期间可表现为疾病恶化。产前和产后疾病活动性的波动可以用怀孕期间机体所处的激素环境使 Th2 应答占优势来解释。在 MS 和 RA 患者体内，这种激素环境可能抑制了中枢神经系统和关节中抗原 Th1 应答的发生；然而，在 SLE 患者体内，有利于 Th2 应答的激素环境使抗体的产生量增加，进而可能导致疾病过程的恶化。另外，在男性 RA 患者体内，睾酮的浓度明显降低。

五、自身免疫病治疗原则

（一）预防和控制感染

病原体感染可通过分子模拟等方式诱发自身免疫病，所以采用疫苗接种或抗生素控制病原体感染，可以降低自身免疫病的发生。

（二）使用免疫抑制剂

环孢素 A、FK506 能抑制 T 细胞产生 IL-2，对多种自身免疫病有明显疗效。皮质激素抑制炎症反应，能减轻自身免疫病的临床症状。

（三）应用特异性抗体

应用抗免疫细胞表面分子的特异性抗体，阻断相应自身反应性免疫细胞的活化，或清除相应自身反应性 T/B 细胞克隆，抑制自身免疫应答。

（四）应用单价抗原

自身抗原的单价抗原可以封闭患者体内自身抗体，起到阻断自身抗体与自身靶抗原结合的作用。

（五）口服抗原诱导自身耐受

口服抗原通过肠相关淋巴组织诱导特异性免疫耐受，可能预防或抑制自身免疫病。临床已经采用口服Ⅱ型胶原防治类风湿关节炎，口服髓鞘碱性蛋白治疗多发性硬化等。

第三节 免疫缺陷病

免疫缺陷病（immunodeficiency disease，IDD）是免疫系统先天发育不全或后天因素所致免疫功能低下或不全，从而诱发以反复感染为主要临床特征的疾病。IDD 可发生在免疫器官、免疫细胞、免疫分子或信号转导等不同环节，其发生机制复杂、表现形式多样。按其发病原因，可分为原发性（先天性）免疫缺陷病（primary immunodeficiency disease，PIDD）和继发性（获得性）免疫缺陷病（secondary immunodeficiency disease，SIDD）两大类。

免疫缺陷病的共同特点：①患者对各种病原体感染的易感性增加，临床表现为反复感染且难以控制，是患者死亡的主要原因；②感染的性质和严重程度主要取决于免疫缺陷的类型，如体液免疫缺陷、吞噬细胞缺陷和补体缺陷导致的感染主要由化脓性细菌引起，临床表现为气管炎、肺炎、中耳炎和化脓性脑膜炎等；细胞免疫缺陷导致的感染主要由病毒、真菌、胞内寄生菌和原虫引起；③患者恶性肿瘤的发病率比同龄正常人群高 100 ～ 300 倍；④免疫缺陷病患者常伴发自身免疫病和超敏反应性疾病；⑤多数免疫缺陷病患者有遗传倾向性。

一、原发性免疫缺陷病

原发性免疫缺陷病（PIDD）是由于免疫系统遗传基因异常或先天性免疫系统发育障碍所致免疫功能不全引起的疾病。PIDD 多发于婴幼儿，可伴有其他器官发育不全或畸形。根据免疫系统受累成分，可分为 B 细胞免疫缺陷、T 细胞免疫缺陷、联合免疫缺陷（T 细胞和 B 细胞缺陷）、吞噬细胞缺陷和补体系统缺陷五大类，其中 B 细胞免疫缺陷病约占 50%，联合免疫缺陷病约占 20%，T 细胞免疫缺陷病约占 18%，吞噬细胞缺陷病约占 10%，补体系统缺陷病约占 2%。具有代表性的原发性免疫缺陷病见表 3-9-2。

表 3-9-2　原发性免疫缺陷病

分类	代表性疾病	免疫功能缺陷
B 细胞缺陷	性联无丙种球蛋白血症 选择性 IgA 缺陷 性联高 IgM 综合征	无成熟 B 细胞，各类 Ig 缺乏 不能形成分泌 IgA 的浆细胞，IgA 含量极低或缺乏 IgM 含量升高，无 Ig 类别转换，其他各类 Ig 水平低下
T 细胞缺陷	DiGeorge 综合征 T 细胞信号转导缺陷	T、B 细胞发育和功能障碍 T 细胞识别和信号转导功能障碍
联合免疫缺陷	性联重症联合免疫缺陷病 腺苷脱氨酶缺陷 嘌呤核苷酸磷酸化酶缺陷 MHC Ⅰ类分子缺陷 MHC Ⅱ类分子缺陷	T 细胞数目减少，功能障碍，B 细胞功能障碍，血清 Ig 低下 T、B 细胞功能障碍，血清 Ig 低下 T、B 细胞功能障碍，血清 Ig 低下 $CD8^+$ T 细胞数目减少，功能障碍 $CD4^+$ T 细胞数目减少，功能障碍
吞噬细胞缺陷	慢性肉芽肿病 白细胞黏附缺陷病	中性粒细胞功能低下 白细胞黏附分子表达障碍
补体系统缺陷	遗传性血管神经性水肿 阵发性睡眠性血红蛋白尿症	C1 抑制物缺陷，C2a 增多 DAF 和 CD59 缺陷

二、继发性免疫缺陷病

继发性免疫缺陷病（SIDD）是指继发于某种疾病或因理化因素作用后产生的免疫缺陷性疾病。与原发性免疫缺陷病相比，继发性免疫缺陷病更为常见，对人类健康的威胁也更加严重。

（一）诱发继发性免疫缺陷病的主要因素

1．非感染性因素

（1）恶性肿瘤：白血病、淋巴瘤、骨髓瘤等免疫系统肿瘤患者可因免疫功能障碍引起继发性免疫缺陷病。

（2）营养不良：营养不良或消耗性疾病，可能引起代谢紊乱，导致淋巴细胞成熟及功能障碍。

（3）医源性免疫缺陷：临床大量使用免疫抑制剂、某些抗生素以及肿瘤化疗、放射治疗等可使患者免疫系统功能受损。胸腺切除、脾切除、扁桃体切除、阑尾切除等外科手术可引起继发性免疫缺陷病。

2．感染性因素

某些病毒（如人类免疫缺陷病毒、麻疹病毒、人嗜T淋巴细胞病毒1型、风疹病毒、巨细胞病毒、EB病毒）、某些细菌（如结核杆菌、麻风杆菌）、疟原虫和各种真菌感染均可不同程度影响机体免疫系统，导致继发性免疫缺陷，其中对人类危害最大的是人类免疫缺陷病毒感染后引发的获得性免疫缺陷综合征。

（二）获得性免疫缺陷综合征

获得性免疫缺陷综合征（acquired immune deficiency syndrome，AIDS）俗称艾滋病，是因感染人类免疫缺陷病毒（human immunodeficiency virus，HIV）后，引起的一种以细胞免疫严重缺陷、机会感染、恶性肿瘤和神经系统病变为特征的临床综合征。

1. HIV对靶细胞的感染　HIV包膜糖蛋白gp120和gp41与HIV对宿主靶细胞的侵入有关。CD4分子是HIV的受体，HIV攻击的靶细胞主要是$CD4^+$Th细胞，也包括表达CD4分子的单核巨噬细胞系统、树突状细胞和神经小胶质细胞。HIVgp120与靶细胞表面相应CD4受体分子结合后，构象发生改变，并与靶细胞表面趋化因子受体CXCR4和CCR5结合相互作用，从而导致HIVgp41融合结构域暴露。在gp41融合结构域介导下，病毒包膜与宿主靶细胞膜融合，使病毒侵入靶细胞内。

2. HIV对免疫细胞的损伤机制

（1）$CD4^+$Th细胞：HIV感染可使$CD4^+$Th细胞数显著减少，功能严重障碍。其可能的作用机制包括：①病毒大量复制，以出芽方式释放，导致细胞膜损伤；②未整合的病毒DNA和核心蛋白在胞质中大量蓄积，干扰细胞正常代谢，导致细胞功能受损；③感染HIV后表达gp120的T细胞与邻近正常T细胞表面CD4分子结合，形成融合细胞即多核巨细胞，加速$CD4^+$Th细胞的死亡；④ $CD8^+$CTL细胞直接识别、杀伤表达病毒特异性抗原的$CD4^+$Th细胞；⑤在病毒特异性抗体和吞噬细胞参与作用下，通过ADCC效应杀伤病毒感染的$CD4^+$Th细胞；⑥可溶性gp120或gp120抗原-抗体复合物与T细胞表面CD4分子结合，导致$CD4^+$Th细胞凋亡；⑦ HIV某些成分作为超抗原可使$CD4^+$Th细胞过度活化而导致死亡。

（2）B细胞：HIV可激活多克隆B细胞，导致高丙种球蛋白血症并产生多种自身抗体。B细胞功能紊乱，使患者抗感染体液免疫应答能力显著下降。

（3）单核巨噬细胞系统：HIV感染单核巨噬细胞系统后，可使其吞噬、杀伤作用，趋化、黏附功能，以及抗原提呈和细胞因子分泌能力显著下降。此种单核巨噬细胞系统不能有效杀伤病毒，但也不易被病毒破坏，可成为HIV的携带者，将病毒扩散至全身其他组织和器官。晚期艾滋病患者血中高水平病毒主要来源于单核巨噬细胞系统。

（4）树突状细胞：树突状细胞（DC）是HIV感染的主要靶细胞和贮存地。感染HIV的DC在与$CD4^+$Th细胞相互作用过程中，可将HIV传至$CD4^+$Th细胞内使之感染。淋巴结和脾中的滤泡树突状细胞（FDC）可将HIV长期结合在表面，从而使进入外周免疫器官内的

$CD4^+Th$ 细胞和单核巨噬细胞系统不断感染，导致外周免疫器官功能和结构破坏。

3. HIV 感染的临床分期和主要特征

（1）感染急性期：患者无明显症状或仅表现为流感样症状，此时 HIV 已在体内大量复制并释放至体液中，故有传染性。

（2）无症状感染期：急性期后患者无任何明显临床表现，一般持续 6 个月至 4 ~ 5 年，甚至长达 10 ~ 12 年。此期临床表现为：① $CD4^+Th$ 细胞逐步下降，而 $CD8^+CTL$ 细胞相对不变，$CD4^+Th/CD8^+CTL$ 细胞比值缩小甚至倒置（< 1）；②淋巴结和脾中含有大量病毒感染的 $CD4^+Th$ 细胞、巨噬细胞和滤泡树突状细胞，成为复制和储存 HIV 的场所，促进病情不断进展；③ $CD4^+Th$ 细胞数目不断减少，淋巴组织结构不断破坏，患者进入发病期。

（3）发病期：当 $CD4^+Th$ 细胞数低于 200/μl 时，进入发病期。艾滋病患者常伴有以下三大症状：①机会感染，引起感染的病原体主要包括白念珠菌、卡氏肺孢子菌、巨细胞病毒、EB 病毒、单纯疱疹病毒、新型隐球菌及弓形虫等，是导致艾滋病患者死亡的主要原因；②恶性肿瘤，常伴有卡波西肉瘤和恶性淋巴瘤，也是患者常见的死亡原因；③神经系统异常，半数以上艾滋病患者可出现痴呆症，表现为记忆力衰退、偏瘫、颤抖、痴呆等神经和精神症状。艾滋病患者一般在 2 年内死亡。

4. 艾滋病的预防和治疗

（1）预防：艾滋病的预防措施主要包括宣传教育，控制并切断传播途径，防治医院交叉感染。

（2）治疗：目前临床常用的抗 HIV 药物主要有三类，即核苷酸类反转录酶抑制剂，非核苷类反转录酶抑制剂和蛋白酶抑制剂。

知识链接

艾滋病的预防措施

艾滋病主要经性行为、体液的交流传播和母婴传播。体液主要包括血液、精液、阴道分泌物、乳汁、脑脊液和有神经症状的脑组织等。而泪液、唾液和汗液中 HIV 数量很少，与艾滋病患者共同进餐、握手等日常交往一般不会导致艾滋病传播。目前还没有预防艾滋病的有效疫苗。因此，重要的预防措施是切断传播途径，避免直接与艾滋病患者的血液、精液、阴道分泌物、乳汁接触，不卖淫嫖娼，严禁静脉吸毒和与他人共用注射器，不擅自输血和使用血制品，不共用牙刷和剃须刀，艾滋病妇女避免妊娠和哺乳。

三、免疫缺陷病的临床治疗原则

（一）抗感染

感染是免疫缺陷病患者死亡的主要原因，用抗生素治疗或预防感染是临床控制或缓解病情的重要手段之一。

（二）骨髓移植和干细胞移植

同种异体骨髓移植或干细胞移植能代替受损的免疫系统以达到免疫重建，可用于治疗致死性免疫缺陷病。

（三）基因治疗

取患者的淋巴细胞、脐血干细胞或骨髓造血干细胞作为受体细胞，将正常外源基因转染受体细胞后，再回输体内，所产生的正常基因产物可替代缺失或不正常的基因产物。例如用反转录病毒载体将正常腺苷脱氨酶（ADA）基因转染患儿淋巴细胞后，再回输体内，可治疗ADA 缺陷引起的重症联合免疫缺陷病。

（四）输入免疫球蛋白或免疫细胞

一般用静脉注射免疫球蛋白治疗体液免疫缺陷病，可维持患者健康生活。

小结

1. 抗感染免疫是机体抵御病原体感染的免疫应答。固有免疫是抗感染免疫的第一道防线，组织屏障、吞噬细胞和体液因素可在感染早期发挥作用，并通过提呈病原体抗原而启动适应性免疫应答。

2. 病原体的彻底清除有赖于适应性免疫应答效应，包括抗体对游离病原体的中和作用，CTL 特异性杀伤病原体感染的靶细胞，Th1、Th2、Th17 等 T 细胞功能亚群的调控及效应功能。

3. 自身免疫是指机体免疫系统对自身抗原发生免疫应答的现象。在生理状态下，机体存在自身免疫现象，起到维持自身稳定的作用。当自身免疫应答发生量或质的变化，造成自身组织器官损伤或功能障碍并出现临床症状，即引发自身免疫病。

4. 自身免疫病分为器官特异性自身免疫病和系统性自身免疫病。自身免疫病的诱发因素与自身抗原的出现、免疫调节功能异常以及遗传因素等有关。自身免疫病的病理损伤机制主要是由自身抗体和（或）自身反应性 T 细胞针对自身抗原引起的超敏反应。

5. 免疫缺陷病分为原发性免疫缺陷病和继发性免疫缺陷病两大类。免疫缺陷病以反复发生不易控制的感染、恶性肿瘤发生率高、常伴发自身免疫病以及具有一定遗传倾向为临床特征。获得性免疫缺陷综合征对人类危害最大。

思考题

1．机体参与抗感染的免疫因素有哪些？简述抗胞外菌感染、胞内菌感染、病毒感染的免疫机制。

2．自身免疫与自身免疫病的区别是什么？简述自身免疫病的分类及代表性疾病。

3．简述免疫缺陷病的分类及其共同特点，AIDS 的主要特征。

（新 燕　富红丹）

第十章

免疫学应用

学习目标

1. 掌握人工主动免疫和人工被动免疫的概念，疫苗、死疫苗与活疫苗的主要区别。
2. 熟悉抗原与抗体反应特点，接种疫苗的注意事项。
3. 了解生物应答调节剂和免疫抑制剂的特点，免疫学诊断与防治的常用方法。

免疫学原理在传染病的防治、器官移植、肿瘤自身免疫病、免疫缺陷病、生殖免疫等诸多领域具有广泛的应用前景。通常将免疫学应用划分为两个方面：一是应用免疫学理论阐明疾病的发生机制及发展规律，二是将免疫学原理应用于疾病的诊断、治疗和预防。本章将着重介绍后者。

第一节　免疫学诊断

免疫学诊断（immunodiagnosis）是应用免疫学原理检测抗原、抗体、免疫细胞及细胞因子等的免疫检测技术。该技术在医学上广泛应用于确定疾病的病因、病变部位及机体免疫状态等。

一、抗原抗体的体外检测

抗原抗体检测的基本原理是抗原和抗体在体外特异性结合并出现可见（或借助仪器可检测到的）抗原 - 抗体复合物，既可用已知抗原测定标本中的未知抗体（如检测患者的抗病原微生物的抗体、抗过敏原的抗体等），也可用已知抗体测定标本中的未知抗原（如对各种病原微生物、细胞表面分子的测定等）。

（一）抗原抗体反应的特点

1. 特异性　由于抗原决定簇和抗体超变区的空间构型呈互补性，抗原与抗体结合具有高度特异性。但如果两种抗原存在相同抗原决定簇，或抗原决定簇的结构有某些相似性，也会发生交叉反应。

2. 比例性　抗原与抗体结合出现可见的反应需要遵循一定的量比关系。只有在一定浓度范围内两者比例适合，其结合价相互饱和，联结呈网络状聚集体，方可形成可见的抗原 -

抗体复合物。反之，若抗体过剩或抗原过剩，不能形成较大的复合物，也不出现可见反应。

3. 可逆性 抗原与抗体的结合是由离子键、氢键、疏水键和范德华力等非共价键所决定的分子表面的结合，这种结合在一定条件下可发生解离，回复到抗原、抗体的游离状态，并保持其原有的性质，故反应呈可逆性。

4. 阶段性 抗原抗体反应可分为两个阶段：第一阶段是特异性结合阶段，该阶段反应快，仅需数秒至数分钟，但无可见物的形成；第二阶段为可见反应阶段，当抗原与抗体发生特异结合后，在适当的电解质、温度、酸碱度、补体等的影响下出现凝集、沉淀、溶解、补体结合等可见反应，此阶段反应较慢，需数分钟至数小时。

（二）抗原抗体反应的基本类型

抗原抗体反应的基本类型有凝集反应、沉淀反应、补体参与的反应、中和反应及免疫标记技术，以下介绍临床常见的几种类型。

1. 凝集反应 颗粒性抗原（如细菌、细胞等）与相应抗体结合，在一定条件（适量的电解质、合适的酸碱度和温度）下，出现可见凝集颗粒或团块现象。包括直接凝集反应和间接凝集反应等。

（1）直接凝集反应：指颗粒性抗原直接与相应抗体结合所出现的凝集现象。包括：①玻片凝集，用已知抗体检测未知抗原的定性试验，常用于鉴定细菌、血型等；②试管凝集，用已知抗原检测被检血清中相应抗体及其效价，如诊断伤寒和副伤寒的肥达反应等。

（2）间接凝集反应：将可溶性抗原或抗体吸附于与反应无关的载体颗粒（乳胶颗粒或红细胞等）表面，使之成为致敏颗粒，再与相应抗体或抗原作用，在一定条件下出现的凝集现象称为间接凝集反应（图 3-10-1）。如将可溶性抗原与相应抗体预先混合作用后，再加入结合抗原的载体，由于抗体已与可溶性抗原结合而被消耗，阻断了抗体与载体上抗原的结合，不再出现凝集现象，称为间接凝集抑制，临床常用的免疫妊娠试验即属此类。

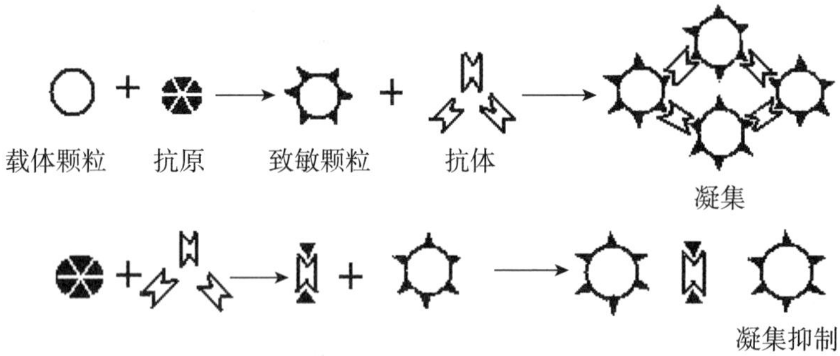

图 3-10-1 间接凝集和间接凝集抑制试验

2. 沉淀反应 可溶性抗原（血清蛋白、外毒素、组织浸液、细菌滤液等）与相应抗体特异性结合，在一定条件下形成肉眼可见沉淀的现象。常用方法有单向琼脂扩散、双向琼脂扩散、对流免疫电泳、火箭免疫电泳等。

（1）单向琼脂扩散：将已知抗体均匀混合于融化的琼脂中浇制成琼脂板，在间隔适当距离打孔，孔中加入不同稀释度的待测抗原。孔中的抗原以同心圆方式向四周扩散，在抗原与抗体的浓度比例适当处，形成白色沉淀环（图 3-10-2）。环的直径与抗原浓度成正比。如与标准曲线比较，则可对待测抗原进行定量检测。此方法常用于检测免疫球蛋白、补体及其他可溶性抗原。

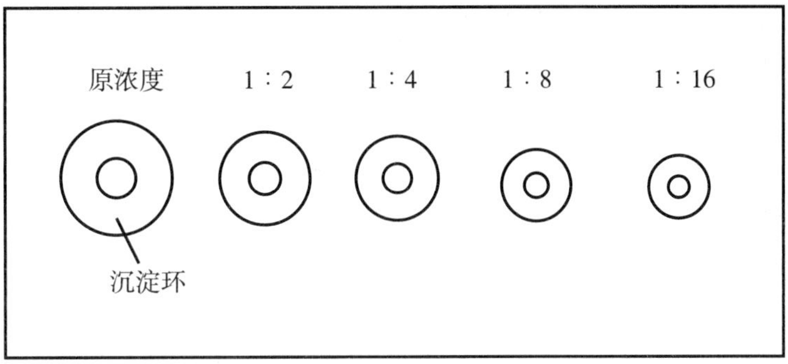

图 3-10-2　单向琼脂扩散示意图

（2）双向琼脂扩散：将抗原、抗体分别加入琼脂凝胶板相邻的两孔中，两者同时在凝胶中扩散，如抗原和抗体相应且比例适当，则于两孔之间会出现白色沉淀线，一对相应抗原抗体只形成一条沉淀线，因此可根据沉淀线的数目，推断待测抗原液中有多少种抗原。还可根据沉淀线的形状，如吻合、交叉或相切，鉴定两种抗原完全相同、完全不同或部分相同（图 3-10-3）。临床常用于测定甲胎蛋白及免疫球蛋白的类别、亚类等。但本法灵敏度低，耗时也较长，是一种定性试验。

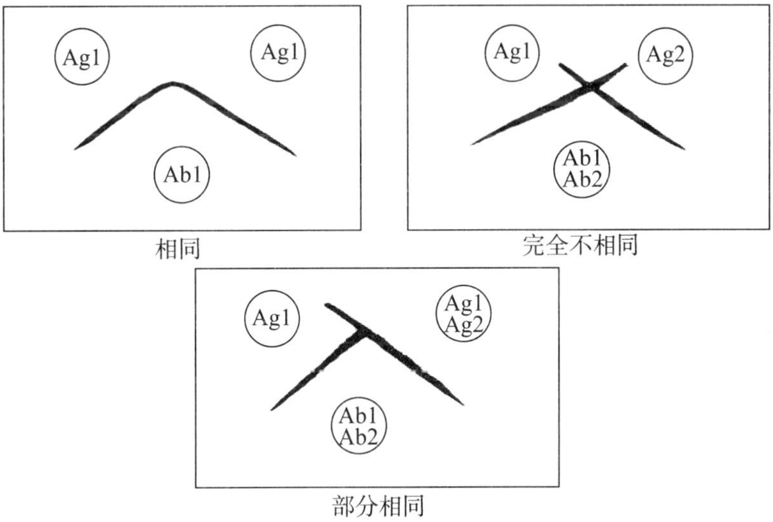

图 3-10-3　双向琼脂扩散示意图

（3）对流免疫电泳：在电场作用下的双向琼脂扩散。将琼脂凝胶板置于电泳槽内，在负极端孔内加抗原，正极端孔内加抗体，由于抗原带负电荷较抗体多，且分子量较小，在电场中将向正极移动，抗体则由于电渗作用反而向负极移动，两者相遇在比例适当处出现白色沉淀线。此法简便快速，灵敏度较双向琼脂扩散高 8 ～ 10 倍。临床常用于某些病原微生物的抗原检测。

3. 免疫标记技术　用酶、荧光素或放射性同位素、胶体金等可微量检测的物质标记抗体（或抗原），使其与相应抗原（或抗体）结合，通过检测标记物来分析测定的免疫技术，具有敏感性高、特异性强、准确性高等优点，可用于定性、定量或定位检测抗原或抗体，是目前临床应用最为广泛的免疫学检测技术。

（1）酶免疫技术（enzyme immunoassay，EIA）：用酶标记抗体或抗原，通过酶催化相应底物显色，根据酶作用底物后的颜色变化，用酶标仪定性或定量分析。

酶联免疫吸附试验（enzyme linked immunosorbent assay，ELISA）是 EIA 中应用最广的技术。其基本方法是将已知的抗原或抗体吸附在固相载体表面，加入标本，再加入酶标记的抗体或抗抗体，洗涤去除未结合的物质，加入酶的底物，通过颜色变化判断抗原或抗体的存在与否及其含量。常用方法有双抗体夹心法和间接法，前者用于检测大分子抗原，后者用于测定特异抗体（图 3-10-4）。

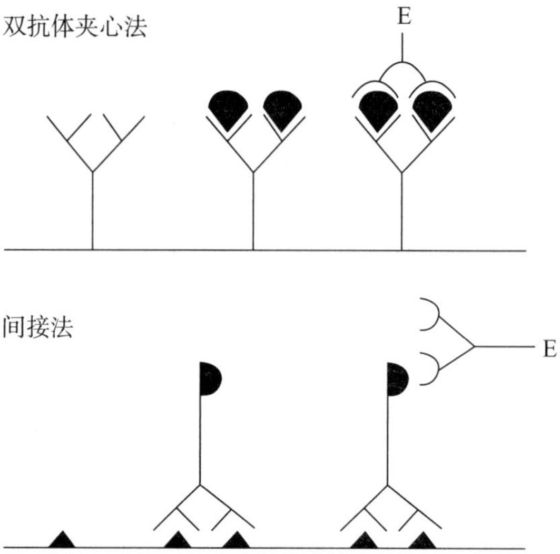

图 3-10-4　ELISA 间接法、双抗体夹心法

（2）荧光免疫技术（immunofluorescence technique）：用荧光素标记已知抗体或抗原，用于相应抗原或抗体的分析鉴定和定量检测。常用方法有直接法和间接法（图 3-10-5）。

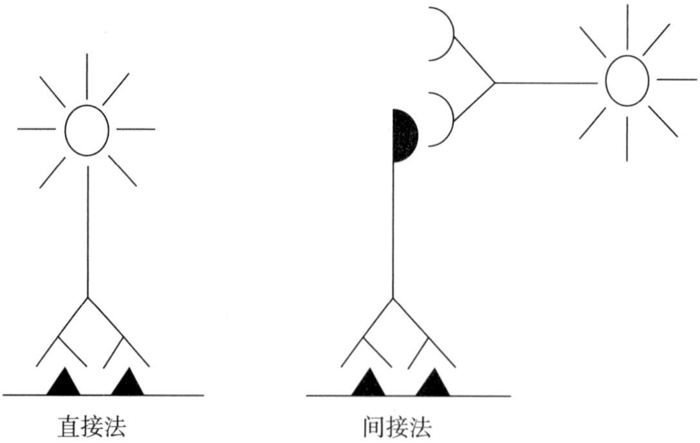

图 3-10-5　免疫荧光直接法与间接法

直接法是用荧光抗体浸染标本，如有相应抗原存在，则荧光抗体与其结合后难于洗脱，荧光显微镜下可见，借此对标本中的抗原进行鉴定和定位。间接法是先将未标记的抗体与抗原结合，洗涤后再加入荧光标记的抗抗体，同直接法一样观察。直接法每检测一种抗原必须制备相同的荧光抗体，而间接法只需制备一种荧光标记的抗抗体就可用于多种抗原抗体的检测。

（3）放射免疫测定法（radioimmunoassay，RIA）：用放射性核素标记抗原或抗体，通过测定反应物放射性核素的放射性来检测抗原或抗体的量。此方法具有重复性好、特异性强、灵敏度高、易于自动化等优点，但需要特殊仪器设备，并具有一定的放射性危害。目前已用于激素、药物、酶、血液成分以及微生物、肿瘤抗原的测定。常用方法有饱和分析法、放射自显影法、固相放免法等。

（4）免疫胶体金技术（immunocolloidal gold technique）：以胶体金作为标记物进行的抗原抗体检测。临床应用较多的主要有金免疫组织化学染色技术和金免疫测定，前者主要用于研究细胞内部结构，后者已广泛应用于临床检验（如 hCG 测定等）。

（5）免疫印记技术（immunoblotting）：一种将高分辨率的凝胶电泳和免疫化学分析技术相结合的杂交技术，具有分析容量大、敏感度高、特异性强等优点，是一种检测蛋白质特异性、表达与分布的最常用的方法，如用于组织抗原的定性定量检测、多肽分子的质量测定及病毒的抗体或抗原检测等。

知识链接

蛋白质芯片技术

蛋白质芯片又称蛋白质微阵列（protein microarray），是将各种蛋白质抗原有序地固定于介质载体上作为待检芯片，用标记特定荧光物质的抗体样本与芯片相互作用，与芯片上蛋白质匹配的抗体将与之结合，再将未结合的抗体洗去，最后用荧光扫描仪等测定芯片上各点的荧光强度。抗体芯片是指将抗体固定到芯片表面以检测相应的抗原。该方法可实现快速、准确、高通量地检测抗体，在微生物感染检测和肿瘤抗原初筛中具有广泛的应用价值。

二、免疫细胞的检测

检测免疫细胞的数量与功能是判断机体免疫功能状态的重要指标，并有助于某些疾病的诊断与治疗观察及分析预后。

（一）免疫细胞的分离与数量检测

1. 外周血单个核细胞的分离　外周血单个核细胞包括淋巴细胞和单核细胞。常用的分离方法是葡聚糖-泛影葡胺密度梯度离心法，其原理是根据外周血中各种血细胞比重不同，使不同密度的细胞呈梯度分布：红细胞密度最大，沉至管底；外周血单个核细胞分布于淋巴细胞分层液上面；最上层是血浆。

2. 淋巴细胞及其亚群的分离与分析　根据淋巴细胞特有的表面标志进行功能检测、分离和鉴定。

（1）E 花环试验：人 T 细胞表面有绵羊红受体（E 受体），在体外能直接与绵羊红细胞结合形成花环，称为 E 花环。正常人外周血淋巴细胞中能形成 E 花环的细胞（即 T 细胞）占 60% ~ 80%。

（2）免疫荧光法：用荧光素标记淋巴细胞特异性表面标志的单克隆抗体，通过间接免疫荧光法检测淋巴细胞表面标志或鉴定细胞亚群。

（3）免疫磁珠分离法：将已知抗细胞表面标记的抗体包被磁珠并与细胞悬液反应，磁珠借抗体结合于相应细胞群或亚群表面，将细胞悬液通过一个专用磁场，因磁珠被磁场吸引，使磁珠结合细胞与非结合细胞分离，从而获得高纯度的所需细胞。

（4）流式细胞术（flow cytometry，FCM）：借助流式细胞仪对免疫细胞及其他细胞进行快速准确鉴定和分类的技术。可检测 T 细胞、B 细胞、NK 细胞、单核巨噬细胞系统、树突状细胞及其比例和 $CD4^+/CD8^+$T 细胞比值，并可分类收集所需要的细胞并保持细胞活性。此外，应用该技术还能进行细胞周期、细胞凋亡等的分析，故也广泛应用于基础和临床医学研究。

（二）免疫细胞功能的检测

1. T 细胞功能测定

（1）淋巴细胞转化试验：当 T 细胞体外培养时受到植物血凝素（PHA）、刀豆蛋白 A 等丝裂原刺激时可转化为淋巴母细胞，因此可根据 T 细胞转化率判断机体免疫状态。常用方法包括：①形态技术法，体外培养被丝裂原刺激的 T 细胞，动态观察细胞体积增大、胞质丰富、核内染色质松散及较多核仁的淋巴母细胞的数量及形态变化；② ^{3}H-TdR 掺入法，T 细胞在增殖过程中 DNA 及 RNA 合成明显增加，如加入氚标记的胸腺嘧啶核苷（^{3}H-TdR），则会掺入到 DNA 分子中。细胞增殖水平越高，掺入的放射性核素越多。用液体闪烁仪测定样本的放射性活性，可确定细胞的增殖水平。

（2）皮肤试验：体内检测细胞免疫功能简便易行的皮试方法。其原理是外来抗原刺激机体产生免疫应答后，再用相同抗原作皮试，可导致皮肤产生以单核细胞浸润为主的炎症，于 24 ~ 48 小时发生局部充血、渗出，72 小时达高峰。阳性反应表现为局部红肿和硬结，甚至水肿、坏死。细胞免疫正常者出现阳性反应，细胞免疫低下者则呈弱阳性或阴性反应。目前常用于检测某些病原微生物感染、免疫缺陷病和肿瘤患者的免疫功能等。皮试常用的生物性抗原有结核杆菌素、念珠菌素、麻风菌素、链激酶 - 链道酶和腮腺炎病毒等。

2. 细胞毒试验　CTL、NK 细胞等对靶细胞有直接杀伤作用，可根据待检效应细胞性质，选用相应的靶细胞检测。常用的检测方法有铬释放法、细胞凋亡检测法等。

3. 吞噬细胞功能测定　将待测巨噬细胞与某种可被吞噬又易于计数的颗粒性物质（如鸡红细胞、金黄色葡萄球菌等）混合温育后，颗粒性物质被巨噬细胞吞噬，根据吞噬百分率即可检测巨噬细胞的吞噬能力。

4. 细胞因子的检测　细胞因子的检测有助于了解其在免疫调节中的作用，鉴定分离淋巴细胞及监测某些疾病状态的细胞免疫功能。常用的检测方法主要有 ELISA、生物活性测定法及聚合酶链反应（PCR）等。

第二节　免疫学防治

免疫学防治是指利用免疫学原理，预防、治疗疾病所采取的措施。新型疫苗、免疫治疗新方法的研究方兴未艾，使该领域在疾病的防治中应用前景广阔。

一、免疫预防

免疫预防（immunoprophylaxis）是利用各种生物或非生物制剂建立机体的免疫应答，以达到预防疾病目的所采取的措施，是医学史上最为经济和有效的大众健康手段。通过免疫预防，不仅成功地在全球消灭了天花，还使许多曾经严重危害人类健康的疾病，如脊髓灰质炎、结核病、麻疹、白喉、百日咳、乙型肝炎等传染病得到了有效的控制。

人类通过自然免疫和人工免疫两种方式获得特异性免疫而预防疾病。自然免疫主要指机体感染病原体后建立的特异性免疫，也包括胎儿或新生儿经胎盘或乳汁从母体获得抗体而产生的免疫。人工免疫则是人为使机体获得免疫，是免疫预防的重要手段，包括人工主动免疫和人工被动免疫。人工主动免疫是给机体接种疫苗或类毒素等抗原物质，刺激机体产生特异性免疫应答而获得免疫力的方法，也称预防接种，常具有产生作用较慢（需 1 ～ 4 周的诱导期）、免疫力持久（半年至数年不等，随疫苗种类而异）等特点，主要用于传染病的预防。人工被动免疫是给人体注射含特异性抗体或细胞因子的制剂，使机体获得特异性免疫力的措施。由于这些免疫物质不是由接种者自己产生，因而发挥作用快，免疫力维持时间短（一般 2 ～ 3 周），常用于疾病治疗或紧急预防。

（一）疫苗及其种类

疾病预防的主要措施就是接种疫苗。疫苗（vaccine）是接种后能使机体对特定疾病产生免疫力的生物制剂的统称。主要有以下几种：

1. 灭活疫苗　又称死疫苗，是选用免疫原性强的病原体，经理化方法灭活制成。死疫苗能诱导机体产生特异性抗体，无细胞免疫效应，免疫效果有一定局限性。死疫苗进入机体后不能生长繁殖，故对机体的免疫作用弱，要获得强而持久的免疫效果，需经多次接种且量要足够。但由于死疫苗具有稳定、易保存等特点，仍被广泛使用。常用的死疫苗有伤寒、乙型脑炎、百日咳、霍乱、狂犬病疫苗等。

2. 减毒活疫苗　用减毒或无毒的活病原微生物制成的疫苗。活疫苗接种类似隐性感染或轻症感染，病原体在体内有一定的生长繁殖能力，接种量小，一般只需接种一次。但其稳定性差，不易保存，且在体内存在回复突变的危险。免疫缺陷病患者和孕妇一般不宜接种减毒活疫苗。常用的减毒活疫苗有卡介苗、麻疹、风疹、脊髓灰质炎疫苗等。死疫苗与活疫苗的比较见表 3-10-1。

表 3-10-1　死疫苗与活疫苗的比较

	死疫苗	活疫苗
制剂特点	灭活，强毒株	活，无毒或弱毒株
保存及有效期	易保存，有效期 1 年	不易保存，4℃冰箱内数周
接种方式	多为皮下	多种或模拟自然感染途径
接种剂量及次数	量较大，2 ～ 3 次	量较小，1 次
免疫效果	较差，维持数月至 2 年	较好，维持 3 ～ 5 年甚至更长

3. 类毒素　细菌外毒素经 0.3% ～ 0.4% 甲醛处理而成。因其失去外毒素毒性，但保留了免疫原性，接种后可诱导机体产生抗毒素。常用的类毒素有白喉类毒素和破伤风类毒素，

二者与百日咳灭活疫苗混合制成百、白、破三联疫苗。

4. 新型疫苗　随着免疫学和分子生物学技术的发展，近年来研制出了许多高效、安全且廉价的新型疫苗。

（1）亚单位疫苗：是去除病原体中与激发保护性免疫无关甚至有害的成分，保留有效成分制备的疫苗。如从乙型肝炎病毒表面抗原阳性者血浆中提取表面抗原，可制成乙型肝炎亚单位疫苗。

（2）合成疫苗：是根据有效免疫原的氨基酸序列设计合成的免疫原性多肽。疫苗的设计应充分考虑群体中T细胞表位概况，以期对大范围群体产生保护作用。由于合成肽分子小、免疫原性弱，常需交联载体才能诱导免疫应答。目前，研究较多的主要是抗病毒感染和抗肿瘤的合成肽疫苗。

（3）基因工程疫苗：如DNA疫苗是用编码病原体有效免疫原的基因与细菌质粒构建成重组体，直接免疫机体，通过其在体内的表达诱导机体产生特异性免疫。该技术相对简单、耗费较低，在体内可持续表达，免疫效果较好，是疫苗发展的方向之一。

知识链接

转基因植物疫苗

转基因植物疫苗将目的基因导入食用植物（如番茄、马铃薯、香蕉等）细胞基因组中，植物可食用部分将稳定表达目的基因产物，人和动物通过摄食而达到免疫接种的目的。此类疫苗尚处在初期研制阶段。此外还有重组抗原疫苗、重组载体疫苗等。

（二）疫苗的接种

1. 接种对象　免疫防御能力差、与某些病原微生物接触机会多、疾病及并发症危害大、处于流行地区的易感者。

2. 接种剂量、次数和间隔时间　免疫接种的剂量必须按生物制品使用规定进行。通常死疫苗接种量大，需接种2～3次，每次间隔7～10天；活疫苗一般只需接种一次；类毒素接种2次，间隔4～6周。

3. 接种途径　死疫苗多皮下注射，活疫苗常用皮内注射或皮上划痕，但以自然感染途径接种效果好。如脊髓灰质炎活疫苗以口服为佳，流感、麻疹、腮腺炎疫苗以气雾吸入为好。

4. 接种后反应与禁忌证　由于生物制品质量或接种者身体状况等原因，接种后可能发生不同程度的局部或全身性反应。常在接种后24小时出现局部红肿、疼痛、淋巴结肿大，全身发热、头痛、恶心等。一般症状较轻，数天恢复正常。个别人反应剧烈，甚至出现过敏性休克、接种后脑炎等，应予以重视。凡患有急性传染病、过敏反应性疾病、活动性结核、免疫缺陷病或严重慢性疾病等患者，均不宜接种疫苗，以免病情恶化或发生异常反应。

（三）计划免疫

计划免疫是根据特定传染病的疫情监测和人群免疫状况分析，按照规定的免疫程序有计划地进行人群免疫接种，以提高人群免疫水平，达到控制或消灭相应传染病的重要措施。免疫程序的制定是实施计划免疫的重要内容，严格按照程序接种是有效控制传染病的重要手段。我国儿童计划免疫的疫苗有多种，详见表 3-10-2。

表 3-10-2 我国儿童计划免疫程序

年龄	疫苗	年龄	疫苗
出生时	卡介苗，乙肝疫苗（第 1 针）	6 个月	乙肝疫苗（第 3 针）
1 个月	乙肝疫苗（第 2 针）	8 个月	麻疹疫苗（初种）
2 个月	脊灰疫苗（初服）	1.5 岁	脊灰疫苗（加强）百白破（加强）
3 个月	脊灰疫苗（复服）百白破（第 1 针）	4 岁	脊灰疫苗（加强）麻疹疫苗（复种）
4 个月	脊灰疫苗（复服）百白破（第 2 针）	7 岁	卡介苗（复种）麻疹疫苗（复种）
5 个月	百白破（第 3 针）		百白破（加强）
		12 岁	卡介苗（农村）

注释：脊灰疫苗指脊髓灰质炎疫苗。

二、免疫学治疗

机体免疫功能低下或亢进会导致免疫缺陷病、肿瘤或自身免疫病的发生。免疫治疗（immunotherapy）是应用免疫学原理，针对疾病发生机制，人为干预和调整机体免疫功能，为达治疗目的所采取的措施。用于免疫治疗的制剂有抗体、细胞因子及其拮抗剂、疫苗、生物应答调节剂和免疫抑制剂等。

（一）抗体

抗体具有中和毒素、激活补体、免疫调理、ADCC 等多种效应，是免疫治疗的主要生物制剂，常用以下两类：

1. 多克隆抗体　用传统方法将抗原免疫动物而制备的免疫血清制剂，包括：①抗感染免疫血清，如抗毒素血清主要用于治疗或紧急预防细菌外毒素所致疾病，人免疫球蛋白制剂主要用于治疗丙种球蛋白缺乏症和预防麻疹、感染性肝炎等；②抗淋巴细胞丙种球蛋白主要用于抑制移植排斥反应和某些自身免疫病，如肾小球肾炎、系统性红斑狼疮及重症肌无力等。

2. 单克隆抗体　简称单抗。用于免疫治疗的单抗可分为三类：①抗细胞表面分子单抗，能识别表达该分子的免疫细胞，并在补体参与下使细胞溶解，如 CD20 单抗可选择性破坏 B 细胞，用于治疗 B 细胞淋巴瘤；②抗细胞因子单抗，抗 TNF-α 单抗可特异阻断 TNF-α 与其受体的结合，减轻炎症反应，用于治疗类风湿关节炎等慢性炎症性疾病；③抗体靶向治疗，以肿瘤特异性单抗为载体，将放射性核素、化疗剂以及毒素等细胞毒性物质靶向携带至肿瘤病灶局部，可特异地杀伤肿瘤细胞，而对正常细胞的损伤较轻。

（二）细胞因子及其拮抗剂

细胞因子补充和添加疗法已用于肿瘤、感染、造血障碍、自身免疫病等疾病的治疗。如 IL-2 用于肾细胞瘤、黑色素瘤的治疗，IFN-γ 主要用于病毒感染性疾病和肿瘤的治疗，IFN-β 用于治疗多发性硬化症，红细胞生成素用于治疗肾性贫血等。

细胞因子阻断和拮抗的方法可用于治疗自身免疫病、移植排斥、感染性休克等疾病。临床使用的此类制剂有抗细胞因子单克隆抗体、细胞因子重组可溶性受体等。

（三）治疗性疫苗

1. 微生物抗原疫苗 人类的许多肿瘤与微生物感染有关，如EB病毒与鼻咽癌、人乳头瘤病毒与宫颈癌、幽门螺杆菌与胃癌等。当免疫功能受损时，这些微生物可导致肿瘤的发生。使用微生物疫苗可预防和治疗相应肿瘤。

2. 细胞疫苗 包括肿瘤细胞疫苗、基因修饰的瘤苗、树突状细胞疫苗等，细胞疫苗可增强机体的免疫应答效应以达到治疗目的。如肿瘤抗原致敏的树突状细胞疫苗已获准用于皮肤T细胞淋巴瘤的治疗。

3. 分子疫苗 包括合成肽疫苗、重组载体疫苗和DNA疫苗等可作为肿瘤和感染性疾病的治疗性疫苗。如乙型肝炎多肽疫苗可诱导抗病毒感染的免疫效应。

（四）过继免疫治疗和干细胞移植

1. 过继免疫治疗 将对疾病有免疫力的供者的免疫效应物质转移给患者，或自体细胞经体外激活、增殖后回输自身，以发挥治疗作用的方法。临床已将淋巴因子激活的杀伤细胞（LAK）广泛用于肿瘤和慢性病毒感染的非特异性免疫治疗。细胞因子诱导的杀伤细胞（CIK）是从肿瘤患者外周血分离淋巴细胞，经混合细胞因子诱导扩增再回输给患者，对白血病和某些实体肿瘤有较好的疗效。

2. 干细胞移植 干细胞是具有多种分化潜能、自我更新能力很强的细胞，在适当条件下可被诱导分化为多种细胞组织。干细胞移植已经成为癌症、造血系统疾病、自身免疫病等的重要治疗手段。移植所用的干细胞来自于HLA型别相同的供者，可采集骨髓、外周血或脐血，分离$CD34^+$干/祖细胞，也可进行自体干细胞移植。

（五）生物应答调节剂和免疫抑制剂

1. 生物应答调节剂 生物应答调节剂是具有促进免疫功能的制剂。该制剂通常对免疫功能正常者无影响，而对免疫功能异常，特别是免疫功能低下者有促进作用，现已广泛用于肿瘤、感染、自身免疫病及免疫缺陷病的治疗。如左旋咪唑、西咪替丁、干扰素、肿瘤坏死因子、卡介苗、短小棒状杆菌、转移因子、免疫核糖核酸、胸腺素、猪苓、灵芝等主要用于恶性肿瘤、免疫缺陷病和传染病的辅助治疗。

2. 免疫抑制剂 免疫抑制剂是一类抑制机体免疫功能的制剂，主要用于抗移植排斥反应和超敏反应性疾病、自身免疫病的治疗。免疫抑制剂大多有毒副作用，可引起骨髓抑制和肝、肾毒性，长期或不当使用可导致机体免疫功能下降，引发严重感染，并可能增加肿瘤发生率，应慎重使用。常用的免疫抑制剂有环磷酰胺、硫唑嘌呤、环孢素A、抗淋巴细胞血清、抗全T细胞血清、肾上腺皮质激素、雷公藤、青蒿素等。

小结	1. 免疫学诊断是应用免疫学原理检测抗原、抗体、免疫细胞及细胞因子等的免疫检测技术。 2. 临床上广泛用于确定病因、病变部位及机体免疫状态的免疫诊断方法有抗原抗体体外检测（如凝集反应、沉淀反应、免疫标记技术）和免疫细胞检测（如流式细胞术、皮肤试验及细胞因子检测等）。 3. 免疫学防治主要通过人工主动免疫和人工被动免疫、过继免疫和使用细胞因子及其拮抗剂、生物应答调节剂和免疫抑制剂等免疫制剂实现。

小结	4. 人工主动免疫即接种疫苗、类毒素等抗原物质，使机体产生免疫力，主要用于传染病的预防。 5. 人工被动免疫是直接给机体输入抗体，主要用于传染病的治疗和紧急预防。

思考题

1. 抗原抗体反应有哪些特点？
2. 比较人工主动免疫和人工被动免疫的区别。
3. 何谓过继免疫？常用于哪些疾病的治疗？

（陆国芳）

中英文专业词汇索引

A

埃希菌属（*Escherichia*） 46

B

BCR 辅助受体（CD19- CD21-CD81 复合体） 294
白喉棒状杆菌（*C.diphtheriae*） 59
白念珠菌（*Candida albicans*） 99
百日咳鲍特菌（*B.pertussis*） 60
败血症（septicemia） 30
半数感染量（median infective dose，ID50） 27
半数致死量（median lethal dose，LD50） 27
鞭毛（flagellum） 18
丙酸杆菌属（*Propionibacterium*） 68
病毒（virus） 102
卟啉单胞菌（*P. gingivalis*） 68
布鲁菌属（*Brucella*） 73

C

C- 反应蛋白（C-reactive protein，CRP） 307
产黑色素普氏菌（*P. melaninogenica*） 68
产气荚膜梭菌（*C. perfringens*） 67
肠杆菌科（Enterobacteriaceae） 45
超抗原（superantigen，SAg） 249
超螺旋共价闭合环状 DNA（covalently closed circular DNA，cccDNA） 134
称丝状菌（filamentous fungus） 94
虫媒病毒（arbovirus） 154
纯蛋白衍生物（purified protein derivative，PPD） 57
促炎细胞因子（pro-inflammatory cytokine） 307
脆弱类杆菌（*B. fragilis*） 68

D

Dane 颗粒（Dane' s particle） 131
带菌状态（carrier state） 30
单纯疱疹病毒（herpes simplex virus，HSV） 156
蛋白酶体 β 亚单位 -8、9（PSMB-8、9） 291
登革病毒（dengue virus） 154
毒血症（toxemia） 29
多重耐药性结核病（multidrug-resistant tuberculosis，MDR-TB） 55

E

恶性疟原虫（*Plasmodium falciparum*） 212

F

肺炎链球菌（*S. pneumoniae*） 38
肺炎球菌（pneumococcus） 38
分枝杆菌属（*Mycobacterium*） 54

G

甘露糖结合凝集素（MBL） 307
杆菌（bacillus） 13
肝炎病毒（hepatitis virus） 130
革兰氏染色法（Gram staining，G） 14
广泛抗药性结核病（extensively drug-resistant TB，XDR-TB） 55

H

汉坦病毒又称肾综合征出血热病毒（hemorrhagic fever with renal syndrome virus，HFRSV） 155
核质（nuclear material） 17
化脓性球菌（pyogenic coccus） 33
获得性免疫缺陷综合征（acquired immune deficiency syndrome，AIDS） 314
获得性免疫缺陷综合征（acquired immunodeficiency syndrome，AIDS） 141

J

急性感染（acute infection） 29
集落刺激因子（colony stimulating factor，CSF） 284
继发性（获得性）免疫缺陷病（secondary immunodeficiency disease，SIDD） 313
荚膜（capsule） 17
间日疟原虫（*Plasmodium vivax*） 212
艰难梭菌（*C. difficile*） 67
交叉反应（cross reaction） 245
接合（conjugation） 25
结核分枝杆菌（*M. tuberculosis*） 54
旧结核菌素（old tuberculin，OT） 57
局部感染（local infection） 29
巨细胞病毒（cytomegalovirus，CMV） 157
菌落（colony） 21
菌毛（pilus） 18
菌血症（bacteremia） 29

K

卡介苗（bacilli calmette-guerin，BCG） 24
抗感染免疫（anti-infection immunity） 306
抗酸杆菌（acid-fast bacilli） 54
抗原（antigen，Ag） 242
抗原加工相关转运体 1 和 2（TAP1/TAP2） 291
抗原决定簇（antigenic determinant） 243
抗原提呈细胞（APC） 289
狂犬病病毒（rabies virus） 151

L

类毒素（toxoid） 27
类杆菌（*Bacteroides*） 68
链球菌属（*Streptococcus*） 36
淋球菌（gonococcus） 40
磷壁酸（teichoic acid） 16
流感嗜血杆菌（*H.influenzae*） 61
流行性感冒病毒（influenza virus） 115
流行性乙型脑炎病毒（epidemic type B encephalitis virus） 154
卵形疟原虫（*Plasmodium ovale*） 212
螺形菌（spiral bacterium） 13

M

麻风分枝杆菌（*M. leprae*） 58
慢性感染（chronic infection） 29
毛霉菌（*mucor*） 100
免疫缺陷病（immunodeficiency disease，IDD） 312
灭菌（sterilization） 21

N

奈瑟菌属（*Neisseria*） 39
脑膜炎球菌（meningococcus） 39
内毒素（endotoxin） 20, 27
内毒素血症（endotoxemia） 29
脓毒症（pyemia） 30
疟原虫（*Plasmodium*） 212

P

疱疹病毒（herpesvirus） 156
皮肤癣菌（*dermatophytes*） 98
破伤风（tetani） 64
破伤风痉挛毒素（tetanospasmin） 64
破伤风溶血毒素（tetanolysin） 64
破伤风梭菌（*C. tetani*） 64
葡萄球菌属（*Staphylococcus*） 33

Q

器官特异性自身免疫病（organ specific autoimmune disease） 310
前病毒（provirus） 143
前基因组 RNA（pregenomic RNA，PgRNA） 134
前噬菌体（prophage） 25
球菌（coccus） 13
曲霉菌（*Aspergillus*） 100
全身感染（generalized infection） 29

R

人类免疫缺陷病毒（human immunodeficiency virus，HIV） 141, 314
人类嗜 T 细胞病毒（human T cell lymphotropic virus，HTLV） 147
人乳头瘤病毒（human papillomavirus，HPV） 152
溶原性细菌（lysogenic bacterium） 25
溶原性转换（lysogenic conversion） 25
溶组织内阿米巴（*Entamoeba histolytica*） 217
肉毒梭菌（*C. botulinum*） 67
蠕虫（helminth） 168
朊粒（prion） 159

S

三日疟原虫（*Plasmodium malariae*） 212
神经氨酸酶（neuraminidase，NA） 116
生物安全（biosafety） 23
嗜肺军团菌（*L. pneumophila*） 60
双歧杆菌属（*Bifidobacterium*） 68
水痘 - 带状疱疹病毒（varicella-zoster virus，VZV） 157
丝裂原（mitogen） 249

T

肽聚糖（peptidoglycan） 15
条件致病菌（conditioned pathogen） 26

W

外毒素（exotoxin） 20, 27
外膜（outer membrane） 16
韦荣菌属（*Veillonella*） 68

X

系统性自身免疫病（systemic autoimmune disease） 310
细胞壁（cell wall） 14
细胞膜（cell membrane） 17
细胞质（cytoplasm） 17
显性感染（apparent infection） 29
线虫（nematodes） 169
线虫纲（Nematoda） 169
相关恒定链短肽（CLIP） 290
消毒（disinfection） 21
消化链球菌属（*Peptostreptococcus*） 68
新生隐球菌（*Cryptococcus neoformans*） 100
血凝素（hemagglutinin，HA） 116

Y

芽胞（spore） 18
厌氧性细菌（anaerobic bacteria） 63
厌氧芽胞梭菌（*Clostridium*） 63
乙型肝炎病毒（hepatitis B virus，HBV） 131
异染颗粒（metachromatic granule） 17
阴道毛滴虫（*Trichomonas vaginalis*） 223
隐性感染（inapparent infection） 29
原发性（先天性）免疫缺陷病（primary immunodeficiency disease，PIDD） 313

Z

真杆菌属（*Eubacterium*） 68
真菌（fungus） 94
脂多糖（lipopolysaccharide，LPS） 16
致病菌（pathogen） 26
转导（transduction） 25
转化（transformation） 25
自身免疫（autoimmunity） 310
自身免疫病（autoimmune disease） 310
佐剂（adjuvant） 250

主要参考文献

1．安云庆，姚智．医学免疫学．3 版．北京：北京大学医学出版社，2013.
2．白惠卿，安云庆，鲁凤民．医学免疫学与微生物学．5 版．北京：北京大学医学出版社，2014.
3．曹雪涛．医学免疫学．6 版．北京：人民卫生出版社，2013.
4．高兴政．医学寄生虫学．4 版．北京：北京大学医学出版社，2015.
5．龚非力．医学免疫学．4 版．北京：科学出版社，2014.
6．刘荣臻，曹元应．病原生物与免疫学．3 版．北京：人民卫生出版社，2014.
7．倪语星，尚红．临床微生物学检验．5 版．北京：人民卫生出版社，2012.
8．夏克栋，陈廷．病原生物与免疫学．3 版．北京：人民卫生出版社，2013.
9．张凤民，肖纯凌．医学微生物学．3 版 . 北京：北京大学医学出版社，2013.
10．景涛，吴移谋．病原生物学．3 版．北京：人民卫生出版社，2013.
11．李凡，徐志凯．医学微生物学．8 版．北京：人民卫生出版社，2013.
12．肖纯凌，赵富玺．病原生物学和免疫学．7 版．北京：人民卫生出版社，2014.
13．诸欣平，苏川．人体寄生虫学．8 版．北京：人民卫生出版社，2013.
14．周光炎．免疫学原理．3 版．北京：科学出版社，2013.
15．中华医学会肝病学分会，中华医学会感染病学分会．慢性乙型肝炎防治指南（2010 年版）．中华实验和临床感染病杂志．2011，1（1）：9-23.
16．Geo FB，Karen CC，Janet SB，et al. Jawetz，Melnick & Adelberg's Medical Microbiology. 25th ed. NewYork：McGraw Hill，2010.
17．Jawetz，Melnick，Adelberg. Medical Microbiology，25th ed. Appleton & Aange，2010.
18．Abbas AK，Lichtman AH，Pillai S. Cellular and Molecular Immunology. 6th ed. Philadelphia：W.B. Sauders Company. 2007.